LE SEXE POUR LES NULS

LE SEXE POUR LES NULS

Dr. Ruth K. Westheimer

SYBEX

Paris - Alameda - Düsseldorf - Soest - Londres

Les produits mentionnés dans ce manuel peuvent être des marques déposées, toutes ces marques sont reconnues.

Pour les Nuls est une marque déposée de International Data Group
For Dummies est une marque déposée de International Data Group

Traduction : Josiane Kheroubi et Isabelle Mandaroux

Tous les efforts ont été faits pour fournir dans ce livre une information complète et exacte. Néanmoins, Sybex n'assume de responsabilités, ni pour son utilisation ni pour les contrefaçons de brevets ou atteintes aux droits de tierces personnes qui pourraient résulter de cette utilisation.

ISBN 2-7361-3457-5
(Version originale 1-56884-384-4)

A propos de l'auteur

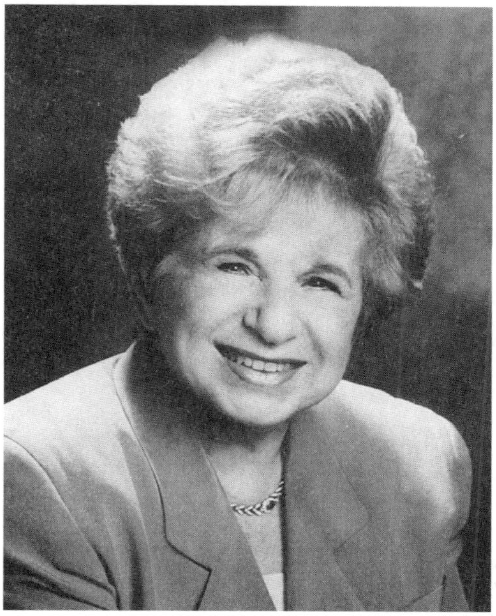

Dr. Ruth K. Westheimer

Avec son émission de radio *Sexually Speaking*, qui vit pour la première fois le jour à New York en 1980, la sexologue Dr. Ruth K. Westheimer a contribué à introduire la psychologie dans le monde des médias. En quelques années, elle a réussi à faire partager ses compétences à travers tout un réseau de communication, utilisant aussi bien la télévision que la presse, les livres, les jeux, les annuaires, les cassettes vidéo et les logiciels informatiques.

Dr. Ruth K. Westheimer est diplômée en sociologie de la *Graduate Faculty of the New School of Social Research* et est Docteur en Education de l'*Interdisciplinary Study of the Family* de la *Columbia University Teacher's College*.

Travailler au Planning familial l'a incitée à poursuivre ses études sur la sexualité de l'être humain avec le docteur Helen Singer Kaplan au New York Hospital-Cornell University Medical Center. Plus tard, elle a participé à un programme de cinq ans en tant que Professeur adjoint associé. Dr. Westheimer a également enseigné à Lehman College, Brooklyn College, Adelphi University, Columbia University, et West Point. Actuellement, elle enseigne à l'université de New York.

Dr. Westheimer est membre de la New York Academy of Medicine, elle dirige à Brookdale Hospital, pour les internes en pédiatrie, des séminaires sur la sexualité des adolescents, et consulte en privé à New York. Elle donne des conférences partout dans le monde, y compris dans les universités, et a été nommée "College Lecturer of the Year" à deux reprises.

Le Sexe pour les Nuls est le douzième livre du Docteur Westheimer. Ses autres ouvrages comprennent notamment : *Dr. Ruth's Encyclopedia of Sex* (disponible sur CD-ROM), *The Art of Arousal*, *Dr. Ruth Talks to Kids*, et *Dr. Ruth's Guide for Safer Sex*.

Dédicace

Je dédie ce livre à mes parents, grand-parents, oncles et tantes qui périrent dans les camps de concentration pendant la Seconde Guerre mondiale. Le sens des valeurs, la joie de vivre et la perspective positive qu'ils m'ont transmis font partie de ma vie et de la nouvelle famille que j'ai créée pour poursuivre leurs traditions : mon mari Fred, ma fille Miriam Westheimer, Ed.D., son mari Joel Einleger, M.B.A., mon fils Joel Westheimer, Ph.D., et le meilleur petit-fils du monde, Ari Einleger.

Sommaire

Quelques mots en préambule

Cher lecteur,

Lorsque l'on m'a demandé de rédiger, *Le Sexe pour les Nuls*, j'avoue, dans un premier temps, avoir été saisie d'angoisse. Pendant des années, j'ai lutté de mon mieux contre l'"illettrisme" en matière de sexualité, et vous avouerez que ce vocable convient tout à fait à l'enseignante que je suis, mais écrire un livre pour tous ceux qui conviendraient être nuls en ce domaine me paraissait une bien curieuse idée.

Puis, j'ai pensé :

- au nombre impressionnant de grossesses non désirées aux Etats-Unis, en particulier celles qui touchent plus d'un million d'adolescentes,
- à toutes les femmes frigides et qui désespèrent de connaître l'orgasme,
- à tous ces couples qui attendent tant de la sexualité, mais méconnaissent l'importance des préliminaires et des caresses après l'amour,

et j'ai décidé d'écrire ce livre.

En ressassant tout cela, une autre chose m'a frappée. J'ai beaucoup écrit sur le sexe, et la littérature sur le sujet ne manque pas, à laquelle s'ajoutent les nombreux articles parus dans la presse et les émissions de télévision. Pourtant, à l'évidence, le message passe mal. Je me suis bien sûr demandé pourquoi. La recherche avance à grands pas, chacun peut vivre une sexualité harmonieuse, alors comment expliquer que tant de gens ne connaissent pas encore le plaisir ?

Je pense que nous avons beaucoup de difficultés à faire le tri dans cette masse d'informations quotidiennes parfois obscures, parfois contradictoires. C'est pour cela qu'un grand nombre d'entre nous se considèrent aujourd'hui comme ignorants du sujet et incapables d'y faire face.

Hier encore, beaucoup de gens craignaient d'acheter un livre d'informatique traitant de Windows ou du DOS, de peur de n'y rien comprendre. Jusqu'au jour où la collection *Pour les Nuls* a été lancée sur le marché, en n'expliquant que l'indispensable, dans un vocabulaire à la portée de tous, et où l'humour prenait sa part. Cette dédramatisation a permis à bon nombre de devenir des utilisateurs performants. Je me suis alors dit que ce qui était possible pour l'informatique, j'étais capable de le faire dans ma spécialité.

C'est pourquoi aujourd'hui je vous présente *Le Sexe pour les Nuls*, un livre que j'ai rédigé pour tous ceux qui entendent vivre pleinement leur sexualité mais qui, pour l'instant, n'y parviennent pas. Je crois pouvoir les y aider et les invite à me lire.

Dr. Ruth Westheimer.

Introduction

En matière de sexualité, les principaux problèmes qui peuvent se poser sont dus à l'ignorance des gens. Soit parce qu'ils ne savent pas, soit parce qu'ils ne veulent pas savoir.

On pourrait penser qu'après des milliers d'années d'expérience sexuelle, les hommes et les femmes auraient trouvé un moyen simple et efficace de transmettre de génération en génération des informations vitales sur la sexualité, mais malheureusement, nous voici à la veille du XXIe siècle et nous ne sommes toujours pas très doués pour faire l'éducation sexuelle des jeunes, pas plus que la nôtre.

Aux Etats-Unis, il est de rigueur d'être pudique dès qu'il est question de parler de sexe, et encore plus quand il faut parler de son propre sang et de sa propre chair (sans lesquels nous ne serions même pas là).

La plupart du temps, les parents évitent carrément le sujet. Souvent, quand ils prennent leur courage à deux mains pour avoir une conversation sérieuse avec leurs "enfants", ils ne font qu'aborder le strict minimum : ils mettent en garde contre les grossesses non désirées et font peser la menace des maladies sexuellement transmissibles.

Il s'agit assurément là de problèmes importants à aborder. Mais qu'en est-il des questions de bon fonctionnement sexuel du type : comment avoir un orgasme, ou comment être le meilleur partenaire possible ? Est-ce qu'il n'en est jamais question ? D'après ce que me disent les couples qui viennent me consulter, je ne crois pas que ce sujet soit très souvent abordé dans la majorité des familles.

S'instruire dans la cour de récré

Alors, où avons-nous fait notre éducation sexuelle ? La plupart d'entre nous ont appris un peu avec leurs parents et un peu à l'école. Mais souvent, on a reçu l'information avant même d'en avoir besoin et, comme nous n'avons pas tout compris, nous n'avons pas retenu grand-chose. Si l'occasion de s'informer s'est renouvelée, on a probablement adopté une attitude blasée, comme si on savait déjà tout ça, et on ne s'est même pas donné la peine d'écouter.

Ainsi, l'information est tellement mal passée qu'elle ne nous a servi en aucune manière. S'il est parfois difficile de réussir sa sexualité, c'est pour des raisons aussi ridicules que ça.

Il en est de même pour nos enfants. Souvent, malgré tous les efforts que nous faisons pour jouer notre rôle de parents, ils sont plus attentifs à ce qu'ils entendent dans la rue, dans les toilettes des bars ou dans des soirées. Je vous laisse le soin d'imaginer comme ces informations peuvent être justes...

Et même si certaines de ces informations ont le mérite de remettre en question de vieux préjugés, elles ne font qu'embrouiller les idées. Et lorsque vous avez les idées embrouillées, est-ce que vous ne finissez pas par décider d'ignorer tout ce que vous avez déjà entendu pour ne plus écouter que votre instinct ?

Malheureusement, quand il est question de sexe, faire confiance à son instinct peut attirer des ennuis.

Finalement, vous laissez vos erreurs et vos difficultés vous apprendre la vie. Et quand vous en arrivez là, il n'est pas surprenant que vous commettiez bon nombre d'impairs comme de tomber enceinte sans l'avoir désiré, ou d'attraper une maladie sexuellement transmissible. Sans en arriver là, vous pouvez mener une vie sexuelle moyennement satisfaisante, ou passer votre vie entière à ne jamais prendre votre pied.

Dans les années 90, et à plus forte raison au XXIe siècle, on ne peut pas laisser les choses continuer dans la confusion et dans l'absence d'information. Auparavant, il y avait des règles de conduite, si bien que, même si on n'avait pas tout compris à la sexualité, tant qu'on suivait ces règles et qu'on n'avait pas de relations sexuelles avant le mariage, on ne risquait pas d'avoir trop de problèmes.

Mais dans les trente dernières années, ces règles sont rapidement devenues désuètes. Certains diront que les résultats étaient prévisibles : des millions de grossesses non désirées, des millions de parents seuls pour élever leurs enfants, un nombre croissant de gens touchés par les maladies sexuellement transmissibles.

Le mariage, les valeurs morales et le sexe en toute sécurité

Il faut que je vous dise ici deux mots sur ma philosophie :

- Je suis vieux-jeu.
- Je crois en Dieu, je crois au mariage et je crois aux valeurs morales.

Mais puisque je ne peux pas vous dicter votre conduite de vie :

- Je crois que je dois vous aider à agir en prenant le moins de risques possible.

C'est pour cela que je crois utile de vous fournir des informations pour que, même si vous avez une activité sexuelle avant le mariage, vous soyez moins susceptible de provoquer une grossesse non désirée ou d'attraper une maladie sexuellement transmissible.

S'il y a une chose que je vous encourage à ne pas faire, c'est d'engager un rapport sexuel avant d'avoir développé une relation avec votre partenaire. Je le répète tout au long de ce livre.

Mais si vous avez une aventure d'une nuit (ce que je désapprouve), je veux tout de même que vous puissiez vous réveiller le matin en bonne santé et sans soucis. Et c'est ainsi que je considère ce livre : comme un outil précieux pour permettre à tous, à tous les âges, de prendre connaissance d'un bon nombre d'informations utiles sur cet important sujet.

A propos de ce livre

Le Sexe pour les Nuls a pour objectif de vous donner les éléments de base qui vous permettront de mener votre vie sexuelle sainement. Ce livre paraît dans la série *Pour les Nuls* qui a déjà remporté un grand succès avec les affaires et l'informatique. En marge, vous trouverez des images, appelées icônes, qui attireront votre attention sur des informations importantes. Voici ce qu'elles signifient :

Truc Cette icône vous donne des petits conseils qui sont toujours bons à connaître.

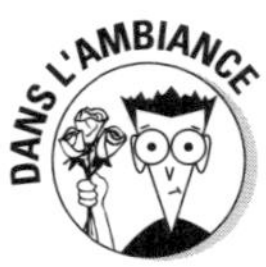

Dans l'ambiance Cette icône signale une idée qui vous aidera à créer une aura romantique.

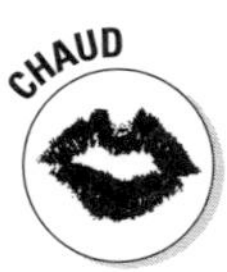

Chaud Cette icône annonce un conseil précieux pour accroître le plaisir sexuel (plus besoin de coller des post-it sur les pages).

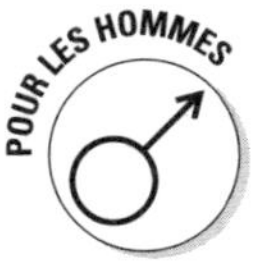

Pour les hommes Cette icône attire l'attention de ces messieurs sur ce qu'ils doivent tout particulièrement savoir.

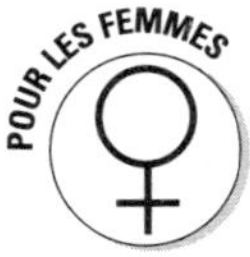

Pour les femmes Cette icône indique aux "dames qui sortent la nuit", ce qu'elles doivent savoir.

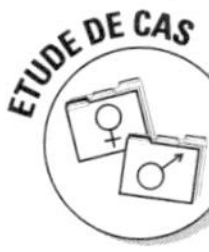

Étude de cas Cette icône annonce le récit d'une histoire vécue par des couples, qui vous permettra de mieux vous débrouiller si vous rencontrez des situations similaires. Ces histoires sont empruntées à des séances de thérapie, et les noms des couples impliqués ont été changés.

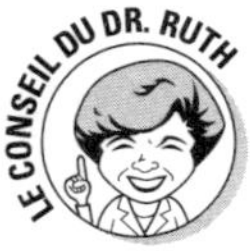

Le conseil de Dr. Ruth Cette icône signale un conseil pratique ou mon avis personnel sur les dilemmes qui peuvent se poser aujourd'hui sur des questions de sexe.

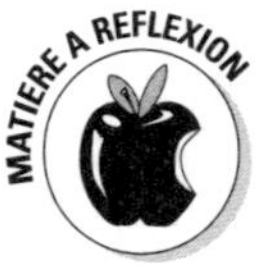

Matière à réflexion Cette icône attire votre attention sur une information qui pourrait changer votre manière de voir les choses.

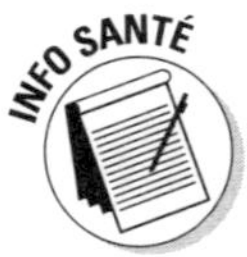

Info santé Vous trouverez cette icône lorsque je donne une description physique ou physiologique.

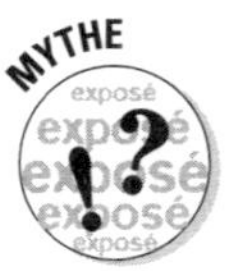

Mythe Cette icône vous met en garde contre ce que vous croyez savoir sur le sexe, et qui est faux ou trompeur.

Attention Cette icône vous indique à quel moment vous devez être prudent si vous voulez préserver votre relation des pièges qui lui sont tendus.

Danger Cette icône met en garde contre des comportements qui pourraient causer des ennuis à vous-même ou à quelqu'un d'autre.

Et maintenant

Que vous vous preniez pour un Don Juan, pour une Lady Chatterly ou pour un parfait novice, la première chose que j'ai à dire, c'est que vous pouvez tous vous améliorer et devenir un partenaire encore plus désirable, pourvu que vous ayez le bon mode d'emploi. Et puisque nous sommes tous des êtres sexuels, que cela nous plaise ou non, pourquoi ne pas tirer le maximum de plaisir que notre corps est capable de nous donner ? Alors détendez-vous et lisez la suite. Je vous garantis que d'ici la fin de ce livre, vous pourrez enlever votre bonnet d'âne et peut-être que vous le remplacerez par un préservatif que vous mettrez ailleurs !

Première partie :

Les bases

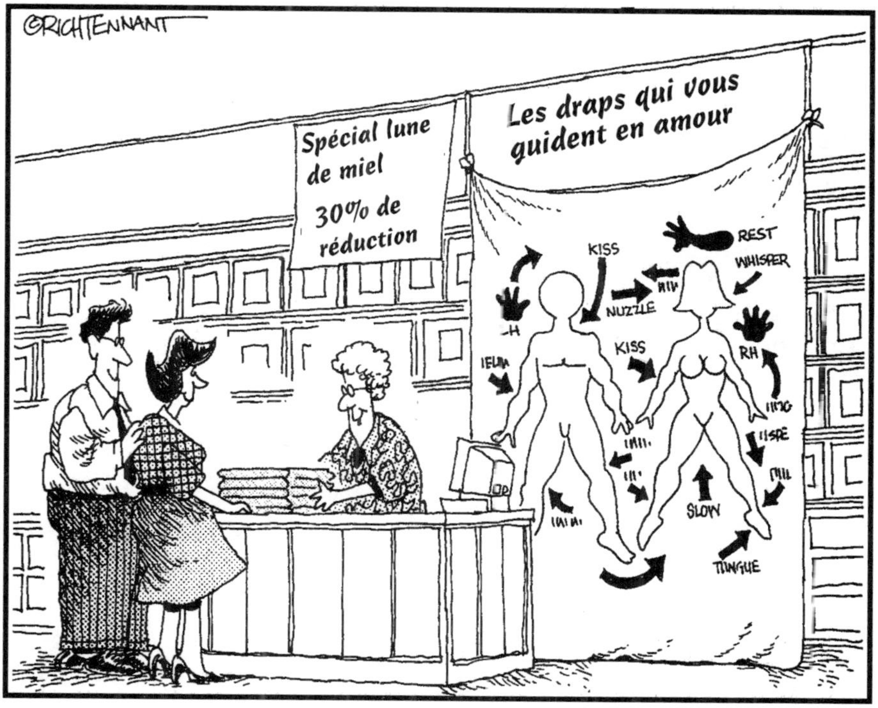
©RICHTENNANT
Spécial lune de miel
30% de réduction
Les draps qui vous guident en amour
KISS
REST
WHISPER
NUZZLE
KISS
RH
SLOW

"Nos recommandations aux jeunes mariés"

Pour les préliminaires suivre les recommandations qui figurent sur l'oreiller

Ensuite, les draps vous indiquent la marche à suivre... mais rien ne vous empêche d'improviser

Dans cette partie...

Vous trouverez des notions de base afin de profiter pleinement de votre sexualité.

Ne sautez pas cette première partie sous prétexte que vous n'êtes pas vierge... Quelle que soit votre expérience, retourner un peu à l'école est nécessaire si vous voulez devenir un bon partenaire sexuel.

Les difficultés sexuelles sont souvent dues à une mauvaise connaissance de l'acte sexuel, alors n'hésitez pas à en apprendre davantage pour les voir s'envoler.

Chapitre 1

Commençons par le commencement : faire un bébé

Dans ce chapitre :

Petit questionnaire sur le sexe

Dénoncer les idées reçues

Faire des bébés

Je m'étonne constamment de voir à quel point les individus qui ont une vie sexuelle oublient que celle-ci est directement liée à la procréation, à la continuité de l'espèce, à la conception, à la maternité. A FAIRE DES BEBES.

Certains couples malchanceux doivent faire face à beaucoup d'épreuves afin de fonder une famille, d'autres n'y arrivent jamais. Mais pour la plupart des gens, c'est une chose facile, du moins jusqu'à ce que le bébé arrive. L'homme n'a qu'à placer son pénis en érection dans le vagin de la femme et éjaculer. Il suffit qu'un spermatozoïde s'unisse à l'ovule et voilà, le bébé est en route.

Faire un bébé est si naturel que beaucoup de femmes se retrouvent enceintes avant même d'y avoir vraiment pensé. Aussi, voici mon premier conseil :

TRUC

Si vous êtes absolument certain (ou certaine) de ne pas vouloir de bébé, n'ayez pas de rapports sexuels : pratiquez l'abstinence.

Bien sûr, je sais qu'il existe des méthodes contraceptives. J'en parle plus longuement au Chapitre 7. Mais aucune de ces méthodes n'est sûre à 100 %. Croyez-moi ou non, j'ai connu un couple dont l'homme avait subi une vasectomie et la femme une ligature des trompes ; celle-ci tomba tout de même enceinte. Aussi, souvenez-vous bien de ce que je dis : la seule méthode contraceptive efficace à 100 % est l'abstinence.

L'ignorance est l'ennemie du bien

En fait, je suis sûre que ceux qui poursuivent la lecture de ce livre ne sont pas abstinents - du moins pas volontairement -, et qu'ils l'ont acheté pour savoir comment devenir de bons partenaires et non pas de bons parents. Je crois que vous pensez tout connaître sur l'art et la manière de faire des bébés et que vous êtes tentés de sauter cette section.

Avant de le faire, répondez à ces questions :

1. Combien de spermatozoïdes sont fabriqués dans les testicules ?

   A. 5 000 par jour B. 50 par minute C. 5 millions par an

   D. 50 000 par minute.

2. Après l'ovulation, l'ovule reste fertile :

   A. 12 heures B. 24 heures C. 3 jours D. 1 semaine

3. Les spermatozoïdes et l'ovule se rencontrent :

   A. A l'entrée des trompes de Fallope B. A l'intérieur des trompes de Fallope C. Dans l'utérus D. Dans le vagin.

Les réponses sont D, C et B.

A moins que vous n'ayez répondu juste par hasard, je suis certaine que vous ne connaissiez pas les trois réponses. Je suis également prête à parier que certains mots vous sont tout à fait étrangers. Non, ne discutez pas. Vous avez besoin d'apprendre la façon dont se fait un bébé.

Je vous entends d'ici me dire : "Mais Dr Ruth, pourquoi chercher midi à quatorze heures ? En quoi cela va-t-il m'aider dans ma vie sexuelle ? Après tout, je ne sais pas comment ma voiture fonctionne, mais elle m'emmène où je veux."

Bonne question. Je crois que la meilleure façon d'y répondre est de vous donner quelques exemples de patients venus à ma consultation.

Bien des hommes et des femmes viennent me voir parce qu'ils n'ont pas de plaisir pendant leurs rapports sexuels ; en fait, ces difficultés sont souvent liées à la peur de la grossesse. Même s'ils connaissent la contraception - ou pensent la connaître -, ils gardent au fond d'eux-mêmes de l'appréhension. Je vais vous donner un exemple :

Kenny et Vera.

Kenny et Vera vivaient ensemble depuis plusieurs années en bonne entente sexuelle. Avant de se marier, ils se servaient de préservatifs. Après le mariage, Vera commença à utiliser un diaphragme. Assez rapidement, leur vie sexuelle se détériora et ils vinrent me consulter. Ils étaient tous deux persuadés que leurs problèmes étaient dus au fait qu'ils s'étaient mariés.

Après les avoir reçus séparément, j'ai compris la raison de leur échec. Kenny n'avait pas la même confiance dans le diaphragme que dans le préservatif. J'ai suggéré que Vera mette son diaphragme en présence de Kenny et non pas seule dans la salle de bains, comme elle avait l'habitude de le faire. Cela redonna confiance à Kenny et ils retrouvèrent une vie sexuelle normale.

Quelques-uns de mes patients pensent que l'éjaculation précoce est inscrite dans nos gènes, parce que les hommes préhistoriques devaient parvenir à l'orgasme très vite pour ensemencer leurs femmes avant qu'un animal sauvage ne vienne les bousculer (personne ne sait si c'est vrai). Et ces patients sont persuadés qu'ils ne peuvent pas remédier à cette éjaculation précoce. Pourtant, ce problème est un trouble acquis et non pas une difficulté héréditaire. Un patient capable de le comprendre saura mieux y remédier. (Je parle du traitement de ce problème sexuel au Chapitre 22.)

Voici quelques idées toutes faites sur la façon de faire un bébé

Les mythes et les légendes tels que ceux concernant le problème de l'éjaculation précoce ont troublé bien des individus.

- C'est des histoires que de croire qu'une femme ne peut pas être enceinte dès son premier rapport sexuel. Elle peut l'être.
- Encore des histoires que de croire qu'elle ne sera pas enceinte si "elle fait ça" debout. Elle peut l'être.
- Pratiquer des injections vaginales à l'eau douce ou vinaigrée après un rapport sexuel pour éviter la grossesse n'empêche rien.
- Connaissez-vous l'idée reçue qui a - et de loin - provoqué le plus de grossesses non désirées ? Le principe de la méthode dite "du retrait". Pensez-vous vraiment que si l'homme retire son pénis du vagin de la femme avant d'éjaculer, celle-ci ne pourra pas être enceinte ? Elle le peut. Je vous explique comment au Chapitre 7.

Même si vous n'avez jamais cru à ces "contes et légendes", vous en avez certainement entendu parler. Aussi, je vous conseille de commencer par le commencement : comment fait-on un enfant ?

Faire un bébé

La façon de faire un bébé n'a pas changé depuis qu'Adam et Eve ont découvert le sexe. Le spermatozoïde de l'homme doit rencontrer l'ovule de la femme. Et lorsqu'ils se rencontrent, l'oeuf est formé.

Les spermatozoïdes et les ovules sont des cellules très spéciales ; chacune ne possède que la moitié du "matériel" génétique (chromosomes) de l'espèce. Or, toutes les cellules ont besoin de la totalité des chromosomes pour recevoir des instructions qui leur permettront de fabriquer un individu nouveau.

En additionnant les chromosomes apportés par le spermatozoïde et par l'ovule, on obtient une entité nouvelle que l'on appelle *zygote* et qui porte les gènes des deux partenaires. La nature évite ainsi qu'un individu ne reproduise exactement qu'un seul de ses parents (ce qu'on appelle un *clone* !) ; l'oeuf recevra les caractéristiques génétiques de ses deux géniteurs. Vous comprenez maintenant pourquoi vous avez hérité le nez de votre père et les pieds de votre mère ?

Approfondissons nos connaissances

Les femmes se différencient d'à peu près toutes les autres espèces animales femelles par le fait qu'elles peuvent avoir des rapports sexuels tout le temps (sauf bien sûr quand elles ont la migraine !), alors que les animaux doivent être en chaleur. Le point commun entre la femme et les autres animaux femelles est de ne pouvoir concevoir de petits - en général - que pendant un à trois jours dans le mois.

N'allez pas pour autant penser que si la femme n'est féconde que quelques jours dans le mois, les rapports sexuels qui auront lieu les autres jours ne pourront pas la mettre enceinte. C'est plus compliqué que cela et j'en parle plus longuement au Chapitre 7.

Contrairement aux hommes qui fabriquent des spermatozoïdes toute leur vie (plus de 26 trillions par an !), la femme est née avec un nombre limité d'ovules. Ces ovules - environ 200 000 - sont à l'intérieur des deux ovaires (voir Figure 1.1). A peu près tous les 28 jours, un des ovules tombe dans l'ovaire. Lorsque cela se produit, la femme peut ressentir une douleur sourde dans la région ovarienne : cela correspond à l'ovulation.

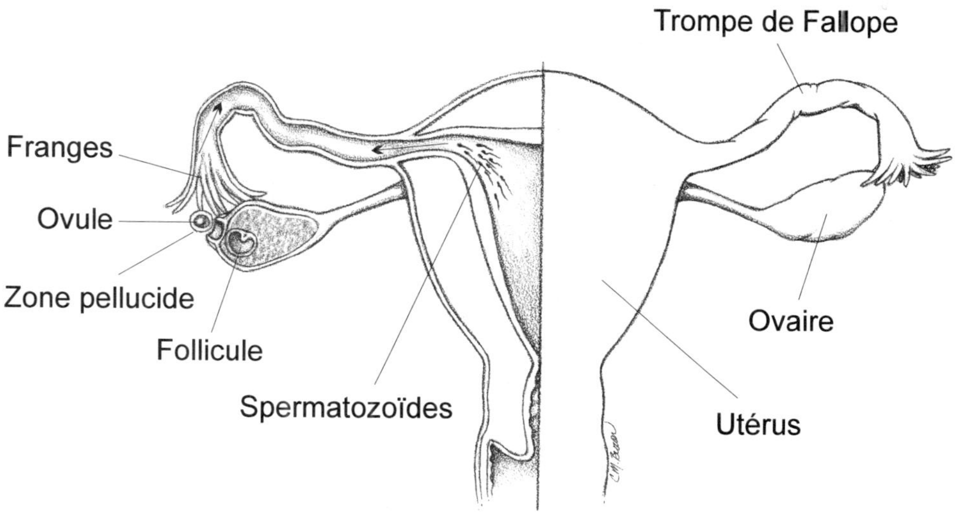

Figure 1.1 : L'ovule commence son incroyable voyage à la recherche d'un spermatozoïde pour créer un bébé. Pas étonnant qu'on appelle cela "faire la fête !"

TRUC

Cette douleur représente un repère pour les femmes qui pratiquent la méthode naturelle du planning familial. J'en parle au Chapitre 7.

Quand l'ovule et le spermatozoïde se rencontrent

Tout le monde parle de ce qui s'est passé hier soir au "Fallope's club". M. Spermatozoïde a sauté sur Mme Ovule et ils sont désormais inséparables.

Les individus doivent tout d'abord faire connaissance avant de se lier d'amitié ; le processus de fécondation ne peut pas avoir lieu tant que le spermatozoïde n'est pas remonté jusqu'aux trompes de Fallope pour rencontrer l'ovule. Or, lors d'un rapport sexuel, l'homme met son pénis à l'intérieur du vagin de la femme. Lorsque l'homme a un orgasme, il libère des millions de spermatozoïdes dans la partie haute du vagin de celle-ci. Ces spermatozoïdes se déplacent jusqu'à l'entrée de l'utérus, appelée col, puis traversent l'utérus pour arriver aux trompes de Fallope, où ils cherchent l'ovule. Si un ovule vient à passer, c'est le spermatozoïde le plus rapide qui remporte le prix.

Vous devez toujours vous souvenir de ces deux points importants concernant les spermatozoïdes :

ATTENTION

- Les spermatozoïdes peuvent rester vivants entre deux et cinq jours après leur émission, dans l'utérus de la femme. Si l'on revient au petit questionnaire du chapitre précédent, on se souvient qu'un ovule n'est fécondable que pendant une courte durée. Or, un spermatozoïde ayant été déposé il y a une semaine peut encore féconder l'ovule et provoquer une grossesse.

- Avant l'éjaculation, le pénis perd un peu de liquide (appelé *fluide de Cooper* car il provient de la glande de Cooper), celui-ci sert de lubrifiant pour faciliter l'expulsion des spermatozoïdes. A l'intérieur du fluide de Cooper se trouvent des milliers de spermatozoïdes. Bien que leur nombre soit faible par rapport aux millions de spermatozoïdes présents lors de l'éjaculation, quel est celui qui rendra une femme enceinte ? Le plus rapide.

ATTENTION

Lorsqu'un homme dépose du fluide de Cooper dans le vagin de la femme avant l'éjaculation, il dépose également des spermatozoïdes. C'est la raison pour laquelle la méthode dite "de retrait" n'est pas efficace pour éviter une grossesse.

Promenons-nous un peu

Un petit entonnoir appelé le *pavillon de Fallope* conduit l'ovule jusqu'aux trompes, qui vont jusqu'à l'utérus. Si, pendant ce voyage, l'ovule rencontre un spermatozoïde, celui-ci pénètre à travers la paroi, appelée *zone pellucide*, dans l'oeuf puis, et le processus de procréation démarre. Cette étape s'appelle la *fécondation*.

Un oeuf fécondé met environ trois jours pour descendre des trompes de Fallope à l'utérus. Durant les trente premières heures, les chromosomes de l'oeuf et du spermatozoïdes fusionnent, et les premières divisions cellulaires commencent. Il se forme un embryon. Lorsque l'embryon arrive dans l'utérus (voir Figures 1.1 et 1.2), il est nourri par des sécrétions utérines et ses cellules continuent de se diviser ; il se développe. Environ six jours après avoir été fécondé, l'oeuf "éclot" en émergeant de sa paroi et s'enfonce dans la muqueuse utérine, appelée *endomètre*.

INFO SANTÉ

L'embryon secrète une hormone appelée HCG (hormone chorionique gonadotrophique) ; lorsque cette hormone se retrouve dans le sang de la mère, attestant qu'elle est enceinte, les ovaires continuent de fabriquer des hormones (oestrogène et progestérone), nécessaires au maintien de la grossesse.

Si l'oeuf n'est pas fécondé, il est éliminé après avoir traversé l'utérus. Au bout de deux semaines, la membrane utérine se rompt : c'est la menstruation. Une nouvelle membrane utérine commence à se former pour pouvoir recevoir un nouvel oeuf le mois suivant.

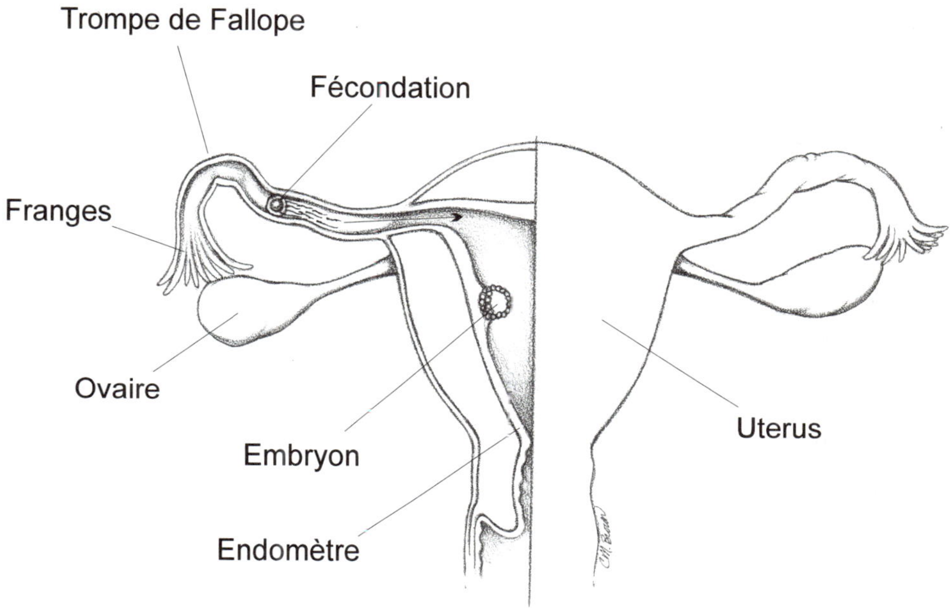

Figure 1.2 : L'embryon vient se nicher dans l'utérus après la fécondation. Bon atterrissage !

Donner la vie

Une fois l'embryon installé dans l'endomètre, il continue à se développer jusqu'à prendre sa forme humaine et posséder tous ses organes, processus qui dure environ douze semaines. L'embryon est alors appelé *foetus*.

Le foetus continue de grossir et de se développer dans l'utérus pendant les neuf mois qui suivent la fécondation de l'ovule. Lors de l'accouchement, un bébé sort de l'utérus pour découvrir le monde. Lorsque l'on est obligé d'intervenir chirurgicalement pour sortir le bébé, on pratique une opération appelée *césarienne*.

Donc, tout rapport sexuel peut conduire à la naissance d'un nouveau-né neuf mois plus tard. Bien entendu, donner naissance à un enfant ne constitue que le début de tous les soins qu'il faudra lui prodiguer. Avoir un enfant représente une lourde responsabilité à laquelle on doit penser avant d'avoir un rapport sexuel fécond.

Vouloir faire un enfant favorise le plaisir sexuel

CHAUD

Encore une chose concernant les rapports sexuels et le plaisir : aussi agréable que soit l'orgasme lors d'un rapport sexuel, je pense que tous les couples vous diront combien le plaisir est décuplé lorsqu'ils souhaitent faire un enfant.

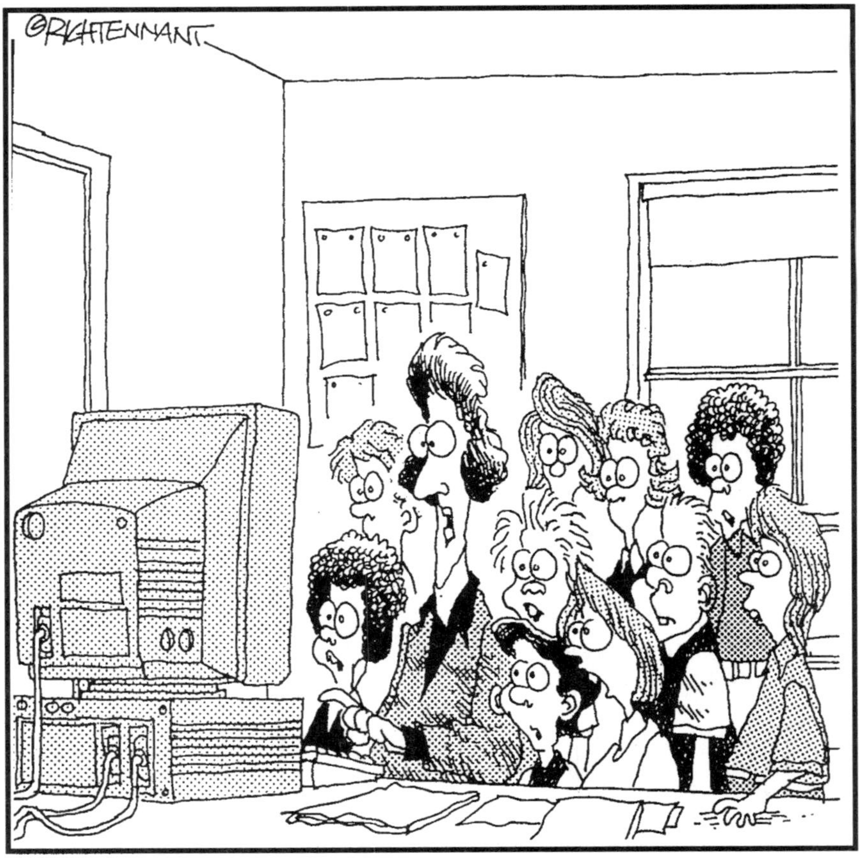

Cela vous montre combien il est important de distinguer "pratiques de fertilisation" de "pratiques de fertilité" lorsque vous entrez dans votre programme Internet.

Chapitre 2
C'est une affaire d'homme

Dans ce chapitre

Comment fonctionne le pénis
La taille et les performances sexuelles
En ce qui concerne la circoncision
Les testicules
L'incroyable voyage d'un spermatozoïde
Comment dépister le cancer des testicules

Il y a rapport sexuel chaque fois qu'un homme introduit son pénis dans le vagin de la femme. Lorsque le pénis est "au repos", flasque, il est très difficile - voire impossible - pour un homme d'avoir un rapport sexuel. En revanche, lorsque le pénis est en érection, il durcit, et la plupart des hommes apprennent assez rapidement la technique de la pénétration - quelquefois trop rapidement (pour en savoir plus, voir Chapitre 11). Ce chapitre explique pourquoi et comment un homme entre en érection.

Le pénis : anatomie

La façon dont un homme entre en érection est relativement... comment dire ? directe ! Enfin, pour vraiment comprendre, faisons un peu d'anatomie...

Les trois éponges (non, pas les piliers de bar du coin...)

Le pénis est constitué de trois structures (voir Figure 2.1) spongieuses pouvant se remplir de sang.

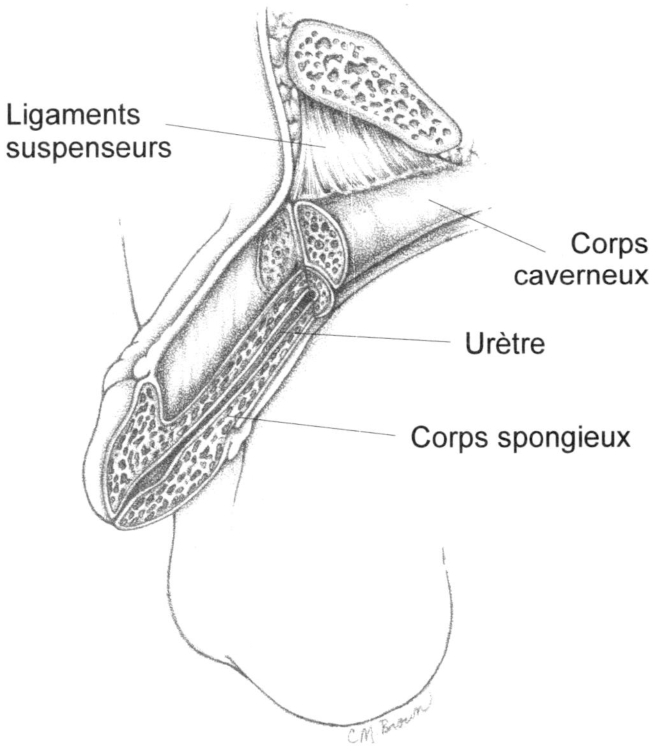

Figure 2.1 : Le pénis : pas si simple qu'il en a l'air.

- Les deux corps caverneux sont traversés par les artères principales et constituent la partie haute du pénis. Ils forment deux tubes cylindriques larges.
- Les corps spongieux, situés sous les deux corps caverneux, entourent l'urètre qui est un conduit, à la fois pour l'urine et le sperme.

Lorsqu'un homme est excité - je ne veux pas dire lorsqu'il regarde un match de foot -, les nerfs entourant le pénis sont stimulés et provoquent un relâchement des parois artérielles, de telle manière que celles-ci reçoivent davantage de sang. Ce sang se répand dans le corps spongieux, provoquant un durcissement du pénis : l'érection. Ce phénomène a pour effet de comprimer les veines. Le sang ne pouvant plus refluer hors du pénis, celui-ci reste en érection.

A l'intérieur du pénis, les deux corps caverneux forment un Y, et leurs terminaisons sont accolées par des ligaments au pubis. Ces ligaments contrôlent l'angle d'érection du pénis. Bien des patients s'inquiètent lorsque leur pénis n'est pas en angle droit, parallèle au sol. Inutile de lui faire faire de la musculation ! Cela n'a aucune importance.

MATIERE A REFLEXION

Un pénis en érection peut prendre différentes inclinaisons sans que cela ait quelque chose à voir avec les performances sexuelles. En vieillissant, les ligaments se distendent affectant l'inclinaison du pénis. C'est la raison pour laquelle un homme de 70 ans peut avoir une érection plus basse, contrairement à un homme jeune.

Premier de la classe : le gland

La tête du pénis, ou "gland", ressemble à un cône (voir Figure 2.2). Le pénis s'ouvre à l'extérieur, au niveau d'un orifice appelé *méat*. A la base du pénis se trouve la couronne.

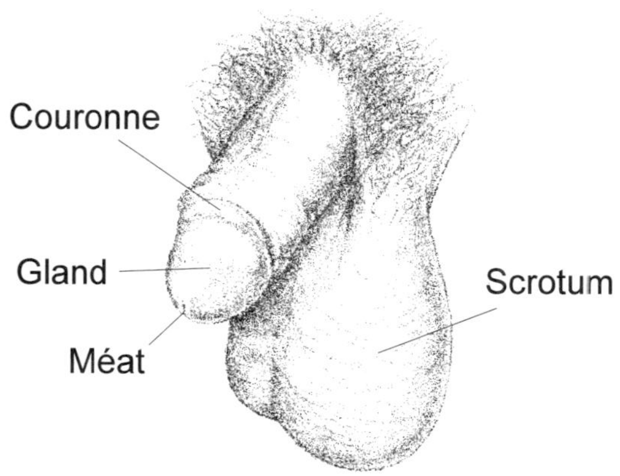

Figure 2.2 : Le gland constitue la tête du pénis.

Le gland a plusieurs fonctions :

- La peau du gland est plus fine qu'ailleurs, surtout au niveau de la couronne. Cette étroitesse sert à maintenir le sperme à l'intérieur du vagin, au niveau du col, après l'érection. La nature a bien fait les choses pour que les chances de fécondité soient les meilleures.

- Le gland excité est le point de départ d'une stimulation qui facilite le phénomène de l'éjaculation.
- Les hommes ne sont pas les seuls à profiter de l'existence de leur gland. En son absence, le col de l'utérus serait endommagé lors des rapports sexuels ; le gland permet d'absorber les chocs.

Mesdames, je ne saurais trop vous conseiller, à la première occasion, de remercier chaleureusement le gland de votre partenaire. Je vous laisse le choix quant à la manière de le faire.

Le prépuce : une couverture

A la naissance, le gland est recouvert par le prépuce, qui forme un capuchon ouvert autour du gland. Pendant l'enfance, cette ouverture est très petite et le gland n'est pas apparent. Normalement, lorsque l'enfant grandit, le prépuce se rétracte. Lorsque l'homme est en érection, le prépuce remonte complètement pour mettre le gland à nu. La peau du gland est très sensible et la fonction du prépuce est de la protéger.

Dans les religions juive et musulmane, le prépuce est systématiquement retiré chirurgicalement. Cette intervention est appelée *circoncision*. La circoncision est devenue très fréquente dans les sociétés occidentales, car elle permet de mieux nettoyer le pénis. De nos jours, l'hygiène étant meilleure, bien des parents et des médecins pensent que la circoncision n'est plus nécessaire, mais ce débat est toujours d'actualité.

De petites glandes placées sous le prépuce fabriquent une substance ressemblant un peu à du fromage blanc, appelée *smegma*. Chez un homme non circoncis, cette substance peut stagner et entraîner des infections, et parfois même des problèmes plus sérieux. Un homme non circoncis doit prendre des précautions particulières lors de sa toilette, en remontant bien le prépuce et en nettoyant parfaitement autour du gland.

S'il vous arrivait de prendre un bain avec votre amie, lui demander de vous aider à votre toilette intime peut lui être très agréable. Les filles qui ont déjà vu des piles de linge sale traîner dans un coin d'appartement d'un étudiant auront peut-être quelques doutes quant à la bonne hygiène masculine.

C'est certainement la raison pour laquelle elles évitent de faire des fellations. Si votre partenaire est hésitante, vous pourriez, peut-être, réussir à la convaincre en ayant une bonne hygiène. Au pire, si elle ne change pas d'avis, vous aurez la satisfaction d'avoir un pénis propre !

Circoncision et performances sexuelles

Beaucoup de personnes pensent que la circoncision affecte les performances sexuelles parce que la peau du gland devient plus épaisse et moins sensible que chez un homme non circoncis.

Parmi les hommes non circoncis, certains croient qu'ils sont davantage exposés à avoir des éjaculations précoces sous prétexte que leur peau est plus excitable. Des patients m'ont demandé si la circoncision pourrait leur permettre de ne pas avoir ce problème. (Etant donné que l'éjaculation précoce est un trouble acquis et réversible, voir Chapitre 22, je ne pense pas qu'une telle opération soit bien nécessaire.)

J'ai aussi des patients circoncis qui me demandent s'il est possible de leur greffer un prépuce, parce qu'ils trouvent que la peau de leur gland est épaisse et qu'ils perdent du plaisir.

Je leur réponds que s'ils arrivent à l'orgasme, c'est ce qui compte.

Taille du pénis et performances sexuelles

Bien entendu, lorsque l'on parle du pénis, ce qui paraît important, pour bien des hommes, c'est sa taille. Plus il est grand, mieux c'est.

Comme les hommes sont souvent attirés par ce qu'ils voient, ils sont certains que l'aspect visible des choses compte beaucoup. C'est probablement la raison pour laquelle ils se sentent très concernés par la taille de leur pénis - tout comme ils le sont par le tour de poitrine des femmes. Ces messieurs sont souvent attirés par une partie précise du corps. (Malheureusement, le tour des cuisses, que toutes les femmes semblent être capables d'agrandir si facilement, ne les attire pas ! Où est passé Rubens, qui a su peindre des nus splendides et opulents ? Nous aurions bien besoin de lui !)

Maintenant, si l'on demandait aux femmes ce qu'elles pensent de la taille du pénis, ce serait une tout autre histoire ! Il y a des femmes qui ont peur des gros pénis, et d'autres qui s'en fichent complètement. Seulement les hommes sont tellement têtus et persuadés que cela est important, qu'il va être difficile de les convaincre.

Ce que l'on ne peut pas nier, c'est qu'il existe des pénis de toutes les tailles. Pensez-vous qu'à l'intérieur du vagin de la femme cela fait une différence ? Dans la plupart des cas, la réponse est NON. Aucune différence.

POUR LES HOMMES

Prenons quelques mesures...

Il y a différentes façons de mesurer un pénis, mais les hommes choisiront toujours celle qui leur est la plus favorable. Bien sûr, il faut mesurer la longueur et la circonférence. Seulement, cela dépend du moment où vous prenez les mesures.

Si deux pénis "au repos" ont à peu près les mêmes dimensions, cela ne sera certainement plus le cas lorsqu'ils seront en érection. (Un même individu peut avoir des érections de tailles complètement différentes.) Au vestiaire, c'est celui qui aura le pénis "au repos" le plus grand qui roulera des mécaniques, mais ce qui nous intéresse c'est ce qui se passe au lit.

Une des raisons qui vous fait penser que votre pénis est trop petit, c'est votre façon de le regarder (non, je ne vous conseille pas de mettre des lunettes roses...). Mais la plupart du temps, vous baissez votre regard vers votre pénis, et en faisant cela, vous le voyez en perspective, donc raccourci. La personne en face de vous le voit d'un tout autre oeil. Regardez-vous plutôt dans une glace, et, si vous ne l'avez jamais fait, vous allez être surpris... Faites-le avant et après une érection. Je vous assure que votre ego va avoir des ailes !

Le vagin est élastique ; il l'est parce que les bébés naissent par là. Donc, que votre pénis soit gros ou petit importe peu. Beaucoup de terminaisons nerveuses sont situées à l'entrée du vagin ; les sensations de votre partenaire seront donc les mêmes avec un petit ou un gros pénis.

Evidemment, si l'homme a un pénis minuscule, sa partenaire ne le sentira pas vraiment, et ce sera un problème. Mais, ainsi que vous pourrez le voir au Chapitre 13, la plupart des femmes ont besoin d'une stimulation du clitoris pour accéder à l'orgasme. Et comme aucun pénis ne peut faire ce truc-là, sa taille a vraiment peu d'importance.

TRUC

Les hommes me demandent tout le temps s'il existe un moyen de faire "grandir" leur pénis. Je ne connais qu'une façon d'y arriver, et j'ai vraiment envie de "faire passer le message" parce que cela est lié à la santé. Bien que l'essentiel du pénis soit visible, il s'enracine sous une masse de peau. Si un homme a de la graisse au niveau du pubis, le pénis est en grande partie caché par cette masse. En perdant du poids, on arrive à inverser cette tendance et l'on peut dire, en quelque sorte, que le pénis a grandi. Les médecins estiment que l'on gagne environ 2,5 cm pour 15 kg perdus. (Excusez-moi les maigrichons, je ne peux rien faire pour vous !)

Prendre la bonne direction

La partie de pénis cachée sous la peau par rapport à sa partie visible peut entraîner des variations dans la direction que prend le pénis à l'érection. C'est ainsi que les hommes ayant une moindre masse de peau, donc un pénis plus long, ont très souvent des érections vers le bas. Au contraire, les pénis plus cachés auront tendance à avoir des érections dirigées vers le haut, voire complètement dressées.

Frank

Lorsque Frank vint me voir, il resta environ une demi-heure à me parler sans oser évoquer la raison de sa visite. Il m'avait expliqué qu'il n'avait pas de petite amie et se plaignait de choses sans grande importance. Comme il s'embourbait dans des explications nébuleuses, je sentis tout à coup qu'il n'était pas honnête avec moi et qu'il fallait qu'il aille droit au but. Il fut bien obligé de m'avouer qu'il n'osait pas sortir avec une femme et aller plus loin dans ses relations, car il trouvait que son pénis était difforme.

Je ne suis pas docteur en médecine et n'examine donc pas mes patients. Je lui demandais tout de même de me décrire la forme de son pénis. Lorsqu'il était en érection, Frank trouvait que son pénis ne ressemblait guère à ceux qu'il voyait dans les films X, car il était terriblement incurvé. Cette description ne parut tout à fait normale, mais je lui conseillai tout de même d'aller voir un urologue.

Lorsque je revis Frank, ce n'était plus le même homme. L'urologue lui avait confirmé ce que je pensais, et Frank avait repris confiance en lui. L'année dernière, il m'a téléphoné pour me dire qu'il se fiançait.

Occasionnellement, des patients viennent me voir parce que leur pénis prend une certaine direction lors de l'érection. Comme vous pouvez le constater dans l'histoire de Frank, cela est tout à fait normal. Il est pourtant vrai que certains hommes ont un pénis qui s'incurve beaucoup, pour d'autres pend vers la gauche ou vers la droite.

Je vous l'ai déjà dit, je ne suis pas docteur en médecine. C'est la raison pour laquelle j'envoie toujours mes patients consulter un urologue lorsqu'ils se plaignent d'un pénis très incurvé, afin d'être certaine que cela ne cache pas de problème particulier.

Dans la majorité des cas, cette courbure est fonction de la morphologie de chacun et l'inquiétude n'est que le résultat d'une parfaite ignorance du problème. En d'autres termes, peu d'hommes savent que cette courbure est très courante et qu'il n'y a pas lieu de s'en inquiéter. D'ailleurs, la majorité des hommes n'ont pas de problème au lit, car il leur suffit d'ajuster la position dans laquelle ils se trouvent. Toutefois, il arrive qu'un homme présentant la maladie de Peyronie ne puisse pas avoir de rapports sexuels (rassurez-vous, dans la plupart des cas, ce phénomène est réversible assez rapidement, comme je l'explique au Chapitre 22).

Beaucoup de patients trouvent que la courbure particulière de leur pénis est anormale et ils ont peur de passer à l'acte. Ils craignent qu'en les voyant se déshabiller, leur partenaire ne réagisse mal.

Il y a pourtant un moyen très simple d'éviter qu'une nouvelle partenaire réagisse mal devant un pénis trop incurvé - et d'ailleurs ce conseil est valable pour beaucoup de problèmes et de doutes relatifs à la vie sexuelle - ; attendez de bien connaître votre partenaire avant d'avoir un rapport sexuel. Je ne veux pas dire d'attendre le mariage, mais votre expérience sera bien plus enrichissante si vous êtes vraiment amoureux, et les rapports sexuels seront plus le résultat de l'amour que d'un instant récréatif.

En résumé, que votre pénis ressemble à un boomerang ou à une flèche, souvenez-vous que deux petits mots "Je t'aime" sont bien plus importants que la forme de vos attributs.

Réconciliez-vous avec vos testicules

Il est vrai que les hommes ne connaissent pas grand-chose aux fonctions internes de leur pénis. Extérieurement, ils sont plutôt en bons termes avec cette partie de leur anatomie. Mais quand il s'agit de parler de leurs testicules, ils n'y connaissent plus rien.

Attention ! Lorsque vous aurez fini de lire ce chapitre, les testicules n'auront plus aucun secret pour vous, et vous allez les regarder d'un autre oeil.

Tout le monde descend

Lorsqu'un foetus mâle se développe dans le ventre de sa mère, ses testicules sont à l'intérieur de son abdomen. Ce n'est que durant les derniers mois de grossesse que les testicules pointent leur nez vers l'extérieur, ou descendent à l'intérieur du scrotum, enveloppe de peau située à la base du pénis. Quelquefois, un des testicules ou les deux ne descendent pas.

Il existe des testicules qui adorent jouer à cache-cache, et qui n'arrêtent pas d'aller et venir. Ils font cela jusqu'au jour où ils trouvent le courage de sortir définitivement.

Un testicule qui reste à l'intérieur de l'abdomen ne peut pas fonctionner, car il est à une température trop élevée. De plus, un garçon qui a ce problème est souvent complexé par son apparence. Ceci peut être traité soit par médication hormonale, soit par intervention chirurgicale.

Fabriquer des hormones

Le rôle principal des testicules est de perpétuer l'espèce, mais ils fabriquent également une hormone appelée *testostérone*. La testostérone est l'hormone mâle, et c'est un nom qui lui va très bien. Si un garçon naissait sans testostérone, son scrotum ressemblerait à la petite lèvre du vagin et son pénis à un clitoris.

S'il arrivait qu'un testicule ne se forme pas complètement, on verrait apparaître un semblant d'utérus et de trompe de Fallope à l'intérieur de l'abdomen du garçon. Ce développement serait dû au manque d'une autre hormone fabriquée également par les testicules. Cette hormone inhibe la formation d'organes féminins.

Produire des spermatozoïdes

Bien que les différentes méthodes de contraception aient permis aux gens de différencier les rapports sexuels de la procréation, on ne peut pas oublier que la vocation première de la sexualité, c'est encore de fabriquer des enfants. Il faut, bien sûr, que l'homme introduise son pénis à l'intérieur du vagin de la femme, mais il faut également qu'il dispose de semence pour que cela marche. Ces "graines", appelées spermatozoïdes (on utilise quelquefois le terme de *sperme*), sont fabriquées dans les testicules.

Les spermatozoïdes sont d'étranges créatures. Ils sont les seuls éléments de l'organisme à fonctionner en dehors de celui-ci. Les spermatozoïdes ne peuvent pas survivre à des températures élevées, c'est-à-dire à l'intérieur de nos corps.

C'est pourquoi les testicules sont situés à l'extérieur du corps ; ils peuvent ainsi être rafraîchis par la brise d'été (à condition, bien sûr, que vous soyez nu !).

Afin que les spermatozoïdes mènent à bien leur tâche - fabriquer des bébés -, il leur faut franchir bien des obstacles durant leur voyage. Vous devez certainement connaître leur forme - une tête ovale sur une longue queue propulsive. Çà, c'est la forme adulte (voir Figure 2.3).

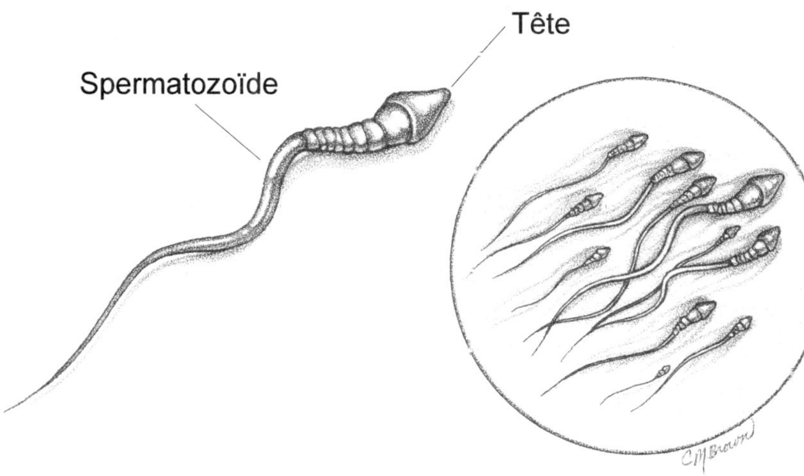

Figure 2.3 : Un spermatozoïde : hydrodynamique et bon nageur, quel type formidable !

Commençons en douceur

Dès leur naissance, les spermatozoïdes sont appelés cellules germinales. (Je sais bien que beaucoup de personnes auraient aimé que j'utilise un nom latin, joli et compliqué. Allons, sachez-le, ces cellules n'ont rien à voir avec ce que nous entendons communément sous l'appellation de "germe".)

Ces cellules sont fabriquées dans les tubes séminifères. Ceux-ci sont longs, en forme de spaghetti, et groupés. Le tout est enveloppé dans une balle rigide, entourée d'une épaisse membrane. Ce "colis" est appelé - faites battre les tambours... - un testicule. (Entre ces tubes se situent des cellules qui fabriquent la testostérone.) Lorsque ces cellules voyagent dans les tubes séminifères, elles se transforment lentement mais sûrement en spermatozoïdes. Dès que cette transformation est terminée, les spermatozoïdes quittent le testicule et se dirigent d'abord vers l'épididyme, puis dans le canal déférent. (Si vous ne l'avez pas encore fait, je vous conseille vivement de regarder la Figure 2.4, parce que, si vous n'avez pas de plan et que vous êtes perdu, ce n'est pas à la prochaine station-service qu'on vous renseignera !)

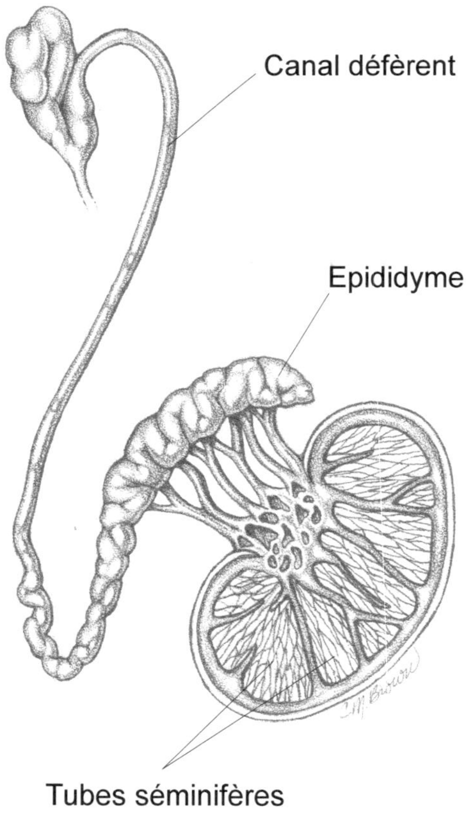

Figure 2.4 : Les spermatozoïdes quittent les testicules pour aller dans l'épididyme et dans le canal déférent.

Méiose : la petite division

Maintenant que vous avez bien étudié votre carte, vous connaissez parfaitement le chemin emprunté par les spermatozoïdes, ce qui va me permettre de vous parler de la plus importante transformation qu'ils puissent vivre.

Toutes nos cellules renferment un code génétique appelé ADN (cela signifie acide désoxyribonucléique, mais l'abréviation est plus facile), qui est unique pour chaque individu. Pendant que les cellules reproductrices voyagent emportant avec elles leur ADN, elles subissent une expérience connue sous le nom de méiose, dont voici les effets :

- Cette expérience les transforme, chacune d'entre elles, en deux nouvelles cellules portant la moitié du stock génétique de départ, soit : 23 brins de matériel génétique (appelés chromosomes), au lieu de 46.
- Lorsqu'un spermatozoïde fait équipe avec un ovule, qui contient également 23 chromosomes, leurs matériels génétiques s'additionnent et cela engendre un bébé qui aura dans ses bagages un mélange des matériels génétiques de sa mère et de son père.
- Lorsque les cellules germinales mâles se divisent, leurs chromosomes sexuels (portant les gènes du sexe) se divisent aussi. L'homme aura des spermatozoïdes portant des chromosomes sexuels X ou des chromosomes sexuels Y ; la femme aura des ovules portant tous le chromosome sexuel X.

Selon que le spermatozoïde est porteur du chromosome sexuel X ou Y, le bébé sera une fille ou un garçon.

Enfin, une petite information qui va réjouir Messieurs les Machos : non seulement le spermatozoïde se déplace seul en dehors de l'organisme, mais en plus il est armé et télécommandé comme un missile. Sur la tête du spermatozoïde, se trouve l'acrosome, bourré d'enzymes lui permettant de pénétrer dans l'ovule, à condition, bien sûr, qu'il ait la chance d'arriver le premier.

Lorsqu'ils sont mûrs, les spermatozoïdes quittent les testicules pour entrer dans l'épididyme, formé d'une série de tubes fins qui coiffent les testicules. (Pour ceux qui aiment les statistiques étonnantes : si l'on mettait bout à bout tous les tubes, on obtiendrait une longueur d'environ 18 mètres !) Au cours de leur voyage au travers de l'épididyme, les spermatozoïdes apprennent à se déplacer. Ils y pénètrent avec une queue inactive et ressortent à la vitesse de petits diables.

Les canaux déférents

Si vous vous reportez à la Figure 2.4, vous constaterez que la prochaine étape des spermatozoïdes a lieu dans le canal déférent, qui permet d'acheminer ces derniers dans l'urètre. A l'intérieur de l'urètre, les spermatozoïdes sont mélangés aux "liquides" provenant de la vésicule séminale et de la prostate ; puis, ils vont mener leur vie dans le vaste monde après l'éjaculation.

L'ensemble formé par ces liquides et les spermatozoïdes porte le nom de sperme. La quantité de sperme éjaculé lors d'un rapport sexuel est d'environ une cuillère à café, bien qu'elle puisse varier selon la fréquence des éjaculations. Le sperme est blanchâtre, à l'odeur très particulière et est épais à sa sortie du pénis. Les spermatozoïdes n'entrent que pour 5 % dans la composition du sperme, mais ce sont eux seuls qui sont responsables de la procréation.

Trop peu de sperme (stérilité masculine)

Ce n'est pas parce que vos testicules ont un aspect normal qu'ils fonctionnent bien. Lorsqu'un couple n'arrive pas à avoir d'enfant, la première chose que le médecin contrôle est la qualité du sperme. Le problème le plus souvent rencontré est un taux trop bas de spermatozoïdes (l'homme n'en fabrique pas assez), ou bien les spermatozoïdes produits sont peu actifs et n'arrivent pas à "grimper" jusqu'à l'ovule. Une production anormale de spermatozoïdes n'est pas facile à soigner ; s'il s'agit d'un problème purement organique, on pourra avoir recours à la chirurgie.

MATIERE A REFLEXION

Assez étrangement, c'est souvent le gynécologue, pourtant spécialiste de la reproduction féminine, qui demande une analyse du sperme. En effet, le gynécologue est la première personne qu'une femme consulte lorsqu'elle n'arrive pas à être enceinte. Après avoir prescrit cette analyse, le gynécologue adressera son patient chez un urologue pour des examens complémentaires.

Pourquoi les hommes portent des coquilles...

Bien que beaucoup d'hommes veulent se donner un "look" viril, le centre de gravité de leur masculinité, c'est-à-dire les testicules, est si délicat que, si vous êtes un homme et que vous lisez ces lignes, vous vous souvenez certainement d'une douleur que vous avez ressentie, à cet endroit, en vous cognant sur un objet.

Le garçon qui n'a jamais reçu un coup dans les parties sensibles ne verra pas la nécessité de porter une coquille lorsqu'il pratiquera un sport d'attaque. Cependant, je peux vous assurer que tous ceux qui en ont fait l'expérience n'hésiteront pas une minute à se protéger.

Le cancer des testicules

Bien que les testicules soient exposés, bon nombre de messieurs ne s'inquiètent pas des coups qu'ils pourraient prendre et ne pensent pas leur porter plus d'attention. C'est regrettable, car le cancer des testicules est une maladie qui peut être mortelle si elle n'est pas dépistée à temps. Bien que rare, cette forme de cancer touche particulièrement les hommes entre 15 et 35 ans. C'est un cancer très commun qui peut, heureusement, être bien soigné si on le diagnostique rapidement.

Les testicules sont facilement palpables et il est facile d'y déceler une irrégularité. L'avantage est que l'on peut éviter d'aller consulter un médecin pour les examiner (contrairement aux femmes en ce qui concerne le dépistage du cancer du col) ; surveillez-vous.

A la recherche d'une grosseur

Bien souvent, le cancer des testicules commence par une grosseur non douloureuse ; plus vite vous l'aurez dépistée, moins graves seront les conséquences.

Comment rechercher une grosseur ?

- Prenez doucement chaque testicule et faites-les rouler entre votre pouce et votre index pour sentir d'éventuelles modifications depuis votre dernier examen.
- Votre testicule doit être doux et ferme, un peu comme une grappe de raisin.
- La comparaison entre vos deux testicules peut vous aider.
- Si vous trouvez quelque chose de suspect, prenez rapidement rendez-vous avec un médecin.
- Vous devez faire cet examen tous les mois.

Souvenez-vous que l'épididyme coiffe le testicule. Il arrive que des patients le confondent avec une grosseur. Qu'ils ne s'alarment pas inutilement. Pour être clair, vous devez rechercher quelque chose de dur ; la grosseur de l'épididyme, située sur le testicule, est plutôt grumeleuse.

Le cancer des testicules peut toucher n'importe qui, mais les hommes dont le ou les testicules n'étaient pas descendus à la naissance font partie des populations à risque. Si vous êtes dans ce cas, soyez très vigilant et examinez-vous régulièrement.

Quelquefois, une petite blessure dans la région de l'aine peut provoquer la formation d'un ganglion. Bien sûr, ce ganglion peut cacher un cancer potentiel ; c'est la raison pour laquelle je vous conseille de vous examiner tous les mois. Vous apprendrez très vite ce qui est normal et ce qui ne l'est pas.

Je sais que beaucoup d'entre vous n'aiment pas consulter les médecins (certains attendent d'être dans un état terrible avant de le faire), particulièrement en ce qui concerne les organes génitaux. Mais c'est très important, alors, par pitié, ne soyez pas laxistes.

Si vous ne voulez pas vous examiner vous-même, peut-être pourriez-vous confier cette tâche à votre partenaire. Je ne sais pas si elle aimera vraiment cela plus que vous, mais cela pourrait vous profiter à tous les deux.

Une douleur des testicules

Les hommes parlent rarement de leurs problèmes privés, surtout lorsque cela concerne ce qui leur pend entre les jambes. Il est pourtant courant qu'un homme ressente une douleur dans le scrotum. Si vous avez une douleur qui se dissipe au bout d'une minute ou deux, ne vous inquiétez pas. En revanche, si la douleur est continue, allez consulter immédiatement un médecin.

La prostate

En plus des testicules, il y a un autre organe que les hommes devraient surveiller de près - ce qu'ils font rarement : c'est la prostate. Cette glande, située sous la vessie, produit un liquide constitutif du sperme et qui lui donne sa couleur blanchâtre. L'urètre, par où passent urine et sperme, traverse la prostate. Toute affection touchant la prostate peut également toucher l'urètre.

Surveiller la prostate

Avec l'âge, la prostate s'épaissit entraînant des mictions plus fréquentes. C'est gênant, mais pas dangereux. Par ailleurs, la prostate a la mauvaise habitude de devenir cancéreuse, ce qui est plus sérieux, bien que cela se soigne facilement si le dépistage est précoce.

Un médecin recherchera une grosseur éventuelle de la prostate par une simple palpation. Pour faciliter cet examen, vous devrez vous pencher en avant pour lui permettre d'introduire un doigt dans le rectum. De cette manière, il peut apprécier l'état de votre prostate.

LE CONSEIL DU DR. RUTH

Bien que je comprenne que vous ne couriez pas chez votre médecin pour vous faire examiner ainsi, laissez-moi vous dire qu'un examen gynécologique n'est pas plus agréable. Vous n'avez donc aucune excuse de ne pas le faire. Des examens réguliers de la prostate peuvent vous sauver la vie. Pensez-y sérieusement.

Soigner la prostate

Il existe divers traitements spécifiques aux troubles de la prostate dont certains ont des effets secondaires sur le bon fonctionnement de la vie sexuelle. Les médicaments qui traitent l'épaississement ou le cancer de la prostate réduisent considérablement le désir sexuel. L'ablation chirurgicale d'une partie ou de la totalité de la prostate a également des effets indésirables.

L'opération chirurgicale la plus courante pour traiter l'augmentation du volume de la prostate est appelée une résection transurétrale de la prostate. Approximativement, 5 à 10 % des hommes opérés se plaignent d'impuissance et 80 à 100 % connaissent un problème appelé éjaculation rétrograde. Cela signifie qu'au moment de l'éjaculation, le sperme remonte à l'intérieur de la vessie au lieu de sortir du pénis. Cela n'affecte en rien la possibilité pour l'homme d'atteindre l'orgasme, et beaucoup de patients n'en souffrent pas. D'autres trouvent que les rapports sexuels sont moins agréables parce qu'il n'y a pas d'émissions. L'éjaculation rétrograde pose un problème chez les hommes qui désirent avoir un enfant ; on peut, dans ce cas, procéder à une insémination artificielle.

Chapitre 3

C'est une affaire de femme

Dans ce chapitre :

Visite guidée de l'anatomie féminine

Menstruation et ménopause

Poitrines, à vos marques

En ce qui concerne nos organes génitaux, nous, les femmes, sommes confrontées à une énigme (mais non, ce n'est pas un nouveau terme sexuel ; je veux dire un puzzle). Nos organes génitaux étant à l'intérieur de notre corps, nous n'avons pas les mêmes relations familières qu'un homme pourrait avoir avec les siens. Il y a d'ailleurs beaucoup de femmes qui font tout leur possible pour oublier leurs organes génitaux. Elles ne se touchent que très rarement et ne regardent pas vraiment entre leurs jambes.

Le problème est que ces organes génitaux font parler d'eux très régulièrement, et il est donc très difficile de les oublier complètement. Voici pourquoi :

- Une des rares façons pour les organes génitaux de se faire oublier est que la femme soit enceinte. Savez-vous qu'aux USA plus d'un million de femmes tombent enceintes, chaque année, sans même le vouloir ? Cela montre à quel point elles ignorent le fonctionnement de leurs corps.

- Une autre bonne raison pour une femme et un homme de mieux s'informer de l'anatomie est de parvenir à une bonne harmonie sexuelle : ce qui est le premier objectif de ce livre.

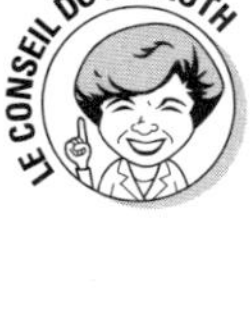

- Comprendre l'anatomie féminine est important si l'on veut porter un jugement averti sur les femmes. L'idée que les organes génitaux féminins sont quelquefois considérés comme une terre inconnue - un endroit humide - le trou noir de Calcutta ! - déprécie non seulement le corps de la femme, mais également son statut d'être humain.

Que vous soyez un homme ou une femme, j'aimerais être sûre que les organes génitaux féminins ne sont plus un mystère pour vous. Pour ce faire, je vais imprimer dans votre cerveau une carte topographique que vous n'êtes pas prêt d'oublier.

Bien sûr, si vous êtes une femme, vous avez un avantage car vous pouvez toujours vous examiner. Beaucoup de femmes ne regardent jamais leur morphologie, et elles ont bien tort. Il suffit pour le faire de se munir d'un petit miroir de poche.

Déshabillez-vous et asseyez-vous de manière à pouvoir allonger vos jambes facilement. Utilisez un bon éclairage. Je vous suggère de vous examiner tout d'abord, puis de lire mes explications ; vous pourrez ensuite mieux identifier les différents endroits que je nomme.

Message personnel à tous les hommes : je ne vois pas d'inconvénient à ce que vous assistiez au cours d'anatomie de votre partenaire, si elle le veut bien, mais je vous mets tout de même en garde :

- Si votre partenaire ne s'est jamais examinée auparavant, il serait peut-être souhaitable que vous la laissiez faire seule, car vous risquez de la déconcentrer.

- Deuxième point : lorsque ce sera votre tour de l'examiner, essayez de le faire sans penser au sexe (je sais, c'est difficile !). Si vous réussissez à considérer cette exploration comme purement éducative, profitez-en pour questionner votre partenaire sur ses sensations de plaisir ou de déplaisir lors de vos relations sexuelles.

Ce grand voyage terminé, il est fort probable que vous ayez envie d'avoir un rapport sexuel. Bon, allez-y. Mais promettez-moi de mettre en pratique ce que vous aurez appris et de ne plus faire les mêmes erreurs !

Ah ! ces mots latins

Je suis sûre que mon job serait bien plus facile si le monde médical n'utilisait pas tous ces mots latins, qu'il va falloir que je vous explique. Je vous suggère de regarder la Figure 3.1 avant de vous embarquer pour un voyage dans l'anatomie féminine. Comme cela, vous comprendrez bien mieux ce que j'explique, et vous ne resterez pas planté sur le bord de la route.

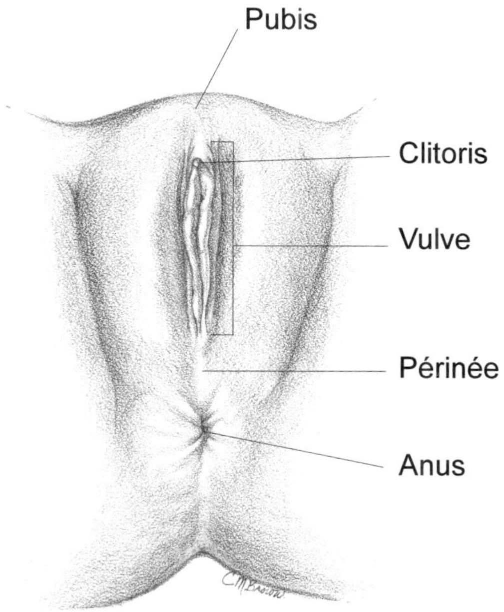

Figure 3.1 : La vulve : un cylindre qui n'est pas fabriqué en Suède.

La partie des organes génitaux féminins que vous pouvez voir est appelée *vulve*, et se trouve entre le pubis et l'anus. Le pubis est également appelé *Mons veneris* en latin, qui signifie *Mont de Vénus*. C'est une surface tapissée d'un tissu adipeux qui recouvre l'os pubien, et qui, en quelque sorte, sert de pare-chocs. Cette partie est facilement reconnaissable, car elle est recouverte de poils. Quant à l'anus... Oh, je suis sûre que vous savez ce que c'est, puisque vous en avez un, quel que soit votre sexe.

Vive la vulve

La vulve possède deux grandes lèvres extérieures, appelées *labia majora* (c'est du latin ! cela signifie grande lèvre). A l'intérieur de ces lèvres se trouvent :

- Les *labia minora* (petites lèvres).
- Le clitoris (point très sensible chez la femme).
- L'urètre (conduit par lequel passe l'urine).
- Le vestibule (non, vous n'y accrocherez pas votre chapeau et votre manteau !).

Le vestibule, à l'entrée du vagin, est recouvert par une membrane appelée *hymen*. Lors d'une excitation, le clitoris se gorge de sang, comme le fait le pénis - c'est compréhensible puisqu'ils sont tous deux formés du même tissu spongieux.

Que vous regardiez la Figure 3.1 ou que vous vous examiniez, n'oubliez pas que toutes les vulves ne se ressemblent pas. Tout comme les voitures ont des modèles différents, les vulves ont des formes variées, ce qui ne les empêchera pas de faire leur travail.

Dans les premières semaines de la vie, à l'état embryonnaire, il n'y a pas encore de distinction entre les organes génitaux mâle et femelle. Ce sont les mêmes tissus qui formeront les appareils génitaux mâle ou femelle. Ce n'est qu'après leur différenciation complète qu'ils auront une forme spécifique. Par exemple, les tissus qui forment la petite lèvre chez la fille sont les mêmes que ceux formant le scrotum chez le garçon.

Les grandes lèvres sont composées de deux ourlets qui forment le contour externe de la vulve (voir Figure 3.2). A la puberté, une pilosité s'installe à la fois sur les grandes lèvres et sur la région pubienne. La peau des grandes lèvres est normalement plus sombre. A l'intérieur des grandes lèvres se trouvent les petites lèvres. Elles entourent le vestibule et ne sont pas recouvertes de poils. Elles se rejoignent sur le dessus et forment la cavité dans laquelle se loge le clitoris.

A l'intérieur du vestibule se trouvent les glandes de Bartholin, dont les sécrétions servent de lubrifiant lors des rapports sexuels. Ces sécrétions indiquent que la femme est excitée ; ce qui correspond à l'érection chez l'homme. Avec l'âge, les glandes sécrètent moins de liquide. C'est pour cette raison que les femmes plus âgées utilisent parfois des lubrifiants pour conserver une certaine lubrification lors des rapports sexuels.

Au point de jonction supérieur des petites lèvres se trouve le clitoris, principal lieu du plaisir chez la femme. De la grosseur d'un pois, le clitoris est fait du même tissu que le pénis. Tout comme lui, le clitoris possède un corps et une tête (gland) et se gorge de sang lors d'un rapport sexuel, ce qui le fait grossir - bien qu'il ne grandisse pas comme un pénis. Le clitoris renferme beaucoup de terminaisons nerveuses et est une zone très érogène, particulièrement lorsque la femme atteint l'orgasme (voir Chapitre 13 pour en savoir plus sur les orgasmes).

Bien que beaucoup plus petit, le clitoris a autant de terminaisons nerveuses qu'un pénis, ce qui fait que les femmes ne peuvent pas toujours supporter une stimulation directe du clitoris et préfèrent un attouchement de la région pubienne.

Le clitoris, tout comme le pénis, peut se gorger de smegma, matière blanchâtre, mélange de sécrétions, cellules épithéliales, bactéries. Il faut apporter beaucoup de soin à la toilette de cette partie du corps. S'il y a une trop grande accumulation des sécrétions, il faut aller consulter un gynécologue pour un nettoyage en profondeur.

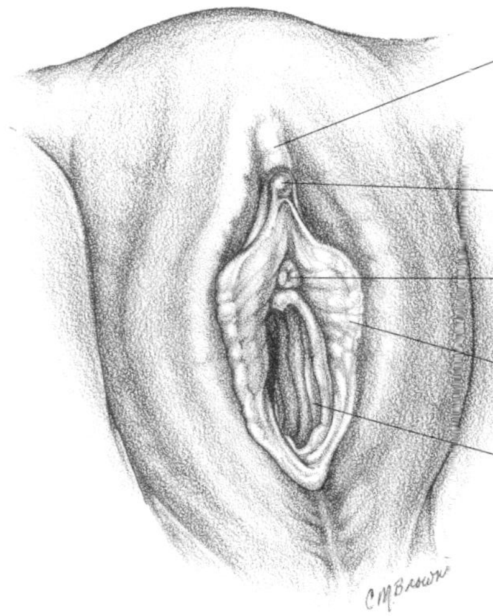

Figure 3.2 : L'intérieur de la vulve.

Sous le clitoris se situe l'orifice urétral, par où s'écoule l'urine. L'urètre est totalement séparé du vagin, dans lequel le pénis entre lors des rapports sexuels. Il arrive que des hommes - ou des femmes - ne réalisent pas qu'il existe deux ouvertures distinctes, ce qui entraîne chez eux soit un dégoût, soit de la pudeur. De toute façon, il faut bien se dire que le pénis est trop gros pour pouvoir entrer dans l'orifice urétral. L'urine sortant également par le pénis, aucun homme ne pourra dire qu'un vagin est moins propre que ses attributs masculins. Mais, si vous ne vous êtes pas encore réconcilié avec cette région, il y a une solution simple.

CHAUD

Si vous voulez être certain que vos organes génitaux et ceux de votre partenaire sont parfaitement propres, il n'y a aucune contre-indication à vous laver avant un rapport sexuel. Après tout, être propre n'a jamais tué personne !

ATTENTION

Les infections urinaires sont très fréquentes chez la femme. Des bactéries peuvent être repoussées à l'intérieur de l'urètre au cours d'un rapport sexuel. Conservez toujours cette région très propre, pensez à vous essuyer de l'avant vers l'arrière et non le contraire.

L'hymen : symbole de la virginité

L'hymen intact a longtemps été considéré comme le symbole de la virginité féminine. Ce statut de vierge était vérifié par le sang qui s'écoulait lors du premier rapport sexuel.

Auparavant, la mère de la mariée exhibait les draps souillés, au lendemain de la nuit de noces, pour montrer que sa fille était vierge avant le mariage. Et si, par hasard, ce n'était plus le cas, un peu de sang de poulet faisait l'affaire.

De nos jours, beaucoup de femmes perdent leur virginité accidentellement, soit en mettant un tampon, soit en pratiquant une activité sportive, comme une course de vélo. Dans la grande majorité des cas, un hymen même intact est naturellement perforé pour laisser le sang s'écouler lors de la menstruation. Lorsque ces perforations n'existent pas, le médecin doit percer l'hymen (le fait qu'une jeune fille perce son hymen avant d'avoir des rapports sexuels ne change rien à son statut de vierge).

Le vagin : principale voie de communication

Les femmes ont leur appareil génital situé à l'intérieur du corps - en particulier le vagin. Le vagin par lui-même est une cavité musculaire qui s'étend du vestibule au col de l'utérus.

Le vagin, chez la femme, mesure environ 10 à 12 centimètres de long, mais il est extrêmement extensible. Durant les rapports sexuels, le vagin s'entrouvre pour accueillir le pénis. Quand une femme donne naissance à un enfant, le vagin s'ouvre encore plus ; c'est le passage que le bébé emprunte pour sortir du ventre de sa mère. Lorsqu'il n'y a ni pénis, ni enfant, le vagin se rétracte comme le ferait un ballon vide.

Le vagin n'est pas perpendiculaire, mais plutôt incliné vers le haut. (Il arrive que des femmes aient un vagin rétroversé, c'est-à-dire incliné vers le bas, mais c'est peu fréquent.) Certaines femmes, qui ignorent l'inclinaison de leur vagin, peuvent connaître des difficultés à introduire un tampon, par peur qu'il ne s'enfonce trop loin.

La paroi du vagin est composée de trois couches (voir Figure 3.3). La première est la *mucosa*, ou muqueuse vaginale. C'est une muqueuse fine et plissée. Elle répond aux changements hormonaux en fabriquant différents types de sécrétions. Sous cette muqueuse se trouvent une couche musculaire et une couche tissulaire richement vascularisée, appelée *adventica*.

Sous le vagin se trouvent les muscles qui le soutiennent fermement. Les femmes peuvent pratiquer les exercices de Kegel pour renforcer leur tonus musculaire (voir le Chapitre 13).

Puisque je parle d'exercice, il arrive que de l'air entre dans le vagin lorsqu'une femme fait de la gymnastique ou a un rapport sexuel. En changeant de position, cet air ressort, produisant un bruit qui peut ressembler à un gaz. Cela est très courant et en aucun cas alarmant.

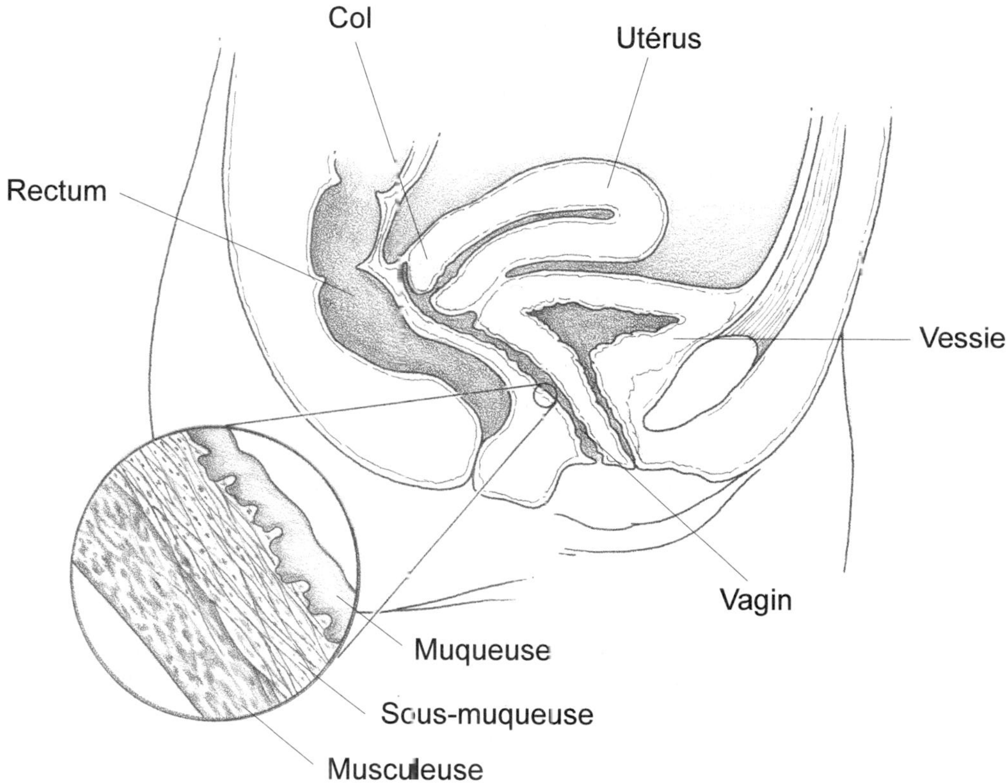

Figure 3.3 : Les sécrétions lubrifiantes s'écoulent du vagin afin d'augmenter le plaisir sexuel.

Lors d'une excitation sexuelle, une femme ressent plusieurs changements physiques :

- Les lèvres vaginales et le clitoris gonflent.
- Le bout des seins se dresse.
- La muqueuse du vagin se gonfle de sang au cours d'un processus appelé *vasocongestion*, ce qui ressemble à l'afflux du sang dans le pénis pendant l'érection.

Le vagin est lubrifié par un fluide. Ce fluide facilite la pénétration du pénis, mais il modifie également l'acidité du vagin, en le rendant plus alcalin et moins acide - un environnement beaucoup plus hospitalier pour le sperme.

Chez la plupart des mammifères, la femelle n'est pas lubrifiée ; c'est le mâle qui sécrète un lubrifiant, un peu analogue à celui produit par les glandes de Cooper chez l'homme, mais en plus grande quantité. Les chercheurs ont observé chez les mâles de certaines espèces, comme les chevaux, qu'une grande quantité de lubrifiant produite sortait du pénis.

Le vagin subit plusieurs changements dans la vie d'une femme :

- Avant la puberté, la paroi vaginale est plus fine et le conduit vaginal plus étroit. Ce qui laisse imaginer les dommages occasionnés par des pratiques sexuelles abusives chez les petites filles.

- Durant la puberté, le vagin se développe et les hormones le transforment. Le vagin se soulève, le clitoris s'affermit et se gonfle à l'excitation.

A la ménopause (mais oui, j'y viendrai, soyez patientes !), l'activité hormonale diminue et le tissu vaginal devient plus fragile et moins élastique. La lubrification naturelle est diminuée. Heureusement, tout ceci est facile à traiter et n'affecte en rien les relations sexuelles.

A votre col

Surmontant le vagin se trouve le col, qui est l'entrée de l'utérus. Le col est la plus petite partie de l'utérus et il déborde d'environ 1 cm dans le vagin. Le col fabrique un mucus dont la consistance varie au cours du cycle menstruel - le processus mensuel de libération des ovules pour une éventuelle grossesse (voyez plus loin dans ce chapitre).

- Durant la première partie du cycle, particulièrement au moment de l'ovulation, le mucus - ou glaire cervicale - est abondant, clair et aqueux. Cette sécrétion est très propice au sperme, dont elle assure la survie pendant plusieurs jours.

- Une fois l'ovulation terminée, la glaire cervicale change radicalement de consistance. Elle devient épaisse, trouble, collante et complètement imperméable aux spermatozoïdes qui essayeraient de passer par le col.

C'est d'ailleurs le principe selon lequel fonctionne la pilule contraceptive, qui modifie l'aspect de la glaire cervicale pour la rendre imperméable au sperme. De plus, les personnes pratiquant une méthode naturelle de planning familial peuvent tester la qualité de leur glaire, indicateur de fécondité (voir, pour plus d'informations sur ces techniques, le Chapitre 7).

L'utérus : il s'étire, s'étire, s'étire...

L'utérus a, à peu près, la taille d'une poire, c'est-à-dire 7 cm de long. Ce sac musculaire se rétracte lorsqu'il est vide. Sa cavité interne est recouverte d'un tissu appelé *endométrium*, qui se renouvelle au cours des cycles menstruels. Comme expliqué au Chapitre 1, les règles sont une réponse aux hormones ovariennes.

C'est dans l'utérus que le bébé se développe, et en regardant une femme enceinte on se rend compte à quel point celui-ci est élastique. Heureusement pour nous, les femmes, l'utérus reprend sa forme et sa taille initiales une fois le bébé mis au monde.

Les ovaires et les trompes de Fallope

Les trompes de Fallope, longues d'environ 10 cm, mènent aux ovaires (voir Figure 3.4). L'entrée des trompes évasée, a la forme d'un pavillon à bords frangés, tels des "petits doigts" dont la fonction est de diriger les ovules depuis les ovaires jusqu'aux trompes.

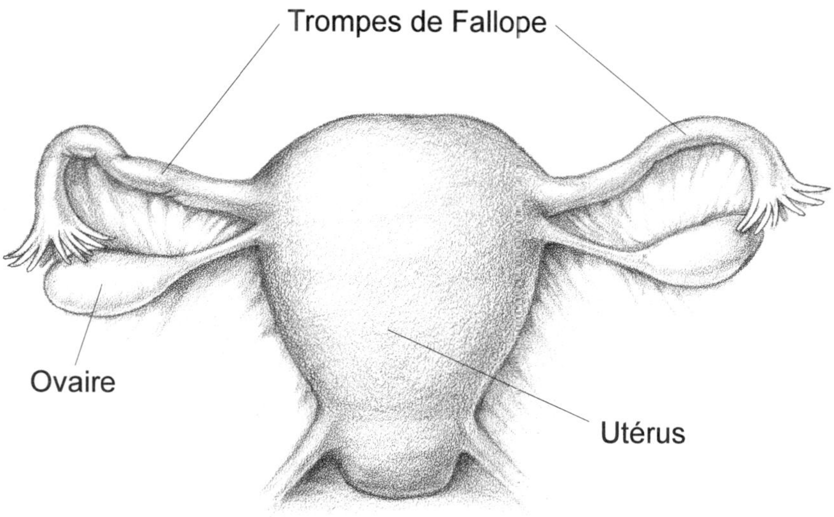

Figure 3.4 : Les ovaires et les trompes de Fallope : tout commence ici.

Les femmes ont deux ovaires, d'environ 4 cm de long. Les ovules - au nombre de 200 000 - sont stockés à l'intérieur des ovaires et libérés, un par un, sous l'impulsion d'un signal donné par l'hypophyse.

Les ovaires produisent également des hormones sexuelles femelles : les oestrogènes et la progestérone. Ces hormones déclenchent le processus de la procréation.

J'explique comment se fait un bébé au Chapitre 1. Si vous avez sauté ce chapitre - et même si vous l'avez lu -, je vous suggère d'y retourner et de le lire. Le sexe étant lié à la procréation, c'est un sujet sur lequel on n'en sait jamais trop.

On n'a pas réellement mis en évidence le fait que les oestrogènes et la progestérone jouaient un rôle dans le désir sexuel féminin. Certaines femmes produisent les hormones mâles, les androgènes, qui seraient responsables de ce désir, mais là encore rien n'est prouvé.

Menstruation et ménopause : deux mots commençant par men...

Je ne sais pas pourquoi les deux principaux "problèmes" féminins commencent par le préfixe "men" (vous savez... HOMME, en anglais !). Cela ne me surprendrait pas qu'il y ait quelque chose de freudien là-dessous !

Certaines femmes refuseront le mot "problème", pensant que la menstruation et la ménopause n'en sont pas. Comme je suis d'une nature optimiste, je leur donne tout à fait raison.

Avoir vos règles peut parfois vous gêner, et certains aspects de la ménopause peuvent être pénibles, mais je crois qu'il y a des points positifs partout. Je pense qu'il est préférable de considérer un verre à moitié plein, plutôt qu'à moitié vide.

Menstruation : avoir ses règles

Je sais ce que vous allez me dire : "Vraiment, qu'y a-t-il de plaisant à voir, tous les mois, du sang s'écouler du vagin ?"

- Premièrement, puisque la menstruation permet la procréation - et j'aime les bébés - je trouve que c'est un inconvénient vraiment mineur.

- Deuxièmement, demandez-donc à une femme ayant des règles irrégulières ce qu'elle en pense ? Vous vous rendrez compte qu'il est agréable de connaître la date de la venue de "vos amies" afin de vous y préparer.

- Troisièmement, des dysfonctionnements du cycle peuvent être le signal d'alarme d'un éventuel problème de santé. Il est donc préférable de connaître le fonctionnement de votre corps.

S.P.M (Syndrome Prémenstruel)

Je suppose que je ne peux pas aborder le thème de la menstruation sans parler du syndrome prémenstruel, ce qui ne me plaît guère. Est-ce que la survenue de la menstruation affecte à la fois le physique et le psychisme ? Puisque bien des femmes le disent, je devrais y croire. Cela m'ennuie tout de même beaucoup de voir des femmes prétexter ce syndrome pour justifier leur comportement.

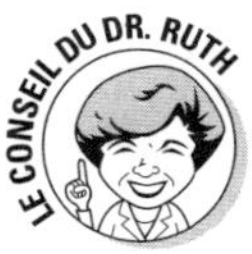

Bien que je ne sois pas du tout une féministe invétérée, j'apprécie qu'un homme m'offre des fleurs ou me tienne la porte. Je ne vois donc pas pourquoi une femme ne serait pas capable de faire face à ses responsabilités sous prétexte qu'elle a des sautes d'humeur. Les deux sexes connaissent des sautes d'humeur.

Savez-vous combien d'hommes ont des caractères de chien à cause d'une furieuse production d'hormones mâles ? Ces accès de mauvaise humeur les empêchent-ils d'agir ? Bien sûr que non.

La profession médicale a associé plus de 150 symptômes au SPM (et vous vous demandez encore pourquoi je pense qu'il y a de l'exagération !), allant de la mauvaise humeur, l'irritation, la dépression, une modification de l'appétit, un gonflement abdominal, une tension mammaire, l'insomnie, des crises de larmes, des troubles de la circulation veineuse des membres inférieurs...

Le SPM survient au 7e jour après l'ovulation jusqu'au premier jour des règles. Certaines femmes n'ont que peu de symptômes ; d'autres les ressentent très irrégulièrement ; d'autres encore présentent un SPM très marqué chaque mois.

Aucune recherche scientifique n'a mis en évidence la cause de ce SPM, quoique l'on pense qu'il pourrait s'agir à la fois d'une déficience hormonale et nutritionnelle, et d'un mauvais équilibre des sécrétions.

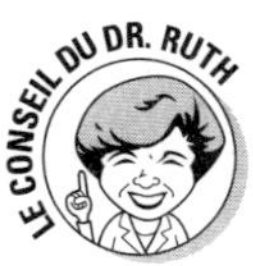

Si vous souffrez des effets du SPM, croyez en toute ma sympathie. En revanche, si vous profitez de ce syndrome pour ne pas faire votre travail, vous faites du tort à la condition féminine, en laissant croire que vous n'êtes pas capable de faire face à vos responsabilités tous les jours du mois. Nous avons certainement besoin de poursuivre nos recherches sur le SPM, car, à l'heure actuelle, nous n'en connaissons ni les raisons, ni les traitements. Et puisque nous n'y pouvons rien, je suggère aux femmes souffrant de ce syndrome de faire un effort, afin de ne pas rendre la vie impossible à ceux qui les entourent, en particulier à leurs compagnons. Je pense que le temps est venu, pour notre pays, d'avoir une femme président, mais cela n'arrivera jamais si l'opposition mène sa campagne électorale sur les problèmes de SPM de la candidate.

Sexe et règles

Maintenant, permettez-moi de descendre de mon estrade et de vous parler du sexe et des règles.

Je suis juive et, pour les juifs orthodoxes, le sexe est absolument interdit lorsqu'une femme a ses règles. Cette attitude, basée sur des croyances religieuses ou sur le dégoût du sang, est partagée par beaucoup. Ironiquement, il y a de nombreuses femmes qui ont plus de désir sexuel pendant leurs règles. Cela s'explique par le présence de sang dans la région pelvienne, analogue à l'afflux de sang arrivant dans les organes sexuels lors d'un rapport.

TRUC

Que faire si vous êtes excitée pendant vos règles ? Il n'y a aucune raison physique de ne pas avoir de rapports pendant cette période. Vous devez juste prendre la précaution de mettre une serviette de toilette pour ne pas salir les draps, et si votre partenaire trouve étrange d'avoir du sang sur son pénis, il peut utiliser un préservatif. A moins que votre religion ne vous l'interdise, il n'y a donc aucune raison de réfréner vos envies durant cette période.

MATIERE A REFLEXION

Les études montrent que les femmes ayant leurs règles ressentent un léger inconfort au niveau de la région pelvienne (crampes et gonflement), diminuant le plaisir de l'orgasme.

ATTENTION

Encore une chose dont vous devez vous souvenir. Si vous pensez ne pas pouvoir être enceinte pendant vos règles, c'est sans compter sur les ruses de Mère Nature ! Vous pouvez avoir un léger saignement vaginal que vous interpréterez comme le début de vos règles ; si ce n'est pas le cas, et que vos rapports sexuels ne sont pas protégés, vous avez de grandes chances d'être enceinte. Si vous appliquez la méthode de contraception naturelle du planning familial, se basant sur votre cycle menstruel, faites bien attention à ne pas commettre d'erreur.

Maintenant, vous pouvez penser que les femmes sont plus particulièrement excitées pendant leur ovulation, puisque c'est la période pendant laquelle elles peuvent être enceintes. En fait, c'est le seul moment où les femelles du règne animal sont en chaleur. Il est vrai que l'ovulation est une période de désir plus intense chez certaines femmes, mais aucune étude n'a démontré que c'était le cas chez toutes. Cela demeure un mystère, car nous ne savons pas pourquoi cette particularité animale a disparu chez l'être humain.

Ménopause : un changement dans la vie

La ménopause voit l'arrêt des menstruations chez la femme, les ovules cessent d'être libérés. Elle n'est plus féconde et n'a donc plus de risque d'être enceinte. Bien que chaque femme soit différente, l'âge moyen, pour une Américaine, d'atteindre la ménopause est 51 ans, ce qui implique que nous passons le dernier tiers de notre vie ménopausées.

Si la seule chose qui devait arriver aux femmes ménopausées était l'absence de règles, le monde commercial qui nous entoure aurait vite célébré ce jour à grand renfort de cadeaux et de fêtes. Seulement voilà ; l'arrêt de l'ovulation entraîne une diminution de la production des hormones femelles, oestrogènes et progestérone, ce qui gêne beaucoup certaines femmes.

Bien vivre sa ménopause

La ménopause n'arrive pas d'un coup. En général, le changement se fait lentement et cette période est appelée *pré-ménopause*. Les règles deviennent plus irrégulières et les pertes de sang plus claires ou plus foncées. Ce changement dure entre un et deux ans avant que la femme ne soit ménopausée.

Un autre symptôme très classique de la ménopause : les bouffées de chaleur, sensation soudaine de chaleur intense dans tout le corps. Cela peut arriver aussi bien le jour que la nuit, et la durée et le rythme des bouffées sont très variables d'une femme à l'autre. Ces bouffées de chaleur entraînent souvent une rougeur du visage, ce qui peut être embarrassant - bien que cela ne devrait pas l'être. Les femmes ne connaissent pas toutes ce symptôme, qui dure, en général, environ deux ans. 25 % des femmes ont des bouffées de chaleur plus longtemps, parce qu'elles n'ont pas été traitées. (Passez à la section des traitements hormonaux pour en savoir davantage.)

Un autre effet de la diminution du taux des hormones est un changement au niveau du vagin et de la vessie. La paroi du vagin devient plus fine, entraînant une sécheresse vaginale. Cette dernière peut produire des irritations, des brûlures, une diminution des sécrétions lubrifiantes et, donc, des rapports sexuels douloureux. Des changements identiques au niveau de la vessie entraînent une envie fréquente d'uriner.

Beaucoup de femmes ressentent aussi des changements psychologiques, bien qu'il ne soit pas prouvé médicalement que ces symptômes soient liés à la ménopause. Ils peuvent être le résultat d'un mauvais sommeil, dû aux bouffées de chaleur, ou d'une réflexion personnelle sur leur changement physique, la fin de leur jeunesse.

Deux effets négatifs de la ménopause : l'ostéoporose, qui est la fragilisation des os par manque de calcium et les problèmes cardio-vasculaires.

Les traitements hormonaux

Heureusement, la science a découvert un moyen d'échapper aux symptômes de la ménopause, en donnant des traitements hormonaux substitutifs à base d'oestrogènes. De nombreuses études ont démontré les bienfaits de ces traitements. Outre l'absence de symptômes, ils diminueraient les risques de cancers, notamment celui du col de l'utérus. En revanche, certaines études démontrent que le risque d'un cancer du sein serait plus grand chez une femme sous oestrogènes. Chaque femme doit, au début de la ménopause, consulter son médecin pour étudier le traitement le plus approprié à son cas.

N'étant pas docteur en médecine, je m'arrêterai là dans mes explications concernant la ménopause. (Si vous approchez de l'âge de la ménopause, je ne saurais trop vous conseiller d'acheter un livre spécialisé sur ce sujet.) Pour conclure sur la ménopause et le sexe, je reprends ces thèmes au Chapitre 16. Pour vous en donner un aperçu, je dirais que ma philosophie est plutôt positive en ce qui concerne le sexe chez les plus âgés.

Poitrines : A vos marques !

Je ne peux certainement pas vous donner de carte routière sur l'anatomie féminine sans vous indiquer, au moins, un détour via les Alpes, voire les Appalaches pour certaines.

Les seins sont certainement une zone érogène, et comme ils sont visibles, même sous les couvertures, c'est vraiment une des parties du corps que l'on remarque, que vous soyez habillée ou non.

L'allaitement

La fonction principale de la poitrine est de nourrir les bébés, puisqu'une mère, dès la naissance, a une lactation (mais oui, elle fabrique du lait !) qui permet à l'enfant de téter. C'est un processus tout à fait miraculeux, car non seulement il nourrit l'enfant mais il permet à l'utérus de reprendre sa forme et de se contracter.

Bizarrement, les femmes de ce XXe siècle ont laissé tomber cette façon de nourrir leur bébé, mais je crois qu'elles y reviendront.

Si certains d'entre vous ont entendu dire qu'une maman qui allaite ne peut pas être à nouveau enceinte, réfléchissez-bien... Il est vrai que l'on a tendance à ne pas avoir d'ovulation pendant la période de l'allaitement, mais ce n'est pas absolu et bien des femmes l'ont découvert trop tard !

Avoir un plaisir sexuel

Il n'y a aucune différence entre une poitrine de fille et de garçon pendant l'enfance. Dès qu'une fille atteint la puberté, les mamelons et l'aréole, partie plus foncée autour du mamelon, commencent à grossir. Puis, comme son taux de progestérone augmente, les tissus sous-jacents se développent, produisant les seins.

Il y a une concentration de terminaisons nerveuses dans les mamelons, et la plupart des seins se dressent lorsqu'ils sont excités. C'est une zone érogène tant pour l'homme que pour la femme. L'homme est excité à la vue de la poitrine et, lorsqu'il la caresse, la femme prend plaisir à ces sensations.

CHAUD

Beaucoup de femmes se caressent elles-mêmes la poitrine.

Dépister le cancer du sein

Une femme sur neuf développera un cancer du sein aux USA. A cause de ce risque, il est important que chaque femme examine sa poitrine une fois par mois. La Figure 3.5 montre la technique pour rechercher d'éventuels signes de cancer.

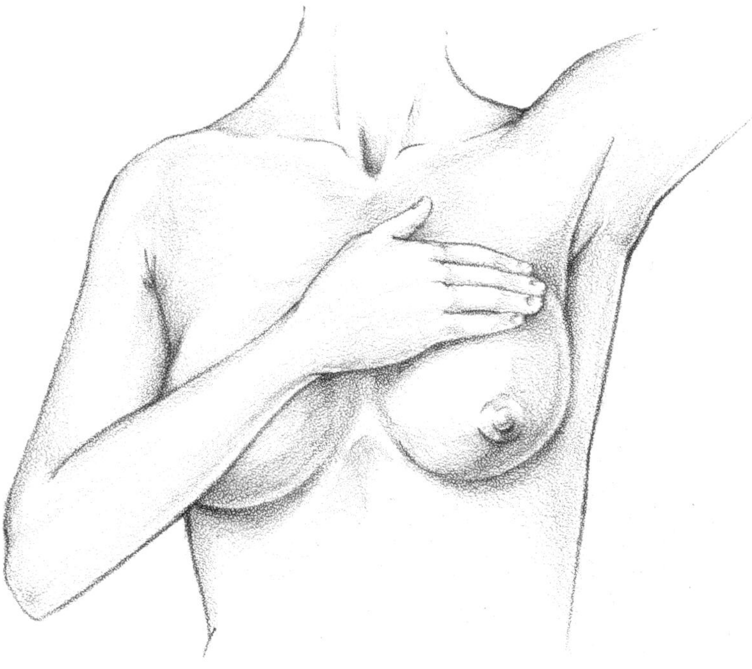

Figure 3.5 : Un examen régulier de vos seins est la meilleure façon de dépister un cancer à temps.

Il est important que vous soyez constante quant à la partie du mois au cours de laquelle vous examinez votre poitrine, car celle-ci change suivant le cycle menstruel. Le meilleur moment se situe durant ou juste après vos règles. En examimant vos seins à la même période du cycle, vous serez mieux capable de faire des comparaisons.

Ce que vous recherchez, ce sont des anomalies - des choses qui vous semblent bizarres -, principalement une boule. Si vous trouvez quelque chose, ne paniquez pas. La plupart des ganglions ne sont pas dangereux, mais vous devez consulter votre médecin le plus rapidement possible. Et si ce que vous avez trouvé est cancéreux, dites-vous que ce dépistage vous a donné la possibilité de le découvrir à temps pour le traiter.

Vous devez également faire pratiquer des examens de vos seins par un professionnel de la santé, qui sera à même de détecter quelque chose que vous n'auriez pas remarqué, et vos prescrira alors de passer une mammographie. Plus vous êtes âgée, plus vous devez contrôler régulièrement votre poitrine. Après 40 ans, les femmes doivent absolument consulter tous les ans (d'autres disent à partir de 50 ans), et cela s'applique, bien sûr, aux femmes plus jeunes à risques. Vérifiez avec votre médecin la périodicité de vos contrôles.

Soyez fière de votre poitrine

Quelle que soit la taille de vos seins, ils peuvent vous procurer du plaisir, à vous et votre partenaire. Même si les petites poitrines disparaissent un peu sous les vêtements, lorsque vous les découvrirez devant un homme, il se fichera certainement de la taille de leurs bonnets. Donc, ne soyez jamais honteuse de votre poitrine, affichez-la au bon moment et elle aura ce qui lui est dû.

Chapitre 4
Comprendre l'adolescence

Dans ce chapitre

Faire face aux changements.
Au-delà de l'amitié...
Découvrir son identité sexuelle.
Apprécier sa famille.

Récemment, on me demandait si, au cours des conférences que je donne à l'université, j'avais pu observer des changements chez les jeunes étudiants.

J'ai répondu qu'il y avait effectivement eu des changements. A cause du SIDA, les universités (ainsi que les lycées) ont dû consacrer plus de temps à l'éducation sexuelle. Et les questions qu'on me pose aujourd'hui sont bien plus complexes qu'il y a dix ans. La plupart des étudiants savent déjà l'essentiel, mais ils comptent sur moi pour leur fournir plus de détails. Le fait que les mains restent levées tout au long de mes conférences montre que les jeunes ont encore beaucoup de questions auxquelles il faut répondre. C'est pour cela que je continue à me rendre dans les universités à travers tout le pays et c'est également la raison pour laquelle j'écris ce livre.

En matière de sexe, les données ont bien changé entre les jeunes d'aujourd'hui et ceux d'hier. Il y a la pilule, le SIDA, le nombre de mères célibataires grandit et les homosexuels ne se cachent plus... On ignorait tous ces facteurs il n'y a encore pas si longtemps.

Cependant, la difficulté d'être un adolescent ne se limite pas seulement aux questions de sexe. Il s'agit également pour chaque nouvelle génération d'aller un peu plus loin que la précédente et de faire faire un pas en avant à notre civilisation. On appelle ça le progrès.

Mais pour accomplir quoi que ce soit, il faut d'abord apprendre à se détacher de ses parents et de ses professeurs. Et c'est dans cette quête d'indépendance que comme toutes les générations qui vous ont précédé, vous entrez en conflit avec le monde des adultes.

Pour bien voir que ce conflit n'est pas nouveau, relisez donc quelques passages de Sophocle sur les jeunes gens en Grèce en l'an 5 avant J.-C. Vous verrez qu'il utilise le même langage que celui des adultes d'aujourd'hui pour parler des adolescents.

Ces conflits auxquels vous êtes confrontés adolescents ne résultent pas seulement de la lutte avec vos aînés. Ils viennent aussi des changements que votre corps subit. Le passage de l'enfance à l'âge adulte ne se fait jamais en douceur. On grandit tout d'un coup. Ces transformations de votre corps sont embarrassantes pour les adultes qui les observent, mais elles le sont surtout pour vous qui les vivez, comme pour tout adolescent.

Bien que ce soient les centimètres gagnés (par on ne sait quel mystère) qui sautent aux yeux et qui vous mettent bien souvent dans l'embarras, ce sont les changements qui s'opèrent à l'intérieur de vous qui sont les plus importants. La plupart sont dus aux hormones qui dormaient jusque-là et qui, se réveillant, provoquent des changements physiques et psychologiques.

L'adolescence, c'est un peu comme le système ferroviaire italien. On ne sait jamais exactement à quelle heure partira le train, ni à quelle heure il s'arrêtera aux différentes étapes du chemin.

Ne vous en faites pas (trop), profitez de la vie (beaucoup)

Pour la plupart des jeunes, c'est entre onze et seize ans que ces changements s'opèrent. Mais certains les observent dès l'âge de neuf ou dix ans tandis que d'autres jusqu'à peut-être seize ou dix-sept ans. Dans un groupe, c'est toujours très embarrassant d'être la première fille dont la poitrine commence à se développer ou le premier garçon dont la lèvre supérieure se couvre d'un petit duvet brun, car à coup sûr, tout le monde s'en aperçoit... Mais être le dernier du groupe peut être bien plus ennuyeux, même si personne ne semble s'en apercevoir, car vous commencez à croire que vous resterez toujours plate ou que vous resterez imberbe à jamais.

Le meilleur conseil à donner serait de ne pas se soucier de tout cela et de profiter de sa jeunesse, pourtant, je sais que c'est impossible. De telles transformations sont trop extraordinaires pour être ignorées, surtout lorsqu'elles affectent aussi les sensations et les sentiments.

LE CONSEIL DU DR. RUTH

J'ai eu ma part de problèmes, car je n'ai jamais dépassé 1,40 mètre. Alors que tout le monde continuait à grandir autour de moi, j'étais déjà stabilisée. J'en ai beaucoup souffert, mais quand j'ai compris que je ne grandirais plus, j'ai décidé que ma petite taille ne m'arrêterait pas. Je pense que vous serez d'accord pour dire que je n'ai jamais laissé ma petite taille être un handicap. En effet, beaucoup de gens petits ont réussi dans la vie parce qu'ils avaient conscience qu'il leur faudrait travailler plus dur pour réussir, et c'est ce qu'ils ont fait.

Quel que soit votre cas, je vous autorise à passer cinq, voire dix minutes par jour à vous écouter et à laisser aller les sentiments que vous entretenez sur vous-même. Mais après ça, vous devez vous ressaisir et aller de l'avant. Votre principal devoir à cette étape de la vie est de réussir en classe. Par chance, le fait que vous soyez grand ou petit, précoce ou en retard, n'a pas d'incidence sur votre travail... à moins que cela ne prenne le dessus. Alors faites en sorte que non. Concentrez-vous sur votre travail et sur vos résultats, et avant même que vous vous en rendiez compte, vos craintes d'être différent des autres se dissiperont toutes seules.

TRUC

Si vous vous êtes reconnu dans l'un des deux cas de figure, un peu en retard ou plutôt précoce, j'ai encore deux suggestions :

- Observez le monde des adultes.

  Vous voyez bien que tout le monde finit par sortir de l'enfance. Alors, que vous soyez en avance sur les autres ou en retard, ne quittez pas des yeux les adultes qui vous entourent, cela vous aidera à comprendre que tout finit par rentrer dans l'ordre.

- Informez-vous le plus possible.

  Dans ce livre, je ne fais qu'une brève description de la puberté. Je n'en dis probablement pas plus que vos livres de biologie. Mais vous trouverez beaucoup de livres destinés aux adolescents, expliquant ce phénomène plus en détail. J'en ai même écrit un qui s'intitule *Dr Ruth talks to Kids*. J'ai remarqué que lorsque je comprends ce qui se passe, même si je ne contrôle pas tout, je me sens plus sûre de moi et je fais moins d'erreurs. Comprendre l'évolution de votre corps vous aide à prendre du recul et vous permet de rester plus serein.

Devenir adulte

Passé dix ans, il vient un moment où votre cerveau commence à activer la production d'hormones qui donne lieu à des changements physiques. On ne sait pas bien ce qui stimule le cerveau, mais ce que je sais, c'est que les épisodes de *I Love Lucy*, regardés à trop forte dose, risquent de ralentir le processus...

Le corps humain produit plusieurs sortes d'hormones. Vers onze ans, votre cerveau vous dit : "Tu t'es assez occupé de tes jouets, il est temps de passer aux choses sérieuses." Il vous le fait savoir en libérant des substances chimiques. Pour ceux qui peuvent suivre l'enchaînement des opérations, voici les horribles détails :

- L'hypophyse libère un niveau plus élevé d'hormones folliculo stimulantes (FSH) et lutéinisantes (LH).
- Ensembles, les hormones LH et FSH activent le développement des organes sexuels et rendent possible la formation d'ovules dans les ovaires de la femme, et de spermatozoïdes dans les testicules de l'homme.
- Les organes sexuels produisent alors leurs propres hormones. Les oestrogènes et la progestérone sont les hormones les plus importantes chez la femme. La testostérone est l'hormone principale chez l'homme.

Les changements physiques

Voici les principaux changements qui ont lieu :

- Chez les deux sexes, la taille et le poids augmentent, les poils commencent à pousser au niveau du pubis et sous les bras, les poils des jambes et des bras s'épaississent et se remarquent davantage, la transpiration augmente, et la peau devient plus grasse (c'est à cela qu'on doit l'acné, au grand désespoir des jeunes...).
- Chez les filles, les seins se forment et commencent à grossir, le mamelon se prononce un peu plus, les parties génitales externes se développent et foncent légèrement. A l'intérieur, l'utérus et les ovaires se développent également. Au cours de cette évolution, la *menstruation* se met en place. La femme a ses premières règles. Cependant, cela peut prendre un an et demi pour que le cycle menstruel devienne régulier.
- Chez les garçons, les testicules et le pénis grossissent. A un moment donné, l'homme devient capable d'éjaculer. Il commence aussi à connaître des érections spontanées (en général, ce n'est ni au bon moment ni au bon endroit), et des pollutions nocturnes, également appelées "rêves mouillés". Ce sont des éjaculations de sperme non contrôlées qui ont lieu pendant le sommeil.

Les changements psychologiques

Comme vous pouvez l'imaginer, passer de l'enfance, où le plus gros de vos soucis est de savoir combien de billes vous avez dans les poches, à l'adolescence, où vous vous demandez combien de boutons vous aurez sur le visage, quand vos règles arriveront-elles la prochaine fois, que faire des draps que vous avez mouillés la nuit dernière, ou encore comment vous faire remarquer par votre voisin ou votre voisine, ce passage peut être très traumatisant.

Les adolescents ne sont pas toujours aussi renfrognés et lunatiques qu'on veut bien le dire. Pour la plupart, ils vivent même leurs plus belles années. Car en dépit des soucis, ils ont beaucoup de joies. Les "premières fois" sont fortes en émotion : la première voiture, le premier rendez-vous, le premier acte sexuel ou le premier orgasme. Chaque jour apporte un peu plus d'indépendance. On change d'école, on apprend à conduire, on se fait des amis, on se couche plus tard, on presse le bouton qu'on a sur le nez... Bon d'accord, on oublie celui-là ! Ce qui est sûr, c'est que chaque jour amène un nouveau défi et que ces défis vous font vivre et vibrer.

Si tout marche comme sur des roulettes, vous n'avez pas besoin de mon aide. Mais si vous rencontrez des difficultés, voici quelques conseils précieux.

L'amitié

On appelle adolescence les années de transition entre l'enfance et l'âge adulte. La chose la plus importante à cette époque de la vie est d'avoir des amis. La pire des choses est de rester à la maison le vendredi ou le samedi soir. Il arrive parfois que des adolescents traversent cette période sans avoir autant d'amis qu'ils le voudraient. Votre famille déménage, vous changez d'école ou votre meilleur copain de foire s'éprend sérieusement d'une fille et vous laisse en plan.

Dans ces cas-là, vous devez vous souvenir que vous pouvez faire quelque chose. La pire chose à faire, c'est de rester à la maison à traîner son ennui. Il faut sortir et rencontrer du monde. Si vous êtes en période scolaire, voilà ce que vous pouvez faire :

- Amenez un super repas avec plein de choses que vous pouvez partager, comme un paquet de chips et des petits gâteaux. Allez à table avec les autres et proposez-leur ce que vous avez.
- Dévouez-vous pour travailler sur la prochaine chorégraphie.
- Amenez un polaro•d, prenez des photos de tout le monde et distribuez-les.
- Ayez une activité extra-scolaire.

Si vous n'êtes pas en période scolaire, essayez de rencontrer d'autres jeunes et de devenir copains.

- Aller faire du roller ou du vélo et joignez-vous à un groupe qui en fait autant.
- Attrapez votre ballon de basket, rendez-vous au terrain le plus proche et essayez de vous joindre à une équipe.
- Si vous êtes près d'une plage ou d'une piscine, amenez un Frisbee ou un jeu de cartes et lancez une partie.
- Proposez votre aide bénévole avec d'autres jeunes, dans un hôpital, un zoo, une garderie, un centre de vacances...

TRUC

N'hésitez pas à vous servir de votre famille pour vous faire des amis. Parfois, les adultes peuvent aider les jeunes à se regrouper. Quand votre mère propose de vous faire rencontrer quelqu'un, ne faites pas la tête et foncez. Vous n'avez vraiment rien à perdre. Si vous avez des frères et soeurs, ayez des activités avec eux, même s'ils sont plus jeunes que vous. On ne sait jamais, ils ont peut-être des amis dont les frères et soeurs ont votre âge. Il peut sembler plus facile de rester chez soi devant la télé, mais vous vous ennuierez vite. Alors, plus vite vous vous efforcerez d'avoir des amis, mieux vous vous sentirez.

Flirter

Je pourrai écrire un livre entier sur les flirts des adolescents. Mais je me contenterai de donner juste quelques conseils qui me paraissent importants.

- Tout d'abord, je pense qu'il faut commencer par sortir en groupe. Les tête-à-tête peuvent être très stressants et vous risquez de ne pas être prêt pour cela. Ne vous laissez pas influencer par votre meilleur(e) ami(e) qui a un(e) petit(e) ami(e) depuis longtemps. Comme je l'ai déjà dit, chaque adolescent évolue à son rythme et certains sont prêts avant les autres.

ATTENTION

- Les jeunes qui sortent ensemble trop tôt finissent souvent par avoir des problèmes. Ils passent trop de temps en couple et ne peuvent plus se concentrer sur leur travail scolaire. En s'isolant des autres amis, ils intensifient leur relation, ce qui peut les conduire à aller jusqu'au bout un peu trop rapidement. Des études ont montré que plus les jeunes flirtent de bonne heure, plus tôt ils auront des relations sexuelles. Et s'ls rompent, ils se retrouvent encore plus seuls.
- Il est bien normal que vous flirtiez avec quelqu'un que vous aimez beaucoup. Mais ça ne serait pas une bonne idée de sortir avec quelqu'un juste pour imiter les copains.

- Si vous commencez à sortir avec quelqu'un, ne prétendez pas que vous avez tout d'un coup perdu la tête. Ce n'est pas parce qu'on aime une personne qu'on doit prendre des risques.

Si quelqu'un est excessif, boit trop, se drogue, conduit trop vite ou si on vous propose d'aller dans une soirée sans surveillance, dans un endroit désert ou dans n'importe quel endroit qui ne soit pas franchement engageant, fuyez immédiatement !

- Assurez-vous toujours que quelqu'un sache où vous êtes ; au mieux vos parents, sinon des amis.

Le sexe et le mariage

On a du mal à croire que tout ce qui touche au sexe, c'est-à-dire à un élément vital dans notre vie, ait pu changer si radicalement en si peu de temps. Il n'y a pas si longtemps, les jeunes n'avaient pas le choix. Les parents décidaient avec qui ils se marieraient, ils arrangeaient tout, et le tour était joué ! Bien sûr, certains avaient des aventures horsmariage ou avant le mariage, mais les risques étaient terribles. Une femme enceinte nonmariée ne pouvait pas avorter et, dans la plupart des cas, elle était rejetée à la fois par sa famille et par la société. En général, avec ce qui leur pendait au nez, les femmes préféraient encore s'abstenir tant qu'elles n'étaient pas mariées.

Puis, comme la société a commencé à considérer les femmes un peu plus comme des personnes, les autorisant à faire les mêmes études que les hommes, l'âge du mariage a été repoussé de plus en plus. Maintenant, il est très courant d'attendre d'avoir fini ses études (même longues) pour se marier. Cela, ainsi que d'autres facteurs, a contribué à changer les mentalités et les habitudes sexuelles.

Attendre le mariage ?

Il est très courant aujourd'hui d'avoir une relation sexuelle sans être marié. Trop de femmes se retrouvent seules avec un enfant. C'est une situation très difficile et très coûteuse aussi bien pour la mère que pour l'enfant.

Aujourd'hui, les filles ont leurs règles de plus en plus tôt, ce qui explique le nombre de grossesses non désirées. Il y a à peine trente ans, les femmes ne pouvaient pas avoir d'enfants avant l'âge de seize ans. Maintenant, elles sont capables d'en avoir dés douze ans et cela arrive effectivement…

Nous sommes donc pris dans un dilemme. Les femmes peuvent avoir des enfants très tôt ; en même temps, on demande aux gens de se marier plus tard. Si tous les jeunes écoutaient leurs aînés, la période d'abstinence (le temps pendant lequel ils ont l'âge de faire l'amour mais attendent d'être mariés) serait deux fois plus longue.

Ajoutez à cela que, grâce à la pilule, une fille peut avoir une relation sexuelle sans risquer de tomber enceinte. La tentation est grande et la situation est confidentielle.

Aujourd'hui, qu'ils soient mariés ou non, les jeunes sont très souvent en couple. D'ailleurs, la société ne cesse de les y encourager. A peu près tous les héros de la télé ont une petite amie ou en recherchent une désespérément. Même à la maison, les oncles, les tantes et les grand-mères passent leur temps à demander à tous leurs petits-enfants s'ils ont un petit ami ou une petite amie. Dans ces conditions, peut-on vraiment demander aux jeunes d'attendre un peu pour avoir des relations sexuelles ?

Comme dans bien des cas, la réponse n'est ni "blanc" ni "noir", mais plutôt entre les deux...

Y a-t-il un âge idéal ?

Les adolescents, ainsi que leur parents, me demandent toujours à quel âge on peut commencer à faire l'amour. Aujourd'hui, il y a une limite d'âge pour apprendre à conduire, pour voter ou pour boire de l'alcool. Mais il n'y a pas d'âge idéal pour le sexe. Tout d'abord, conduire ou voter sont des activités individuelles, même si quelqu'un vous accompagne. Mais l'amour se fait à deux. Il ne suffit pas seulement que vous soyez prêt, cela dépend aussi de votre partenaire.

Ce n'est pas une décision que n'importe qui peut prendre pour vous. Il y a toujours des adultes pour vous dire de refuser, mais ils ne sont pas dans vos baskets...

Ne vous précipitez pas

La chose la plus importante que j'ai à vous dire, c'est de ne pas vous précipiter. Réfléchissez bien à votre décision et pesez le pour et le contre.

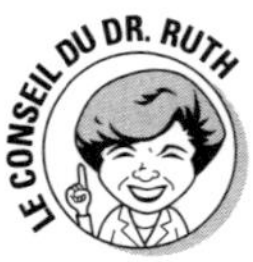

N'oubliez pas que vous vous souviendrez toujours de votre premier rapport sexuel. Alors, avant de "sauter le pas", assurez-vous autant que possible que cette première fois sera une bonne expérience que vous aimerez vous remémorer et que vous ne regretterez pas toute votre vie.

Ne vous sentez pas forcé

Ne faites jamais, mais jamais, l'amour parceque vous vous y sentez obligé.

Si quelqu'un vous dit qu'il ne veut plus vous voir si vous ne faites pas l'amour, alors sachez quelle est la bonne décision à prendre : cessez de le voir et n'ayez jamais de relation sexuelle avec lui. Il ne s'intéresse pas à vous, mais seulement au sexe.

Si quelqu'un vous dit qu'il "meurt d'envie" de faire l'amour avec vous, souvenez-vous de deux choses :

- Personne n'est jamais mort de ne pas faire l'amour. En revanche, vous pourriez mourir d'avoir fait l'amour avec quelqu'un qui vous a transmis le SIDA.

- On peut se soulager sexuellement sans l'acte sexuel. La personne en manque peut se masturber et, si vous voulez, vous pouvez l'aider de votre main.

Il est très difficile de prendre sa décision la première fois qu'on fait l'amour. J'aimerais pouvoir vous donner un modèle, mais personne n'a jamais connu les circonstances que vous connaissez aujourd'hui. Il s'agit vraiment d'une autre époque. Si vous avez vraiment bien réfléchi avant de prendre votre décision, quelle qu'elle soit, personne ne peut dire si c'est la bonne ou la mauvaise. Seuls le temps et vos expériences futures le diront.

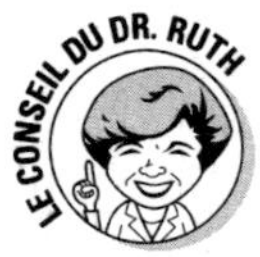

Les conséquences de l'acte sexuel sont trop importantes pour que vous preniez la décision trop à la hâte. Ne vous laissez pas influencer par les pressions exercées par vos proches ou par la personne avec qui vous songez à faire l'amour. Demandez-vous bien, au plus profond de vous-même, ce dont vous avez envie. Si vous faites cela, je pense que vous prendrez la bonne décision *pour vous.*

La masturbation

Dans la partie qui précède, je parle de masturbation. C'est une activité très courante chez les adolescents. *Se masturber* signifie qu'on se touche les parties génitales de manière à y trouver du plaisir, au point d'avoir un orgasme. Je parle plus en détail de cette activité solitaire dans le Chapitre 19. Bien qu'on ait dit toutes sortes de choses sur la masturbation, cela ne peut vous faire aucun mal, à moins que vous en abusiez au point que cela affecte votre travail scolaire ou votre vie sociale.

On rapproche souvent les notions de masturbation et d'intimité, car le besoin de se masturber est une des raisons pour lesquelles les adolescents cherchent à s'isoler. L'intimité que l'on peut obtenir à la maison dépend souvent de la place qu'il y a. Vos parents et vos frères et soeurs doivent vous laisser autant d'intimité que possible. Mais vous devez aussi être conscient des droits des autres membres de la famille. Vous ne pouvez pas monopoliser la salle de bain ou y rentrer à n'importe quelle heure de la nuit pour y faire du bruit et espérer que les autres respectent vos droits. Si vous voulez être traité comme un adulte, il faut aussi vous conduire comme un adulte.

Cependant, ce n'est pas parceque beaucoup d'adolescents se masturbent que vous devez vous inquiéter si ce n'est pas votre cas. Si vous en ressentez le besoin ce n'est pas un problème. Mais si vous n'en ressentez pas le besoin, ce n'est pas non plus un problème ! Comme pour tout ce qui concerne votre vie sexuelle, c'est vous qui savez et c'est vous qui décidez.

L'identité sexuelle

Les adolescents ne savent pas toujours quelle est leur identité sexuelle ; c'est-à-dire qu'ils ne savent pas bien s'ils sont hétérosexuels ou homosexuels. En fait, ce n'est pas parcequ'un adolescent ou pré-adolescent a une relation sexuelle avec une personne de son sexe qu'il est nécessairement homosexuel (voir le Chapitre 18).

Les années d'adolescence sont des années d'apprentissage, et certains mettent plus de temps que les autres à savoir quel type de personnes les attire. Là encore, vous finirez bien par connaître votre identité sexuelle, alors ne vous affolez pas si vous n'êtes pas encore sûr.

La famille

Adolescent, vous commencez à vous détacher de votre famille. C'est absolument nécessaire pour devenir un individu mature. Mais se détacher de sa famille ne veut pas dire qu'on l'abandonne. D'accord, vous voulez passer plus de temps avec les gens de votre âge et en particulier avec vos amis. Mais vous devriez aussi passer le plus de temps possible avec les membres de votre famille. Vous avez encore besoin d'eux et ils ont besoin de vous.

C'est sûr que vous passez de bons moments avec vos amis, mais il y a aussi des tensions. Vous avez une image à entretenir. Il y a une hiérarchie ; il y a peut-être un chef, ou vous êtes plusieurs à rivaliser pour cette place. Il y a aussi les tensions sexuelles. Il y a toujours des adolescents du sexe opposé autour de vous et vous vous demandez quelle tête vous avez, si vous sentez bon ou si vous êtes habillé comme il faut. Car vous êtes toujours en concurrence pour attirer les membres du sexe opposé.

En famille, en revanche, vous n'êtes pas obligé de vous coiffer. Vous pouvez vous laisser aller, manger votre plat préféré même si ce n'est pas un hamburger, regarder l'émission que vous ne ratiez jamais quand vous étiez enfant et discuter en famille comme vous ne pouvez pas le faire avec vos amis. Vous pouvez regarder de vieilles photos, agiter vos souvenirs et retrouver des émotions de votre enfance comme vous ne pouvez le faire avec personne d'autre que votre famille.

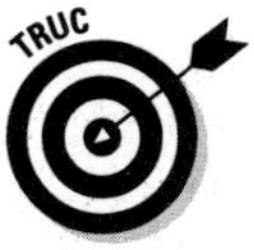

Essayez de vous lever un peu plus tôt et de prendre votre petit-déjeuner avec votre maman. Ne boudez pas les repas en famille et essayez de faire des choses avec vos parents. Vous ne voulez peut-être surtout pas qu'on vous croise dans la rue principale en leur compagnie ; en revanche, passer des vacances avec eux dans une autre ville peut être très sympa. Alors n'écartez pas cette idée. Les amis, c'est super, mais il se peut qu'ils ne soient pas toujours là en cas de problème, alors que votre famille le sera.

Coupez définitivement le cordon ombilical, mais ne coupez pas tous les liens.

Ne vous arrêtez pas là

Si vous êtes adolescent, vous désirez peut-être lire la suite de ce livre. Il traite de sujets qui ne vous concernent pas dans l'immédiat, mais qui risquent de vous intéresser tôt ou tard. Il vaut toujours mieux savoir de quoi il est question et être préparé.

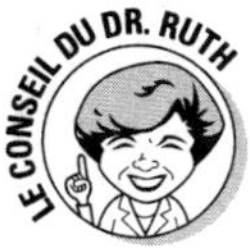

Quoi que vous fassiez, appréciez vos années d'adolescence. Elles sont uniques, et vous ne les revivrez pas une deuxième fois, si ce n'est au travers de vos propres enfants. Alors amusez-vous, prenez soin de vous, et poursuivez votre lecture.

Deuxième partie

Se préparer

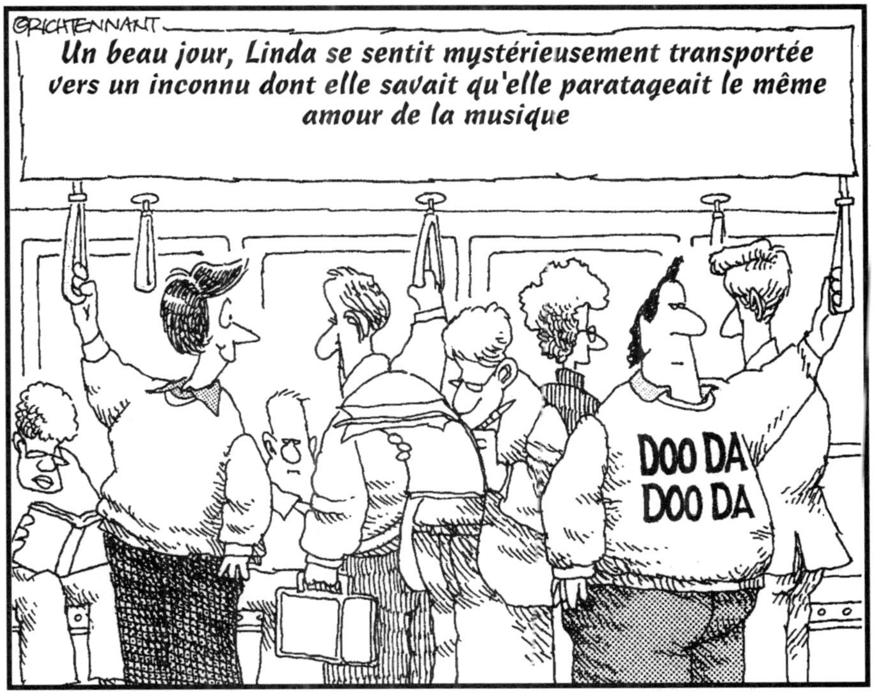
©RICHTENNANT
Un beau jour, Linda se sentit mystérieusement transportée vers un inconnu dont elle savait qu'elle paratageait le même amour de la musique
DOO DA
DOO DA

Dans cette partie...

Il y a encore des gens qui s'imaginent que mon rôle se limite à encourager les gens à faire absolument tout ce qui leur plait. En réalité, je suis vieux-jeu et très franche, et je veux que vous puissiez établir une relation avec quelqu'un avant de passer au sexe. Cette partie traite donc de tous les préliminaires nécéssaires pour une relation sexuelle réussie : construire et entretenir un couple.

Chapitre 5

Trouver le bon partenaire

Dans ce chapitre

Éviter les aventures d'une nuit
Bien savoir qui est en face de soi
Faire des rencontres
Recommencer après un échec amoureux

Pour beaucoup de gens, la chose la plus difficile dans une relation amoureuse, c'est de trouver la personne avec qui on est prêt à s'engager pour longtemps. Vous remarquez que je parle d'"engagement pour longtemps". En effet je ne suis pas pour les aventures d'une nuit, et en voici deux raisons essentielles :

- Le bon fonctionnement sexuel : Un rapport sexuel se passe beaucoup mieux entre deux personnes qui se connaissent bien que entre deux étrangers.

  Chaque individu a des besoins différents quand il s'agit de prendre du plaisir en faisant l'amour. Cela prend du temps de savoir comment satisfaire l'autre le mieux possible. Ce temps, vous ne l'avez pas dans une aventure d'une nuit. Et de toute manière, quelle plaisir y-a-t-il à se lever le matin aux côtés d'une personne dont vous ne vous souvenez pas du prénom ?

- Les maladies sexuellement transmissibles (MST) : Par rapport aux maladies transmissibles, quand vous faites l'amour avec une personne, c'est comme si vous faisiez l'amour avec tous ses ex-partenaires.

  Pensez-y. Si la personne avec qui vous faites l'amour est une personne de moeurs légères (comment la décrire autrement, si vous avez un rapport sexuel lors de la première rencontre), quand elle vous rejoint dans un lit ou sur un siège arrière, il y a aussi tous ses ex-partenaires, ainsi que tous les partenaires de ses partenaires et ainsi de suite... Cela représente facilement plus d'une centaine de personnes !

"Une minute," vous dites-vous en regardant autour de vous, "où sont tous ces gens ?" C'est vrai que j'exagère. Ils ne sont pas tous là. Mais ils ont envoyé leurs représentants : leurs germes et leurs virus. Tenez-vous vraiment à leur présence ? Voyez dans le Chapitre 21 les dégâts qu'ils peuvent causer.

DANGER

Il n'y a pas de sexe sans risques entre deux étrangers. Mais il y a moyen de limiter les risques. Et ce n'est possible que si vous prenez les précautions nécessaires.

Cependant, quelles que soient les précautions que vous prenez, vous pouvez encore attraper une MST. Les préservatifs peuvent se déchirer. Et même s'ils ne se déchirent pas, ils n'offrent pas la protection adéquate contre certaines MST, comme l'herpès. Étant donné que le SIDA, cette maladie mortelle, est une des maladies sexuellement transmissibles, il n'y a que des illuminés pour penser que c'est le nombre de partenaires qui fait une activité sexuelle réussie.

Heureusement, beaucoup de gens ont compris le danger qu'il y avait à multiplier les partenaires. Aujourd'hui, de plus en plus de gens recherchent un partenaire durable, pour une liaison durable, et une relation sexuelle durable.

Mais il est bien plus difficile de trouver ce partenaire que de chercher simplement un "bon coup". Un partenaire durable doit rassembler bien des qualités afin que vous soyez amoureux et que la relation puisse continuer. Il faut beaucoup d'adresse et de patience pour apprendre à reconnaître ces qualités chez une personne et savoir alors comment l'attirer. Beaucoup de gens paraissent incapables de le faire. Mais si vous n'y arrivez pas, vous risquez de passer toutes vos nuits seul et d'avoir le coeur brisé plus d'une fois.

Difficile, oui ; impossible, non

Je ne dirai jamais qu'il est facile de trouver un partenaire, car je me souviens trop bien de mes propres déboires quand j'étais une jeune fille, orpheline, mesurant 1,40 mètre... Cependant, j'affirme que ce n'est pas impossible. Et que vous le croyez ou non, ça fait une grande différence. J'ai entendu trop de gens en consultation me dire qu'ils "n'arriveraient jamais" à trouver un partenaire. Mais ce n'est pas vrai.

LE CONSEIL DU DR. RUTH

Tout le monde peut trouver son partenaire, et même un merveilleux. Si vous n'y êtes jamais arrivé, c'est que vous ne vous y prenez pas bien.

Les rêveurs

Voici un exemple de quête amoureuse qui était vouée à l'échec depuis le début :

Le rêve de Lisa

Lisa est venue me voir, car elle n'arrivait pas à trouver un homme. Elle était désespérée et pleura pendant toute la première moitié de la séance. Lisa était sympathique et attirante, bien qu'un peu enrobée. Pas un gros problème, cela demandait juste de faire quelques efforts. Mais qu'attendait-elle de moi ? Elle voulait que je lui obtienne un rendez-vous avec une star célèbre du petit écran.

Non seulement je ne connaissais pas cette star, et la connaîtrais-je que je ne ferais pas une chose pareille, mais comment diable a-t-elle pu s'imaginer que cet homme n'attendait qu'elle dans sa vie ? A bien considérer les choses (elle ne le connaissait pas, vivait à des kilomètres de chez lui, et c'était l'un des célibataires les plus courus d'Hollywood) leurs chances de se rencontrer un jour étaient infimes. En se fixant un tel objectif à atteindre, elle se condamnait à passer ses nuits seules encore longtemps.

Quoi que vous pensiez de Lisa, vous devez savoir que son cas n'est pas isolé. Bien sûr, tout le monde n'a pas les yeux rivés exclusivement sur une star du cinéma ou du petit écran (bien que des millions de gens fantasment sur des stars, et c'est compréhensible), mais beaucoup d'entre vous se font une idée très précise, et parfois peu réaliste, de la personne qu'ils désirent et finissent par rester seul, tout comme Lisa.

Ce n'est non seulement pas réaliste de rechercher un homme qui ressemble à Tom Cruise ou une femme qui ressemble à Sharon Stone, mais si vous basez votre choix sur un seul critère tel que le physique ou le statut social, vous allez rater des gens très bien qui ont le seul défaut de ne pas répondre à vos exigences.

Si vous recherchez sérieusement un partenaire, vous devez élargir vos recherches afin de n'éliminer personne susceptible de vous convenir. Bien entendu, je ne veux pas dire qu'il faut donner rendez-vous au premier type que vous rencontrez à l'épicerie du coin, en revanche, assurez-vous que votre recherche ne se fait pas en fonction d'une seule qualité humaine, mais au contraire qu'elle n'en exclue aucune.

Après tout, la beauté passe, l'argent va et vient. Vous ne pouvez pas savoir ce que vous avez en face de vous si vous ne regardez que l'emballage ! A l'inverse, des qualités primordiales comme la joie de vivre, l'enthousiasme, la capacité à se donner et une attirance pour vous, sont des qualités qui demeurent, même après soixante-quinze ans de mariage.

Les grands naïfs

Faites attention de ne pas vous laisser aveugler par le physique, l'argent, le pouvoir ou le statut social au point de ne rien voir quand on se sert de vous.

Les gens qui se laissent manipuler ont tendance à toujours retomber dans le même piège, apparemment incapables de tirer les leçons de leurs erreurs.

Vous endurez non seulement des déceptions amoureuses pénibles, mais vous perdez aussi un temps fou. Vous croisez beaucoup de gens qui pourraient être des partenaires idéaux, mais vous ne les voyez pas et vous les laissez passer. Les années passent, et au lieu de les vivre auprès de quelqu'un qui compte pour vous et pour qui vous comptez, vous les passez seul avec quelques intermèdes de bonheur factice, en sortant avec des gens qui n'agissent que dans leur intérêt.

L'histoire de Paul montre bien comment on peut être utilisé sans être aimé.

Paul au coeur brisé

Quand Paul est venu me voir, il avait le coeur brisé. Il était sorti trois mois avec une femme splendide. Elle venait d'emménager à New-York et voulait devenir mannequin. Connaissant du monde, Paul pouvait lui ouvrir des portes. Un soir, il l'a emmené à une réception où se trouvaient beaucoup de gens de la mode. Ils ont rencontré un photographe qui fut immédiatement séduit par la créature. Ils quittèrent la soirée ensemble, laissant Paul sur le carreau.

Ce n'était pas la première fois que Paul se faisait avoir par une femme, et je lui ai dit que s'il ne changeait pas d'attitude, ce ne serait encore pas la dernière fois.

Paul avait besoin d'identifier son problème afin de ne pas le reproduire éternellement. Pour réussir ses rencontres amoureuses, il faut analyser ses défauts ainsi que ceux des autres et imaginer un partenaire idéal selon ces critères. Je ne parle pas de trouver la perfection. Personne n'est parfait... Excepté, peut-être, mon petit fils ! Mais il faut que vous appreniez à bien mener vos rencontres, afin de réussir à former un couple dans lequel les besoins de chacun sont satisfaits.

Ceux qui perdent leur temps

Je voudrais approfondir un peu plus la question de la perte de temps et apporter quelques conseils à ceux d'entre vous qui attendent de gagner au Loto (parfois sans même acheter leur ticket).

Parmi les gens doués pour perdre leur temps, on distingue deux catégories :

- Dans la première catégorie, il y a ceux qui ont une foule de bonnes excuses pour ne pas chercher de partenaire :

  Il faut que je perde du poids.

  Je dois refaire mon appartement.

  Il faut que je trouve un autre boulot.

  Il faut que j'ai ma licence (puis ma maîtrise, puis mon doctorat).

  Il faut que j'attende... que j'attende... que j'attende...

  Si vous faites partie de ces gens, vous risquez de passer votre vie à attendre le bon moment.

  TRUC

  Si vous voulez vraiment trouver un partenaire, c'est maintenant qu'il faut commencer. Regardez un peu derrière vous et voyez le temps que vous avez perdu. Et dites-vous bien que vous n'avez pas seulement perdu du temps, mais aussi des opportunités. Chaque invitation que vous avez négligée vous a peut-être fait louper une occasion de rencontrer quelqu'un de bien.

- Dans la deuxième catégorie, il y a ceux qui ne se trouvent pas d'excuses, mais qui ne lèveraient pas le petit doigt pour venir à leur propre secours. Ils croient que pour trouver quelqu'un, il suffit de rester planté près du téléphone.

  C'est une grosse erreur.

  LE CONSEIL DU DR. RUTH

  Si vous désirez obtenir quelque chose dans ce bas monde, il vous faudra faire des efforts pour avoir satisfaction. Et plus vous ferez d'efforts, mieux vous serez récompensé.

Dans le temps, quand les familles vivaient réunies, on s'occupait de faire se rencontrer les célibataires. Maintenant que chacun vit sa vie, ce procédé a disparu. Il faut alors compenser en se mettant soi-même à la tâche. Cela demande des efforts, mais on ne le regrette pas. Au pire, vous gagnez des amis. Au mieux, vous rencontrez une personne que vous aimez et qui vous aime.

Si vous tenez vraiment à rencontrer quelqu'un, il faut sortir et chercher. Soyez disponible. Allez dans les soirées. Organisez-les ! Dites autour de vous que vous cherchez. Passez une annonce. S'il le faut, voyez une agence matrimoniale. Il n'y a pas de honte à cela.

Est-ce que tous les moyens sont bons, de la petite annonce dans les journaux au minitel ? Certainement. Mais il faut faire plus attention avec ces moyens-là. Même le pire des rendez-vous avec un inconnu (la personne arrive avec des dents de lapin et des verres de lunettes comme des tessons de bouteille...) ne doit pas se faire sans références. Vous connaissez quelqu'un qui sait qui il est et où il habite. Les gens que vous rencontrez de manière impersonnelle peuvent très bien cacher leur véritable identité. Et s'ils veulent vous faire du mal, ils peuvent le faire sans risque. (Voir le Chapitre 20).

Il est certain que la plupart des gens que vous rencontrerez par les petites annonces, par le minitel ou autre, sont des gens comme vous, honnêtes, mais un peu seuls. Il vous faudra tout de même prendre quelques précautions évidentes.

- Veillez à fixer le premier rendez-vous dans un lieu public bien éclairé comme un café ou un restaurant.
- Ne donnez pas trop rapidement d'informations sur vous-même. Donnez de préférence un numéro de téléphone au bureau.
- Rentrez seule en taxi.

Souvenez-vous que vous êtes dans la jungle et que vous n'êtes pas Tarzan...

Le syndrome du coup de foudre

Les gens qui souffrent du syndrome du coup de foudre risquent eux aussi de finir malheureux. Ce n'est pas tous les jours qu'on est frappé par la foudre (Dieu merci !), mais cela arrive : deux individus se rencontrent à une fête, s'en vont avant le coucher du soleil (ou au petit matin) et coulent des jours heureux tout le restant de leur vie. Pour ces quelques privilégiés, l'expérience est merveilleuse. Mais pour tant d'autres, attendre le coup de foudre n'amène que des ennuis.

Si vous recherchez absolument l'attirance instantanée, c'est peut-être que vous refusez de vous investir dans la construction d'une relation solide. Si cela doit être le coup de foudre ou rien, préparez-vous à avoir des ennuis.

- Tout d'abord, vous allez guetter des millions de regards sans jamais y trouver la lueur espérée. Ou bien, vous allez vous entrevoir à l'arrêt du bus, vous perdre et ne plus jamais vous revoir. On peut lire tous les jours des petites annonces de gens qui cherchent à retrouver une personne croisée fugitivement. Certains trouvent cela romantique, mais je pense que c'est triste. Ceux qui ont ce genre de déceptions finissent par rester seuls.
- De plus, pendant que vous attendez la venue de votre Apollon ou de votre Vénus, vous ne laissez aucune chance aux autres alors qu'avec le temps, quelqu'un peut s'avérer être l'amour de votre vie.

L'amour doit avoir une grande place dans une relation de couple. Mais il ne faut pas forcément attendre que la relation démarre sur une base amoureuse. On peut très bien avoir de l'amitié pour quelqu'un et se mettre à l'aimer dans un deuxième temps. Cette personne, vous pouvez l'aimer aussi fort qu'une personne pour qui vous auriez eu un coup de foudre. Il suffit de bien vouloir laisser l'amour s'exprimer et grandir, peut-être là où on ne l'attendait pas.

- Un autre problème très frustrant avec le coup de foudre, c'est que pouvez très bien tomber amoureux d'une personne qui ne vous aime pas en retour.

  Les adolescents sont adorables dans leur manière de conduire leurs amours, mais quand c'est un adulte qui se conduit comme un adolescent, ça donne plutôt envie de fuir. Si vous commencez à devenir plus raisonnable et à contrôler vos émotions, vous recevrez moins de claques et surtout, vous laisserez à vos partenaires potentiels le temps de vous connaître et de tomber amoureux de vous.

ATTENTION

Si vous comblez vos partenaires potentiels de cadeaux et que vous manifestez trop vos ardeurs alors qu'ils n'y sont pas prêts, vous pouvez être sûr de les voir prendre leurs jambes à leur cou.

Avoir confiance en soi

Beaucoup de gens ont du mal à rencontrer quelqu'un parce qu'ils n'ont pas confiance en eux. Si vous êtes persuadé que vous n'êtes pas assez bien pour trouver un partenaire, vous avez peu de chance que cela arrive. En vous mettant dans la tête que vous n'êtes digne de personne, vous risquez là encore de perdre beaucoup de temps en sabotant vos chances de trouver votre partenaire.

Vous méritez forcément quelqu'un. Et vous êtes *capable* de vous prendre en main, de changer ce qui est nécessaire de changer, pour que vos échecs personnels deviennent des succès. Vous devez savoir redresser vos épaules, garder la tête haute, sourire et partir conquérir le monde. Vous en êtes capable !

Cependant, tout le monde ne peut pas y arriver tout seul. Certains ont besoin de l'aide d'un professionnel. Si c'est votre cas, vous devriez courir en voir un. Je ne dis pas cela seulement en tant que personne qui peut donner ce type d'aide. J'y ai moi aussi eu recours. Quand j'ai écrit mon autobiographie, je savais que j'aurais des difficultés à aborder la période où ma famille me fut enlevée par les nazis. Je suis allée voir un psychologue que je connaissais et j'ai passé des heures à pleurer dans le magnétophone. Ce fut très douloureux, mais j'ai réussi à écrire ces chapitres.

Si je ressens la même chose pour les souffrances que vous pouvez endurer ? Très certainement. Et il ne faut pas hésiter à demander de l'aide pour se sentir mieux. La Bible nous enseigne que celui qui cherche peut trouver. C'est ce que vous devez faire.

Se remettre à chercher

Les gens qui divorcent, ou qui rompent après une relation de longue durée, n'ont en général pas l'air de vouloir se précipiter pour trouver de nouveau quelqu'un.

Si vous avez rompu récemment, vous venez d'endurer des souffrances. Même si c'est vous qui avez pris la décision, ce n'est jamais facile. Et il faut vous remettre à chercher comme si rien ne s'était passé ? C'est impossible. Vous avez un bagage émotionnel trop important, et cela va vous ralentir.

Quoi qu'il vous soit arrivé, vous avez peur que cela se reproduise, et vous n'avez pas le courage de vous remuer. Vous finissez par vous interdire de rencontrer des gens.

Quand vous décidez à l'avance que quelque chose va mal se passer, vous ne vous laissez aucune chance pour que les choses seó assent bien. Vous ne pouvez pas laisser votre passé, aussi mauvais soit-il, décider de ce qu'il adviendra dans le futur.

Bien sûr, il faut tirer les leçons de ses erreurs, et être plus exigeant la fois suivante. Mais pour cela, il faut sortir et rencontrer du monde.

Si vous êtes encore sous le coup de la déception, voici quelques conseils pour vous permettre de réagir :

- Ne vous rabaissez pas.

  Beaucoup de gens se rendent responsables de leur rupture. Mais pour retrouver un partenaire avec qui tout se passera bien, il faut reprendre confiance en vous et ne pas vous sous-estimer. Pensez à tout ce que vous pouvez amener de positif dans une relation. Et lorsque le moment est venu, n'oubliez pas que c'est sur cette base positive qu'il faut reconstruire.

- Imaginez le meilleur, pas le pire.

  A force de ressasser des idées noires, votre allure et votre comportement vont s'en ressentir. Si vous devez faire fonctionner votre imagination, imaginez que vous gagnez au Loto plutôt que de vous voir passer sous un camion... L'air détendu et le visage souriant sont plus attirants qu'une tête d'enterrement.

- Dites- vous que ça vaut la peine.

  Qu'est-ce qui peut vous arriver de pire si vous proposez à quelqu'un de dîner dehors ? Que cette personne refuse. Qu'est-ce qui peut vous arriver de pire si vous acceptez une invitation à dîner dehors ? Vous passez une soirée exécrable. Mais qu'est-ce qui peut vous arriver de *mieux* ? Vous passez une soirée fabuleuse, vous finissez par tomber amoureux d'une personne fantastique et vous êtes heureux pour toujours. Est-ce que ça ne vaut pas la peine de se décider à foncer tête baissée ?

Il est vrai qu'il est plus difficile de chercher à rencontrer quelqu'un quand il s'agit de la deuxième, de la troisième ou de la quatrième fois. Mais il est encore plus pénible de rester seul chez soi, alors je vous conseille d'éliminer la solution de facilité. Après vous être lamenté sur votre sort pendant quelques temps, sortez et trouvez la personne qu'il vous faut.

Maintenant que je vous ai encouragé à réagir après une déception amoureuse, il faut aussi que je vous mette en garde. Après une rupture, certains se jettent dans les bras de la première personne venue pour se prouver qu'ils en sont capables. Si vous essayez de vous lier à la première occasion venue, il y a des chances que vous fassiez une erreur. Si dans votre hâte d'établir une nouvelle relation, vous choisissez quelqu'un qui ne vous convient pas, vous risquez de rompre une nouvelle fois et d'avoir tout à recommencer. Si vous ne faites pas attention, cela peut durer longtemps. En un mot, il ne faut pas renoncer à retomber amoureux ou amoureuse, mais il faut apprendre à ne pas répéter ses erreurs.

Sortir quand on a la garde des enfants

Si vous avez la garde des enfants après une rupture, vous pouvez rencontrer quelques problèmes. Si les enfants sont petits, vous aurez besoin de les faire garder à chaque fois que vous sortez. S'ils sont assez grands pour rester seuls à la maison, cela veut dire qu'ils sont assez grands pour se faire une opinion et ça risque de ne pas toujours vous faciliter la vie...

Je ne peux pas vous simplifier la vie en un coup de baguette magique. Tout ce que je peux vous dire, c'est que j'y suis arrivée et il n'y a pas de raison pour que vous n'y arriviez pas aussi.

Si vous avez de la famille près de chez vous sur qui vous pouvez compter, il ne faut pas hésiter à les solliciter. Étant orpheline, je n'ai jamais eu cette ressource, mais j'avais des amis merveilleux. Et quand j'allais chez eux, vous pouvez être sûre que ma fille s'endormait profondément sur un lit au milieu des manteaux.

Est-ce qu'elle a souffert de me suivre ainsi ? Au contraire, je crois que ça l'a aidée. Elle côtoyait des adultes qui cherchaient toujours à lui apprendre quelque chose. Au lieu de passer du temps avec une baby-sitter, elle le passait avec moi. De plus, sa mère était bien plus heureuse d'avoir une vie sociale que de rester cloîtrée à la maison avec son enfant. Et si la mère est heureuse, l'enfant est heureux.

Ne vous laissez pas retenir par vos enfants

Quelles que soient les circonstances, ne devenez pas un martyr en laissant vos enfants vous retenir. Vous pourriez finir par leur en vouloir, ils s'en rendraient compte, et vous auriez tout perdu.

Il faut que vos enfants fassent des sacrifices. Quand ils sont petits, ils ne s'en rendent pas bien compte. Ma fille, qui a maintenant un fils, a toujours adoré se faire chouchouter par mes amis et elle se réjouissait d'aller se coucher sur une pile de manteaux ! Son lit ne lui manquait pas, et j'aurais eu bien tort de me priver de mes amis à cause d'une culpabilité mal placée.

Je crois en l'expression qui dit : quand on veut, on peut. Vous aussi, vous devez y croire.

ATTENTION

Faire l'amour avec son ex

L'adultère est souvent une cause de divorce. Le divorce n'est pas qu'une histoire de sexe, mais vous seriez surpris de savoir le nombre de lettres que je reçois concernant le sexe après le divorce.

Ce n'est pas parce que le divorce s'obtient plus facilement aujourd'hui que la séparation de deux êtres est plus facile. Souvent, ils continuent à vivre ensemble après le divorce pour des raisons financières ; ils ne peuvent pas se payer deux logements séparés. Dans la plupart des cas, ils ne se parlent même plus et font encore moins l'amour. Mais il y a aussi des cas de couples qui continuent leur relation sexuelle après le divorce. Certains me disent que même s'ils ne s'aiment plus, ils ne se lassent pas de faire l'amour ensemble. D'autres le font seulement pour se consoler.

On me demande aussi mon avis quand le couple ne vit plus ensemble, et qu'au cours d'une visite, l'un demande à l'autre de faire l'amour. Je sais que certains ne refuseraient pas, mais ce n'est pourtant pas ce que je leur conseille de faire.

A moins de croire qu'en faisant l'amour avec votre ex, vous allez vous remettre ensemble (si c'est ce que vous désirez), vous devriez cesser toute relation sexuelle après le divorce.

Après un divorce, vous devriez essayer de construire une nouvelle vie. Je sais que ça ne sera pas facile, mais si vous continuez à avoir une relation sexuelle avec votre ex, ça n'arrangera rien. D'être un peu en manque vous poussera à chercher un nouveau partenaire. Mais si vous êtes comblée sexuellement en couchant avec votre ex, vous n'aurez jamais l'énergie de recommencer à zéro avec un autre.

Faire venir dormir quelqu'un à la maison

Si vous avez rencontré quelqu'un et que votre relation devient sexuelle, les choses vont se compliquer vis-à-vis de vos enfants. S'ils sont trop jeunes pour comprendre ce qui se passe entre un homme et une femme lorsqu'ils dorment ensemble, la meilleure manière de faire accepter que quelqu'un vienne dormir à la maison, c'est de donner un air de fête à cet événement. Si les enfants reçoivent une surprise ou peuvent se coucher un peu plus tard, quand votre nouveau partenaire vient à la maison, il sera plus facilement intégré à la famille. Cependant, ne reproduisez pas ces "petites fêtes" trop souvent, car vous pourriez perdre le contrôle de la situation.

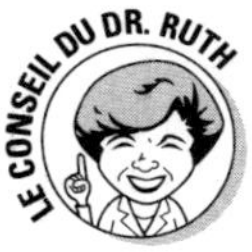

Si vos enfants sont assez grands pour comprendre ce qui se passe entre deux adultes qui partagent le même lit, je vous conseille de commencer à parler de votre nouveau partenaire avant de l'amener à la maison pour la première fois. Si les enfants comprennent qu'ils sont devant un fait accompli, que vous avez bel et bien choisi cette personne, ils ne s'opposeront pas à la voir venir à la maison. Mais s'ils pensent qu'ils peuvent encore "protéger" papa ou maman de cette personne, ils risquent de s'y essayer...

Chapitre 6

Le SIDA : parlons-en

Dans ce chapitre

Le problème des tests.

Aborder d'autres questions.

Passer le test du sida.

Au cours de mes conférences, par lettres, dans la rue, et même dans les toilettes des dames, les gens me posent toujours des questions. Depuis quinze ans - et pour la plupart - les questions ont toujours été quasiment les mêmes. Bien sûr, parfois, les questions sont saugrenues, comme celle concernant le problème des "rondelles d'oignon" ! (si vous n'en avez jamais entendu parler, laissez courir votre imagination), mais en général elles sont universelles. Cependant, depuis l'apparition du SIDA les gens ont de nouvelles raisons funestes pour m'interroger sur les pratiques sexuelles.

Le SIDA a généré des questions propres à ce terrible fléau. Certaines sont d'ordre pratique et liées au problème des préservatifs (j'en parle au Chapitre 21), mais ce qui désoriente le plus les gens, c'est la façon d'aborder la question du test du SIDA avec son partenaire.

Parlons du SIDA

Dans notre culture, nous parlons moins du sexe que nous ne le pratiquons. Ce n'est pas une bonne chose, et j'ai fait de mon mieux pour aider les couples à mieux communiquer leurs préférences en matière sexuelle. Mais comme on n'attend pas de former un couple stable avant de faire l'amour, le problème du SIDA doit se poser avant que les partenaires ne soient solidement unis. Ils peuvent être amenés brusquement à se poser des questions personnelles avant d'être intimes. On peut dire que si un couple s'apprête à faire l'amour, il doit, pour le moins, pouvoir en parler. C'est un point qui pose problèmes, car si l'un des partenaires est prêt à s'exposer sexuellement, l'autre ne l'est peut-être pas forcément. Avant, c'était l'homme qui proposait et la femme qui disposait. Parfois, les hommes se faisaient siffler et les femmes pleurnichaient ; ce n'était pas la règle. Aujourd'hui, cela ne marche plus du tout.

Dans les années 1990, les réactions se situent entre les deux, elles doivent tenir compte du problème du SIDA. Si les deux partenaires souhaitent vraiment coucher ensemble sans courir le risque, ce problème peut être vite résolu avant d'aller au lit. Mais, s'ils ne sont pas sûrs l'un de l'autre, comment faire ? Comment aborder le problème du SIDA et des autres maladies sexuellement transmissibles ?

Je vous propose quelques scénarios :

ETUDE DE CAS

Paul et Juliette

Paul et Juliette se sont déjà rencontrés cinq fois et n'ont pas encore fait l'amour. La dernière fois, ils sont partis danser avec un autre couple et, pendant les derniers slows, Paul a serré Juliette très fort. Cela a provoqué une érection et, plutôt que de s'éloigner, Juliette s'est davantage serrée contre lui. Pour Paul, cela voulait dire que Juliette était d'accord pour coucher avec lui. Mais comme leurs amis devaient les raccompagner, Paul a dû se contenter d'un chaste baiser d'adieu, quand ils déposèrent Juliette chez elle.

Dans la semaine, il appela Juliette pour l'inviter à dîner. Il choisit un restaurant à proximité de chez elle. Après être arrivé chez elle, il gara sa voiture et proposa d'aller au restaurant à pied. Après lui avoir dit quelques mots gentils, il lui demanda, en chuchotant ": "Crois-tu qu'il est trop tôt pour parler du problème du test du SIDA ?" Elle répondit :" Non, je ne pense pas", et ils en parlèrent.

En posant la question de cette manière, Paul ne semblait pas suggérer que c'était une demande déguisée de coucher avec Juliette. Il lui laissa le soin d'en décider. Si elle n'était pas prête à faire l'amour avec lui, elle pouvait facilement le lui dire. Mais comme elle était prête, la discussion pouvait s'engager car ils avaient tous les deux le même objectif.

Françoise et Tony

Françoise rencontra Tony le lendemain de son installation dans l'immeuble. Elle le revit à l'épicerie, alors qu'il faisait ses courses, et lui proposa de dîner chez elle le soir même. Il était très occupé ces dernières semaines par l'aménagement de son nouvel appartement, et par son nouveau travail, mais ils se rencontrèrent à plusieurs reprises pour prendre un verre et même une fois pour dîner rapidement dans un restaurant mexicain du coin.

Finalement, Tony eut un week-end de libre. Il lui proposa de l'amener dans un restaurant français que Françoise aimait beaucoup. Ils firent un excellent repas et burent une bouteille de champagne qui enivra Françoise. Lorsqu'ils s'en retournèrent, au lieu de rentrer chacun chez soi comme ils le faisaient auparaavant, Tony invita Françoise à venir chez lui, ce qu'elle accepta. Ils prirent un cognac sur le sofa neuf, et bientôt Françoise se retrouva dans les bras de Tony. Il commença à la déshabiller et ils se retrouvèrent bientôt au lit, leurs vêtements jonchant le sol.

Alors qu'ils étaient allongés, Françoise demanda à Tony : tu n'as pas heu... une quelconque maladie, n'est-ce pas ?

Mais non, répondit-il, je ne suis pas du genre à coucher à droite et à gauche. Une petite voix intérieure chuchota quelque chose à l'oreille de Françoise, mais comme elle était enivrée, excitée et complètement nue, elle n'y prêta pas attention.

Ce que cette petite voix tentait de lui dire, c'est que bien qu'il lui assurât n'être pas un homme frivole, Tony n'en allait pas moins au lit avec quelqu'un qu'il connaissait à peine. Disait-il donc la vérité ?

A la place de Françoise, la plupart des gens auraient fait la même chose, au même moment. C'est pourquoi vous devez évoquer le problème du SIDA bien avant que ce moment n'arrive. N'attendez pas d'être dans une situation où il vous sera difficile, voire impossible émotionnellement, de faire marche arrière. D'autant plus que les drogues ou l'alcool auront déjà fait effet. Il faut être responsable en matière de sexualité, et connaître ses limites. On doit se protéger de bien des façons, et pas seulement avec un morceau de caoutchouc.

Justement, que se serait-il passé si Tony avait ajouté : "De toute façon, j'utilise un préservatif." Cela aurait-il réglé le problème ?

Pas forcément, car les préservatifs peuvent se déchirer. S'en remettre à eux peut être suffisant, mais seulement si vous connaissez bien la personne avec laquelle vous êtes sur le point de faire l'amour. Dans le cas présent, Françoise ne connaissait à peu près rien de Tony. Elle n'avait aucun moyen de savoir avec certitude qu'il ne mentait pas et qu'il n'était pas malade, quand bien même il ne l'aurait pas su lui-même.

Que vous suiviez ou non mes conseils, ne vous mettez pas dans la situation dans laquelle Françoise s'est mise. Alors comment l'éviter ? Très simple.

Décidez une fois pour toutes que vous ne vous déshabillerez plus avant de vous être assuré que vous ne courez aucun risque. S'il commence à déboutonner votre corsage ou si elle saisit votre fermeture Eclair, dites-lui fermement d'arrêter. Expliquez à votre partenaire que ce n'est pas que vous refusiez l'intimité, si c'est bien ce que vous voulez, mais que vous avez besoin d'abord de faire le point en vue de vous livrer à une relation sexuelle dépourvue de risques.

Après, vous pourrez tous les deux décider de poursuivre les préliminaires en les interrompant à un moment précis, ou d'aller plus avant... Quelle que soit votre décision, vous n'aurez pas laissé place au hasard.

ETUDE DE CAS

Steve et Betty

Steve et Betty étaient tous deux au collège. Ils commencèrent à sortir ensemble en septembre ; en octobre, ils étaient amoureux l'un de l'autre. Ils se masturbaient chacun jusqu'à l'orgasme, mais Betty n'aurait jamais laissé Steve la pénétrer. Steve, qui n'était pas puceau, ne savait pas très bien qu'en penser, et cela l'irritait. Betty savait que Steve avait eu d'autres expériences et craignait le SIDA.

Cette nuit-là, après qu'ils eurent dîné ensemble à la cafétéria, il l'emmena se promener dans un coin tranquille du campus. Ils s'assirent sur un banc et Steve lui fit une confession : "J'ai pris, dit-il, rendez-vous demain pour passer un test de séropositivité". Betty le regarda quelques instants sans rien lui dire, puis déclara : "Steve, j'espère que tu ne fais pas cela pour moi. Je t'aime vraiment, mais je n'aurai de rapports ni avec toi ni avec personne avant le mariage."

La bonne décision de Steve n'avait servi à rien. Betty craignait davantage l'engagement sexuel avant le mariage que le SIDA. Dans ce cas, Steve aurait mieux fait de parler de leur relation affective avant d'évoquer le principe d'une relation sexuelle. Betty n'avait pas voulu évoquer ce problème d'abstinence de peur que Steve ne la quitte. Elle voulait bien s'adonner à quelques pratiques sexuelles, mais dans des limites étroites.

On pourrait féliciter Betty de sa décision, mais puisque c'est elle qui limitait leur relation, elle aurait dû aborder ce sujet plus tôt et éviter à Steve l'embarras dans lequel il se trouvait, cette nuit-là, sur ce banc.

Une fois de plus, vous ne pouvez pas tenir pour acquis que votre partenaire souhaite aller "jusqu'au bout" avec vous. C'est pourquoi on ne peut pas toujours commencer par évoquer ce problème de dépistage du SIDA.

Mieux vaut procéder comme Paul que comme Steve.

Au-delà du SIDA

Je viens de parler du SIDA, parce que, en partie, c'est la peur qu'on en éprouve qui a conduit notre société à remettre en cause les règles liées au comportement sexuel, et parce que c'est la seule maladie sexuellement transmissible à être mortelle. Il ne faut pas pour autant négliger les autres. L'herpès effrayait les gens avant le SIDA, et reste préoccupant. Si vous savez que vous avez un herpés chronique, vous devez prévenir votre partenaire afin qu'il puisse décider en connaissance de cause.

Les gens pensent que l'herpès ne peut s'attraper que quand on le voit. En fait, quelques jours avant les manifestations, il est présent et transmissible. C'est pourquoi, même si l'herpès n'est pas apparent, vous pouvez le transmettre.

Beaucoup d'autres maladies sexuellement transmissibles peuvent être traitées avec de la pénicilline ou d'autres médicaments (Chapitre 21), et cela devrait être votre premier réflexe pour vous et vos partenaires. Mais si vous ne vous soignez pas, ou si le traitement est en cours, vous devez le signaler à votre partenaire.

Les avantages d'une bonne communication

Bien que les discussions à propos du SIDA ne soient pas toujours agréables, vous pouvez en tirer d'autres bénéfices que celui de ne pas attraper une maladie sexuellement transmissible. Les gens ont tendance à ne pas parler du sexe, ni même de ses bienfaits. Mais, une fois que vous aurez pu aborder le sujet, ne le lâchez pas et profitez-en pour parler d'autres choses, tout aussi indispensables.

Un des sujets qui en découle tout naturellement est celui de la contraception.

- Evidemment, il faut parler de l'utilisation des préservatifs. Certains hommes refusent catégoriquement de les utiliser. La femme doit le savoir au plus tôt, afin de décider si, oui ou non, elle veut s'engager davantage.

- Si la femme souhaite utiliser la pilule comme méthode contraceptive et qu'elle n'a pas commencé à la prendre, elle doit dire à son partenaire qu'ils devront attendre l'accord du gynécologue avant de commencer.

L'étape suivante, et je réalise qu'elle n'est pas facile à franchir, consiste à passer du discours sur le SIDA à celui concernant la meilleure façon de parvenir à un orgasme. C'est dommage que cette discussion n'ait lieu que rarement, car quiconque pourra communiquer sur ce sujet est certain de faire partie du hit-parade des amants. Mais même sans aller jusque-là, vous pouvez quand même communiquer sur certains points.

Par exemple, si vous parlez de vos précédents partenaires, c'est l'occasion de dire : "Il y a quelques années, je fréquentais Jacques. Ce que j'aimais surtout chez lui, c'est qu'il était un vrai gentleman. Mais quand nous faisions l'amour, le gentleman se transformait en sexe machine. Vous voyez ce que je veux dire ?"

Même si votre nouveau partenaire ne voit pas ce que vous voulez dire, cela devrait l'encourager à être téméraire.

ATTENTION

Souvenez-vous pourtant que, si vous évoquez vos relations antérieures, vous ne devez pas pour autant inquiéter vos nouveaux partenaires. Par contre, ce peut être une bonne façon d'aborder de nouveaux sujets, à condition, pour être efficace, de rester prudent.

Vous ne devriez pas redouter ces moments de communication, et si vous avez un message particulier à faire passer, pensez-y à l'avance. Même si vous ne suivez pas mon conseil à la lettre, écrire noir sur blanc quelques idées au préalable vous simplifiera la tâche.

N'étant pas à votre place, je ne peux vous souffler les mots nécessaires, mais je peux vous donner quelques idées :

- Je suis contente que tu n'aies pas été effrayé de parler du SIDA. Je suis sûre que cela veut dire que tu n'hésiteras pas à me confier ce que tu aimerais que je fasse pour te faire plaisir.

Ou bien encore :

- J'ai vraiment apprécié que tu abordes le sujet du SIDA. Je me sens toujours paralysé quand il s'agit de parler du sexe, et j'aimerais tant pouvoir le faire.

Ou bien encore :

- Maintenant que j'ai dit ce que j'avais à dire à propos du SIDA, tu ne seras pas surpris de mon délire verbal au lit. Je sais que cela en gêne certains. Si tu me demandes d'arrêter, je ferai de mon mieux.

Ou bien encore :

- Le SIDA n'est pas la seule chose que je craigne en ce qui concerne le sexe ; je n'aime pas non plus qu'un type me fasse faire certaines choses.

Vous voyez ce que je veux dire ? S'il y a quelque chose de particulièrement important pour vous, profitez de votre discours sur le SIDA pour l'aborder. Plus tard, lorsque vous serez plus intimes, vous aurez le courage d'en dire plus.

Passer le test de séropositivité

Accepter l'idée d'un dépistage n'est pas suffisant. Si finalement vous devez vous y soumettre, savez-vous bien ce que cela implique ? (j'en parle davantage au Chapitre 21). Mais dès maintenant, j'aimerais vous préciser quelques points.

Vous pouvez vous faire dépister par votre médecin de famille, à l'hôpital ou dans un centre spécialisé. Une infirmière vous prélèvera un peu de sang qui devra être analysé. Selon le cas, vous aurez vos résultats entre deux et quatre semaines.

La validité du test dépend de manière primordiale du temps qui s'est écoulé depuis que vous-même ou votre partenaire avez eu des relations sexuelles avec une tierce personne. Le laboratoire détecte le SIDA en vérifiant la présence d'anticorps du virus HIV dans le sang. Ces anticorps n'apparaissent qu'au bout d'un certain temps, après votre premier contact avec le virus. Combien de temps ? Le centre de dépistage d'Atlanta recommande d'attendre six mois après le dernier rapport sexuel, avant de faire le test. Les anticorps du virus peuvent être détectés deux mois après le contact, mais six mois peuvent être nécessaires. Plus vous attendez, plus les résultats sont fiables.

Parlons du problème de la confiance :

- D'abord, sachez que, en ce qui concerne le SIDA, vous êtes tributaire de ce que votre partenaire a pu vous dire sur ses relations passées.
- Ce qui veut dire que, pour que le test ait une certaine fiabilité, vous et votre partenaire potentiel ne pouvez faire l'amour avec quiconque en attendant les résultats.

Puisque j'en suis au chapitre sur la confiance, je sais que beaucoup d'entre vous n'exigeront pas que leur nouveau partenaire passe le test du SIDA. Vous pouvez décider de lui faire confiance sur sa bonne mine - relativement peu d'individus utilisent systématiquement un préservatif - et faire l'amour en utilisant un préservatif, qui, comme je l'ai déjà dit, ne protège pas à 100 %, mais vous êtes seul juge. Je comprends qu'attendre six mois les résultats d'un test est un pensum, mais des amis à moi sont morts du SIDA, ce qui m'incite à dire que toutes les précautions doivent être prises.

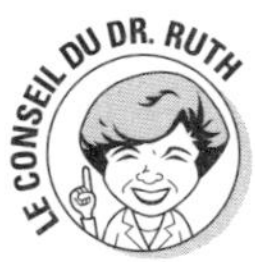

Je vous suggère de lire le Chapitre 21 attentivement, car il vous permettra de décider comment vous protéger au mieux.

Les problèmes psychologiques

Si vous appréhendez d'évoquer le problème du SIDA et du test avec votre partenaire, je dois vous dire tout de go que vous serez encore plus angoissé, au final, quand vous irez passer le test. Vous pouvez penser "j'ai été prudent" ou "j'ai peu couché", mais vous ne saurez pas que vous êtes séronégatif tant que vous n'aurez pas les résultats. Confronté au fait que vous avez pu être exposé au virus mortel peut vous angoisser et, de surcroît, il va vous falloir attendre deux semaines les résultats.

Certains organismes peuvent vous apporter de l'aide. Contactez-les ou demandez au laboratoire de vous les indiquer.

Il y a une autre raison qui justifierait que vous consultiez ces organismes. Aussi prudent que vous ayez pu l'être, vous pouvez avoir la surprise de vous retrouver séropositif. Si cela arrive, vous aurez un choc émotionnel qu'il faudra surmonter. L'organisme qui peut vous aider à aller passer le test peut aussi vous soutenir après l'avoir passé, si nécessaire. Il vaut toujours mieux être armé.

Confidentialité et anonymat

Même si vous êtes vierge, et même si vous n'avez eu de rapports qu'avec un seul partenaire, s'il vous faut contracter une assurance sur la vie, vous serez obligé de passer le test du SIDA. Aujourd'hui, comme vous le savez, un résultat peut toujours être erroné. Il est mal vu d'avoir le SIDA, et vous souhaitez d'autant plus que l'information soit confidentielle qu'un test de contrôle pourrait s'avérer négatif. Tous les tests sont supposés être confidentiels, mais les réseaux informatiques sont ainsi faits que la confidentialité reste extrêmement aléatoire. Il y a des tests anonymes, cela signifie que le sang transmis au laboratoire est codé et que vous seul connaîtrez le résultat final. Avant d'aller passer le test, renseignez-vous pour savoir s'il sera réellement anonyme.

Le sexe sans rapport sexuel

Certaines personnes pensent que le SIDA ne peut se transmettre que par voie anale ou vaginale. Toutes les autres formes de sexualité seraient sûres. La masturbation mutuelle l'est, à condition de ne pas avoir de blessure à la main.

Les relations sexuelles orales, c'est autre chose. On pense que la salive tue le virus, ce qui rendrait le sexe plus sûr par voie orale que vaginale ou anale. Mais s'il est vingt fois plus sûr, il ne l'est pas à 100 %. Vous pouvez contracter le SIDA par voie orale. Vous pouvez faire une fellation avec préservatif, à condition de ne pas déchirer le latex avec vos dents. On vend des feuilles en caoutchouc qui permettent de pratiquer le cunnilinctus en toute sécurité, mais je dois vous dire que cela représente une acrobatie qui me laisse sceptique...

Ces pratiques sont plus sûres qu'avoir de vrais rapports, mais sans plus. Le SIDA a très certainement changé les relations sexuelles. Je fais tout ce qui est en mon pouvoir pour collecter des fonds pour lutter contre ce fléau, et j'espère qu'un jour nos chercheurs découvriront soit un médicament, soit un vaccin, mais d'ici là... vigilance et prudence.

Trop de jeunes gens pensent que leur jeunesse les protège de tous ces dangers - SIDA, vitesse, ski acrobatique, alcoolisme. C'est tout simplement faux. D'autres, plus âgés, pensent que le SIDA ne les concerne pas. C'est tout aussi faux.

Aussi, comme ils ont l'habitude de le dire à la fin des émissions de télévision, "restez couvert"!

Chapitre 7

Utiliser la contraception - Réduire les risques

Dans ce chapitre

Utiliser les méthodes contraceptives

Les comprendre

En avant-première : les futures nouvelles méthodes

Comme j'ai eu l'occasion de le répéter plusieurs fois dans ce livre, optimiser votre plaisir sexuel n'est pas la seule fin en soi. La reproduction de notre espèce "homo sapiens" est la vraie finalité des rapports sexuels.

Je n'ai pas changé de vues sur cette question. Mais, alors que dans l'histoire de l'humanité le plaisir sexuel et la reproduction de l'espèce étaient quasiment inséparables, cette perspective a changé dans la seconde moitié du XXe siècle.

Aujourd'hui, dans ce domaine, on peut avoir le beurre et l'argent du beurre, car en effet il est possible de faire l'amour de manière grandiose, vivre des orgasmes explosifs, sans risquer pratiquement de faire un bébé si on n'est pas prêt pour cela. De surcroît, quand on est prêt à fonder une famille, on peut décider de son importance et planifier la naissance de chaque enfant.

Tout le monde n'est pas convaincu qu'il s'agisse là d'un signe de progrès. De nombreux chefs religieux stigmatisent le sexe en tant que plaisir. Moi-même, puisque je suis un peu vieux jeu et conventionnelle, je vous répéterai que le seul plaisir d'une nuit n'est pas forcément une bonne idée, même s'il est possible de faire l'amour avec des centaines de partenaires sans jamais faire le moindre bébé.

Mais l'objectif de ce livre n'est pas de débattre sur les conséquences morales de la révolution sexuelle. Peut-être un jour les Editions Sybex publieront-elles "la morale pour les nuls", mais d'ici là il faudra vous informer sur le sujet ailleurs, si c'est votre souhait.

La seule chose que je doive mentionner une fois de plus, c'est que le sexe entre deux personnes sur le point de fonder des relations durables est préférable au sexe entre deux partenaires potentiellement étrangers l'un à l'autre. Je ne dis pas ça pour réprouver les autres comportements, mais je pense sincèrement qu'en suivant mes principes, votre vie sexuelle s'en trouvera améliorée.

Mais ce que je ne peux accepter, c'est qu'une femme se retrouve enceinte pour n'avoir pas pris les précautions adéquates. Je suis favorable au droit à l'avortement, mais, en même temps, je rêve d'un monde qui ne connaîtrait plus les grossesses "surprises" et d'où l'avortement serait banni. Comme la méthode définitive et universelle de contraception n'existe pas encore, il n'est pas possible d'éliminer le droit à l'avortement. Toutefois, si chaque femme qui n'est pas prête à faire un bébé utilisait une des méthodes contraceptives décrites dans mon livre, nous serions sur la bonne voie.

De nombreux progrès ont été faits depuis que, dans les années 1980, j'ouvrais la voie(x) sur les ondes, en expliquant aux auditeurs qu'ils devaient utiliser des méthodes contraceptives. A cette époque, on dénombrait chaque année environ un million et demi de grossesses non désirées aux USA. Aujourd'hui, au milieu des années 90, ce chiffre est tombé à un million (les statistiques varient sur ce sujet, mais je pense que ce chiffre est exact).

Statistiquement, on peut constater les grands progrès accomplis, mais un million de grossesses non désirées, c'est encore beaucoup trop. C'est pourquoi je poursuis inlassablement ma croisade, et c'est une des raisons pour lesquelles j'ai accepté d'écrire ce livre. Si j'évitais ne serait-ce qu'une seule grossesse non désirée à une seule lectrice de ce livre, ma démarche n'aurait pas été vaine. Vous qui lisez ce livre, prêtez une attention toute particulière à ce chapitre, car ce qui vous arrivera dans les mois et les années à venir, non seulement vous affectera directement, mais il en ira aussi de ma réputation !

Les quatre méthodes contraceptives de base

Il existe quatre sortes de méthodes contraceptives :

- La stérilisation
- Les méthodes hormonales
- Les méthodes mécaniques
- Le planning familial

Selon le Centre national de statistiques sur la santé, en 1990 (année pour laquelle nous avons les statistiques les plus récentes pour les USA), la méthode contraceptive la plus répandue entre 15 et 44 ans est la stérilisation. 42 % des candidates à la contraception choisissent cette méthode, contre seulement 28,5 % qui utilisent la pilule et 17,7 % le préservatif. De surcroît, c'est triste à dire, mais de 1988 à 1990, l'utilisation des moyens contraceptifs a diminué légèrement, passant de 60 à 59 %.

Une brève histoire de la contraception

Pendant des années, on a essayé de distinguer sexe et grossesse. On sait que déjà, en 1850 avant J.-C., les Egyptiens essayaient de nombreux produits spermicides : le miel, le carbonate de sodium et les excréments de crocodile (et vous vous plaignez pour installer un diaphragme ou un préservatif !). Puis, la version égyptienne des techniques de planning familial évolua vers une méthode moins "exotique" : vers 1550 avant J.-C., les femmes Egyptiennes utilisaient les tampons des plants de coton imprégnés d'un liquide ayant fermenté dans des feuilles d'acacia. Ce n'est pas vraiment moins exotique, mais à coup sûr, préférable à l'excrément de crocodile.

Au cas où vous voudriez savoir comment nous connaissons tout cela, nous avons découvert que pour embaumer le corps des femmes, les Egyptiens prenaient des précautions pour éviter qu'elles ne tombent enceintes dans l'au-delà.

A toutes les époques, les peuples ont inventé des méthodes, en introduisant dans le vagin des disques faits de substances aussi diverses que : la cire d'abeille, le papier huilé et les algues marines. Casanova lui-même semble avoir obtenu quelque succès en plaçant des demi-citrons évidés sur le col de l'utérus en quelque sorte le précurseur de nos diaphragmes actuels, un peu plus acide toutefois.

Ces divers implants furent appelés *pessaires*, et bien que le soleil ne se couchât jamais sur tout l'empire britannique d'un seul coup, il se couchait néanmoins en plusieurs de ses contrées, laissant la place à l'obscurantisme le plus noir. C'est ainsi que les chercheurs britanniques cataloguèrent plus de 120 sortes de "barrières vaginales" utilisées en Angleterre et dans ses diverses colonies.

Retournons dans le désert quelques instants pour retrouver l'histoire d'une autre méthode contraceptive : le stérilet. On suppose que les chameliers introduisaient des galets dans l'utérus de leurs bêtes pour empêcher les chamelles d'entrer en gestation pendant la traversée du Sahara. Quelques savants britanniques perfectionnèrent cette technique, pour inventer le stérilet au XIXe siècle.

Plus tard, en 1959, la pilule contraceptive obtint pour la première fois son agrément de la Food and Drug Administration aux USA ; cet événement allait être le point de départ de la révolution sexuelle. Pour la première fois, une femme pouvait contrôler ses capacités de reproduction et son cycle menstruel à l'aide d'une seule pilule prise chaque jour, éliminant ainsi la peur d'une grossesse non désirée.

N'oublions pas les hommes, la moitié de la population, dont la méthode favorite de contraception reste le condom. Ce procédé aurait été baptisé par le Docteur Condom, qui devait être médecin à la cour de Charles II d'Angleterre au XVIIe siècle. Son préservatif était fabriqué à partir de boyaux de mouton parfumés. Mais en fait, c'est un anatomiste italien, Gabriel Fallope, qui inventa le premier préservatif 100 ans plus tôt. C'est lui qui identifia les trompes de ce nom. Son objectif n'était pas tant de protéger contre la grossesse que de prévenir les maladies vénériennes, ce que le préservatif faisait avec efficacité, selon ses propres travaux. Il est juste de dire que l'usage du préservatif, de nos jours, pour protéger contre la plupart des maladies sexuellement transmissibles, est très répandu.

N'oubliez pas qu'une seule des méthodes de contraception, le préservatif, est capable de diminuer significativement votre risque d'attraper une MST. Le préservatif n'est pas la meilleure des méthodes pour le contrôle des naissances (bien que ce soit nettement mieux que rien), mais c'est une pièce maîtresse dans la lutte contre le SIDA et les autres MST. Par conséquent, si vous avez plusieurs partenaires ou si votre unique partenaire en a, lui, plusieurs, ayez toujours des préservatifs à portée de main, et surtout, utilisez-les.

Stérilisation

Il y a deux formes de stérilisation : l'une pratiquée sur les femmes, la ligature des trompes. L'autre sur les hommes, la vasectomie.

Ces deux méthodes présentent chacune des avantages sur les autres méthodes contraceptives :

- Ce sont des opérations médicales pratiquées une fois pour toutes.
- Elles sont très sûres.
- Elles n'ont pas d'effets secondaires.
- Elles n'affectent pas les rapports sexuels.
- Vous pouvez oublier le risque de tomber enceinte.

Le principal inconvénient de cette méthode est qu'elle est quasiment définitive. Un retour en arrière est impossible, à de rares exceptions près.

Bien des gens sont surpris de constater que c'est la méthode la plus populaire. Je la recommande rarement à cause de son aspect irréversible, mais c'est justement cela, ajouté à son caractère sûr, qui conduit tant de gens à la choisir, et en particulier les personnes d'un certain âge qui ne veulent plus d'enfants.

Ligaturer les trompes

La ligature des trompes est la dénomination habituelle de cette technique, bien que, de nos jours, on puisse procéder de plusieurs façons différentes, toutes les techniques n'exigeant pas la ligature.

Les trompes dont je vous parle sont celles de Fallope, là où l'ovule est fécondé par le premier spermatozoïde qui y pénètre (voir Chapitre 1). Si les deux trompes sont coupées et ligaturées, les ovules et les spermatozoïdes n'ont plus aucune chance de se rencontrer (voir Figure 7.1). Dans des cas très rares, 4 fois sur 1 000, les trompes retrouvent leur forme initiale, et la femme peut à nouveau être fécondée.

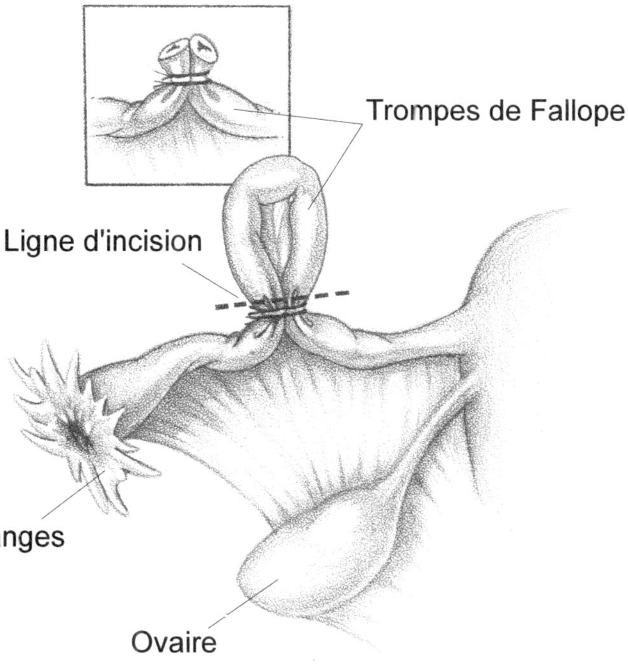

Figure 7.1 : La ligature des trompes donne à l'expression "faire un noeud" une signification nouvelle.

Comme vous pouvez l'imaginer, la ligature des trompes nécessite une intervention chirurgicale, mais la plupart des femmes peuvent la subir sans être hospitalisées, sous anesthésie locale, en quelque trente minutes. Le prix de l'opération peut être élevé, mais on ne paie qu'une fois, contrairement aux autres méthodes (préservatifs, pilules) qui exigent des dépenses répétées.

L'opération peut être suivie de complications : saignements, infection, réaction à l'anesthésie. Elles sont rares et facilement solutionnées.

Les femmes ont le choix entre plusieurs types de ligatures des trompes, et celle qu'elles retiennent dépend d'un grands nombre d'autres facteurs médicaux.

- Une des formes les plus connues de ligatures est la *coelioscopie*.
- L'abdomen est gonflé par l'injection d'un gaz inoffensif, ce qui permet au chirurgien de mieux voir les organes.
- Le chirurgien introduit un instrument en forme de baguette, appelé *coelioscope*, au travers d'une petite incision. Le coelioscope est muni d'une caméra et d'un système d'éclairage qui permettent de localiser les trompes.
- Enfin, à l'aide du même instrument, ou d'un autre, il coupe et noue les trompes. Les complications sont très rares.
- L'autre méthode, largement répandue, est la *mini-laparotomie* ; elle ressemble à la coelioscopie, mais ne nécessite pas d'instruments d'observation. Elle se pratique dans les 48 heures qui suivent la fécondation.
- On pratique plus rarement la *laparotomie totale*. C'est une véritable opération chirurgicale, qui nécessite une large incision, une anesthésie générale, une hospitalisation de 5 à 7 jours, suivie de plusieurs semaines de convalescence.
- Les *méthodes par voie vaginale* sont rarement pratiquées à cause des risques d'infection.
- Enfin, citons l'*hystérectomie*, c'est-à-dire l'ablation totale de l'utérus. C'est aussi une opération lourde, rarement utilisée comme moyen contraceptif. En fait, l'hystérectomie peut être pratiquée pour d'autres raisons médicales, et la stérilité qui en découle est un effet secondaire. Les trompes de Fallope ne sont pas touchées, mais sans utérus, point de grossesse.

Avec toutes ces méthodes, les organes féminins fonctionnent normalement : ovulation, fonctionnement des hormones et cycle menstruel. Les ovules simplement se dissolvent chaque mois, comme le fait toute cellule inutile (n'oubliez pas que l'ovule est si petit qu'il ne peut provoquer de dommages à votre organisme s'il y demeure quelque temps).

Après stérilisation, le fonctionnement sexuel n'est pas altéré non plus, il est même parfois amélioré car la femme ne redoute plus de tomber enceinte. Mais n'oubliez pas la quasi-irréversibilité de ces méthodes : vous ne pourrez plus avoir d'enfant !

Je suis de celles qui n'aiment pas dire : jamais plus ; mais étant donné le nombre de femmes qui optent pour ces techniques, je ne puis qu'en déduire que je fais partie d'une minorité.

Vasectomie

POUR LES HOMMES

C'est la forme masculine de la stérilisation. Elle exige également une intervention chirurgicale qui ne nécessite pas non plus d'hospitalisation. Dans une *vasectomie*, les tubes qui transportent le sperme, les canaux déférents, sont coupés et ligaturés (voir Figure 7.2). Dans deux cas sur 1 000, les canaux peuvent reprendre leur forme antérieure, ce qui est susceptible d'occasionner une grossesse dans la première année qui suit l'opération.

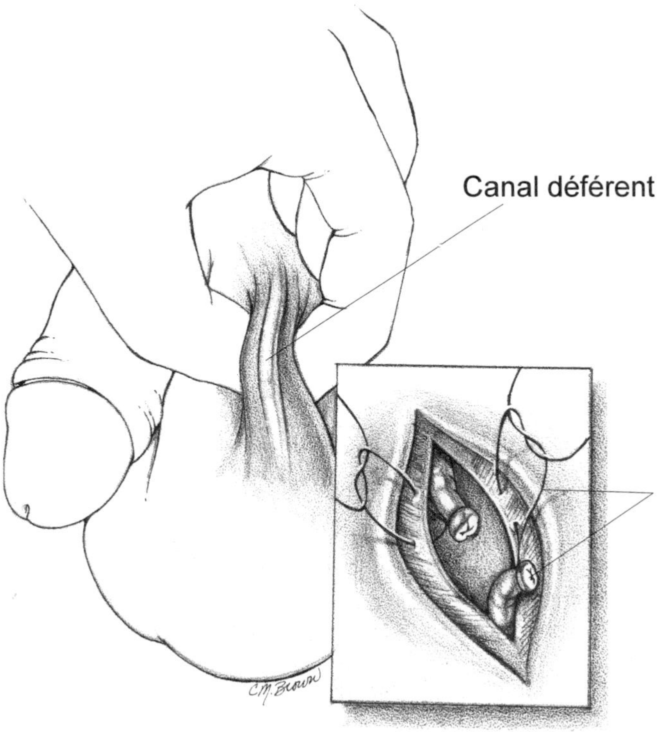

Figure 7.2 : La vasectomie est l'équivalent pour l'homme, de la ligature des trompes.

ATTENTION

Une différence notable entre les stérilisations masculine et féminine réside dans le fait qu'un peu de sperme subsiste dans l'appareil reproducteur masculin après l'opération, et qu il est donc nécessaire pour l'homme d'utiliser, en prévision d'une quinzaine éjaculations ultérieures, une autre méthode contraceptive. Pour être certain que la totalité du sperme à disparu, vous pouvez demander à votre médecin de vous prescrire l'analyse de votre semence.

Certains hommes craignent, à tort, de voir leurs prouesses sexuelles diminuer à la suite d'une vasectomie. En vérité, l'homme n'y verra que du feu, car il est capable des mêmes érections et des mêmes éjaculations.

Ce qui change après une vasectomie réside dans le fait qu'après que l'appareil reproducteur a été vidé de sa substance, la semence ne contient plus de sperme. Etant donné que le sperme ne représente que 5 % de l'éjaculat, un homme ne pourra voir la moindre différence après l'opération, et cela d'autant plus que son système hormonal lui non plus n'aura pas été affecté. Les testicules continuent à fabriquer le sperme, mais au lieu d'être éjaculé, l'organisme le dégrade.

Une vasectomie coûte moins cher à pratiquer qu'une ligature des trompes. Mais revenir en arrière, par contre, coûte très cher et fait appel à des techniques de microchirurgie aux résultats incertains. De manière générale, on considère qu'une vasectomie est irréversible.

On a bien essayé d'obtenir la réversibilité de la vasectomie en installant une valve au lieu de couper les canaux déférents, mais en vain. Les spermatozoïdes, ces petits démons, ont réussi à passer l'obstacle.

Les recherches se poursuivent sur la vasectomie et ses effets. Aussi, demandez à votre médecin de faire le point avec vous avant de vous décider à franchir le pas.

Les méthodes hormonales

Dans la Grèce antique, on croyait bizarrement que nos caractères et nos fonctions étaient contrôlés par les quatre humeurs suivantes : le sang, la glaire, la bile jaune et la bile noire. C'est parce que mon producteur de télévision et néanmoins bon ami est grec, que je sais comment certains de ses concitoyens sont tentés de croire qu'ils ont tout inventé. Mais dans le cas qui nous occupe, ce n'est pas tout à fait faux à quelques détails près.

Le corps humain sécrète près de 50 hormones différentes grâce au système endocrinien. Ces hormones sont des substances chimiques qui se déversent directement dans le sang pour être acheminées vers nos différents organes, afin d'en contrôler le fonctionnement. Les hormones sexuelles sont absolument nécessaires au fonctionnement des organes reproducteurs et, par voie de conséquence, en contrôlant la production de ces hormones, on peut aujourd'hui modifier le fonctionnement de l'appareil reproducteur avec une grande précision. C'est exactement selon ce principe que fonctionne la pilule contraceptive, en inhibant le système par l'utilisation d'hormones.

La pilule

La pilule est une méthode contraceptive sûre ; presque aussi sûre que la stérilisation, à condition que la femme la prenne régulièrement et sans faillir. Comme la pilule a permis de libérer les rapports sexuels, on considère que son utilisation marque le début de la révolution sexuelle des années 1960.

Depuis, la pilule a considérablement évolué. Bien que ses principes actifs soient quasiment constitués par les mêmes types d'hormones que les hormones naturelles de la femme, à savoir les oestrogènes et la progestérone, les dosages élevés des premières pilules provoquaient des effets secondaires. De nos jours, les nouveaux dosages ont réduit beaucoup de ces effets.

Il existe aujourd'hui deux types de pilules :

- Celles qui contiennent à la fois oestrogènes et progestérone, et qui empêchent l'ovulation.
- Et celles qu'on dit faiblement dosées, qui ne contiennent que la progestérone.

La pilule peut empêcher l'ovulation, mais la technique principale qui évite la conception est l'épaississement de la glaire cervicale qui devient imperméable au sperme.

TRUC

Si vous utilisez la pilule, rappelez-vous qu'il faut la prendre chaque jour, de préférence à la même heure et le matin afin que les hormones aient un effet optimal. L'utilisation de la pilule qui combine oestrogènes et progestérone permet l'arrêt des prises pendant 7 jours, mais, dans la plupart des cas, les femmes continuent à prendre la pilule pour conserver l'habitude. Mais alors, les pilules ne contiennent que des placebos sans hormones.

ATTENTION

Le taux d'échecs avec la pilule est directement lié à sa prise. Donc, si vous l'utilisez pour ne pas tomber enceinte, suivez à la lettre les instructions de votre médecin.

Outre qu'elle évite les grossesses non désirées, la pilule présente certains avantages :

- Régularité du cycle.
- Diminution du flux menstruel.
- Diminution des douleurs menstruelles.
- Moins d'anémies liées au manque de fer dans le sang.
- Peu de grossesses extra-utérines.
- Moins de maladies sexuelles infectieuses.

- Moins d'acné juvénile.
- Moins d'irritabilité prémenstruelle.
- Moins d'arthrite.
- Protection contre le cancer de l'endomètre (col de l'utérus) et des ovaires, deux des cancers les plus fréquents chez la femme.

Lorsque vous commencerez à prendre la pilule, vous pourrez constater quelques saignements entre les règles, mais c'est habituellement un phénomène temporaire.

Les femmes craignent parfois que la pilule ne provoque le cancer du sein ou de l'utérus, car l'effet des hormones en question a été associé à certains cancers chez l'animal. Aucune preuve scientifique n'a pu confirmer ces craintes aux doses actuellement prescrites. Dans les faits, on a démontré au contraire une diminution des risques de cancer.

Toutes les femmes en âge de procréer peuvent prendre la pilule en particulier si elles ont plus de 35 ans, à cause des risques cardio-vasculaires. D'autres maladies interdisent l'utilisation de la pilule, par exemple le diabète ou des antécédents de troubles circulatoires. C'est pourquoi la pilule ne peut être prescrite que par un médecin.

La visite chez votre médecin peut coûter cher, mais il peut vous en coûter plus cher encore de ne pas faire cette démarche.

J'ajoute une fois encore que la pilule ne vous protège pas contre les MST et le SIDA. Il vous faut utiliser un préservatif si vous courez le moindre risque d'être contaminée par un partenaire.

Si vous utilisez d'autres médicaments, y compris des antibiotiques, tout en prenant la pilule, vérifiez avec votre médecin que ces médicaments ne peuvent pas interférer sur votre méthode contraceptive. Souvent, le médecin vous prescrira une méthode complémentaire de contraception.

Le stérilet

Cette méthode est le prolongement moderne de celle qu'utilisaient les chameliers à l'aide de galets, pour éviter que les chamelles n'entrent en gestation. Les pierres lisses pourraient peut-être aussi marcher avec les femmes, mais je ne vous suggère pas d'essayer ; elles n'ont pas été approuvées par les instances médicales suprêmes. Le stérilet consiste à introduire dans l'utérus un petit appareil en plastique, contenant soit une hormone soit du cuivre. Cet appareil fonctionne soit en empêchant la fécondation de l'ovule, soit en empêchant la nidation d'un oeuf fécondé dans la paroi utérine.

Cette technique a fait l'objet de nombreuses controverses, tant et si bien que beaucoup de femmes pensent que ce n'est plus une méthode utilisable. Certains appareils ont dû être retirés du marché. Les fabricants les ont parfois retirés du marché, notamment aux USA, pour éviter des suites judiciaires. Néanmoins, l'OMS considère cette méthode de prévention comme la plus sûre.

A cause des controverses d'une part, et d'autre part du fait qu'il existe deux sortes de stérilets, il est indispensable de faire le point avec votre médecin.

Implanté dans l'utérus pendant les règles, le stérilet peut être laissé en place pendant 8 ans (certains stérilets doivent être remplacés tous les ans, d'autres tous les 4 ans). La façon dont ces stérilets agissent et évitent la grossesse dépend du modèle utilisé.

Un des aspects délicats de l'utilisation du stérilet concerne le problème du cordon qui lui est relié et qui pend au travers du vagin. Le stérilet est très efficace s'il est bien en place. Parfois, il peut glisser sans que vous vous en rendiez compte. Si cela arrive, vous n'êtes plus protégée. C'est pourquoi il faut vérifier régulièrement si le cordon est à sa place.

L'avantage du stérilet, hormis le fait qu'il faut vérifier le cordon, est que vous n'avez pas à vous en soucier davantage. Le stérilet ne modifie ni le taux des hormones, ni la teneur en cuivre du sang.

Vous aurez peut-être des crampes au moment de sa mise en place, certaines femmes ont même d'importantes pertes de sang pendant les premiers mois ; d'autres peuvent développer une infection pelvienne. Plus rares sont les complications liées au déplacement du stérilet dans l'utérus. Mais au final, comparé à d'autres formes de contraception, et en particulier en l'absence de méthode contraceptive, le stérilet est plus sûr que bien d'autres méthodes. N'oubliez toujours pas qu'en cas de relations avec plusieurs partenaires, il faut toujours vous protéger des MST.

A l'horizon

Si je devais retrouver la lampe magique d'Aladdin et si son bon génie permettait d'exaucer trois de mes voeux, je sais pour le moins que l'un des trois serait : une méthode infaillible de contrôle des naissances. Aujourd'hui, toutes les méthodes présentent des inconvénients, d'une manière ou d'une autre.

Mais comme je ne crois pas aux génies, je serais plus tranquille si la recherche engageait davantage d'argent dans ce domaine. Je reconnais toutefois que des investissements ont déjà été faits, et qu'il en est résulté quelques progrès décisifs.

L'anneau vaginal

Une nouvelle méthode de contraception par les hormones pointe à l'horizon (voir un peu plus loin, "Les méthodes mécaniques"). L'anneau vaginal est implanté comme le diaphragme. Il reste en place trois semaines, et on l'enlève une semaine pendant les règles. L'anneau n'agit pas comme une barrière, ainsi que le fait le diaphragme ; il libère le même type d'hormones que celles que l'on trouve dans la pilule. Chaque anneau contient des anneaux pour trois cycles, il faut donc en acquérir un tous les trois mois.

Bien que l'anneau puisse causer certains des effets de la pilule, ceux-ci restent modérés. C'est parce que l'anneau vaginal est placé près du col de l'utérus que les femmes reçoivent une dose plus faible d'hormones que celle qui serait libérée par la pilule. Au minimum, elle en tirera les mêmes avantages (voir la section précédente sur la pilule).

Si cette forme de contraception vous intéresse, parlez-en à votre médecin dès maintenant, pour savoir si cette méthode a été reconnue.

La pilule pour l'homme

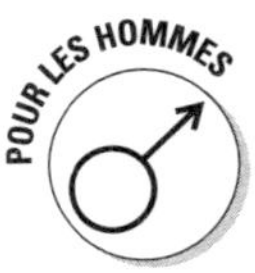

Une version masculine de la pilule contraceptive est à l'étude actuellement. A l'image de la pilule pour la femme, cette méthode masculine est à base d'hormones ; dans le cas qui nous intéresse, il s'agit de la synthèse de l'hormone mâle, la testostérone, qui va empêcher la production de sperme pendant une semaine. Cependant, étant donné que la prise de cette hormone par voie buccale peut provoquer des troubles hépatiques, la version mâle de la pilule féminine ne sera jamais une pilule ; elle se présentera sous forme de piqûre. Cette méthode contraceptive en est encore au stade expérimental, et ne sera probablement au point que bien après l'an 2000.

Les méthodes mécaniques

Le but de ces méthodes est d'empêcher les spermatozoïdes de parvenir jusqu'à l'ovule. En appliquant les tactiques militaires à ce problème, on considérera que l'endroit logique pour commencer est le plus étroit : à savoir le col de l'utérus. Casanova est le premier à avoir essayé une méthode mécanique en utilisant un demi-citron évidé mais, de nos jours, le latex a assez bien supplanté la famille des "citronidés".

Le diaphragme

Le diaphragme est une sorte de coupe mince, en forme de dôme. Il a un bord flexible pour faciliter son implantation, car il est nécessaire de le plier avant de le placer dans le vagin (voir Figure 7.3). Le diaphragme est dessiné de manière à obturer toute la partie arrière du vagin, y compris le col de l'utérus, protégeant cette porte d'accès de toute invasion par des spermatozoïdes conquérants.

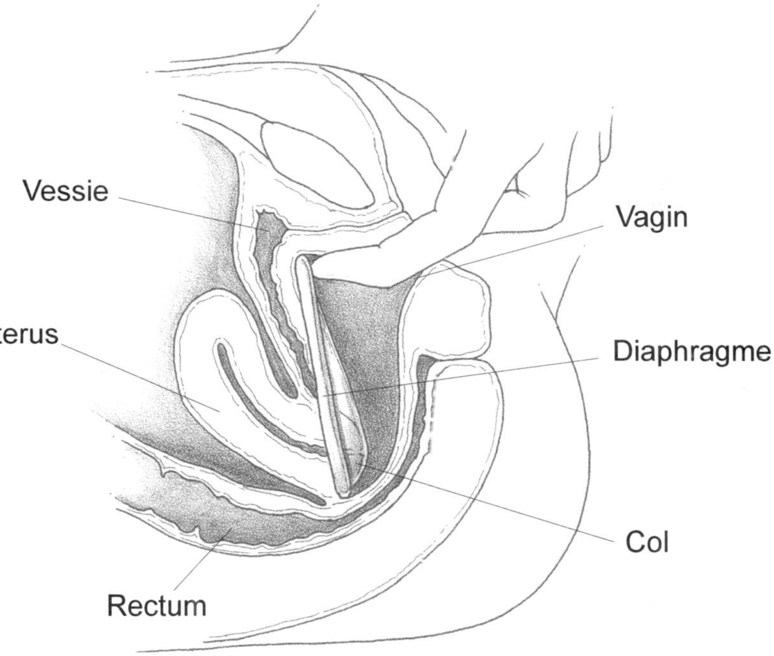

Figure 7.3 : Une des principales raisons pour lesquelles le diaphragme est parfois inefficace réside dans sa mauvaise implantation.

Parce que les spermatozoïdes n'abandonnent pas facilement la partie, le diaphragme est conçu pour être utilisé conjointement avec une crème ou une gelée spermicide. Le diaphragme doit être laissé en place au moins 8 heures après les rapports sexuels, afin de donner au spermicide suffisamment de temps pour tuer les spermatozoïdes. Il peut être laissé dans le vagin pendant 24 heures.

Bien que le diaphragme ne provoque pas de réactions secondaires, il n'est pas la méthode contraceptive la plus simple à mettre en oeuvre.

- Implanter un diaphragme peut se révéler compliqué, car il faut non seulement mettre crème ou gelée, mais ensuite le placer dans le vagin, soigneusement, et s'assurer qu'il est correctement installé.

- Bien qu'il soit possible de le mettre en place jusqu'à 6 heures avant les rapports, ce qui vous permet de prendre vos dispositions à l'avance, en cas de rapports multiples il faudra ajouter du spermicide chaque fois.

Vous ne pouvez pas utiliser le diaphragme pendant vos règles.

La protection offerte par le diaphragme contre la grossesse est moins grande que celle des autres méthodes que j'ai décrites. Dans les faits, une utilisation normale provoque 18 % de grossesses la première année. Même chez les femmes expérimentées dans l'utilisation du diaphragme, 6 % tombent enceintes. Par contre, si vous n'êtes pas au mieux avec vos hormones, le diaphragme est une bonne alternative.

Le diaphragme romanesque

Si vous n'avez pas planifié de rapports sexuels, et par conséquent pas installé votre diaphragme à l'avance, cela ne veut pas dire que le fait de devoir l'implanter doive briser le moment le plus romantique. Essayez donc de présenter l'installation de votre diaphragme comme un préliminaire.

Si cette proposition vous déplaît, c'est sans doute que vous êtes quelque peu facilement rebutée à l'idée d'introduire votre diaphragme dans votre vagin au moment inopportun.

Il faut vous souvenir que les hommes sont des voyeurs. Plus ils sont familiers et proches de ce qui demeure normalement les parties les plus intimes de votre corps, plus ils sont excités. Par conséquent, bien que l'idée d'introduire votre diaphragme devant votre homme puisse vous révulser, je vous garantis que ce sera un puissant stimulant pour nombre de ces messieurs.

Si vous ne me croyez pas, essayez donc ! Et si par hasard l'effet sur vous-même est des plus puissants, peut-être trouverez-vous interessant d'y ajouter l'épisode de lubrification en plus.

Les spermicides utilisés avec le diaphragme offrent une certaine protection contre le SIDA et autres MST, mais pas suffisamment pour s'en remettre à eux. En cas de risque, utiliser aussi un préservatif.

Le diaphragme peut durer plusieurs années, mais il faut le contrôler régulièrement. Par ailleurs, si votre corps subit une moindre modification suite à une grossesse, une perte ou une augmentation significative de poids, il faut penser à contrôler sa fixation. L'aide du médecin est indispensable pour chaque intervention.

Les chercheurs ont apporté des modifications au diaphragme et en ont mis au point une version améliorée appelée "le bouclier de Léa". Ce bouclier présente plusieurs avantages par rapport au diaphragme :

- Il est en silicone et non en latex (beaucoup de personnes présentent une allergie au latex).
- Il possède une ventouse qui laisse passer l'air d'un seul côté et qui procure une fixation plus confortable.
- Il possède une boucle qui en facilite le retrait.
- Etant donné que le bouclier n'a qu'un format passe-partout, contrairement au diaphragme, il pourrait être mis un jour en vente libre.

Le préservatif

Avec l'apparition de la pilule, le préservatif a été relégué au fond des placards. Mais avec l'arrivée du SIDA, la faculté du préservatif de protéger contre la transmission de la maladie l'a propulsé à nouveau au premier plan.

Je ne doute pas que tout un chacun de plus de douze ans sache exactement ce qu'est un préservatif, mais pour être précise, je vais me lancer dans la description de cette star montante dans les médias.

Le condom, ou préservatif, est une gaine qui se glisse sur le pénis, empêchant le sperme de se déverser dans le vagin. La plupart des préservatifs sont en latex, bien que certains soient fabriqués avec de la peau d'agneau ; un nouveau procédé en polyuréthane vient d'apparaître sur le marché, censé transmettre plus fortement les sensations aux partenaires.

DANGER

Les préservatifs en peau d'agneau présentent des perforations microscopiques, qui permettent le passage de virus dans le vagin. Ces préservatifs n'apportent pas de protection suffisante contre le SIDA.

On peut se procurer des préservatifs en pharmacie, dans les supermarchés et dans de nombreuses toilettes publiques. Lorsque vous achetez un préservatif, il est roulé dans son emballage. Vous le placez au sommet du pénis en érection et le déroulez le long du membre, en laissant une petite poche au sommet pour y recueillir la semence (le lecteur qui a un penchant pour les explications graphiques se reportera à la Figure 7.4). Il est nécessaire de bien évacuer toutes les poches d'air.

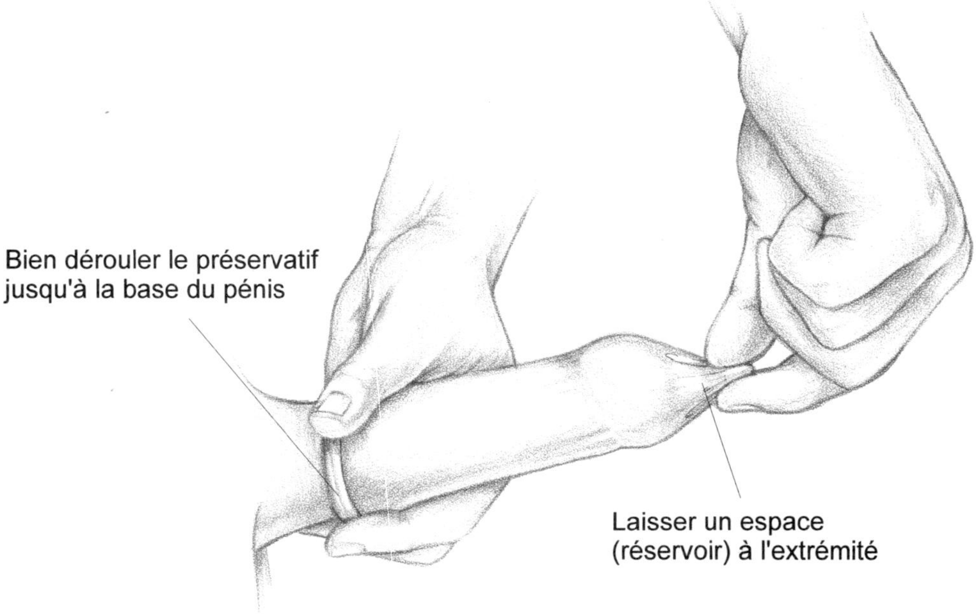

Figure 7.4 : Bien que l'utilisation du préservatif puisse paraître évidente, beaucoup de gens finissent par payer le prix fort pour en savoir moins qu'ils ne le croient.

Les préservatifs ne sont plus ennuyeux. Vous pouvez en acheter de toutes les couleurs, de toutes les tailles, en emballage individuel. Vous pouvez les acheter secs ou lubrifiés, et même parfumés. Certains lubrifiés incorporent un spermicide pour une protection accrue.

Pour ce qui est de la taille, c'est un peu comme les chaussettes... ils conviennent à presque tous les hommes bien que monotailles. Cependant, pour les hommes particulièrement grands ou particulièrement petits, il faut pouvoir "régler la taille". Les hommes ayant un pénis petit risquent de le voir glisser hors du préservatif. Les hommes ayant à l'inverse un pénis trop grand pourraient rompre le préservatif. Aujourd'hui, chacun peut trouver pointure à sa taille, en magasin ou par correspondance.

DANGER

Si vous utilisez un préservatif sec et décidez de le lubrifier, assurez-vous que le lubrifiant est à base d'eau. Les lubrifiants à base d'huile ou de vaseline risquent de rendre le préservatif poreux.

Retirer un préservatif est "coton"...

L'aspect le plus compliqué dans l'utilisation d'un préservatif est peut-être son retrait. Assurez-vous qu'il n'y a pas de fuite qui permettrait au sperme de s'échapper de sa prison de caoutchouc pour tracer son chemin jusqu'au vagin, réussissant l'escapade que vous voulez éviter à tout prix.

- L'homme ou la femme devrait maintenir la base du préservatif sur le membre pendant que l'homme le retire.
- Pour minimiser le risque de fuite, enlevez le préservatif avant que l'érection ait totalement disparu.

Les préservatifs ne sont pas parfaits

Bien que le préservatif soit relativement sans risque pour l'homme, sauf s'il est allergique au latex, ce n'est pas la meilleure des méthodes pour se prémunir d'une grossesse. 12 % des femmes dont le partenaire utilise un préservatif tombent enceintes, en un an d'utilisation régulière. C'est parce que les préservatifs peuvent se rompre ou la semence se répandre au moment du retrait.

Il est évident que plus vous serez prudent dans son utilisation, plus le préservatif vous protégera. Mais la raison principale de l'échec est due à son utilisation irrégulière.

DANGER

Si vous entendez utiliser le préservatif comme méthode contraceptive ou pour vous prémunir d'une MST, il faut l'utiliser chaque fois.

Le préservatif et le principe du plaisir

Bien que les femmes applaudissent à l'utilisation du préservatif, car il oblige l'homme à prendre sa part de responsabilité, celui-ci prétend souvent que cette utilisation diminue ses sensations.

Pour certains hommes qui ont un problème d'éjaculation précoce, réduire leurs sensations peut s'avérer positif. Mais je comprends que pour les autres, cela puisse être un inconvénient.

Si je pouvais, d'un claquement de doigts, faire disparaître le SIDA et les autres MST, je n'hésiterais pas, croyez-moi, à danser le flamenco. Mais la triste vérité est que nous n'avons ni thérapie, ni vaccin contre le SIDA, et vous n'avez par conséquent pas d'autre choix que d'utiliser un préservatif quand vous faites l'amour et qu'un risque existe. Je sais que la frustration d'un homme augmente d'autant plus qu'à l'utilisation du préservatif il faut ajouter une méthode supplémentaire éventuellement utilisée par la femme. Mais dans ce cas, si votre relation avec votre partenaire dure, un jour ou l'autre vous pourrez abandonner l'usage des préservatifs.

Le préservatif a une durée de vie limitée

Il est des hommes qui ont dans leur portefeuille des préservatifs, juste au cas où... C'est acceptable à condition de se souvenir qu'un préservatif n'est pas éternel et qu'il faut le changer périodiquement comme on change l'huile du carter de sa voiture.

La durée de vie d'un préservatif varie en fonction de nombreux facteurs, et sans vouloir fixer définitivement une limite, je dirais qu'elle ne doit pas excéder un an. La nature du climat est importante. Si vous vivez sous des cieux très chauds ou très froids, où que vous conserviez vos préservatifs, ils ne seront plus sûrs après quelque temps.

Le préservatif féminin

Parce que trop d'hommes ont reproché aux femmes de les obliger à mettre des préservatifs, un préservatif féminin a été mis au point, qui permet aux femmes de se protéger contre les MST. Ce préservatif est une sorte de petit sac fermé à une extrémité, que vous introduisez profondément dans votre vagin. Comme le diaphragme, il peut être mis en place longtemps à l'avance, ou juste avant les rapports. La partie ouverte est laissée à l'extérieur du vagin et l'homme peut introduire son pénis à l'intérieur au moment des rapports.

Les condoms ou préservatifs féminins sont beaucoup plus onéreux que les masculins. Mais la liberté et la tranquillité qu'ils peuvent procurer aux femmes en compensent le prix.

Les mousses, les crèmes et les gels

On peut se procurer facilement des crèmes, des gels et des mousses contraceptives, sans prescription et, excepté le risque de réactions allergiques aux produits chimiques qui les composent, ils n'ont pas d'effets secondaires. Ils sont aussi assez inefficaces si utilisés seuls.

21 % des femmes qui utilisent régulièrement ces produits tombent enceintes dans l'année, bien que ce chiffre soit réduit à 3 % si les produits sont utilisés avec toutes les protections nécessaires.

Les spermicides contenus dans ces produits offrent quelque protection contre le virus du SIDA et autres MST, mais je ne vous recommande pas de vous fixer uniquement sur ces produits pour vous protéger.

La plupart de ces produits sont vendus avec des applicateurs. Il faut les mettre en place au moins 10 minutes avant les rapports, ce qui peut constituer un préliminaire. Il faut ajouter du spermicide avant chaque nouveau rapport sexuel.

Il est aisé d'acheter ou d'utiliser ces produits, mais leur efficacité sera d'autant plus grande qu'ils seront employés en même temps qu'un diaphragme ou qu'un préservatif.

Le planning familial naturel

Il ne fait pas de doute que la meilleure façon de ne pas tomber enceinte est de n'avoir jamais de rapports sexuels. C'est ce qu'on appelle l'*abstinence*.

Une autre possibilité est de s'abstenir pendant la période du cycle où est femme est fertile et peut tomber enceinte (voir Chapitre 1). C'est ce qu'on appelle le *planning familial naturel* ou l'abstinence périodique, ou encore la méthode du calendrier.

Les bases du planning familial naturel reposent sur le cycle régulier de fécondité de la femme. Vous imaginez instantanément l'inconvénient majeur de cette méthode. Toutes les femmes ne sont pas réglées et même celles qui le sont présentent parfois des cycles irréguliers. Il peut en résulter une grossesse inattendue.

Comment déterminer la période de fécondité

Pour utiliser cette méthode, il vous faut d'abord prévoir la date de votre prochaine ovulation. A moins que vous ne sachiez déjà avec certitude que vos règles apparaissent régulièrement à la même date du cycle, il vous faut, dans un premier temps, déterminer votre propre cycle. Si celui-ci a tendance à l'irrégularité, vous êtes exposée à un risque sérieux de grossesse non désirée.

La méthode du calendrier

Votre période de fécondité ne se limite pas au jour de votre ovulation. L'ovule vit de 1 à 3 jours, mais le spermatozoïde, lui, peut être actif de 2 à 3 jours. Cela signifie que si vous avez eu des rapports sexuels avant l'ovulation, les spermatozoïdes peuvent se trouver en embuscade au "coin" des trompes de Fallope au moment où l'ovule s'y présente, prêts à faire leur oeuvre procréatrice.

Il vous faut considérer que pendant neuf jours il y a un risque de tomber enceinte : 5 jours avant l'ovulation, le jour de l'ovulation, et encore 3 jours après. Pendant cette période, il vous faut soit faire voeu d'abstinence, soit vous protéger par une méthode mécanique. On peut considérer, dans une certaine mesure, que les 19 autres jours du cycle ne présentent pas de risque de grossesse. Mais rien n'est jamais certain à 100 %, quand il s'agit de l'activité des ovules et des spermatozoïdes.

Dès à présent, vous devez vous persuader d'une chose, que j'aurai l'occasion de vous répéter souvent : l'absence de risque de tomber enceinte ne signifie pas absence de risque d'attraper une MST. A moins d'être sûre de votre partenaire, ne vous exposez pas à ce risque, il vous faut utiliser un préservatif.

La méthode de la température

En plus de la méthode du calendrier, vous pouvez tenir compte également de l'évolution au cours du cycle de la température de votre corps.

La température du corps de la femme augmente sensiblement (de 1 à 2 degrés) au moment des ovulations. Si vous prenez chaque matin votre température avant de vous lever, à l'aide d'un thermomètre fiable, et si vous constatez une élévation de votre température et êtes certaine de ne pas souffrir par ailleurs d'une quelconque infection, vous pouvez présumer que vous venez d'avoir une ovulation et ne devez pas avoir de rapport sans protection.

Bien entendu, si des spermatozoïdes peuvent déjà se trouver en place, cette méthode ne peut être qu'une façon de confirmer que la méthode du calendrier fonctionne normalement.

A contrario, si vous souhaitez tomber enceinte, la méthode de la température vous indique que c'est, sans doute, le bon moment de tenter de faire un bébé.

La glaire cervicale

Une autre façon de vérifier si oui ou non l'ovulation s'est produite, est l'examen de votre glaire cervicale, qui est moins épaisse à ce moment pour permettre au sperme de passer plus facilement. En vérifiant régulièrement l'état de votre glaire, vous saurez qu'une ovulation s'est produite. Ce n'est pas simple de faire cette interprétation sans en avoir l'habitude, aussi je vous recommande de suivre une formation à l'hôpital, si c'est possible, si vous voulez essayer cette technique.

Comme pour la méthode des températures, cette technique, bien que fiable, ne vous dit pas quand vous allez avoir une ovulation. Aussi les spermatozoïdes potentiellement en place peuvent faire leur oeuvre à tout moment.

Vous pouvez aussi être alertée par une douleur au moment où se produit l'ovulation. En général, un ovaire sur deux laisse échapper un ovule. Certaines femmes ressentent au bas de l'abdomen une douleur d'un seul côté, à droite ou à gauche. Cette douleur est aléatoire et reste donc discutable.

L'usage de ces trois dernières méthodes en même temps peut vous guider de façon assez sûre pour décider des moments d'abstinence et des périodes où il reste nécessaire d'utiliser une protection mécanique. Malgré cela, 20 % des femmes se retrouveront enceintes ; ce pourcentage tombera à 3 % si ces méthodes sont scrupuleusement observées.

La pratique parfaite de ces méthodes est rare ; de nombreux facteurs extérieurs peuvent, de surcroît, interférer.

- Si une femme manque de sommeil, la température peut augmenter.
- Si elle présente une infection vaginale, ce qu'elle peut ignorer, la consistance de la glaire cervicale peut en être modifiée.
- Et puis, il reste ces satanés ovaires qui peuvent à tout moment déclencher une ovulation juste comme ça, pour vous contrarier !

Toutes les vérités sur les mythes du contrôle des naissances sont bonnes à dire

OK. Maintenant, vous savez tout. Pourtant, je crains que vous ne soyez encore sous la dépendance de certains mythes qui pourraient vous causer de gros soucis.

Afin de m'assurer que vous faites bien la part des choses entre mythes et réalités, je vais ajouter un certain nombre de conseils.

Se doucher n'empêche pas d'être enceinte

Le premier mythe est la douche vaginale, dont il faut bien dire qu'elle n'est utile ni pour l'hygiène, ni pour vous protéger d'une naissance.

L'idée de noyer les spermatozoïdes avant qu'ils ne parviennent à destination date de l'époque de l'Egypte ancienne (vous voyez immédiatement la connotation mythique). Les produits utilisés pour cette douche ont évolué au cours des âges. Au temps de ma jeunesse, on pensait que le vinaigre était actif ; récemment, je me suis laissé dire que le Coca-Cola était la panacée.

La réalité c'est qu'après un rapport sexuel, et avant même que vous ne soyez sous l'effet de la douche, les spermatozoïdes se sont déjà mis en ordre de marche et vous ne pouvez plus les arrêter.

Bien que les publicitaires aient renoncé à vous expliquer que la douche est une méthode contraceptive efficace, ils tentent toujours de vous faire croire que c'est une façon d'entretenir sainement votre utérus. Certains experts rétorquent que les douches devraient être évitées, car elles tuent la flore microbienne protectrice. Pour ma part, je vous recommanderais simplement si vous avez quelque argent à perdre, d'en faire don à des oeuvres de charité plutôt que d'acheter les douches du commerce.

Une seule fois suffit

On prétend aussi qu'il n'est pas possible d'être enceinte après un premier rapport sexuel. Beaucoup de femmes ont malheureusement appris le contraire à leurs dépends.

Si son hymen est intact, une jeune femme vierge peut saigner ou souffrir d'un certain désagrément. Mais tout cela n'a rien à voir avec la biologie qui montre que, dès la toute première fois, il faut prendre les mêmes précautions que si vous êtes une amoureuse chevronnée.

D'orgasmes tu n'auras... mais enceinte tu seras

Il reste encore des gens pour penser que sans orgasme point de bébé.

S'il est vrai qu'une contraction orgasmique peut faciliter le mouvement des spermatozoïdes dans le vagin, il n'en est pas moins vrai que ces petites bêtes traceront leur route dans le col de l'utérus, orgasme ou pas orgasme.

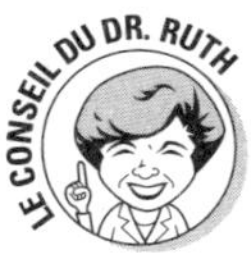

Mon conseil est de rechercher l'orgasme... après avoir pris les protections nécessaires.

La position debout n'arrête pas les spermatozoïdes

Certaines personnes pensent que les spermatozoïdes ne peuvent défier les lois de la gravité universelle et que, par conséquent, l'amour debout vous évite de tomber enceinte.

Erreur mes amis ! Vous avez affaire à de sacrés nageurs qui vous remontent le courant en moins de deux...

Vous pouvez tomber enceinte pendant les règles

Une autre idée reçue laisse penser que pendant les règles une femme ne peut pas tomber enceinte.

Bien que la période des règles limite les risques, ce n'est pas garanti à 100 %. Certaines femmes présentent des saignements irréguliers, qui ne sont pas réellement des règles. Une mauvaise interprétation de ces saignements peut vous conduire là où vous ne souhaitiez pas aller.

Le coït interrompu n'est pas une méthode

C'est peut-être le mythe le plus dangereux : celui qui a causé le plus de grossesses non désirées ; il s'agit bien sûr des contes et légendes du coït interrompu, c'est-à-dire du retrait avant l'éjaculation.

A toutes les époques, les hommes ont fait croire aux femmes qu'ils étaient capables de maîtriser leurs éjaculations et qu'ils sentaient le plaisir venir. Ils étaient capables de retirer leur pénis du vagin et d'éviter le pire.

Cette théorie présente de nombreuses failles :

- D'abord, beaucoup d'hommes ne contrôlent pas les choses aussi bien qu'ils le croient. Le fait est qu'ils éjaculent avant de se retirer.
- Certains, dans le feu de l'action, oublient simplement leurs promesses.
- Et même s'ils se retirent avant d'éjaculer, il peut être trop tard. Un liquide qui précède l'éjaculation, produit par les glandes de Cooper, contient des spermatozoïdes, et ces derniers sont déjà en chemin dans l'utérus avant que le reste ne se répande sur l'abdomen de Milady.

Si le coït interrompu vaut mieux que rien, cette méthode n'en est pas vraiment une. Et bien sûr, elle n'offre aucune protection contre les MST.

Si votre méthode a échoué

Si votre couple essaie d'avoir un enfant, la découverte de votre nouvel état peut être une joie indescriptible. Mais d'un autre côté, la femme célibataire qui découvre cet état peut ressentir ce moment comme celui d'une profonde solitude et être très angoissée. Même un couple marié peut vivre une pareille situation le plus mal du monde.

Je ne peux pas dire à une femme ce qu'elle devra décider de faire si cela lui arrive, mais je peux certainement lui faire la liste des options qui s'offrent à elle :

Garder bébé

Une des options est d'aller au terme de la grossesse et de garder le bébé. De plus en plus de femmes choisissent cette solution. Certaines de ces jeunes mères estiment que c'est là une initiation qui va leur permettre de passer à l'âge adulte, suivant en cela les traces de leur mère.

Je désapprouve cette attitude qui consiste à élever un enfant sans l'aide du père et de son apport affectif dans l'éducation (et de plus sans l'aide financière qu'il doit procurer - même si, juridiquement, mariée ou pas, il vous doit cette aide financière que vous devez exiger). Ces jeunes femmes, d'origine souvent modeste, gagneraient beaucoup à poursuivre leur éducation pour devenir adultes plutôt que de compter sur un enfant pour y parvenir.

Il y a aussi des femmes d'âge plus mûr, qui ont les moyens financiers nécessaires pour élever leur enfant toutes seules, et qui, ne parvenant pas à trouver l'âme soeur, décident de devenir mères célibataires afin de ne pas manquer les joies de la maternité. Grâce à Dan Quayle, le personnage à la télévision de Murphy Brown est devenu le symbole de ce genre de femmes. Mais les Murphy Brown sont plutôt l'exception à la règle. Ce personnage a les moyens d'élever son enfant, mais c'est loin d'être le cas de toutes les mères célibataires et je considère dangereux de glorifier à la télévision cette situation, qui peut conduire d'autres femmes à s'identifier à ce symbole sans en avoir les capacités financières.

Une chose en tout cas est certaine ; il y a beaucoup de mères célibataires mais le mépris attaché à cet état est loin d'avoir disparu. Cela dit, les gens fronceront les sourcils mais n'iront pas jusqu'à vous lapider.

Si vous choisissez d'élever votre enfant, je vous souhaite bonne chance. Je suis passée par là avec mon premier enfant, et j'ai toujours materné dans la joie. Mais je sais qu'à côté des joies que vous allez connaître, vous allez vivre aussi beaucoup de difficultés.

Vous pouvez aussi épouser le père. Par pitié, ne le faites que si vous êtes réciproquement amoureux et voulez fonder ensemble une famille. Beaucoup de couples qui s'aiment se sont formés grâce à la naissance inattendue d'un bébé, et cela peut marcher. Mais ce n'est pas la meilleure façon d'aborder le mariage.

Faire adopter un bébé

L'adoption est une autre possibilité. Il existe de nombreux couples qui ne peuvent avoir d'enfants et qui feront d'excellents parents adoptifs pour votre bébé. Prenez contact avec les services sociaux qui s'occupent de ces questions.

ATTENTION

Ce choix n'est pas aussi simple qu'il n'y paraît. Tandis que le bébé vit en vous, et alors que vous ne pouvez cesser de vous y attacher chaque jour davantage, l'abandonner plus tard sera un véritable arrache-coeur. L'émotion qui découlera d'une telle situation explique pourquoi je recommande toujours d'y regarder à deux fois avant de risquer de se retrouver enceinte sans l'avoir souhaité.

Il faut aussi considérer qu'avant de pouvoir faire adopter un enfant, le père doit donner son accord. Si le père n'est pas là, cela peut provoquer de graves complications plus tard, s'il décide un beau jour qu'il veut élever l'enfant.

Bien que dans certains cas l'adoption puisse être annulée ultérieurement, soyez certaine de bien vouloir abandonner votre enfant avant de franchir le pas. Tout enfant mérite de vivre avec des parents sécurisants.

Mettre fin à la grossesse

Certaines femmes choisissent d'avorter. L'avortement met fin à la grossesse par la perte ou la destruction du foetus avant qu'il n'ait atteint un stade de "viabilité", c'est-à-dire la capacité de survivre hors de la matrice.

Certains avortements sont spontanés, ce qui signifie que le corps de la femme rejette le bébé pour une raison ou une autre. Bien que l'on n'en connaisse pas toujours la cause, bien souvent on découvre qu'une malformation affectait le foetus.

INFO SANTÉ

L'avortement peut aussi être provoqué, par un médecin en général. 90 % des avortements dans ce pays sont réalisés dans les 12 premières semaines de la grossesse, alors que le foetus ou l'embryon est à peine visible ou minuscule. L'opération est en général pratiquée par aspiration, grâce à un tube introduit dans le col de l'utérus. Cela prend 5 minutes, ne nécessite pas d'hospitalisation et il en résulte peu de complications.

Après plus de 12 semaines, c'est un peu plus compliqué, car le foetus a grossi et ne peut plus être aspiré. Il faut alors dilater le col et pratiquer un curetage, ou encore dilater et évacuer, ou encore injecter une solution saline dans la cavité utérine. Ces méthodes sont plus complexes et augmentent les risques pour la femme.

La contraception d'urgence

On donne à certaines femmes une large dose d'oestrogènes et de progestérone, un peu comme les produits contenus dans la pilule, ce qui provoque une fausse couche. Ce dosage d'hormones porte le surnom de "pilule du lendemain", mais en fait peut être administré jusqu'à 72 heures après les rapports sexuels.

Il existe aujourd'hui une pilule qui fonctionne selon le même principe, mais qui est beaucoup moins dosée ; elle porte le nom de RU 486 et a été inventée en France. La RU 486 peut être utilisée, que la femme soit sûre d'être enceinte ou non, ce qui est pratique en cas de rupture par exemple du préservatif ou en cas de viol.

La RU 486 agit en bloquant les effets de la progestérone, qui est la clé de la grossesse. Deux jours après avoir pris la RU 486, on donne à la femme une dose de prostaglandine ; ensuite, la plupart des femmes connaissent un saignement, et l'avortement a lieu sous 48 heures. La RU 486 peut être efficace jusqu'à 10 jours après que la femme a laissé passer le terme.

Au moment où j'écris ce livre, la RU 486 n'est pas approuvée aux USA, mais est disponible en Europe.

Un droit de la femme

L'avortement est un sujet très controversé, car nombreux sont ceux qui, pour des considérations soit religieuses, soit morales, estiment que l'embryon ou le foetus est un être vivant qui ne doit pas être détruit. La Cour suprême des Etats-Unis a décidé que le droit à la vie privée d'une femme prime sur la capacité d'un Etat à contrôler ce qu'elle fait de son corps, légalisant ainsi l'avortement. Mais bien que cette décision soit de nature juridique, elle ne change pas le point de vue de ceux qui sont contre, aussi la controverse continue-t-elle à faire rage.

L'avortement me déplaît, mais moins que ce qui se passait avant qu'il ne soit légalisé. Jadis, un avortement sans risque, pratiqué dans les pays où il était autorisé, ou clandestinement par un médecin aux USA, n'était accessible qu'aux riches, ce qui obligeait les pauvres et les plus modestes à en passer par des méthodes dangereuses et illégales, qui souvent les blessaient lorsqu'elles ne les tuaient pas.

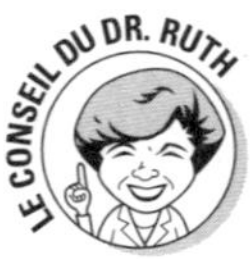

L'avortement, légal ou pas, ne devrait jamais être considéré comme une méthode contraceptive. Les autres méthodes, aussi imparfaites soient-elles, sont largement préférables. Toutefois, aussi prudentes que puissent être les femmes, les accidents arrivent et les viols aussi. C'est pourquoi je pense qu'il faut préserver le droit à l'avortement en cas de force majeure.

Prendre la décision

C'est plus facile pour moi de vous exposer les possibilités qui s'offrent à vous, qu'à vous d'en choisir une en cas de grossesse non désirée. Le choix est encore plus difficile si vous êtes seule, sans l'assistance et le conseil du père de l'enfant.

Je vous conseille pour ma part de ne pas prendre votre décision seule. Recherchez des avis ailleurs, de préférence auprès de personnes ayant déjà connu ces difficultés ; votre famille vous aime, mais son émotion risque de lui faire mal comprendre vos propres besoins.

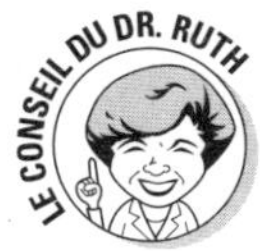

Le planning familial, où je travaillais jadis, est une organisation nationale spécialisée dans ce domaine. Leurs conseillers sont entraînés et compétents pour aider les femmes à prendre les décisions qui s'imposent à elles.

Il reste que d'autres organismes prétendent être aussi capables de vous guider, mais je vous mets en garde contre leur partialité. Des intérêts financiers pourraient les empêcher de vous donner un avis objectif.

Souvent, je recommande la consultation des chefs spirituels et religieux, mais en ce qui concerne les problèmes d'avortement, certains d'entre eux pourraient méconnaître les circonstances particulières qui sont les vôtres et mal comprendre vos besoins. Aussi, prenez tous les conseils du monde, là où vous pouvez les trouver, mais souvenez-vous : vous seule pouvez prendre la décision ultime.

Chapitre 8

Faire la cour, se marier, s'engager

Dans ce chapitre

Prouver son amour.

Renforcer son mariage.

Communiquer avec respect.

Faire des choses en commun.

La cour, le mariage et l'engagement : voici des mots qui doivent vous sembler démodés. Si on devait étudier les Etats-Unis uniquement d'après ce qu'on lit dans les journaux ou ce qu'on voit à la télévision, on conclurait que ces valeurs familiales ont disparu à jamais. Il faut bien admettre qu'elles sont en voie de disparition, mais elles ne sont pas tout à fait éteintes et encore moins oubliées, en tout cas, pas par la grand-mère que je suis.

Viendra peut-être un jour où nos enfants seront "manufacturés", c'est-à-dire qu'ils seront clonés à partir de molécules d'ADN, ou bien on aura mélangé dans un bol des ovules et du sperme prélevés auparavant. Je crois que cela serait terrible, mais rien n'est exclu. A ce stade, la raison d'être (la raison essentielle) du mariage aura tellement changé que son concept même aura disparu. Mais pour le moment, à cette époque scientifique reculée, où la plupart des gens ne savent pas encore programmer leur magnétoscope, le mariage est encore une institution viable, car il fournit le meilleur environnement pour élever des enfants.

Je sais qu'il y a beaucoup de pères et de mères seules qui élèvent très bien leurs enfants, mais regardons les choses en face : le tort que cela peut causer aussi bien aux parents qu'aux enfants en fait un mode de vie qui est loin d'être idéal. A présent, les femmes étant de plus en plus nombreuses à rejoindre le camp des travailleurs, je ne suis même pas sûre que deux parents suffisent encore. Alors, je ne vous conseille pas de chercher volontairement à élever votre enfant seul(e).

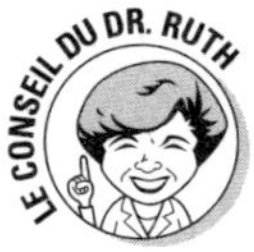

Si vous ne croyez pas au mariage, j'imagine que vous allez vous dispenser de lire ce chapitre. Mais laissez-moi tout de même vous dire une chose. A ce moment précis, vous devez vous dire que vous ne vous marierez jamais. Peut-être que vous avez toujours été célibataire, ou bien vous vous êtes déjà marié une fois (ou deux ou trois) et vous avez juré de ne jamais retomber dans le panneau. C'est votre droit. Je respecte votre opinion, si toutefois vous respectez la mienne. Mais les opinions changent, et quand il est question de mariage, il ne faut jamais dire jamais. N'éliminez aucune option, au cas où vous tombiez amoureux un jour, au point de vouloir faire le serment que vous êtes unis pour la vie.

Faire la cour

Dans le temps, on ne sortait pas ensemble si facilement. Avant de s'engager avec une femme, il fallait d'abord demander sa main à son père. Le principe de passer une soirée ensemble, et éventuellement de coucher ensemble avant l'union sacrée, n'était pas accepté (je ne dis pas qu'on n'essayait pas !).

Aujourd'hui, la plupart des couples se voient une fois, et s'ils tombent amoureux et que ça dure un petit peu, ils se lancent. Parfois, ils habitent ensemble ; la plupart du temps, ils ont des rapports sexuels. Dans ces situations, a-t-on encore le temps de se courtiser ?

Cela peut encore arriver. Voici un exemple que je connais :

Anthony et Rose

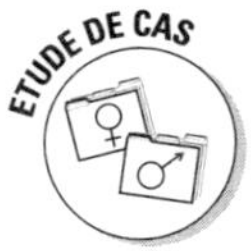

Anthony avait à peu près dix ans de plus que Rose quand ils se sont connus. Il cherchait quelqu'un qui serait une bonne mère pour ses enfants et il pensait que Rose le serait. Pour Anthony, ça ne faisait pas l'ombre d'un doute, il voulait se marier avec elle.

Anthony n'a pas seulement invité Rose à sortir un soir, il l'a emmenée dans les meilleurs restaurants. Il ne lui envoyait pas des fleurs que pour la Saint-Valentin, Rose recevait presque tous les jours des bouquets magnifiques à son bureau.

Rose aimait Anthony. Mais quand il a commencé à manifester autant d'attention pour elle, elle n'était pas bien préparée. Elle n'avait pas songé à se marier si tôt, mais à la manière qu'il avait de la traiter, il était évident qu'il envisageait le mariage.

Rose avait déjà eu des petits amis, mais encore personne ne l'avait gâtée comme ça. Elle était très flattée par son comportement, mais elle réalisait que si elle refusait une demande en mariage, il passerait probablement son chemin. Il s'était beaucoup investi dans sa démarche et n'était pas homme à continuer à lui tourner autour après avoir essuyé un refus.

Rose se décida quand Anthony formula sa demande. Elle savait qu'Anthony n'était qu'un au milieu de millions d'autres, mais elle décida qu'elle trouverait difficilement mieux et elle se rendit compte qu'elle l'aimait. Alors elle accepta. Autant que je sache, ils ont toujours vécu heureux.

Il faut que je précise qu'Anthony n'est pas Américain. Il a été élevé en Italie, et pour ce qui est du comportement à adopter dans ces situations, il n'a pas la même façon de penser qu'un Américain moyen (c'est vrai aussi quand il s'agit de conduire sur l'autoroute !).

Les Américains ont tendance à être plus cools. Ils ne vont pas forcément s'impliquer autant qu'Anthony, et c'est bien dommage. Les hommes qui ne s'impliquent pas trop croient protéger leur liberté. Mais c'est faux.

Se laisser aller à ses émotions, en se donnant sans retenue, procure un sentiment de liberté bien plus important.

- Vous n'avez pas besoin de faire le malin devant vos amis en masquant l'émotion que vous avez d'avoir une nouvelle petite amie.
- Vous n'avez pas besoin de raconter des histoires derrière le dos de votre bien-aimée, vous pourriez le regretter plus tard si votre relation se prolonge.
- Vous n'avez pas à vous sentir honteux parce que vous l'emmenez danser au lieu de regarder la télé avec les copains.

Ce n'est pas elle qui a tout fait pour que vous vous marriez. C'est vous qui l'avez décidé, qui vous êtes engagé auprès d'elle, et vous en êtes heureux. Savoir dire à quelqu'un "Je t'aime", c'est ça la vraie liberté. Ne donner qu'une petite partie de vous-même, au lieu de vous dévoiler tout entier, vous oblige à toujours jouer un jeu dont vous devenez prisonnier.

Souvenez-vous que vous n'êtes pas prisonnier du mariage si c'est vous qui vous êtes rendu.

Les femmes peuvent-elles faire la cour ?

Je dis toujours aux femmes qu'elles doivent prendre des initiatives. Elles doivent éventuellement tout faire pour que les hommes tombent amoureux d'elles. Mais à un moment donné, il faut que l'homme prenne le relais, ou la femme va se sentir dupée.

Je sais que certains vont trouver cela sexiste. Est-ce-que j'ai des preuves qu'une relation ne marchera pas si c'est la femme qui joue le rôle traditionnellement joué par l'homme ? Non. Mais c'est ce que je ressens. Il me semble que la relation peut finir sens dessus dessous, la femme rencontre un autre homme qui la met plus en valeur, et elle quitte le premier.

Les relations entre hommes et femmes changent tous les jours. De plus en plus de femmes deviennent des patrons, leurs secrétaires sont des hommes, et ce sont elles qui proposent de sortir. Dans ces conditions, je ne peux pas prédire ce que nous réserve l'avenir. Il se peut qu'un jour les femmes courtisent autant que les hommes.

Je ne pense pas que nous en soyons déjà là et, à moins de tenir à avoir une longueur d'avance, je vous conseille de suivre encore quelques bonnes vieilles traditions. Après tout, c'est le mariage que vous voulez, alors autant éviter les erreurs.

Prouver son amour à une femme

Sachant que vous êtes prêt à vous livrer tout entier, n'hésitez pas à mettre le paquet. Cela ne veux pas dire que vous devez vider votre compte bancaire pour gagner le coeur d'une femme.

POUR LES HOMMES

Je crois que ce que la femme désire le plus, c'est l'attention que vous lui portez. Voici quelques indications pour lui prouver que vous l'aimez :

- **Servez-vous du téléphone** :Ne l'appelez pas seulement pour lui proposer de sortir, appelez aussi pour prendre de ses nouvelles. Si elle vit seule, vous pouvez même l'appeler au milieu de la nuit pour lui dire que vous l'aimez. Elle ne vous en voudra pas et se rendormira immédiatement en rêvant de vous.

- **Envoyez-lui des fleurs** :Il y a des hommes qui se creusent le cerveau pour trouver une idée originale de cadeau et qui finissent par offrir un balai mécanique... Vous voyez comme c'est romantique ! La plupart des femmes adorent recevoir des fleurs, alors tirez-en parti. Vous pouvez passer la commande par téléphone, et elles lui seront livrées à domicile. Ca ne vous reviendra pas cher, et vous n'avez pas besoin de vous déplacer. Vous avez une meilleure idée ?

- **Décidez vous-même** :La plupart des gens apprécient que ce soit l'autre qui décide de temps en temps. Vous devez trouver plus poli de faire choisir à votre amie le restaurant où vous allez dîner, mais si c'est vous qui payez, vous la placez dans une situation embarrassante. Peut-être qu'elle connait une bonne adresse, mais elle connait aussi la note... Si c'est vous qui invitez, choisissez vous-même l'endroit.

- **Parlez-lui de vous** :Les femmes ont besoin de percer l'intimité. Ca ne veut pas dire qu'elles se dévoileront si vous vous dévoilez. Beaucoup d'hommes confondent le sexe et l'intimité, mais pour beaucoup d'entre elles, faire l'amour ne suffit pas. Elle veulent savoir ce que vous ressentez, alors dites-le lui. Si vous voulez la voir nue, il faudra vous mettre à nu.

- **Multipliez les expériences en commun :** Vous pouvez aller à un concert ou voir un spectacle en plein air, allongés sur une couverture, avec du vin, du fromage et du raisin dans un panier. Vous pouvez prendre la voiture pour faire un tour en ville ou partir à la campagne admirer le feuillage d'automne. Vous pouvez aussi dégager la voiture de la neige et partir skier la nuit avec des lampes-torches. Elle ne vous verra pas toujours du même oeil selon les circonstances. Alors, pour qu'elle vous voit sous votre meilleur jour, gâtez-la de temps en temps.
- **Soignez votre look :** Certains hommes font très attention à leur look, alors que d'autres s'en fichent. Si vous êtes dans la deuxième catégorie, il est temps de changer de méthode. Les femmes veulent être fières de la personne qui les accompagne, alors essayez d'être au mieux quand vous êtes avec elle.

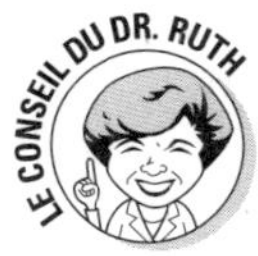

Bien que ces suggestions s'adressent principalement aux hommes, une relation se construit à deux. Les femmes aussi peuvent les lire, et si elles ont d'autres idées, qu'elles n'hésitent pas à les appliquer.

L'engagement

Il y a des gens qui se marient sans se dire que c'est pour la vie. Dans *Jurassic Park*, Ian Malcolm, le personnage joué par Jeff Goldblum, déclare : "Je recherche toujours la future ex-Mrs Malcolm." Si vous partez dans cet esprit, il y a des chances que votre voeu se réalise. Personne n'est parfait. Deux personnes n'ont jamais les mêmes goûts en tout. Dans chaque mariage, il y a un conflit. Ce ne serait pas naturel qu'il n'y en ait pas, personne n'est identique.

Votre tolérance dans ce conflit dépend en premier lieu de votre engagement dans le mariage. Mais si vous n'êtes pas plus convaincu que ça, votre mariage est voué à l'échec.

L'amour ne suffit pas

Imaginez que le mariage est un château de cartes. Si les cartes sont à peine posées les unes sur les autres, tout s'écroule au moindre coup de vent. Mais si les cartes sont collées, elles résisteront à tous les temps. *L'engagement, c'est le ciment du mariage.*

Ah, vous croyiez que c'était l'amour ? Vous pensiez que tant que vous étiez amoureux, vous pouviez faire face à n'importe quelle situation ? Vous seriez surpris de connaître le nombre de gens qui s'aiment et qui se séparent. Ce n'est pas l'amour qui leur manque, mais l'engagement.

Peut-être qu'elle s'investit plus dans son travail. Peut-être qu'il ne veut pas trop s'investir pour pouvoir découcher plus facilement. Peut-être qu'ils veulent tous deux se laisser la possibilité de rencontrer quelqu'un de mieux pour eux. Ca ne veut pas dire qu'ils ne s'aiment pas.

Les enfants et l'engagement

Avoir des enfants est considéré comme un signe d'engagement, mais vous ne pouvez plus compter là-dessus. Avec l'exemple des parents élevant seuls leurs enfants de plus en plus fréquemment (en particulier les femmes), les couples ne voient plus l'enfant comme une raison suffisante de rester ensemble. Je ne crois pas que ce soit bien d'avoir des enfants si vous ne vous considérez pas engagé auprès de l'autre. Malheureusement, beaucoup de gens ne pensent pas comme moi. Je dis "malheureusement" non pas parce qu'ils ne pensent pas comme moi, mais à cause du tort que cela fait aux enfants.

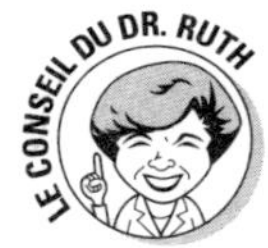

Les enfants se portent bien mieux lorsque les deux parents vivent sous le même toit. Certains me contredisent, mais ils ne me convaincront jamais. Ca ne veut pas dire pour autant que je ne conseille jamais à un couple de se séparer quand il y a des enfants ; ça m'arrive. Si deux personnes sont incompatibles, s'ils se battent à longueur de temps, voire s'ils s'en prennent aux enfants, alors le divorce est la meilleure solution. Ce n'est pourtant pas la situation idéale. Tout le monde ira mieux après le divorce, mais cela ne vaudra jamais une famille unie.

C'est une chose de n'avoir jamais eu qu'un parent. C'en est une autre que d'avoir ses deux parents et de les voir se séparer. L'enfant en est toujours affecté. Il est fréquent qu'il se culpabilise. Il ne devrait pas se culpabiliser, car ce sont rarement les enfants qui sont à l'origine de la séparation. Vous pouvez lui dire tout ce que vous voulez, il n'écoute rien. Même s'il accepte l'idée qu'il n'est pas responsable du divorce, il se dit qu'il aurait pu l'empêcher.

Le mariage avant tout

Si l'amour ne suffit pas, si les enfants ne suffisent pas, qu'est-ce qui fait l'engagement ? Cela diffère d'un couple à l'autre, mais la philosophie essentielle est la même. L'engagement, c'est la volonté de faire passer le mariage avant l'individu quand cela est nécessaire.

Chaque mariage connaît des difficultés de toutes sortes. Un des deux peut tomber malade. On peut avoir des problèmes financiers. Les parents peuvent se mêler des affaires du couple. Les soucis dûs aux enfants peuvent être source de conflit. Et certains malchanceux vont prendre tous ces problèmes à l'envers.

Il y a des difficultés que l'on affronte plus facilement à deux qu'individuellement. Si vous êtes frappés par une catastrophe naturelle, une inondation ou un tremblement de terre, il est évident que vous lutterez plus facilement à deux pour que la vie ne s'arrête pas. Même si vous perdez tout ce que vous avez accumulé pendant votre vie, il vous reste quelqu'un avec qui partager les souvenirs de ce passé.

D'autres situations peuvent mettre le mariage à l'épreuve. Si votre patron vous demande de rester travailler tard, vous subissez non seulement la fatigue que cela occasionne, mais vous affrontez aussi les regards noirs de votre partenaire qui en a assez de rester seul tous les soirs. Si cette situation devient insupportable, il faut faire un sacrifice, le travail ou le mariage.

Ce qui détruit le mariage

Trouver le "ciment" du mariage est particulièrement difficile de nos jours, ce qui explique qu'il y ait 50 % de divorces. Qu'est-ce qui, actuellement, détruit le mariage ?

- **Le modèle du couple où les deux travaillent** :Tous les coups, physiques ou psychologiques, sont longs à cicatriser. C'est pour cela qu'il est important pour les deux membres d'un couple de passer beaucoup de temps ensemble. Mais quand les deux travaillent, il faut aussi s'occuper de la maison, ce qui retombe souvent sur la femme, et le moindre petit problème devient une montagne.

- **Une société de plus en plus mobile** :Si vous avez toujours vécu dans la même ville, vous avez tout un réseau familial, des amis et des voisins pour vous aider. Quand vous déménagez, vous pouvez reconstruire de nouveaux réseaux, mais cela prend du temps et ne remplace jamais la famille. Et si vous déménagez souvent, il devient compliqué de pouvoir compter sur quelqu'un. N'avoir personne à qui demander de l'aide est très difficile, surtout quand on a des enfants.

- **Les médias** :Avant, on se souciait d'entretenir de bonnes relations avec ses voisins. On avait quasiment la même maison et nos modes de vie ne différaient pas. Aujourd'hui, on ne rencontre plus les gens sur le pas de sa porte, mais on les voit à la télé, dans les journaux, dans les magazines ou sur son réseau informatique. On n'entend parler que de gadgets à acheter, d'endroits à découvrir ou de nouveaux sports à pratiquer. On ne vous encourage pas à rester faire la conversation devant chez vous, car ça, ça ne rapporte rien à personne. Pourtant, c'est tout ce dont un mariage a besoin. On vous propose tellement d'activités que prendre du bon temps avec son mari ou sa femme semble être ce qu'il y a de moins important.

- **Le divorce en exemple** :Il n'y a pas si longtemps le divorce était fort désapprouvé. Les couples savaient à quoi s'en tenir. Le divorce n'était pas seulement une des possibilités, c'était le dernier recours. Les pressions extérieures jouaient un grand rôle pour empêcher les divorces. Ces pressions étaient exercées par la famille, les amis, les voisins et les collègues. Maintenant, c'est l'inverse. Aujourd'hui, vos amis peuvent très bien vous encourager à divorcer. Au travail, ça ne dérange personne que vous soyez divorcé ou non, peut-être même que cela arrange votre patron, car vous pourrez rester travailler plus tard. Peut-être que votre famille n'aime toujours pas ça, mais elle vit si loin de vous que son avis ne compte pas beaucoup.

- **La révolution sexuelle** :Ce n'est pas nouveau d'avoir un amant ou une maîtresse, mais du temps où la religion tenait une place plus importante, on ne s'en vantait pas, car les conséquences de l'adultère étaient terribles. Aujourd'hui, on nous dit que tout le monde doit s'amuser et qu'on est bien bête de rester toujours collé à la même personne. Les choses ont changé, c'est vrai, mais ce n'est pas tant une révolution. En revanche, avec tout ce qu'on entend dire sur le sexe, il devient difficile d'accepter une vie sexuelle un peu "pépère", avec le même partenaire toute sa vie.

Tous ces facteurs sont responsables du nombre croissant des divorces. Mais si vous en prenez conscience, et que vous faites tout pour en contrer les effets, il n'y a pas de raison pour que votre mariage se termine mal.

Renforcer votre mariage

Que vous soyez déjà marié ou que vous en rêviez encore, voyons ce que vous pouvez faire pour empêcher votre mariage de se briser dans les tempêtes du XXIe siècle.

Communiquer

Rien n'est plus essentiel dans le mariage que de se parler. Faire part de ses problèmes à l'autre permet de les résoudre avant qu'il ne soit trop tard. Pour cela, il faut accepter d'obéir à certaines règles :

- Il faut écouter l'autre.

- Il faut communiquer sans causer de dispute, c'est-à-dire, sans rapport de force, sans menaces et sans mesquineries.

- Il faut choisir le moment et le lieu où la conversation se passera le mieux possible. Ne commencez pas à discuter entre deux portes alors que vous êtes en retard pour le boulot, vous ne parviendriez qu'à vous hurler dessus.

Voici d'autres indications pour que la discussion se passe bien et pour que votre mariage reste sain et heureux.

- **Évoquez vos problèmes en dehors de la chambre** :n'abordez pas les problèmes de sexe quand vous faites l'amour ; parlez-en ailleurs que dans la chambre. Les émotions sont déjà en état d'ébullition pendant les rapports sexuels. Si vous y ajoutez un mauvais catalyseur, vous allez provoquer une explosion.

- **Ne vous disputez pas au sujet des enfants en leur présence** :Si vous leur montrez votre désaccord, vous ne ferez pas passer le message que vous voulez, et s'ils prennent position, le résultat sera faussé. Vous devriez toujours vous montrer unis, même si le problème n'est pas réglé. Si vous faites passer des messages confus, les résultats que vous obtiendrez seront confus.

- **Réfléchissez avant de parler** :Réfléchissez avant d'ouvrir la bouche. Si vous allez heurter les sentiments de l'autre, il vaut mieux vous taire.

- **Ne soyez pas avare en compliments** :Tout le monde les aime, alors ne vous privez pas. C'est particulièrement important si l'autre a investi beaucoup de temps dans un projet, que ce soit à préparer un plat ou à laver la voiture.

- **Prévoyez un moment pour parler** :Si vous ne trouvez jamais le temps de parler, prévoyez-le. Si un sujet est particulièrement pressant, il vous faut trouver le temps d'en discuter. Et même s'il n'y a pas de problèmes en particulier, souvenez-vous que ces échanges sont importants pour que la communication ne s'arrête pas.

  Essayez d'engager la conversation quand vous n'êtes pas pressés par le temps. Si votre mari se lève tôt, ne tentez pas un dialogue au moment de se coucher, car il sera soucieux de ses heures de sommeil. Cependant, si vous devez vraiment lui parler, et qu'il s'apprête à prendre sa douche, n'hésitez pas à le rejoindre sous l'eau !

- **Rappelez-vous les bons souvenirs** :Se souvenir des bons moments passés ensemble peut faire beaucoup de bien et aider à faire passer les petits problèmes de tous les jours. Ne rangez pas l'album-photo du mariage au fond du placard : laissez-le sorti, qu'il vous rappelle l'un des plus beaux jours de votre vie.

Faire des choses en commun

Ca aide toujours d'avoir des choses à se dire. Si vous partagez un loisir, vous aurez toujours un sujet de conversation qui vous intéresse tous les deux. Cela peut être simplement de lire le même livre ou quelque chose de plus compliqué, comme s'associer dans le travail.

- **Allez faire une marche** :C'est le meilleur moment pour discuter.

  Vous êtes tous les deux en toute intimité.

  Vous n'êtes pas distrait (si vous avez un téléphone portable, laissez-le chez vous, à moins d'une urgence).

  En marchant, vous dépensez de l'énergie qui, à la maison, pourrait servir à se bagarrer. Vous verrez que discuter en étant actif au lieu d'être passif permet de moins s'énerver pour des choses de moindre importance.

- **Sortez** :Je sais qu'avec des enfants, il peut être difficile de trouver le temps et l'argent pour sortir, mais il est primordial de se consacrer du temps l'un à l'autre. S'il n'y a pas de grand-parents à proximité, arrangez-vous avec un couple de voisins pour faire des tours de baby-sitting. Si vous ne pouvez pas vous payer un grand restaurant, prenez un Big Mac à emporter chez Mc Donald, et allez le manger au calme.

- **Fermez votre porte à clef** :Je suis toujours étonnée de voir des couples dont la chambre ne ferme pas à clef. Vos enfants doivent comprendre que Papa et Maman ont parfois besoin d'être seuls, que ce soit pour parler ou pour d'autres raisons plus privées. Ce n'est pas un petit verrou qui va vous ruiner, et vous ne regretterez pas votre investissement.

- **Baissez le son** :Il y a des gens qui ont toujours besoin d'un bruit de fond, que ce soit la radio, la télé ou un disque qui tourne. Même si ce n'est pas assez fort pour empêcher une conversation, ça la perturbe. Les temps de communications sont déjà assez courts, accordez-vous le maximum d'attention si vous voulez que le message passe. Quand vous montez en voiture, n'allumez pas tout de suite la radio. Un trajet en voiture peut être un bon moment pour parler, alors ne laissez pas l'animateur radio s'en emparer.

- **Fixer les priorités** :Quand on a un emploi du temps chargé, on se disperse vite. Vous dites "on en parle bientôt", et bien que vous viviez sous le même toit, le bientôt devient un plus tard, et le plus tard un jamais. C'est vrai qu'on est toujours très occupé, mais est-ce qu'il n'est pas plus important de se parler. Dressez une liste de ce que vous avez à faire (habiller les enfants, promener le chien), et placez une conversation avec votre partenaire dans les priorités.

- **Laissez décroché ou mettez le répondeur** :J'adore le téléphone et j'y passe des heures tous les jours, mais ce n'est pas parce que la sonnerie est stridente qu'il faut se précipiter pour répondre. Parfois, il faut décider que le téléphone ne doit pas vous interrompre. Si vous avez enfin trouvé le temps d'entamer une conversation, ça ne rime à rien de vous interrompre pour parler à quelqu'un d'autre. Personne n'est plus important que votre partenaire, n'est-ce pas ?

Soyez ensemble quand vous êtes séparés

Quand le seul moyen de communiquer était d'utiliser l'encre et la plume, les gens prenaient la peine d'écrire. Maintenant que la machine à écrire est déjà dépassée, qu'il y a les ordinateurs, les boîtes aux lettres et tout ce qui facilite la communication, on écrit de moins en moins.

- Quand votre partenaire est absent, si vous avez une demi-heure, écrivez-lui une lettre. Parlez de vous, de ce que vous ressentez, ainsi vous serez déjà dans le vif du sujet quand vous aurez l'occasion de vous parler de vive voix. A vous de choisir, si vous voulez envoyer votre courrier par la poste ou par e-mail.

- Vous pouvez aussi écrire des petits messages sur des "post-it" et les placer bien en vue. Assurez-vous que ça n'ait pas l'air d'un pense-bête pour une corvée, mais bien d'un mot que l'on est pressé de lire.

Il est judicieux de noter pour vous-même les sujets que vous voulez aborder avec votre conjoint. Combien de fois lui dites-vous : "Je voulais te parler de quelque chose, mais je ne sais plus ce que c'est." Si vous l'aviez noté quelque part, vous ne l'auriez pas oublié. Alors pensez-y la prochaine fois.

Il n'est pas toujours facile de bien communiquer. Cela se travaille, et si on veut y arriver correctement, il faut considérer cela comme une priorité.

Le mariage et le sexe

Les statistiques montrent que la sexualité est une composante importante du mariage. Ce n'est pas la composante la plus importante, et beaucoup de gens constatent que leur vie sexuelle diminue au fil des années, mais on ne peut tout de même laisser sa vie sexuelle s'éteindre. Le sexe est un moyen de communiquer son amour et, comme avec tous les moyens de communication, il faut s'assurer que l'on s'en sert suffisamment pour que le mariage fonctionne bien.

De toute évidence, si l'un des partenaires est frustré sexuellement, ce n'est pas bon pour le mariage. Même si le mot orgasme n'est pas cité lorsqu'on prononce ses voeux, il est implicite que l'on désire assouvir ses besoins sexuels avec la personne qu'on épouse. Mais l'union sexuelle entre l'homme et la femme n'implique pas seulement les rapports sexuels. Cela implique également l'intimité qui est une autre composante importante de la solidité de votre union.

Je reçois souvent des courriers de femmes qui ne veulent pas que leur maris les voient nues, car elles ont honte de leur corps. Certaines d'entre elles ont une vie sexuelle épanouie, mais elles ne se débarrassent pas de cette manie. Cela me dérange toujours, tant pour le manque d'amour-propre de ces femmes que pour le manque d'intimité que cela révèle dans le couple.

Il faut de l'intimité dans un couple pour montrer au monde et à vous-même qu'un lien spécial vous unit. Cela ne veut pas dire que vous ne pouvez pas fixer certaines limites, mais moins il y en aura, plus vous serez intimes. Et je ne parle pas que d'intimité physique. C'est bien de pouvoir se montrer nu, mais c'est important également de pouvoir témoigner de ses états d'âme. Si vous cachez à votre partenaire vos espoirs, vos rêves, vos désirs, vous devenez étrangers dans des domaines essentiels, et cela n'est pas bon dans un mariage.

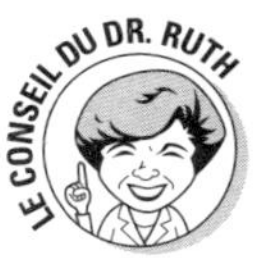

Vous pouvez aussi pousser l'intimité au point de roter devant l'autre, comme si il ou elle n'était pas là. Mais ce n'est plus de l'intimité, c'est de la grossièreté. Quelle que soit votre intimité, vous ne devez pas manquer de respect. Et si votre intimité parvient jusqu'à la salle de bain, il n'y a pas de raison pour se priver de faire ce qu'on a à y faire. Mais il ne faut pas que la maison tout entière devienne une salle de bain.

Le comble de l'intimité

Le comble de l'intimité n'a rien à voir avec le sexe et ne demande pas qu'on se déshabille. L'atteindre n'est ni compliqué ni difficile, et pourtant il est très rare d'y parvenir.

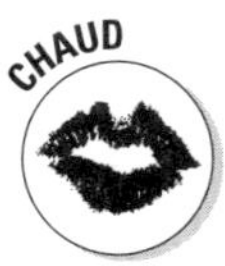

Le comble de l'intimité, c'est de se livrer entièrement à son partenaire.

Nous avons tous des secrets dont nous ne parlons à personne, y compris notre partenaire. Certains de ces secrets sont sans importance et n'ont pas besoin d'être révélés. Si l'oreille vous démange, vous n'avez pas besoin de crier sur tous les toits que vous allez vous gratter. C'est une évidence.

Mais si ce sont vos pensées qui vous démangent ? Vous êtes chauffeur de camion du genre balaise, vous avez toujours voulu écrire des poèmes, mais vous craignez les moqueries. Allez-vous le cacher à votre femme ? Si oui, pourquoi ? Auriez-vous peur de passer pour un faible ? Croyez-vous que vous devez entretenir une certaine image de vous-même pour qu'elle vous aime ?

Chaque fois que vous vous réfugiez derrière un masque, vous réduisez l'intimité qui existe dans votre couple et vous mettez une barrière entre vous au lieu de vous donner la main.

TRUC

Vous pensez peut-être qu'en laissant quelqu'un observer ce qui se passe à l'intérieur de vous-même, vous vous mettez en position de faiblesse. C'est vrai si n'importe qui peut accéder à vos secrets les plus chers, mais pas s'il s'agit de votre mari ou de votre femme. Et si votre partenaire vous aime autant que vous l'aimez, au lieu de vous diminuer, cela renforcera votre couple et votre union.

Ne jouez pas au plus malin

Ce qui ruine l'intimité d'un couple, c'est quand l'homme et la femme se mettent à compter les points.

- Il a fait ci, donc je ne ferai pas ça.
- Elle ne m'a pas laissé faire ci, donc je ne la laisserai pas faire ça.
- Nous ne sommes pas allés danser l'année dernière, donc je n'irai pas à son pique-nique de famille.

Chaque fois que vous comptez les points, vous détruisez un peu de votre mariage. Vous êtes censés être dans le même camp, pas dans des camps opposés.

Certes, même les coéquipiers se chamaillent. Le mariage parfait n'existe pas. Il y aura des problèmes. Il y aura des hauts et des bas. Si votre objectif est d'être parfaitement intimes, d'être aussi proches l'un de l'autre que possible, vous saurez résoudre les problèmes et vous progresserez. Mais si vous commencez à vous sentir en compétition, vous instaurerez très vite la compétition, et vous briserez votre mariage.

LE CONSEIL DU DR. RUTH

Il n'y a rien de meilleur au monde que de faire UN avec la personne qu'on aime. Cette unité peut être de très forte intensité pendant l'acte sexuel, mais ce sentiment est aussi source de bien-être et d'assurance tout au long de la journée. Faites ce qu'il faut pour sentir que votre mariage vous unit dans la vie. Fournissez les efforts que cela demande. Donnez-vous en la peine. Vous ne le regretterez pas, je vous le promet.

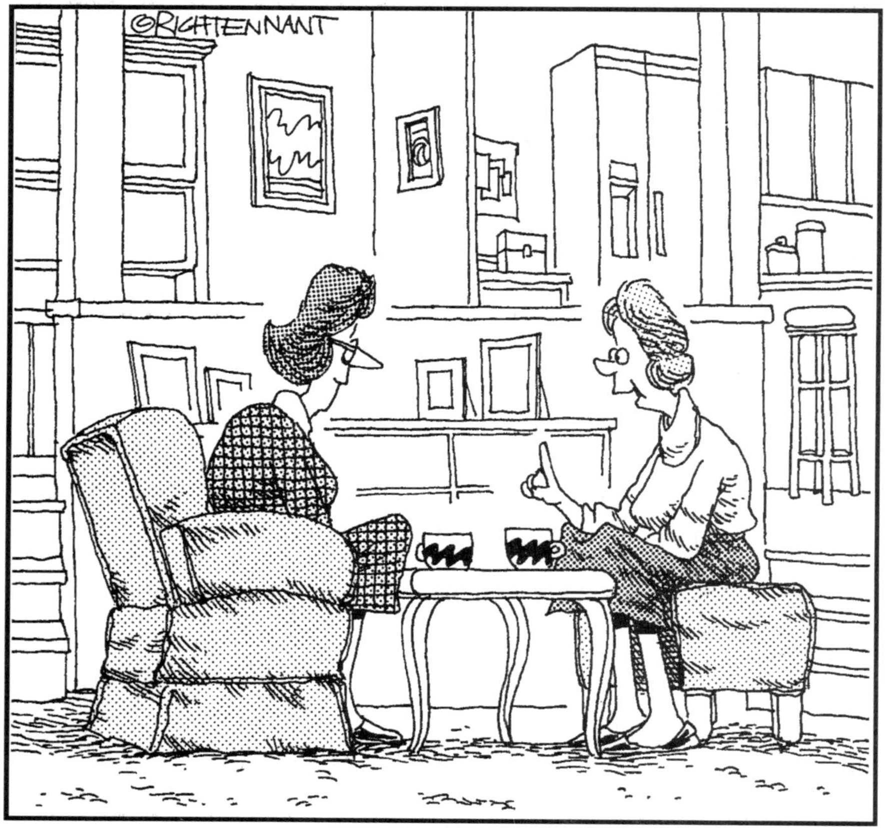

"J'ai passé un accord avec Arthur. Il accepte de renoncer à ses séances de gym deux fois par semaine et en échange, je lui garantis qu'il brûlera tout de même plus de trois cent calories chaque nuit."

Chapitre 9

Escapades romantiques et lunes de miel

Dans ce chapitre

Passer des vacances sexy.

Partir en lune de miel.

Savoir être romantique dans toutes les situations.

Partir avec un budget serré.

L'expression qui dit que l'on n'est jamais aussi bien que chez soi ne s'applique pas au sexe. Beaucoup de gens vivent leurs expériences sexuelles les plus excitantes bien loin de chez eux, que ce soit pendant leur lune de miel ou pendant de simples vacances de détente. La détente est certainement un mot-clef, car plus vous êtes détendu, mieux vous faites l'amour.

Le temps est un autre facteur important. J'ai dit et répété que plus vous preniez le temps, plus vous preniez du plaisir. Je me rends compte que dans les années 90, de plus en plus de gens ont du mal à prendre du temps pour faire l'amour et encore moins pour rester allongés langoureusement pendant des heures nus sur le lit. Heureusement, ce n'est pas vrai en vacances. Lors de votre prochain voyage, vous aurez lu ce chapitre et vous saurez exactement comment mettre de la fantaisie dans vos vacances, que vous partiez à l'autre bout de la terre ou dans un hôtel voisin. Pour que vos vacances soient "sexy", il faut tout prévoir... et pas seulement les billets d'avion.

Se préparer

Comme je le dis dans le Chapitre 11, plus les préliminaires sont longs, meilleurs sont les résultats. En ce qui me concerne, je trouve que les préliminaires à l'amour peuvent commencer juste après un orgasme, et j'applique également cette philosophie aux vacances.

Dès que vous commencez à prévoir vos vacances (cela peut être au moment où l'avion se pose sur la piste au retour des vacances précédentes), vous pouvez en profiter pour améliorer votre vie sexuelle.

Fantasmez

Par quoi allez-vous commencer pour préparer vos vacances ? Par fantasmer.

Le fantasme est très important. En rêvant tout éveillé de vos prochaines vacances, vous éliminez déjà un peu du stress de vos journées de travail avant même de vous envoler pour une destination inconnue.

- Faites une pause dans la journée et imaginez-vous en train de faire l'amour pendant ces vacances. En faisant cela, vous commencez déjà à vous mettre en condition.
- Quand vous faites réellement l'amour, imaginez que vous êtes en vacances. Dites-vous que vous êtes sur une plage de sable blanc, dans une petite tente igloo ou dans votre hamac au fond d'une cour.

Le fantasme intensifie toujours les sensations pendant l'acte sexuel, surtout quand on s'imagine dans des lieux magiques.

Vous voyez, avec un peu d'imagination, vous pouvez vous servir de vos prochaines vacances comme stimulateur sexuel plusieurs mois avant de faire les bagages. Et le temps que ces vacances arrivent enfin, vous serez prêt à avoir une activité sexuelle réussie comme jamais auparavant.

Choisissez ensemble

L'énergie sexuelle ne se transmet pas seulement pendant l'acte sexuel. Le couple existe également à travers la communication. Et quelle meilleure occasion de communiquer que de choisir ses prochaines vacances ? Passer du temps avec son partenaire à parcourir les brochures, à étudier les cartes, à faire le pour et le contre de chaque location sont de bons moyens d'échange. Votre budget a beau être fixe, tous les choix sont possibles. Alors appliquez-vous à choisir entre la montagne ou la mer, l'hôtel ou le camping, la gastronomie, ou le site de vos rêves.

Il se peut que vous ayez des compromis à faire, mais avec le choix dont vous disposez, s'il n'y a pas un seul endroit qui vous fasse rêver tous les deux, alors je me demande tout de même ce que vous faites ensemble.

Soyez prêt à partir

Vous avez toutes sortes de moyens de vous préparer à partir :

- Si vous partez dans un pays étranger dont vous ne connaissez pas la langue, vous pouvez suivre ensemble quelques cours d'initiation. Si vous ne pouvez pas vous offrir ces cours, achetez des cassettes que vous écouterez ensemble dans la voiture (Ne négligez pas d'apprendre les petites phrases qu'on se dit en faisant l'amour).

- Pour vous familiariser avec la nourriture que vous découvrirez allez dans un restaurant qui offre ces spécialités. Vous pouvez aussi acheter des plats à emporter pour les déguster chez vous ou essayer de réaliser de nouvelles recettes.

- Si vous partez pour passer des vacances sportives, vous pouvez déjà vous entraîner. Une ballade à vélo pour entretenir la forme peut être un bon moyen de s'y préparer.

- Si vous devez acheter des vêtements, faites vos courses ensemble et aidez-vous à faire vos choix. Quand vous faites les essayages, imaginez ce que ça donnera quand vous serez sur place. Veillez à acheter des vêtements "sexy" qui attirent l'attention.

- Si vous connaissez un film qui se passe dans le pays où vous désirez aller, louez la cassette et regardez-le chez vous. Rentrez dans la peau des personnages et essayez de rendre le film plus sexy...

- Vous pouvez également louer des films ayant trait à votre voyage. Si vous vous êtes déjà rendu dans le pays, vous pouvez ressortir vos propres albums ou vos vidéos. (J'espère que vous avez pris des photos romantiques.)

- Si vous voulez vous amuser un petit peu, vous pouvez décorer votre chambre aux couleurs de la destination que vous avez choisie. Une plante exotique ou une moustiquaire mettront un peu de fantaisie et donneront du charme à votre pièce.

Inventez tout ce que vous voulez pour anticiper ces vacances et utilisez l'énergie qui en ressort pour améliorer votre vie sexuelle tant que vous êtes encore chez vous. Croyez-moi, ce qui compte le plus quand il est question de sexe, ce ne sont pas les parties génitales, c'est le cerveau. Apprenez à être inventif et votre vie sexuelle s'améliorera. Pas seulement le temps des vacances, mais toute l'année.

Qu'est-ce qui rend les vacances "sexy" ?

Pour certains, des vacances sexy ne peuvent avoir lieu que dans une île tropicale (étendus au soleil sur une plage). Il est sûr que l'atmosphère d'un paradis tropical est stimulante, surtout quand on a pour toute tenue un maillot de bain ou encore moins. Pour moi, sexy veut dire stimulant, et cette stimulation ne doit pas fonctionner seulement au niveau de votre peau, mais également au niveau de votre cerveau. C'est pour cela qu'il y a plus de destinations sexy qu'on ne le croit, où le grain de sable le plus proche se trouve à des milliers de kilomètres de là.

Des stimulations de toutes sortes

Beaucoup de gens s'accordent à dire que Paris est l'endroit le plus excitant au monde, même si l'été est parfois gris et froid. Mais si vous n'avez guère de chances de bronzer dans la Ville lumière, vos sens peuvent être stimulés comme nulle part ailleurs.

Goûter les mets les plus fins, voir les plus beaux trésors artistiques du monde, entendre les sons harmonieux de la langue française, faire les vitrines des magasins les plus en vogue, déambuler sous le ciel de Paris peuvent ragaillardir vos sens, ainsi que votre libido. Beaucoup de gens disent que la magie opère toujours lorsqu'ils visitent la capitale française. Si vous choisissez Paris plutôt que les îles Caraïbes, vous passerez moins de temps allongé. Mais laissez-moi vous dire que le temps que vous passerez à vous embrasser sera mémorable.

L'ambiance

Si Paris combine autant de stimulants pour vos sens, il existe beaucoup d'autres endroits qui ne sont pas en reste. Il suffit de savoir trouver ces stimulants et de comprendre comment ils vous touchent.

- New-York, avec son brouhaha, offre une ambiance unique où faire l'amour avec la circulation en bruit de fond semble faire partie d'un grand projet de construction.
- A Rome, au milieu des ruines de l'ancien empire, vous pouvez vous prendre pour l'empereur et l'impératrice régnant sur votre propre empire sexuel !
- Passer vos vacances au pied de cimes enneigées vous donnera envie de vous réchauffer en vous blottissant sous une couette particulièrement douillette et confortable.

Chaque endroit peut devenir sexy, si toutefois vous y amenez votre propre sensualité.

Les vacances loisirs

Si vous partagez un loisir et que vous combinez vos vacances en fonction de ce loisir, il y a de grandes chances que vos vacances soient très réussies. Je connais des gens tous deux passionnés de pierre précieuses, qui se régalent à partir une semaine dans le désert pour chercher de nouvelles pierres.

Creuser dans le sable du désert, cela est-il excitant pour les sens?

L'idée n'est pas de trouver un lieu de vacances qui offre les plus beaux endroits pour faire l'amour, mais de choisir un lieu qui permette d'avoir des activités stimulantes qui maintiennent tous vos sens en éveil. Ainsi, quand justement vous faites l'amour, vous démarrez au quart de tour au lieu de vous trouver au point mort. C'est comme cela que vous aurez une activité sexuelle réussie et non banale.

Si c'est de chercher des pierres qui vous plaît, si c'est de trouver une pierre très spécifique qui vous excite, alors à la fin de la journée, vous serez dans une humeur parfaite pour faire l'amour. En revanche, si ce type de vacances ne vous dit rien du tout, alors barrez le désert de votre liste, car le monde entier est à explorer. Trouvez le lieu qui vous attire, vous et votre partenaire.

Quand les attentes sont différentes

Si vous partagez le même hobby, vous pouvez passer des vacances formidables en les organisant autour de ce hobby. Mais si vous n'avez pas les mêmes centres d'intérêt, il vous faudra faire attention. Si vous jouez au golf, mais que votre femme n'aime pas ça, je vous déconseille vivement de choisir une station avec un terrain de golf où vous pourrez passer six heures d'affilé pendant que votre femme attend dans la chambre. Elle sera furieuse et vos rapports sexuels s'en ressentiront.

En revanche, si vous êtes passionné de golf, et votre femme de plongée sous-marine, vous pouvez d'un commun accord vous séparer pendant la journée, et vous retrouver le soir.

S'il y a deux couples, c'est encore mieux ; on peut changer de partenaire dans la journée pour partager une même activité (Les deux tandems ainsi formés ne doivent pas nécessairement être du même sexe.). Ainsi, on a de la compagnie pendant la journée, et on se retrouve le soir.

Quand les aptitudes sont différentes

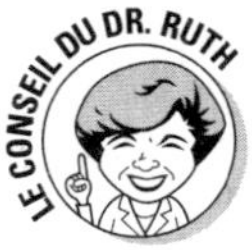

J'adore le ski, et mon mari aussi. Pourtant, quand nous allons skier, nous ne descendons pas les pistes ensemble. La raison en est que nous ne skions pas au même niveau, et ça ne serait pas très drôle pour lui si je le ralentissais. Pour les couples qui n'ont pas les mêmes aptitudes dans un sport, je recommande de se séparer dans la journée. Vous vous concentrez sur ce sport, vous essayez de progresser, vous en profitez à votre rythme et la nuit, vous êtes de nouveau ensemble.

Le fait que vous soyez plus détendu en vacances qu'à la maison explique que votre activité sexuelle soit plus dynamique dans ces moments-là. Mais si vous avez passé la journée sur les pistes à vous énerver et à vous reprocher d'aller trop vite ou trop lentement, ces quelques heures passées ensemble risquent de ne pas vous être d'un grand secours au moment de vous glisser sous les draps. Mon conseil s'adresse tant aux skieurs qu'aux joueurs de tennis, de golf ou de tout autre sport où les différences de niveau risquent de gâcher le plaisir.

La lune de miel

Les jeunes couples devraient-ils agir autrement que les autres ? Tout dépend de leur relation. Si vous vivez ensemble depuis deux ans, que vous êtes souvent partis ensemble en vacances et que ce n'est qu'une fois de plus, je n'ai rien à ajouter de particulier pour rendre ces vacances plus sensuelles que d'autres. A l'évidence, vous pourrez consacrer plus de temps au sexe, et la magie du mariage opérant encore, l'ambiance sera romantique. Mais ce que vous ne voulez pas, c'est être déçus. Si vous avez déjà fait l'amour 500 fois, vous ne pouvez pas raisonnablement vous attendre à faire trembler la terre la 501e fois.

Afin de réussir leur lune de miel, certains couples prennent congé l'un de l'autre (sexuellement parlant), environ un mois avant le mariage. Cela peut marcher, et de toute façon cela ne peut pas faire de mal d'être célibataire quelques temps, afin de mettre un peu de piment dans la nuit du mariage. Mais encore une fois, il n'y a rien de comparable entre n'avoir jamais fait l'amour et s'être abstenu pendant un mois. La courte période de célibat peut intensifier les sentiments que vous aurez à vous retrouver, mais ne fondez pas des espoirs qui pourraient être déçus, car vous regretteriez votre période d'abstinence.

Faire l'amour la première fois pendant la lune de miel

Parlons maintenant de la vraie lune de miel, lorsqu'on attend d'être marié pour faire l'amour. Je souhaite à tous une lune de miel de rêve avec beaucoup d'orgasmes, mais je dois aussi ajouter une petite mise en garde.

Beaucoup de couples, en particulier s'ils ne sont pas expérimentés, mettent du temps à développer leur sexualité. Il y a beaucoup de chances que l'orgasme de la femme soit très discret, et que l'homme, dans son excitation, n'ait pas le temps de pénétrer sa nouvelle femme (voir le Chapitre 10).

Vous aurez toutes sortes d'occasions d'être excités pendant votre lune de miel. Si ce n'est jamais arrivé auparavant, le simple fait de voir l'autre nu, ou de s'allonger nus l'un à côté de l'autre, seront des moments délicieux. Mais il faut du temps pour que les performances sexuelles se développent et il ne faut pas paniquer si tout ne se passe pas bien la première fois. Au bout de quelques temps, vous comprendrez comment fonctionne le corps de l'autre et vous deviendrez de meilleurs amants, surtout si vous lisez attentivement ce livre.

Où passer sa lune de miel

En ce qui concerne le décor, je crois que partir sur une île est une bonne idée, car cela permet un bon épanouissement sexuel. Cependant, ce n'est pas une nécessité. Le principe de la lune de miel est d'apprendre à se connaître, sexuellement bien sûr, mais aussi dans d'autres domaines. L'objectif étant de se rapprocher, moins il y a de distractions, plus il est facile de se consacrer l'un à l'autre.

Vous n'avez pas nécessairement besoin d'un paradis tropical pour cela. Il vous faut l'essentiel, c'est-à-dire une chambre qui ferme à clef et un lit. Si vous en avez les moyens, partir sur une île lointaine rendra bien entendu l'expérience plus agréable.

Ne pas abuser des bonnes choses

J'ai encore un conseil à vous donner avant votre lune de miel : méfiez-vous des abus.

Si vous passez la journée au soleil au point de devenir rouge comme une écrevisse, vous ne serez plus d'humeur à batifoler. Ou si vous passez des heures à jouer au tennis après des mois vissé à votre fauteuil de bureau, les crampes phénoménales que vous aurez le lendemain ne vont pas vous faciliter la vie le soir venu. Enfin, si vous abusez un peu trop de ce rhum délicieux et que vous passez la nuit à chanter sous les étoiles, cela n'améliorera pas vos performances sexuelles.

De même qu'il ne faut pas abuser du soleil, du sport, de la boisson ou de la nourriture, il ne faudrait pas abuser du sexe non plus. Il y a même une maladie chez la femme due à l'abus de sexe avec un nouveau partenaire, que l'on appelle la *cystite de la lune de miel.* Il s'agit d'une infection vaginale. Bien que j'encourage tous les couples à s'épanouir sexuellement le plus possible pendant leur lune de miel, je dis également qu'il ne faut pas s'épuiser, mais au contraire s'accorder un peu de repos si la nature le demande. Vous avez toute votre vie pour faire l'amour, alors quelques orgasmes de plus ou de moins pendant la lune de miel ne feront pas la différence.

Se marier pendant la lune de miel

C'est une nouvelle tendance aujourd'hui que de se marier pendant la lune de miel. Pourtant, si l'un de mes enfants partait en vacances et m'annonçait son mariage à son retour, j'aurais un choc, croyez-moi. Il y a tout de même des circonstances dans lesquelles cette décision se justifie, surtout lorsqu'il s'agit d'un second mariage pour l'un des deux partenaires.

Parfois, la famille, tout au moins la famille très proche, peut participer à ce genre de mariages. Un mariage à Disney-World, par exemple, peut très bien convenir. Étant donné que l'on vit loin les uns des autres aujourd'hui, si les membres des deux familles doivent voyager, autant les faire venir dans un endroit où ils pourront s'amuser aussi en dehors du jour des noces.

Ceux qui décident de se marier pendant leur lune de miel donnent plusieurs raisons. La première est financière. Les mariages coûtent si cher qu'en partant juste tous les deux, vous faites une sacrée économie. Une autre raison importante est d'éviter de consacrer trop de temps et d'énergie à préparer un grand mariage. Les gens passent des mois à tout prévoir. Le temps de trouver une date qui convienne pour l'église et pour le traiteur, le temps de préparer la fête que l'on veut donner, de mettre au point la liste des invités et de régler toutes sortes de petits problèmes, au bout du compte, c'est du boulot de se marier ! Si les deux travaillent à temps complet, ils n'auront pas le temps de s'occuper de tout ça.

Cependant, la vidéo de votre mariage en amoureux n'est pas ce qu'il y a de plus satisfaisant pour votre mère qui rêvait de cette dernière danse avec vous depuis votre naissance ou pour votre père qui se voyait vous donner le bras pour entrer dans l'église.

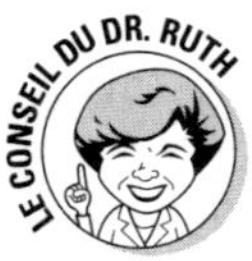

Je crois en la tradition, mais je reconnais que de nos jours, certaines ne sont plus très pratiques à appliquer. Bien que je trouve dommage d'exclure la famille de son mariage, je reconnais qu'il faut vivre avec son temps.

La deuxième lune de miel

La deuxième lune de miel est une très bonne idée, car vous avez non seulement décidé de renouveler vos voeux de mariage, mais vous prenez également un peu de temps pour être ensemble. Si vous avez des enfants et si vous travaillez, ces moments privilégiés en croisière ou même dans une chambre d'hôtel sont précieux.

Récemment, pour la Saint-Valentin, je me suis embarquée sur le "Love boat" en compagnie de 1 600 personnes venues renouveler leurs voeux de mariage. Un prêtre a célébré la cérémonie de mariage, puis je me suis levée faire un petit discours. J'ai donné aux couples quelques instructions précises sur ce qu'ils devaient faire juste après la fin des festivités, et vu comme tout le monde a filé dans sa cabine et comme le bateau s'est mis à tanguer, j'ai de sérieuses raisons de penser que chaque couple a suivi mon conseil !

La plupart des couples avaient plus de cinquante ans et pour beaucoup d'entre eux, leur vie sexuelle avait commencé à baisser. La baisse de l'activité sexuelle s'explique de plusieurs façons : on est très occupé par le travail, on a moins d'intimité, car les enfants se couchent plus tard que nous, et avec l'âge, on subit des changements physiques (voir le Chapitre 16 à ce sujet).

Cela ne veut pas dire qu'on ne verra plus les étoiles briller (je pense que des étoiles ont brillé sur le Love boat...), mais il ne faudrait pas trop s'attendre à monter au septième ciel. Vous connaissez si bien le corps de votre partenaire que vous pouvez en tirer le meilleur parti. Mais n'imaginez pas retrouver les mêmes sensations que lors de votre première lune de miel.

Les vacances avec les enfants

Il est bon de penser à ses vacances et de s'imaginer en train de faire l'amour, mais si vous partez avec les enfants, vous risquez d'avoir encore moins de temps à consacrer au sexe qu'à la maison. La raison étant que, très souvent, les familles se retrouvent à partager une même chambre, et il n'y a rien de tel pour vous couper vos effets que d'avoir les enfants qui dorment à vos pieds.

Bien entendu, tout dépend de l'âge des enfants. S'ils sont suffisamment jeunes pour se coucher tôt et que rien ne les réveille, alors votre vie sexuelle n'est pas trop menacée. Les bébés vous réveillent la nuit certes, mais comme ils ont besoin de faire la sieste, ils vous laissent un peu de répit l'après-midi. Et puisque vous êtes en vacances, il n'y a pas de raison pour que vos escapades sexuelles n'aient pas lieu l'après-midi.

Pour les enfants plus âgés, c'est une autre histoire. S'ils vont se coucher à la même heure que vous et qu'ils partagent votre chambre ou votre tente, vous pouvez dire adieu au sexe. Si c'est ainsi que cela doit se passer, je vous conseille de vous arranger pour pouvoir passer au moins quelques nuits seuls. Je sais qu'il y a des budgets serrés, mais étant donné que la frustration sexuelle peut vous gâcher les vacances, essayez de mettre de côté pour vous offrir un peu d'intimité.

Voici quelques conseils pratiques selon l'âge de vos enfants :

- La solution la plus simple, bien qu'étant la plus chère, est de louer une chambre séparée pour vous deux, une ou deux nuits dans la semaine.
- Si vos enfants ont besoin d'une baby-sitter, réservez dans un endroit qui offre ce service et, une fois ou deux, louez-vous une autre chambre pour la soirée.
- Choisissez un lieu de vacances qui propose des activités surveillées pour les enfants, conduisez-les à la plage ou à la piscine et retournez dans votre chambre pour une "après-midi de délice".
- Un après-midi pluvieux, amenez-les à une séance de cinéma, et regagnez au plus vite votre chambre d'hôtel.
- En réfléchissant, vous verrez que louer une maison ne revient pas plus cher que d'aller à l'hôtel, car vous n'aurez pas besoin de prendre tous vos repas au restaurant. Mais surtout, vous aurez le luxe d'avoir votre propre chambre.
- La solution la plus économique est encore de se munir d'une montre-réveil et de la programmer vers deux heures du matin, heure à laquelle il faut espérer que les petits chéris dorment à poings serrés pour vous laisser enfin d'un peu d'intimité.

Les vacances avec un parent

Si un parent vient de perdre son conjoint, vous décidez de l'emmener avec vous en vacances pour ne pas le laisser seul ou pour lui changer les idées. Il n'est pas compliqué d'avoir des chambre séparées lorsqu'on part avec un parent et il ne sera pas difficile pour vous de trouver le temps de faire l'amour. En réalité, partir avec le grand-père ou la grand-mère peut résoudre vos problèmes de baby-sitting et, pendant qu'ils amènent les enfants en promenade pendant une heure ou deux, vous êtes tranquilles. Mais pour que les relations soient romantiques, le sexe ne suffit pas, il faut avoir aussi un peu d'intimité. Et partir avec un autre adulte ne facilite pas les choses.

Bien que notre société regarde ses aînés comme des individus asexués, ils n'en sont pas. Même s'ils n'ont pas de partenaire, ils se souviennent très bien du temps où ils en avaient un. Ils comprennent très bien que vous ayez besoin de vous isoler par moments et, comme ils redoutent déjà d'être une gêne, ils ne vous reprocheront pas de partir tous les deux faire une marche ou nager ensemble.

Diversifier ses vacances

La nouveauté est très certainement un moyen de mettre un peu de piment dans votre vie sexuelle, et les vacances peuvent le permettre.

Les vacances dans des camps de nudisme

Les camps de nudisme ne sont pas des endroits que l'on recherche spécialement pour le sexe. En fait, la plupart des camps sont même très stricts en ce qui concerne le sexe.

Vous êtes libre de vous promener nu, ce que vous pouvez trouver sexy, mais les rapports sexuels ont lieu dans vos appartements. A moins que vous ne trouviez un endroit bien caché où personne ne vous surprendra.

Si vous cherchez un endroit pour vous débarrasser à la fois de vos vêtements et de vos inhibitions, vous n'avez que l'embarras du choix.

- Il y a des clubs de nudisme partout dans le monde, dont environ deux cents aux Etats-Unis.
- L' "Association For Nude Recreation" compte plus de 46 000 adhérents.
- Il existe même des croisières pour nudistes.

Les vacances sur l'eau

Pour ma part, j'adore partir en croisière. Vous savez pourquoi ? Parce qu'il y a toujours un masseur à bord, et je m'arrange pour me faire masser au moins une fois par jour. Mais si votre partenaire est doué pour ça, vous pouvez vous faire des petits massages privés, ce qui ne nécessite pas d'être sur un bateau !

En croisière, vous vous faites dorloter et, au cours des escales, vous pouvez vous promener et visiter en laissant vos affaires au même endroit. La croisière en bateau offre d'autres avantages :

- La nourriture est excellente (n'en abusez tout de même pas trop, un ventre ballonné ne facilite pas l'exercice sexuel).
- Les croisières offrent diverses activités, aussi bien à bord que pendant les escales, et vous pouvez rencontrer beaucoup de monde. Parfois, vous ferez le serment de vous revoir, mais cela n'arrivera pas souvent !
- Si vous préférez ne jamais sortir de votre cabine et ne voir personne, il y a un service de chambre 24 heures sur 24. Assurez-vous d'avoir réservé une chambre double !

Faire l'amour en plein air

Beaucoup de gens aiment faire l'amour en plein air. C'est une excellente idée si les deux partenaires la partagent, mais ne vous laissez pas entraîner trop loin. Voici quelques conseils pour que vos ébats au soleil (ou sous la lune) soient réussis :

- Vérifiez que vous êtes bien seuls.
- Allongez-vous sur une serviette. Un minimum d'hygiène ne vous empêchera pas de passer un bon moment.
- Si vous êtes au soleil, pensez à mettre de la lotion protectrice sur les parties du corps encore non exposées. Soyez doublement vigilant sur un bateau, car les rayons du soleil sont amplifiés par leur réverbération sur l'eau.
- Ne négligez pas d'utiliser une lotion anti-moustique, car il serait dommage de compromettre le grand moment à cause d'un petit moustique de rien du tout.

Des endroits à voir

Ce livre ne parle pas de voyages, il parle de sexe. Mais comme je l'ai déjà dit, le plaisir commence dans la préparation du voyage, alors je veux que vous fassiez ce travail de préparation. Et j'ai décidé de vous parler de quelques endroits pour vous aider dans votre choix. J'éspère que les raisons que je donne pour dire qu'un lieu est romantique vous permettront de juger par vous-même d'autres destinations. Je ne sais pas ce que vous en pensez, mais je trouve que le plus difficile n'est pas de trouver un endroit magique, mais d'en choisir un.

Les Caraïbes

Cette chaîne d'îles tropicales étant isolée des eaux fortes de l'Atlantique, la mer y est calme et tiède. Le climat aussi est idéal (la chaleur favorise la sensualité) et, dans chaque île, il y a des plages privées à perte de vue où vous pouvez vraiment apprendre à vous connaître. Il y a des centaines de stations balnéaires dans les Caraïbes. Celles qui suivent ne sont que quelques exemples.

Young Island (St-Vincent)

La station de Young Island se trouve sur sa propre petite île, tout près de Saint-Vincent. Il y a à peine une trentaine de cabanes sur l'île. Les plus hautes sont les plus isolées et donc les plus connues de ceux qui viennent y passer leur lune de miel. Mais être à quelques mètres de la plage n'est pas mal non plus.

On peut faire du bateau, de la plongée, du tennis, on peut contempler de magnifiques couchers de soleil et, le soir, il y a des tas d'activités. Il y a aussi beaucoup de choses à voir et à faire sur l'île de St-Vincent. Les vacances à Young Island sont idéales pour les couples qui veulent consacrer le plus de temps possible à se regarder dans le blanc des yeux. Et pourquoi pas ? Vous êtes amoureux après tout !

Le club Orient (St-Martin)

Au club Orient, sur cette île moitié française, moitié hollandaise, c'est l'insouciance même. Ici, vous n'avez pas à vous demander ce que vous allez vous mettre sur le dos, car le port de vêtements est facultatif. Pas besoin de défaire ses bagages !

Le club Orient est équipé de 84 chalets en bois de pins importés de Finlande. On peut faire du tennis, du bateau, de la plongée et du volley, mais l'idée principale étant de se relaxer, il n'y a ni téléphone, ni radio, ni télévision dans les chambres. *Vous* seuls créez l'animation dans votre chambre, et ça ne devrait pas être un problème après s'être promené toute la journée en costume d'Adam.

Le site de Maho Bay (St-Johns)

Maho Bay n'attire pas seulement ceux qui veulent faire des économies en vivant un peu à la dure, mais aussi ceux qui veulent aider à sauvegarder la beauté naturelle des Caraïbes. Ce site fut construit pour les touristes écologistes qui voudraient profiter de cet environnement sans le détruire.

Maho Bay a été conçu par un New-Yorkais. Il a loué le terrain au parc national et a voulu conserver l'endroit aussi authentique que possible. Pour cela, les tentes étaient le seul habitat envisageable. Il a choisi l'emplacement des tentes de manière à utiliser le mieux possible la lumière naturelle et les alizés frais. Les vacanciers marchent sur des passerelles de bois pour ne pas abîmer la flore, et à peu près tout est construit avec des matériaux recyclés.

Maho Bay est l'un des sites les plus réputés des Caraïbes. C'est presque toujours complet, et deux nouveaux accueils ont été crées. Harmony et Estate Concordia sont moins éloignés de la civilisation, mais restent aussi en accord avec la nature. Les ventilateurs tournent grâce à l'énergie solaire et les déchets sont récupérés pour être recyclés.

Le sexe étant très certainement l'un des dons les plus précieux de la nature, comment ne pourrait-il pas s'épanouir dans un site où la nature est reine?

Le Mexique

Il semblerait que l'eau ait un petit côté magique. Alors que diriez-vous d'être entourés de 250 piscines ! A Las Brisas de Westin, à Acapulco, vous ne jouissez pas seulement des eaux de la Baie de Santa Lucia, vos chambres sont installées à flanc de colline avec des patios donnant sur des piscines privées ou semi-privées. Les peintures sont roses et blanches, et vous pouvez même vous déplacer dans votre propre Jeep rose et blanc.

Avec autant d'eau, les principales activités extérieures sont la nage, le bateau, la plongée, le ski nautique et la pêche. Ceux qui préfèrent la terre ferme peuvent jouer au golf et au tennis. Et si vous emmenez les enfants, des activités sont prévues pour eux.

Hawaï

Les îles Hawaï ont toujours été réputées pour les lunes de miel, mais elles conviennent à tous les amoureux. Si vous voulez vous vider la tête, je vous conseille de visiter l'île de Maui. Les plages de Lahaina et de Kaanapali offrent les mêmes attraits que la plage de Waikiki, à quelques minutes seulement de paysages tropicaux luxuriants.

Le Westin Maui possède douze hectares de jardin tropicaux privés, cinq piscines, un toboggan aquatique et une collection d'art de grande valeur, au cas où la beauté naturelle ne vous suffirait pas.

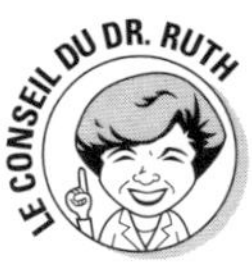

Si vous êtes prêt à vous lever tôt un matin, je vous encourage à aller voir le lever du soleil du haut du mont Haleakala. Vous pouvez partir en car et revenir en vélo. Renseignez-vous auprès de votre hôtel sur les possibilités d'excursions. Pour descendre la pente du volcan, vous ne vous éreinterez pas à pédaler, mais vous pourrez vous cramponner au guidon, car cette ballade a quelque chose à voir avec les montagnes russes.

Le Club Med

Ils sont partout ! En Afrique, en Europe, en Asie, en Amérique et dans le Pacifique Sud. Le principe de ces clubs est de vous faire payer un certain prix, puis de s'occuper de tout pour que vous n'ayez plus un seul souci à vous faire. Bon nombre d'entre eux offrent des activités originales pour les enfants comme des ateliers de cirque. Vous pouvez laisser vos enfants le matin et ne plus vous en occuper de la journée. Il y a plein d'autres enfants autour d'eux, et ils ne se demanderont pas où vous êtes passés. Si vous ne savez pas quoi faire de tout ce temps libre, c'est que j'ai perdu mon temps.

A Bora Bora, vous partagez une cabine pour deux devant le Lagon Bleu. C'est l'un des villages du Club Med les plus romantiques. Pour vos lunes de miel, vous pouvez aussi vous embarquer sur les voiliers de croisière du Club Med (l'année dernière, plus de 7 000 personnes ont passé leur lune de miel avec le Club Med). Ils se déplacent d'île en île à travers le monde entier, vous permettant de voir des paysages variés pendant vos vacances.

L'Europe

Une lune de miel ou une escapade en Europe ne sont pas de tout repos, mais offrent de quoi se stimuler. Et certains préfèrent se bouger les fesses que de les poser bien au chaud.

Les Alpes suisses

Si vous ne courez pas après la culture, que diriez-vous de la sérénité des montagnes ? En Europe, c'est dans les Alpes suisses que je préfère aller pour de grandes randonnées en été, et pour le ski en hiver. Les panoramas sont magnifiques, et en ce qui me concerne, il n'y a rien de tel qu'une bonne journée d'exercice pour me stimuler.

L'Angleterre et l'Irlande

Londres est une des plus belles villes d'Europe et les théâtres n'y manquent pas. Vous pouvez y aller tous les soirs, c'est une stimulation intellectuelle formidable (vous savez que l'esprit a son importance dans la sexualité).

En ce qui concerne la campagne, je vous conseille d'y aller en été, car l'hiver, les températures descendent très bas et le chauffage central y est rare. Cependant, un séjour dans un petit village anglais ou irlandais est très reposant et donne l'occasion de mieux se connaître.

Amsterdam

Encore une ville que je vous conseille de visiter. Une rue sur deux est traversée par un canal, si bien que vous passez sans cesse du brouhaha au plus grand calme. Et si cela vous tente de visiter un quartier de red lights, la ville n'en manque pas. Toutefois, je vous déconseille d'aller voir une prostituée, à cause des maladies que vous risqueriez d'attraper. En revanche, vous pouvez imaginer ce qui se passe quand le rideau se ferme, cela vous donnera des idées pour la soirée à venir.

Florence

Je ne peux pas citer toutes les villes de rêve en Europe, car elles sont trop nombreuses, mais je veux encore vous parler de Florence. Florence est un véritable joyau, avec toutes ses oeuvres d'art et ses nombreux musées. Essayez plutôt de séjourner dans une auberge en dehors de la ville, vous profiterez mieux de l'accueil chaleureux des Italiens et de leurs traditions.

Israël

Je reconnais que, à part pour quelques Juifs très fervents, Israël n'est pas un endroit des plus romantiques. Mais étant donné que j'y suis très attachée, je me devais d'en parler. Et puisque c'est là que j'ai perdu ma virginité, je ne vois pas pourquoi ça n'arriverait pas à d'autres !

Israël possède de grandes plages et de merveilleux espaces naturels à explorer, comme la mer Morte. Vous découvrirez aussi des trésors historiques uniques au monde. Tous les épisodes de la Bible que vous avez pu lire ont lieu dans cette région. Vous vous imaginerez des siècles en arrière, obéissant à l'ordre divin d'être fécond et de vous reproduire. N'est-ce pas excitant ?

L'Afrique

J'ai eu l'occasion de faire un safari au Kenya et en Tanzanie car j'y étais invitée. Les prestations étaient très luxueuses et, bien que nous dormions dans des tentes, on se croyait à l'hôtel. Je sais que tout le monde ne peut pas se payer ces excursions de luxe, mais si c'est ce dont vous avez toujours rêvé, est-ce que ça ne vaut pas la peine d'économiser ?

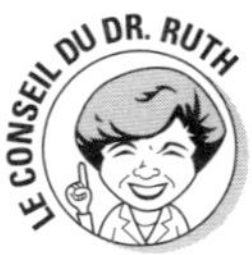

La vie est trop courte pour renoncer à ses rêves. Alors, si vous êtes tout chaviré à l'idée de faire l'amour au son des cris des bêtes sauvages, vous devez à tout prix parvenir à réaliser ce rêve, au moins une fois dans votre vie.

Les Etats-Unis

L'avantage des Etats-Unis, c'est que l'on peut trouver toutes sortes de paysages sur un même continent. Il y a des plages à perte de vue, des montagnes hautes, des villes trépidantes, de grandes plaines désertes, le Grand Canyon, etc.

L'inconvénient de voyager dans son propre pays, c'est que l'on est tenté de faire tout ce que l'on aime faire chez soi. On mange la même chose, on lit les mêmes journaux, on regarde le même programme à la télé et on ne change rien dans ses habitudes sexuelles.

Quand vous êtes en vacances, je vous conseille de faire ce que vous ne faites pas d'habitude. Si vous n'allez jamais au restaurant thaïlandais, c'est le moment d'essayer. Si le rafting vous tente, pourquoi ne pas vous lancer ? Mettez un petit bikini pour lui plaire. Cueillez ces fleurs sauvages pour les lui offrir (sauf si c'est interdit). Faites l'amour à n'importe quelle heure du jour et de la nuit et essayez de nouvelles positions.

En vous efforçant d'éviter la routine, vous profiterez mieux de vos vacances et vous prendrez peut-être de nouvelles habitudes que vous garderez toute l'année.

Les montagnes Pocono

Les centres de vacances des montagnes Poconos s'efforcent de donner l'image du lieu de vacances idéal pour une escapade amoureuse ou pour une lune de miel. Grâce à quelques détails sexy, le cadre sort de l'ordinaire : il y a des piscines privées et des baignoires de verre en forme de coupes à champagne. Vous aussi, sortez de l'ordinaire en allant les essayer !

Faites bien votre travail quand vous sélectionnez votre centre de vacances. Certains sont meilleurs que d'autres, alors essayez de vous faire conseiller par une agence de voyages en qui vous avez confiance, ou par des amis qui connaissent les lieux. Et n'oubliez pas que les piscines d'intérieur et les baignoires de verre ne sont que dans les chambres les plus coûteuses.

Las Vegas et Atlantic City : les capitales du jeu

Je ne suis pas férue des jeux d'argent. Dès que je perds dix dollars dans la machine à sous, j'abandonne. Pour beaucoup de gens, à l'inverse, c'est un passe-temps très excitant.

Je pourrais faire beaucoup de mises en garde sur ce sujet, mais je ne m'en tiendrai qu'à ce que je connais bien. Si vous gagnez tous les deux, les parties de sexe seront réussies, mais si vous perdez, elles seront un peu tristes. Souvenez-vous, quand vous pariez, qu'il n'y a pas que de l'argent en jeu.

Cependant, les salles de jeu ne ferment jamais dans ces villes, et cela vous permet de vivre à votre propre rythme, pas à celui des autres. Cela peut être attrayant et sensuel, mais ne vous laissez pas attraper au jeu 24 heures sur 24, il ne vous resterait plus de temps pour l'amour.

Desert Shadow Inn (Palm Springs)

Il ne serait pas juste que je ne cite qu'un camp de nudisme en bord de mer, alors j'en ajoute un qui se trouve dans les terres. Désert Shadow Inn allie le luxe, la beauté du lieu et la nature.

Je l'ai déjà dit, contrairement à beaucoup de gens, les nudistes ne trouvent pas très sexy de se promener tout habillé. Ce type de séjour est susceptible de vous faire plus d'effet que d'aller dans un endroit où il faut mettre des vêtements pour sortir de sa chambre d'hôtel.

Beverly Hills Hôtel and Bungalows

Je passe l'année à sillonner le pays, et il me faudrait un livre entier pour vous parler de tous les endroits que j'ai aimés et de ce qu'ils avaient de sexy. Mais je ne peux pas écrire un chapitre entier sur les voyages sans citer mon hôtel préféré : le Beverly Hill Hôtel and Bungalows.

L'hôtel est longtemps resté fermé pour travaux, et j'en étais fort triste. Mais le voilà réouvert, plus beau que jamais, et il y a mille raisons pour me faire dire que c'est un endroit merveilleux pour une véritable escapade romantique.

Tout est décoré en rose, et le domaine est si étendu que vous vous croyez dans un paradis tropical, alors même que vous êtes à Los Angeles (à Beverly Hills plus précisément). Vous êtes également au coeur du show business. Vous verrez les grands manitous du cinéma. Les gens téléphonent du bord de la piscine (parfois, ils demandent à un ami de les appeler juste pour le plaisir d'être demandés au micro, mais peu importe). Il y a des starlettes ; les hommes fument des gros cigares ; et il y a une telle aura autour de ce lieu que vous croyez à tout moment voir arriver Marylin Monroe ou Clarke Gable. Il y a tout le glamour de l'Hollywood d'antan, et ça, c'est sexy ! Bien entendu, c'est également *très* cher, mais ça vaut le coup de faire des économies.

Des vacances sexy et bon marché

Je crois qu'il est nécessaire de prendre des vacances (tout le monde a besoin de repos), mais il n'est pas nécessaire de se ruiner pour passer des vacances reposantes ou sexy. A vrai dire, il y a même des gens qui ne parviennent pas à se détendre s'ils voient le compteur tourner ! Voici donc quelques possibilités de vacances qui ne vous plumeront pas et où l'amour garde toute sa place.

Le camping

Pour être sûr de réussir ses vacances en camping, il faut bien savoir où on met les pieds. Avoir des fuites dans sa tente ou être envahi par les moustiques suffisent à gâcher vos vacances. Si vous n'avez jamais campé auparavant, je vous conseille de vous initier avec des amis habitués. Puis, quand vous en connaîtrez toutes les ficelles, vous partirez tous les deux en amoureux.

Pour que le camping soit sexy, il faut savoir exploiter la nature. Ca ne veut pas dire qu'il faut faire l'amour sous les étoiles, car vos corps dénudés seraient une trop belle cible pour tous les insectes à la ronde. Non, je parlais de savoir apprécier son environnement. Contempler un lac de montagne est si apaisant et si détendant que si vous êtes en compagnie de celui ou celle que vous aimez, vous ne pourrez pas vous empêcher de l'enlacer. Quand vous vous promenez, essayez d'observer tous les petits détails magiques des lieux et de les faire découvrir à l'autre. Communiquer avec la nature est bon pour l'âme... et pour la libido.

L'hôtel d'à côté

Il y a plusieurs bonnes raisons d'aller à l'hôtel. Parfois, la présence de jeunes enfants à la maison qui vous dérangent sans cesse est un véritable obstacle à la vie amoureuse du couple. Mais il n'y a pas besoin d'avoir des enfants pour avoir envie d'aller à l'hôtel. Les gens ont aussi besoin de changer de décor. Nous avons tous tendance à nous sentir plus libres quand nous avons quitté la maison. Ainsi, aller à l'hôtel juste en bas de la maison ou à une heure de voiture peut changer votre vie amoureuse.

Rendre le foyer plus sexy

Certains restent chez eux parce qu'ils n'ont pas les moyens de partir. D'autres choisissent de rester chez eux pour accomplir des tâches qu'ils n'entreprendraient jamais autrement, comme de refaire les peintures ou changer le papier peint. Cependant, même si vous avez trimé toute la journée, ne gâchez pas vos nuits. Puisque vous n'allez pas au travail, profitez-en pour changer vos habitudes. Vous êtes tout de même en vacances !

- Faites-vous chic pour le dîner ou déshabillez-vous complètement.
- Mettez des bougies parfumées dans la chambre (ça enlèvera aussi les odeurs de peinture !).
- Prenez votre bain ensemble.

- Achetez un plumeau et amusez-vous avec dans le lit.
- Achetez des feutres lavables et gribouillez-vous tout le corps.
- Enduisez-vous de crème fouettée et léchez-vous.

Vous l'avez compris, il ne faut pas passer ses vacances à faire toutes les corvées. Il faut garder du temps pour s'amuser.

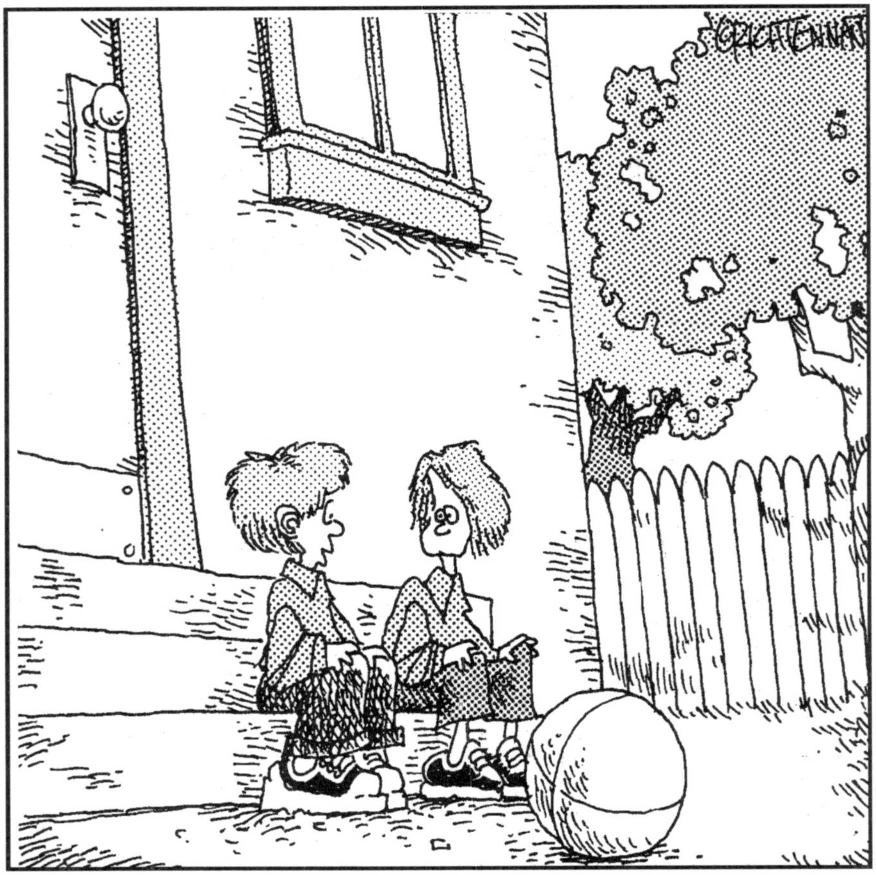

"Je sais ce que c'est une escapade romantique, c'est quand mes parents me disent de quitter la maison pour quelques heures."

Troisième partie

Passer à l'acte

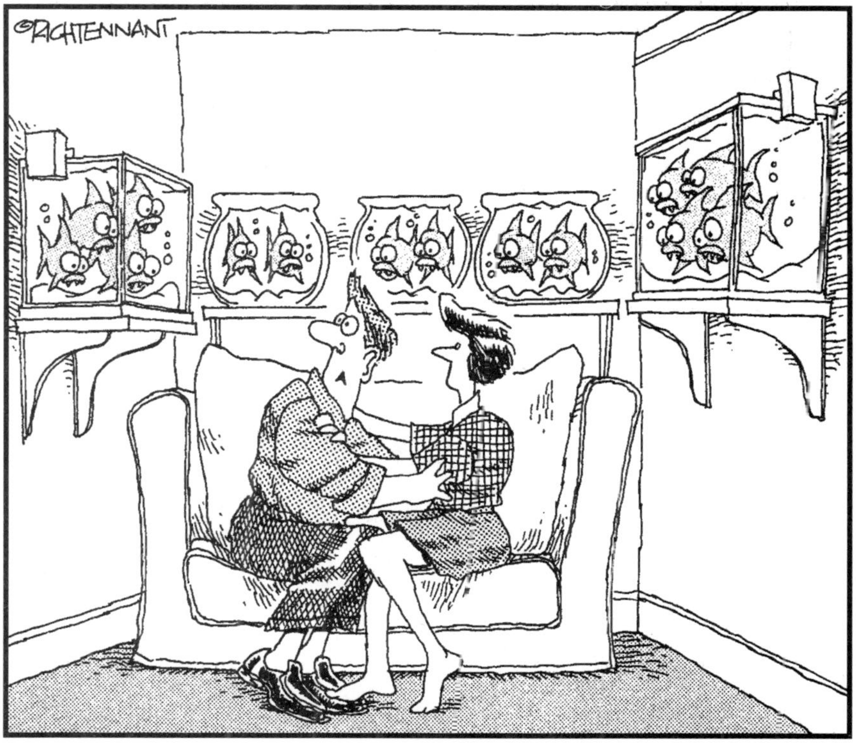

"Si nous allons le faire, puis-je te demander d'aller ailleurs que dans la pièce où tu gardes ta collection de piranhas ?"

Dans cette partie...

Pour devenir une star du Rock and Roll, il faut apprendre à jouer de la guitare. Pour devenir un pro de l'informatique, il faut déjà apprendre à manipuler la souris. Et pour devenir le ou la partenaire de rêve, il faut développer certaines aptitudes que vous trouverez dans les chapitres suivants. Je vous rappelle au passage que vous devez lire ce livre jusqu'à la dernière page, car ce qui se passe "après" est aussi important que ce qui se passe "pendant l'acte".

Chapitre 10
La première fois

Dans ce chapitre

Oublier ses préjugés.

Bien préparer la "première fois".

Dire à son partenaire que l'on est prêt(e).

Faire l'amour pour la première fois.

Recommencer avec un autre partenaire.

Ce qui est formidable avec le sexe, c'est que quand on a fait l'amour une fois, quand on y a goûté, on sait qu'on le refera encore et encore, parfois des milliers de fois dans une vie. C'est une ressource inépuisable... qui marche sans piles !

A partir du moment où il y a un orgasme ou deux dans un rapport sexuel, on peut dire que tous les rapports sexuels se ressemblent. Mais vous vous rendrez compte aussi que chaque fois est unique. Quand les passions sont à leur zénith, l'orgasme survient comme une explosion. D'autres fois, il sera plus modeste, mais procurera tout de même du plaisir. En tout cas, il y a une fois qui est vraiment unique (car elle ne se reproduira pas), c'est la première fois.

On ne perd qu'une fois sa virginité

Beaucoup de gens se trompent au sujet de la "première fois". Ils croient que c'est une barrière à franchir le plus vite possible pour devenir adulte. Ou bien, ils se figurent que si cet obstacle n'est pas encore franchi, c'est un signe de faiblesse, comme si tout le monde le lisait sur votre visage et se moquait de vous par derrière. Quels que soient vos propres sentiments sur la virginité, c'est cette image-là qui est cultivée par la société, à travers les pressions exercées par les plus expérimentés ou à travers les films de télé ou de cinéma, où le héros est un macho qui séduit toujours la fille et la met toujours dans son lit.

Même votre famille exerce des pressions. Il y a toujours une grand-tante qui vous demande pourquoi vous n'avez pas encore un petit copain ou une petite copine. Il y a les mères qui conduisent leur fille chez le gynécologue pour leur faire placer un stérilet ou leur faire prescrire la pilule, alors qu'elles n'ont pas de petit ami et qu'elles n'y sont pas prêtes. Ce procédé est très embarrassant pour elles. Il y a aussi les pères qui, jugeant que le moment est venu, envoient leur fils prouver leur virilité chez une prostituée.

Pourquoi se presser ?

Je vous le demande, pourquoi se presser ?

Certes, plus vous commencez tôt, plus vous aurez d'occasions de faire l'amour au cours de votre vie. Mais si vous n'êtes pas prêt, ou si vous vous trompez de partenaire, au bout du compte, vous aurez l'amour "triste", et vous n'apprécierez jamais votre vie sexuelle. Il y a aussi ceux qui commencent si tôt que leur désir s'use au point qu'ils préfèrent abandonner.

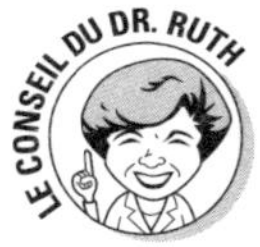

Rien ne dit que si vous avez votre premier rapport sexuel très tôt, vous ne le regretterez pas plus tard. C'est pour cette raison que je dis qu'il ne faut pas se précipiter juste pour s'en débarrasser. Pourtant, je sais que c'est souvent ce qui arrive.

Quelques hommes perdent leur virginité avec une prostituée et beaucoup se débrouillent autrement : ils vont voir une fille réputée pour accorder facilement ses faveurs. En général, c'est une fille qui a besoin d'attention et en particulier de celle des hommes. Peut-être qu'elle se trouve trop grosse et pense que personne ne voudra coucher avec elle par amour. Ou peut-être a-t-elle été sexuellement harcelée plus jeune et elle n'a plus aucun amour propre. Quoi qu'il en soit, tout ce qu'on sait d'elle dans le quartier, c'est qu'elle ne dit jamais non. Un grand frère ou un copain qui la connaît bien vous l'indique.

Beaucoup de jeunes gens des deux sexes, aux Etats-Unis du moins, perdent leur virginité sur le siège arrière d'une voiture. Ils sont à peine capables de se déshabiller, ils redoutent d'être vus, ils sont tellement à l'étroit que chaque mouvement est impossible et ils cherchent à en finir au plus vite.

Des souvenirs précieux

Je trouve tous ces scénarios bien tristes. A moins d'avoir été soûl comme un cochon ce jour-là (ce qui n'est encore pas un scénario très gai), vous n'oublierez jamais quand, où et avec qui vous avez perdu votre virginité. Cela peut-être un souvenir dénué de tout charme (vous connaissiez à peine la personne) ou un souvenir doux et agréable (la personne comptait beaucoup et vous l'aimiez). Peu importe si vous n'êtes plus ensemble ; ce qui compte, c'est qu'à ce moment-là, toutes les vibrations étaient bonnes.

Je sais que l'on n'attend plus d'être marié pour avoir son premier rapport sexuel, mais je vous demande de ne pas pour autant faire ça à la va-vite. Il faut préserver ce moment-là et le respecter. Si l'expérience est réussie, vous aimerez la revivre mentalement très souvent, mais si l'expérience est mauvaise, chaque fois qu'elle vous reviendra en mémoire, vous l'écarterez. Est-ce que vous ne préférez pas avoir de bons souvenirs ?

La magie n'opère pas toujours la première fois

Il faut bien admettre que, d'un point de vue purement sexuel, la première fois ne sera sans doute pas la plus fantastique (je le dis à plusieurs reprises dans ce livre). La plupart des femmes n'ont pas d'orgasme et, pour bien des hommes, tout va tellement vite qu'ils se demandent s'ils n'ont pas rêvé. Si on ne peut pas en attendre plus, vous devez alors vous demander pourquoi je recommande de ne pas bâcler la première fois.

Donner de l'importance

Faire l'amour ne se réduit pas à avoir un orgasme. Faire l'amour est un moyen de communiquer avec son partenaire à travers toute une gamme de sensations, du frôlement de vos corps aux baisers, aux caresses et enfin à l'orgasme. Quand deux personnes s'aiment vraiment, elles ne cherchent pas seulement un orgasme, elles veulent se mélanger, et ne faire plus qu'un. Ce n'est certainement pas avec une prostituée ou avec une personne un peu facile que vous voudriez ne faire plus qu'un.

Le premier rapport sexuel ne sera peut-être pas fantastique. Mais cela ne veut pas dire que l'expérience tout entière ne sera pas fabuleuse. Il y a plusieurs bonnes raisons de donner de l'importance à la première fois :

- Votre première expérience sexuelle peut affecter ce que vous pensez du sexe pendant toute votre vie. Vous pouvez avoir une expérience merveilleuse, très agréable et qui vous procure du plaisir (même si elle ne rappelle rien de ce que vous avez vu au cinéma) si vous accordez de l'importance à votre partenaire et que vous agissez tous deux par amour, et non pour soulager une frustration.

- Que vous ayez du plaisir ou non, vous ne voulez pas vous retrouver dans une situation embarrassante, ce qui pourrait pourtant être le cas. Ca fait une deuxième bonne raison de ne pas passer la première nuit avec un inconnu ou une vague connaissance. La plupart des gens tâtonnent un peu la première fois. Certaines femmes ressentent une douleur au moment de la pénétration. Certains hommes se demandent comment ils vont pouvoir mettre leur pénis dans le vagin de la femme. Dans ces cas-là, est-ce qu'il ne vaut pas mieux savoir que votre partenaire tient à vous et qu'il ou elle ne veut pas heurter vos sentiments ? Et est-il souhaitable que vous ne vous souveniez que de l'embarras dans lequel vous étiez ou des moqueries que vous avez entendues ?

DANGER

Et bien sûr, il y a toutes les maladies sexuellement transmissibles comme le SIDA. Il est plus probable que des prostituées ou des personnes de moeurs légères soient porteuses de virus ou d'infections.

Vous n'êtes pas le dernier !

Je vous entends déjà vous écrier : "Mais, Dr Ruth, je suis le dernier de mes copains à être encore vierge. Je veux être comme tout le monde !"

Si tout votre problème est là, je suggère un petit mensonge qui ne mange pas de pain.

TRUC

La prochaine fois qu'on se moque de vous, dites que vous n'êtes plus vierge. Vous n'avez pas besoin d'en dire plus, mais vous pouvez leur faire un petit clin d'oeil. Étant donné que vous n'êtes pas le seul à inventer ou à exagérer vos exploits sexuels, je serais étonnée qu'on se hasarde à vous poser des questions.

Je suis tentée de dire que les temps ont bien changé. Ce qui était auparavant considéré comme une vertu dont on se félicitait (la virginité) est devenu déshonorant. Je dis bien que je suis "tentée" de le dire, car bien que la virginité semble être démodée, elle ne l'est pas tout à fait. Aujourd'hui, un bon nombre d'hommes aimeraient certainement mieux se marier à une femme vierge. Du moins, ils le disent. Et par les temps qui courent, avec toutes les maladies, je pense que la plupart des femmes sauteraient sur l'occasion, si elle se présentait, d'épouser un homme vierge.

LE CONSEIL DE DR. RUTH

Vous voyez, la virginité est toujours appréciée, même si elle n'en a plus l'air.

Il n'en demeure pas moins vrai que la majorité des gens n'attendent pas d'être mariés pour avoir leur premier rapport sexuel. La raison en est que la contraception est devenue accessible à tous et que les gens se marient de plus en plus tard.

Mais il ne faut pas confondre faire l'amour avant de se marier et faire l'amour avec n'importe qui. Vous ne vous marierez peut-être pas avec le petit ami ou la petite amie que vous aviez à l'université. Mais si vous passez deux ou trois ans ensemble, si vous dites que vous vous aimez et que vous le prouvez sans cesse, alors le sexe a sa place dans votre relation. Cette relation est plus proche du mariage qu'une relation d'un soir. Des milliers de fois plus proche.

Le démon de la boisson

J'ai encore un bon conseil à prodiguer, avant de passer au vif du sujet (pour ainsi dire). Il est question de l'alcool (et de certaines drogues). Beaucoup de gens ont perdu leur virginité parce qu'ils étaient trop soûls pour comprendre ce qui leur arrivait.

Aujourd'hui, il semble que les jeunes ne peuvent plus faire la bringue sans se soûler. Je ne critique pas le fait de boire en soi, mais on dirait que les gens boivent parce que tout le monde boit. Et je critique ce que l'on fait pour de mauvaises raisons.

Alors si ça vous plaît de vous enivrer une fois de temps en temps, si vous aimez ça, faites-le. Mais je vous demande de ne pas le faire dans des situations où vous risqueriez d'en faire les frais. Il est bien entendu hors de question de conduire quand on a bu. Mais plus particulièrement si vous êtes une femme, n'absorbez pas trop d'alcool si vous savez que vous allez vous retrouver dans un endroit privé en compagnie de personnes du sexe opposé qui ne sont elles-mêmes pas très sobres.

En d'autres termes, si vous vous trouvez dans une fête étudiante et que vous ne savez plus ce que vous dites, vous allez avoir des problèmes. Deux jeunes femmes m'ont raconté qu'elles avaient perdu leur virginité dans ces conditions, et cela me rend triste. Alors n'en faites pas autant.

Donner le feu vert

La première étape pour perdre sa virginité, c'est de faire savoir à l'autre qu'on est prêt. Même après vingt ans de mariage, donner le signal de départ peut poser problème. (Elle essaie de nouveaux habits devant lui, se rhabille, se déshabille, il devient tout émoustillé alors qu'elle est loin de penser à cela, car son nouveau sac à main ne va pas avec la robe rouge à laquelle elle pensait...)

Si vous avez déjà dit "non" plusieurs fois à votre petit ami ou amie, vous ne pouvez pas vous attendre à ce qu'il ou elle devine quand vous serez prêt(e). Et comme de toute manière cela demandera un peu de préparation des deux côtés, n'attendez pas la dernière minute pour le dire.

Se protéger

J'ai déjà parlé en détail du test du SIDA dans le Chapitre 6 et de la manière d'aborder le sujet. Je ne reviendrai donc pas là-dessus, mais il faut tout de même prévoir le test du SIDA à l'avance, de même qu'il faut penser à choisir sa contraception à l'avance. Vous risquez d'être suffisamment tendu la première fois, quelle qu'en soit la raison, ce n'est pas la peine d'avoir encore à vous demander si vous êtes protégée contre une grossesse non désirée.

Ne croyez pas cette idée reçue selon laquelle vous ne pouvez pas tomber enceinte lors de votre premier rapport sexuel, car cela est au contraire très probable. (Dans le Chapitre 1, je démens quelques idées reçues sur la grossesse, dont celle-ci.)

- Si vous prenez la pilule, souvenez-vous que cela ne vous protège pas contre les maladies sexuellement transmissibles. Si vous savez que vous aurez besoin d'un préservatif, pensez à l'acheter à l'avance. (Vous n'avez peut-être pas envie d'utiliser celui qui traîne dans le portefeuille de votre petit ami depuis six mois, même si votre nom est inscrit dessus au feutre magique...)

- Si vous avez choisi d'utiliser un stérilet, vous devez aller voir un gynécologue pour qu'il le mette en place.

Les préservatifs étant en vente partout, il est plus facile pour les hommes de se protéger, à moins qu'ils soient gênés d'en acheter. Parfois je me demande si les hommes rechignent à utiliser le préservatif à cause des sensations ou parce qu'il faut aller l'acheter. En tout cas, vous qui lisez ce livre, je sais que vous n'aurez pas ce problème, car vous comprenez à quel point il est important de se protéger.

Préparer le terrain

La manière dont vous allez annoncer à votre partenaire que vous êtes prêt dépend de plusieurs facteurs :

- Votre partenaire est-il vierge, un peu expérimenté, très expérimenté ? Un partenaire très expérimenté peut être d'un plus grand secours, mais vous serez peut-être moins tendu avec un novice, car il ou elle sera moins à même de remarquer vos "erreurs".

- Jusqu'où êtes-vous déjà "allé" ? Si vous avez l'habitude de vous peloter ou de pratiquer des rapports bucco-génitaux, vous serez moins intimidé.

- Y a-t-il un endroit où vous avez l'habitude d'aller pour vous caresser et vous embrasser ? Il est très important de se sentir en sécurité la première fois, car vous n'avez pas besoin d'augmenter l'etat de nerf dans lequel vous serez déjà.

Ne pas dire oui à la dernière minute

En admettant que vous ayez déjà pris les dispositions nécessaires pour vous protéger d'une grossesse ou d'une maladie sexuellement transmissible, allez-vous prévenir votre partenaire un peu à l'avance ou allez-vous attendre de vous être déjà enlacés ? Quand les gens sont angoissés à l'idée de faire quelque chose, je sais qu'ils préfèrent parfois se jeter à l'eau sans devoir y penser à l'avance. Dans bien des cas, je comprends ce comportement, mais pas quand il est question de sexe.

Si votre première expérience sexuelle a des aspects négatifs, la fois suivante en sera affectée. Même si vous ne pouvez pas garantir la perfection, vous devez être préparé psychologiquement, vous et votre partenaire. Si vous êtes allongés nus en train de vous caresser (ce qui n'est pas la première fois) et que, tout d'un coup, vous donnez le feu vert pour aller jusqu'au bout, votre partenaire qui est déjà très excité(e) va s'écrier "Youpi" et ne voudra pas perdre une seconde.

Cela est tout ce qu'il y a de plus normal. Mais vous, de votre côté, vous voudrez peut-être aller plus lentement, plus doucement. C'est pour cela que vous devez en parler avant. Avant d'être sur le point de passer à l'acte. Faites savoir à votre partenaire que vous êtes prêt(e), dîtes que vous êtes un peu tendu(e), et demandez-lui de ne pas aller trop vite. Si votre partenaire est prêt à aborder la situation calmement, vous serez tous les deux plus sereins, et vous pourrez apprécier ce moment.

La première fois chez une femme

Je souhaite de tout coeur à toutes les femmes que leur premier rapport se passe sans embûches. Pourtant, elles doivent savoir qu'elles peuvent ressentir une douleur au moment où l'hymen se déchire ou si un vaginisme se produit.

Si l'hymen se déchire

L'hymen est une membrane qui obstrue le vagin (voir le Chapitre 3). L'hymen n'est pas intact chez toutes les vierges. Beaucoup de femmes le déchirent en utilisant des tampons, ou en faisant du sport, en particulier du vélo ou de l'équitation. Si l'hymen est déjà déchiré, vous n'aurez pas mal et vous ne saignerez pas. S'il n'est pas déchiré, vous risquez de ressentir une douleur et de saigner légèrement. Cependant, cette douleur est très brève, et dans le feu de l'action, vous allez sûrement l'oublier très vite.

TRUC

Si cela vous tracasse de saigner la première fois que vous ferez l'amour, vous pouvez protéger les draps avec une serviette.

Si vous vous contractez

Le *vaginisme* est une contraction involontaire des muscles du vagin due à la nervosité de la femme. Comme vous risquez d'être nerveuse la première fois, un vaginisme pourrait se produire. Je ne dis pas que cela arrive toujours, alors ne vous angoissez pas avec ça ou vous allez provoquer une contraction pour de bon. Soyez simplement consciente que cela peut arriver, mais que ce n'est pas une règle.

Des femmes m'écrivent parfois pour me dire qu'elles sont trop étroites pour pouvoir faire l'amour. Pour la plupart, elles souffrent simplement de vaginisme sans le savoir. Le vagin est prévu pour se dilater, et si un bébé peut passer par là, il y a certainement la place pour un pénis !

TRUC

Comment pouvez-vous savoir si les difficultés que rencontre votre partenaire à pénétrer votre vagin sont dues à un vaginisme ou à de la maladresse ? Tout d'abord, vous pouvez peut-être vous rendre compte que les muscles du vagin sont plus tendus que d'habitude. Sinon, vous pouvez vérifier avec un doigt. Si vous ne vous êtes jamais aventurée à glisser un doigt dans votre vagin, vous devez savoir que ça doit passer tout seul ; si ce n'est pas le cas, c'est que vous avez un vaginisme.

Que faire en cas de vaginisme ?

- Relancez les préludes amoureux avec votre partenaire (lisez le chapitre suivant pour en savoir plus à ce sujet). Si vous êtes excitée, il y a moins de chances que le vaginisme soit un problème. Alors, si votre partenaire est passé un peu vite sur les préliminaires, retournez à la case départ et recommencez.

  Etre excitée implique que votre vagin se lubrifie. Si vous n'arrivez pas à mouiller, mais que vous êtes très pressée, vous pouvez utiliser un lubrifiant.

  ATTENTION

  Sachez que certains lubrifiants à base d'huile, comme la vaseline, peuvent détériorer très rapidement le latex du préservatif. Si votre partenaire met un préservatif et que vous n'avez pas de lubrifiant à base d'eau, comme certaines gelées, vous devez interrompre le rapport.

- Détendez-vous. N'insistez pas trop. Que vous n'y arriviez pas un jour ne veut pas dire que vous n'y arriverez pas le lendemain. Il est très rare qu'on ait besoin de soigner le vaginisme. Donnez-vous seulement un peu de temps et tout ira bien.

- J'ai entendu des témoignages de femmes qui souffraient d'un vaginisme permanent, si bien que l'entrée de leur vagin était toujours trop étroite. En utilisant des speculums de plus en plus larges (l'instrument utilisé par le gynécologue pour examiner le vagin), elles sont parvenues à dilater leurs muscles permettant des rapports sexuels qui étaient jusque-là très douloureux. Cela est très rare, mais il vaut mieux le savoir, car si vous devez rencontrer ce problème, vous saurez qu'il y a de l'espoir.

TRUC

- Encore une petite astuce. Pour faciliter le premier rapport, vous pouvez placer un oreiller sous vos fesses. En changeant l'angle de pénétration, vous facilitez l'introduction du pénis dans le vagin, ce qui sera plus facile pour vous aussi.

Que pouvez-vous espérer?

Pour ce qui est du plaisir que vous allez tirer de cette première expérience sexuelle, vous devez savoir une chose : pour la majorité des femmes, le rapport sexuel seul ne suffit pas à provoquer un orgasme. Certaines femmes finissent par apprendre comment avoir un orgasme, d'autres n'y parviennent jamais. En tout cas, ne vous attendez pas à avoir un orgasme la toute première fois. Je ne dis pas que cela n'arrive jamais. Votre partenaire peut vous donner un orgasme avec son doigt, sa langue ou son orteil, mais probablement pas s'il se limite à introduire son pénis dans votre vagin.

La première fois chez l'homme

Lors du premier rapport sexuel, l'homme peut se trouver confronté à quelques pièges. Mais la plupart des hommes savent venir à bout des difficultés rencontrées.

Contrôler son érection

La nervosité peut causer bien des dégâts sur les performances de l'homme. Or, qui n'est pas nerveux quand il en est à ce stade ? Certains hommes ne parviennent pas à bander. D'autres y arrivent parfaitement, mais ont des difficultés à pénétrer la femme. C'est là qu'ils s'énervent, et voilà que ça retombe ! Quand bien même l'érection ne se serait pas complètement évanouie, si le pénis a commencé à se ramollir, vous aurez de sérieux problèmes à le faire aller là où vous voulez qu'il aille.

Si vous rencontrez ces difficultés, grâce au ciel, vous avez suivi mes conseils, et votre partenaire tient à vous. Vous pouvez prendre une minute ou deux pour calmer vos petits nerfs, puis votre partenaire vous aide à avoir de nouveau une érection en caressant ou en léchant votre pénis. Vous pouvez alors réessayer.

Votre partenaire peut aussi écarter les lèvres de son vagin à l'aide de ses doigts pour vous aider à rentrer. Si elle n'est pas excitée, vous pouvez utiliser un lubrifiant. Souvenez-vous qu'il ne faut pas utiliser de lubrifiant à base d'huile quand on met des préservatifs. Si vous en avez un à portée de main, utilisez un préservatif déjà lubrifié.

L'éjaculation précoce

Ce qui est plus susceptible de vous poser problème la première fois, c'est l'éjaculation précoce. Je pense d'abord à la forme la plus courante d'éjaculation précoce quand l'homme a déjà pénétré la femme, mais éjacule plus vite qu'il ne le voudrait. Dans ce premier scénario, vous avez au moins atteint un objectif, celui de perdre votre virginité. D'autres hommes sont tellement excités par ce qui va leur arriver qu'ils ont un orgasme avant même d'avoir pénétré la femme. L'érection disparaît aussitôt et le rapport sexuel est impossible.

Est-ce-que cela est embarrassant ? Je vous crois ! Est-ce-que c'est la fin du monde ? Ça, non !

Même si l'homme a des problèmes d'éjaculation précoce (ce que vous pouvez apprendre à soigner dans le Chapitre 22), en général, il arrive à maintenir son érection au moins pendant la pénétration. Vous y arriverez donc la prochaine fois que vous essaierez. Si vous êtes vraiment comme un petit lapin, au point que, après une douzaine de tentatives, vous éjaculez encore avant d'avoir pénétré votre partenaire, alors vous devez absolument faire les exercices que j'indique dans le Chapitre 22 ; si ça ne marche toujours pas, consultez un sexologue.

Résoudre ses problèmes

Que les problèmes rencontrés soient des problèmes d'érection ou des problèmes d'éjaculation précoce, la raison est plus souvent d'ordre psychologique que d'ordre physique. Les causes physiques d'impuissance sont difficiles à traiter, mais les problèmes psychologiques peuvent en général être résolus. Alors, ne désespérez pas.

Ce que l'homme et la femme doivent savoir, c'est que la première fois n'est que le premier pas sur la voie de l'épanouissement sexuel. Si vous êtes suffisamment cultivés, sexuellement parlant (ce qui signifie que vous avez lu ce livre très attentivement, et que vous suivez les conseils que je vous donne), alors j'ai de bonnes raisons de penser que vous saurez très bien faire l'amour, et ce dans un très bref délai.

Recommencer avec un autre partenaire

Quelle que soit la fréquence de vos rapports sexuels, il y a toujours une certaine nervosité lorsqu'il s'agit d'un nouveau partenaire. Certains apprécient cet état de nervosité, ce qui explique qu'ils continuent à passer d'un lit à l'autre. Mais pour beaucoup, cette nervosité cause autant de problèmes que la toute première fois et en crée parfois même de nouveaux.

L'avantage, avec un partenaire vierge, c'est qu'il a tout à découvrir. Il ne traîne pas de mauvais souvenirs inhibiteurs. Une vierge ne sait pas encore ce qui lui permet d'atteindre l'orgasme. Avec un partenaire inexpérimenté, tout est possible.

Plus vous avez passé de temps avec votre précédent partenaire, plus votre nouvelle relation sexuelle sera difficile. Vous serez non seulement soucieux de votre propre performance, mais vous ne pourrez pas vous empêcher de comparer votre nouveau partenaire avec l'ancien.

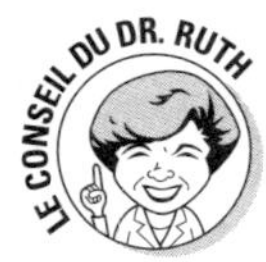

Résistez autant que possible à l'envie de comparer vos partenaires. Il n'y a pas deux personnes qui se ressemblent et il n'y a pas deux relations sexuelles qui se ressemblent non plus. Puisque l'ancien partenaire ne fait plus partie de votre vie, à quoi bon comparer ? Si le nouveau partenaire n'est pas très doué au lit, mais que vous aimez d'autres aspects de sa personne et désirez rester ensemble, vous pouvez l'aider à s'améliorer. Vous pouvez apprendre à un nouveau partenaire à vous faire l'amour tout comme faisait l'ancien. Mais de toutes façons, ne remuez pas trop ces vieux souvenirs, ça ne peut pas vous faire de bien. Au lieu de cela, aidez le nouveau partenaire à progresser.

Si vous gardez de mauvais souvenirs d'une ancienne relation, vous allez là aussi avoir des problèmes avec le nouveau partenaire. Si vous avez eu une histoire moche et en particulier si vous avez été malmenée, vous allez être d'une timidité excessive ; ce qui est très compréhensible. Vous devez faire comprendre au nouveau partenaire que vous êtes très sensible pour qu'il puisse faire attention à ce qu'il dit et à ce qu'il fait. Il est parfois plus long de cicatriser une blessure émotionnelle qu'une blessure physique. Mais il existe une personne qui peut vous aider grandement à accélérer le processus de cicatrisation.

Si vous sortez d'une liaison très longue, qui a duré dix ou vingt ans, vous aurez du mal à vous adapter à une nouvelle personne, car avec les années, votre corps aura changé. A moins de vous appeler Jane Fonda, votre corps n'est plus ce qu'il était, et vous en serez tout à fait consciente. Essayez de passer ce cap le plus vite possible.

Votre nouveau partenaire ne coucherait pas avec vous si il ou elle ne vous trouvait pas attirant(e). Alors, n'essayez pas de cacher votre corps. Adoptez la philosophie des nudistes : on se sent plus libre nu qu'habillé, car on n'a plus honte de son corps. Ne vous glissez pas hâtivement sous les draps, montrez-vous. Si l'autre part en courant, c'est que vous avez juste précipité ce qui devait arriver. Mais je peux vous garantir à 99 % que cela n'arrivera pas.

J'espère que, durant vos précédentes relations, vous avez au moins appris comment votre corps réagissait, ce qui est toujours bon à savoir. N'ayez pas peur de dire à votre partenaire ce que vous aimez. Même si cette connaissance de votre corps est tout ce que vous avez pu tirer de votre précédente relation, ce serait dommage que cela ne vous profite pas.

Chapitre 11
La magie des préliminaires

Dans ce chapitre

Se dire des mots doux.

Prendre le temps.

Créer une ambiance.

Tester son corps : quand la cartographie rejoint le sexe...

La notion de préliminaires est probablement la notion la moins bien comprise de tout le jargon sexuel. Il y a encore des hommes qui ouvrent de grands yeux ronds lorsqu'on leur parle de préliminaires, mais ils commencent à découvrir, doucement mais sûrement, que cette notion n'est pas étrangère au sexe et qu'elle est même nécessaire pour une sexualité réussie.

Les préliminaires consistent, dans leur plus simple expression, en attouchements et en caresses entre deux personnes, juste avant le rapport sexuel. Ils participent à provoquer chez chacun des partenaires la montée du désir qui est nécessaire pour l'assouvissement sexuel.

Des préliminaires à tout moment

Selon ma philosophie, les préliminaires ne sont pas seulement limités à ce qui précède immédiatement l'amour, mais devraient commencer dès "l'après-amour"(les caresses et/ou l'étreinte qui suivent l'acte sexuel), du rapport sexuel précédent.

Autrement dit, je considère que l'après-amour fait déjà partie des préliminaires du prochain rapport sexuel, qu'il ait lieu dans la minute qui suit ou la semaine suivante.

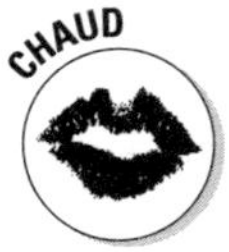

Si vous cherchez à devenir le partenaire idéal, vous devriez songer aux préliminaires dans chacune de vos relations de couple.

Je vous entends, à cet instant précis, vous interroger : "Comment ça Dr Ruth, vous voulez dire que quand je demande à ma femme de me passer le sel à table, ça fait partie des préliminaires ?"

Je vous réponds que cela en fait très certainement partie. Ainsi, au lieu de dire simplement "passe moi le sel", vous pourriez ajouter un petit mot doux comme "chérie" ou "trésor", ou juste son prénom. Vous voyez, mieux vous la traitez et mieux elle vous traite, meilleure sera votre relation sexuelle.

Si vous n'adhérez toujours pas à cette idée, imaginez l'inverse :

- Est-ce-que vous trouvez très sexy qu'on vous parle comme un chien ?
- Si on vous traite méchamment, est-ce que cela vous provoque une montée d'adrénaline ou de testostérone ?

Non, tout cela n'est pas très bon pour l'amour, surtout si cela arrive souvent. De même que la méchanceté entretient les étincelles de la colère, la gentillesse entretient la flamme de l'amour.

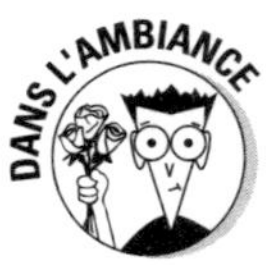

Si vous êtes doux et aimant, même dans les situations les plus banales, les moments où vous vous retrouverez pour faire l'amour seront d'autant plus merveilleux.

Lier l'émotionnel au physique

Pour mieux faire comprendre la différence entre ce que l'on appelle communément les préliminaires et les préliminaires version Dr Ruth, je voudrais distinguer pour un moment leurs effets physiques de leurs effets émotionnels. En particulier pour ce qui est du rôle qu'ils jouent dans la montée du désir de la femme.

En général, les gens voient les préliminaires comme un simple mécanisme de cause à effet permettant le rapport sexuel du point de vue physique :

- Pour que le rapport sexuel ait lieu, il faut que le pénis de l'homme soit en érection.
- Il faut que le vagin de la femme soit lubrifié pour favoriser le rapport sexuel.

Exciter les deux partenaires pour que les manifestations physiques du désir sexuel aient lieu est le rôle minimum des préliminaires.

Étant donné que l'homme peut obtenir une érection rien qu'à l'idée de faire l'amour, pour lui, les préliminaires pourraient se limiter à entrer dans la chambre. Cela changera avec les années, mais comme la plupart des jeunes gens n'en sont pas conscients, et que dans l'excitation, ils n'y pensent pas trop non plus, ils sont souvent très impatients et essaient de raccourcir la durée des préliminaires.

MYTHE exposé

Vous avez peut-être entendu dire que les femmes n'atteignent pas leur meilleure forme sexuelle avant trente ans. Il n'y a pas d'explication physique à cela et, pour beaucoup de femmes, ce n'est pas vrai. Si certaines femmes trouvent effectivement que leur vie sexuelle s'améliore au bout de quelques années, leur partenaire y est probablement pour beaucoup.

Certains hommes commencent seulement à sentir les bienfaits des préliminaires autour de la trentaine. C'est là que la femme commence à trouver qu'il y en a suffisamment pour mieux apprécier les rapports sexuels. Et si la femme commence à prendre plus de plaisir, elle commence à vouloir faire l'amour plus souvent.

Le cycle des réactions sexuelles

Si je suis sexologue aujourd'hui comme il y en a beaucoup d'autres dans le monde, c'est en grande partie grâce au Dr. William Masters et au Dr. Virginia Johnson qui étudièrent le cycle des réactions sexuelles à la fin des années 50 et au début des années 60.

Comment s'y sont-ils pris ? Ils ont observé plus de dix mille actes sexuels dans leur laboratoire. Étant donné qu'un voyeur (même très sérieux) se lasserait rapidement, vous pouvez apprécier à quel point ces scientifiques étaient dévoués à leur travail.

Et c'étaient bien des scientifiques, car quand je dis *observer*, je ne veux pas dire simplement *regarder*. Les gens qui se prêtèrent à ces expériences étaient reliés à des électrodes permettant de mesurer tout ce qui se passait, y compris la quantité de sécrétions de la femme et la quantité de sperme produite par l'homme.

INFO SANTÉ

A l'issue de ces études, Masters et Johnson ont pu distinguer quatre phases de réactions sexuelles chez l'être humain. Plus tard, le Dr. Helen Singer Kaplan, avec qui j'ai étudié, a repris certains de ces éléments et en a inclu de nouveaux pour créer son propre système.

Lorsqu'on consulte un sexologue pour un problème sexuel, il examine le *cycle des réactions sexuelles* pour établir son diagnostic. Il est également important de bien comprendre les différentes phases de ce cycle des réactions sexuelles si vous voulez devenir le meilleur partenaire possible. Alors lisez les définitions suivantes très attentivement.

- **La Phase de Désir Sexuel** :La Phase de Désir Sexuel, également appelée la *libido,* précède la stimulation réelle physique ou psychologique. Cette phase est propre au système du Dr. Kaplan. Pour elle, ces sensations sexuelles intérieures sont déclenchées par certaines substances chimiques dans le corps, la plus importante étant la testostérone, l'hormone sexuelle masculine également présente chez la femme. Ces sensations sont le point de départ de l'excitation sexuelle.

C'est dans le cadre de son travail de sexologue que le Dr. Kaplan a été amené à étudier cette phase initiale et à lui donner un nom. Elle avait remarqué que, chez certaines personnes, le désir sexuel était tellement bas qu'elles atteignaient très rarement, voire jamais, les autres phases du cycle. C'est seulement en étudiant ce qui se passait au cours de cette toute première étape qu'elle put découvrir la cause de leur problème.

- **La Phase d'Excitation** :La phase d'excitation est la phase pendant laquelle les parties génitales se gonflent en raison d'une augmentation de sang dans les tissus, que l'on appelle la *vasocongestion.*

Chez l'homme, l'excitation produit une érection. Chez la femme, l'excitation produit un gonflement du clitoris et des lèvres de la vulve, une augmentation des sécrétions vaginales, un gonflement de la poitrine et un durcissement des mamelons. Parmi les autres signes physiques à cette étape, il y a aussi une augmentation de la tension et une accélération du rythme respiratoire et cardiaque. Les muscles des bras et des jambes peuvent commencer à se contracter. Certains ressentent des sensations au niveau de l'abdomen, qui peuvent monter jusque dans la poitrine.

Cette phase est en général le résultat d'un stimuli ou d'une combinaison de stimulis d'ordre physique, visuel ou psychologique que l'on peut déclencher soi-même ou avec un partenaire.

- **La Phase en Plateau** :Durant la Phase en Plateau, certains aspects de la Phase d'Excitation s'intensifient légérement, préparant les contractions.

Selon Masters et Johnson, on observe deux manifestations physiques chez l'homme :

- Le pénis libère quelques gouttelettes de liquide servant de lubrifiant pour le sperme. (Ces gouttelettes contiennent également du sperme, ce qui rend la méthode du retrait si risquée. Vous trouvez plus d'informations dans le Chapitre 7 sur les pièges de la méthode de contraception qui consiste à "se retirer".)

- Enfin, les testicules de l'homme grossissent et se resserrent près du corps.

Le Dr. Kaplan inclue toutes ces réactions de la Phase de Plateau comme extension de la Phase d'excitation, car l'individu ne ressentant pas de différence entre les deux phases, ces différences subtiles n'ont aucune valeur pour elle, pour ce qui est de soigner les dysfonctionnements sexuels.

- **La Phase de l'Orgasme** : Pendant la Phase de l'Orgasme, l'homme et la femme traversent une série de contractions musculaires et de spasmes, incluant des contorsions du visage, une respiration et un rythme cardiaque accélérés et une nouvelle augmentation de la tension. Les parties génitales également se contractent fortement.

L'homme subit les contractions de l'éjaculation qui a lieu en deux temps : le moment d'inévitabilité, caractérisé par des sensations qui marquent ce que l'on appelle le point de non-retour (dont je parle plus en détails dans le Chapitre 22), suivi immédiatement de l'éjaculation.

- **La Phase de Résolution** : Dans cette dernière phase (dont parlent seulement Masters et Johnson), le corps revient doucement à la normale (dans les conditions physiques qui précédent la Phase d'Excitation). Cette Phase de Résolution est beaucoup plus longue chez la femme que chez l'homme et devient le point de départ de l'*après-amour*.

A cela s'ajoute pour les hommes une *période de retour* qui est le temps nécessaire après l'orgasme pour pouvoir répondre de nouveau à une stimulation sexuelle et avoir une érection et un orgasme. Chez les jeunes, cette période peut durer seulement quelques minutes ; elle devient plus longue avec l'âge.

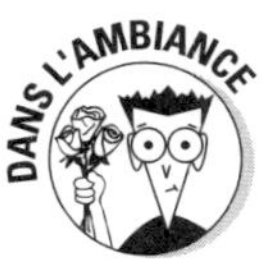

L'homme atteint la Phase d'Excitation beaucoup plus rapidement que la femme chez qui la Phase de Résolution est beaucoup plus lente. C'est pour compenser cette différence que je suggère d'étendre le plus possible le concept de préliminaires.

Un bouquet de fleurs en préliminaires

Vous, les hommes, avez-vous déjà songé qu'offrir des fleurs pouvait faire partie des préliminaires ?

Vous pensez certainement que l'on offre des fleurs pour courtiser une femme et que cela est une preuve d'amour. Pourtant, cela fait également partie des préliminaires amoureux. Lorsqu'une femme reçoit des fleurs de celui qu'elle aime, il y a des chances que cela l'excite. Il se peut même qu'elle se mette à "mouiller" un peu.

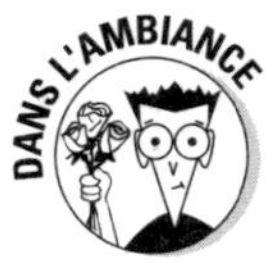

Étant donné que le désir est plus long à monter chez la femme, plus tôt vous lui faites parvenir les fleurs, plus elle aura de temps pour en tirer les effets positifs. Je vous conseille de ne pas arriver chez elle chargé de fleurs, mais de les envoyer à l'avance. Avec un peu de chances, le temps que vous franchissiez le pas de sa porte, la femme de vos rêves sera déjà bien sur la voie de la Phase d'Excitation du désir sexuel.

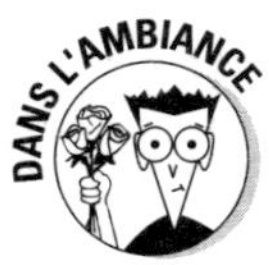

Tout en étant pour la diversité et la spontanéité (il n'y a pas de mal, si elle est excitée, à sauter dans le lit avant même d'avoir pris rendez-vous !), je pense que plus vous étendez la notion de préliminaires, meilleur sera le résultat final.

Y penser à l'avance

L'art des préliminaires ne se pratique pas seulement sur son partenaire. Pour vous, cela peut être une méthode d'anticipation, pour qu'une fois le moment venu de faire l'amour, vous soyez parfaitement prêt. Pour que ce type de préliminaire marche bien, vous devriez prévoir à l'avance le moment où vous allez faire l'amour.

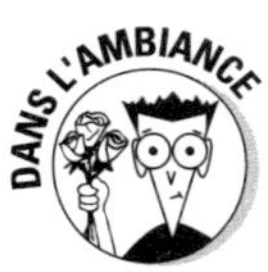

Si vous ne vivez pas avec votre partenaire et que vous avez rendez-vous le samedi soir, vous pouvez faire une pause dans la journée pour imaginer comment va se dérouler la soirée. Si vous vivez avec votre partenaire, de temps en temps, prévoyez le moment où vous ferez l'amour, ainsi vous pourrez vous y préparer en y songeant langoureusement dans la journée.

Dîner en tête à tête

Une autre manière d'étendre les préliminaires, c'est de faire un petit dîner romantique en tête à tête. Romantique ne veut pas dire coûteux. Bien entendu, si vous allez dans un beau restaurant où l'on vous reçoit bien et où la nourriture est raffinée, vous êtes tout de suite dans l'ambiance. Mais acheter des spécialités chinoises chez un traiteur pour les manger par terre assis en tailleur peut vous faire le même effet. Ce qui compte, c'est que vous soyez attentif à l'autre.

L'attention que l'on porte à l'autre est très importante. J'ai entendu beaucoup de couples dire qu'ils se chamaillaient après un repas au restaurant. Elle est tellement difficile sur la nourriture qu'elle le met à bout ou elle le voit reluquer une autre femme et s'enerve. Et si le repas est trop copieux ou trop arrosé, le couple ne sera pas non plus gagnant (pour ce qui est du rapport sexuel qui suivra).

Ce qui fait qu'un repas est romantique, ce n'est pas seulement le décor ou ce qu'il y a dans l'assiette. Un repas est romantique parce que l'on passe un moment en toute intimité en se consacrant entièrement à l'autre. Cela signifie que la communication entre les deux individus (parler, se toucher, se regarder dans les yeux) en est l'ingrédient principal.

Ainsi, vous pouvez passer une soirée très romantique en restant à la maison, car vous serez moins distraits. Cependant, si vos charmants bambins sont par là, en train de nourrir le chien avec leur purée d'épinards frais, ou si c'est toujours le même qui fait le repas et qui range après, alors ça ne va pas être si romantique que ça, et vous feriez mieux d'aller au restaurant, même si c'est la ruine !

Utiliser ses lèvres

Pour illustrer la couverture de mon livre *The Art of Arousal*, j'avais choisi un tableau de la renaissance italienne du peintre Corregio. Cela représente le dieu Jupiter, transformé en nuage, embrassant Io. Je trouve que ce tableau illustre l'une des plus belles manières d'embrasser : si légèrement, si doucement ; les lèvres se touchant à peine, si bien que l'on croit embrasser un nuage. Il y a tant de manières d'embrasser (passionnément ou doucement, la bouche ouverte ou fermée, avec ou sans la langue), que le baiser est réellement un cadeau des dieux.

Nous avons toujours tendance à penser que tous les amoureux s'embrassent. Pour la plupart, c'est vrai. Mais pas pour tous. Je reçois souvent des lettres de femmes qui se plaignent que leur mari ne les embrassent pas assez. Il y a des hommes qui embrassent, mais qui le font négligemment. Et il y en a d'autres qui n'embrassent pas du tout.

Mon premier conseil, si vous trouvez que votre partenaire est avare en baisers, c'est de vérifier votre haleine. Je ne dis pas que l'haleine est souvent en cause, mais le problème est tellement simple à résoudre, si c'est le cas, qu'il faut déjà commencer à chercher par là. Comme vous ne pouvez pas vérifier tout seul, demandez à votre partenaire de vous le dire, et, si cela vous gêne, peut-être que votre dentiste ou un ami fidèle pourra le faire.

Si ce n'est pas vous, mais votre partenaire qui a ce problème de mauvaise haleine, je suggère que vous lui disiez sans plus tarder (pas nécessairement en plein milieu d'un baiser !). Approvisionnez votre trousse à pharmacie d'un bain de bouche et dites-lui alors gentiment quel est le problème.Vous lui ferez savoir que vous préférez le goût mentholé du bain de bouche en le remerciant d'un gros bisou.

Ce qui peut encore poser problème, c'est le "French kiss", ou baiser profond. Il y en a qui adorent ça, et d'autres qui détestent. Beaucoup de gens ont besoin du contact buccal (voyez comme nous mangeons, et combien de chewing-gum nous mâchons). Si vous tenez vraiment au baiser profond et que votre partenaire n'aime pas ça, c'est pour vous un gros problème. Je ne crois pas que l'on puisse forcer quelqu'un à faire quelque chose. Tout ce que je peux conseiller aux gens qui veulent des baisers longs et profonds, c'est de vérifier avant de se marier qu'ils n'auront pas de problèmes, de ce côté. Parfois, ces problèmes se révèlent plus tard, mais au moins, vous aurez essayé de les devancer.

Là encore, les gens qui évitent le baiser profond ont parfois une bonne raison ; ils ont du mal à respirer par le nez. Si c'est vraiment ce que vous aimez et que votre partenaire ne peut pas vous satisfaire à cause d'un problème de respiration, conseillez-lui de voir un médecin qui pourra peut-être l'aider.

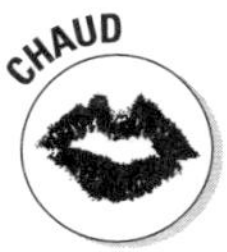

On ne s'embrasse pas que sur la bouche. Vous pouvez vous embrasser partout sur le corps, vous y trouverez tous deux du plaisir. Si vous ne voulez pas lécher les parties génitales de votre partenaire parce que ce qui peut s'ensuivre vous dégoûte, vous pouvez tout de même les couvrir de baisers, ce n'est pas ainsi que vous déclencherez un orgasme. Quelques doux baisers sur les parties génitales de votre partenaire lui feront comprendre que si vous ne voulez pas lui donner d'orgasme de cette manière, ce n'est pas que cette partie de son corps vous dégoûte ; c'est que vous préférez les autres manières de faire l'amour.

L'art du massage

Au cours du "dîner en tête à tête" dans un restaurant, j'ai indiqué que le fait de se toucher était un moyen de communication. Cependant, dans un lieu public, on doit se contenter de se tenir la main ou de se faire du pied.

Je sais qu'il peut se passer des choses sous la nappe, et que certains n'hésitent pas à aller plus loin. Ce n'est pourtant pas quelque chose que je vous recommande de faire. Vous risquez d'oublier vos voisins qui, eux, n'oublieront pas de vous observer (c'est toujours comme ça que ça se passe dans les restaurants), et quand ils comprendront ce qui se trame, vous vous en trouverez fort gênés.

De retour à la maison, vous pouvez enfin vous toucher tant que vous voulez. Mais il arrive souvent qu'on file droit au lit dès qu'on a enlevé ses vêtements. Si vous êtes d'humeur à faire durer un peu les choses, vous pouvez vous masser à tour de rôle, ce sera très sensuel et relaxant.

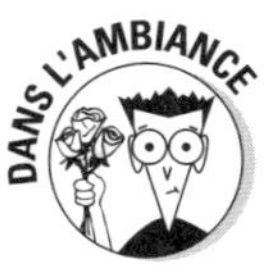

Rendez cet instant aussi sensuel que possible.

- Tamisez les lumières ou mettez des bougies.
- Utilisez des huiles de massage.

- Prenez votre temps ; essayez de bien sentir l'autre.
- Alternez les frottements et les caresses plus douces. Essayez de découvrir de nouvelles facettes de votre partenaire à travers les terminaisons nerveuses de vos doigts.

Vous pouvez continuer à jouer dans l'eau, c'est également très sensuel. Le sauna ou le jacuzzi sont très relaxants, en particulier la nuit, avec juste quelques lumières douces se reflétant sur l'eau.

DANGER

Le sauna est un lieu idéal pour batifoler, mais cela peut être dangereux d'y faire l'amour. Les effets calmants de l'eau chaude peuvent causer des troubles physiques, surtout si votre tension et votre rythme cardiaque sont accélérés par l'excitation. Je ne dis pas qu'il ne faut jamais faire l'amour dans un sauna, car je sais que vous serez irrésistiblement tentés de le faire plus d'une fois, mais ce chapitre est consacré aux préliminaires, et c'est à cet effet que je recommande d'utiliser le sauna. Si vous n'avez pas de sauna, vous pouvez vous plonger dans un bain chaud ou sous la douche. Laver son partenaire est un bon moyen de découvrir son corps, et on se rend utile par la même occasion.

LE CONSEIL DU DR. RUTH

Il arrive qu'une personne ne veuille pas faire l'amour parce qu'elle se demande si le sexe de son partenaire est propre. Si une femme prend le soin de nettoyer le pénis de l'homme par exemple, elle n'aura plus de doute à avoir. Ce petit conseil vous fait peut-être sourire, mais je l'ai donné à beaucoup de couples assez prudes ou pour lesquels les odeurs du corps étaient un problème, et en général, cela a marché.

Tester son corps

Quand vous massez votre partenaire, le but n'est pas de découvrir les parties sensibles de son corps, mais de provoquer des sensations. En revanche, quand vous *testez votre corps*, vous cherchez à découvrir les zones les plus sensibles : les seins, les poignets, les cuisses...

On ne teste pas seulement le corps des autres ; on le fait aussi pour soi-même. Ce n'est pas seulement l'endroit où l'on vous touche qui crée les sensations, mais aussi la manière dont on vous touche. Étant donné que vous seul savez ce qui vous procure le plus de plaisir (vous aimez qu'on vous effleure à peine, qu'on vous caresse doucement, brusquement, de manière continue...), vous pouvez vous tester seul comme vous testez votre partenaire.

CHAUD

Une fois que vous connaissez le corps de l'autre, que vous l'avez exploré et que vous en connaissez les zones les plus sensibles, vous pourrez exploiter cette connaissance tout au long de votre vie amoureuse. Tester le corps de son partenaire est bien plus qu'un simple moyen de faire durer les préliminaires ; c'est un exercice qu'il faudrait faire au moins une fois afin de réunir un certain nombre d'informations qui seront utiles chaque fois que vous ferez l'amour.

Vous entrez maintenant... dans la zone érogène.

Les zones érogènes sont les parties du corps particulièrement sensibles aux stimulations, en raison d'une forte concentration de terminaisons nerveuses.

Durant les préliminaires, les deux partenaires s'excitent mutuellement, et vous allez donc vous attacher à faire ce qu'il faut pour que *votre partenaire* soit le/la plus excité(e) possible. Cela ne veut pas dire que vous allez vous priver de lui embrasser le bout des seins si ce n'est pas ce qu'elle préfère, mais que c'est ce que vous aimez. En revanche, si elle adore que vous lui effleuriez les seins du bout des doigts, pensez aussi à lui donner cette satisfaction.

Les zones érogènes peuvent se trouver partout sur le corps, mais en voici quelque-unes parmi les plus fréquentes :

- Les fesses.
- La zone périnéale (la partie qui s'étend entre l'anus et les parties génitales).
- Derrière les genoux.
- La nuque.
- Et bien sûr, les parties génitales.

Suivre la carte

Cela ne sert à rien d'établir une carte des zones sensibles si vous ne la suivez pas ! Alors, une fois que vous avez découvert les parties du corps de votre partenaire qui réagissent lorsqu'elles sont caressées, léchées, embrassées, mordillées, pincées, massées, enveloppées, frottées, effleurées, chatouillées, palpées... et tout le reste, ne perdez pas de temps et faites exactement ça !

Passer la vitesse supérieure : solliciter les parties génitales

Quelle que soit la durée des préliminaires les plus plus romantiques et les plus langoureux, on en vient toujours aux parties génitales. Le but étant, ne l'oubliez pas, de permettre aux deux partenaires d'avoir un orgasme. N'oubliez pas non plus qu'une femme a besoin de plus de préparation qu'un jeune homme. Les raisons sont aussi bien physiques que psychologiques.

Ce qu'elle aime

La raison physique pour laquelle la femme met plus de temps à avoir un orgasme est que le principal déclencheur est son clitoris.

Pour avoir un orgasme, la plupart des femmes ont besoin d'un contact physique direct avec leur clitoris. Souvent, le rapport sexuel seul ne le stimule pas suffisamment pour déclencher un orgasme. La raison en est que, pendant le rapport, le pénis n'est pas en contact direct avec le clitoris. Une des solutions est que l'homme stimule le clitoris de la femme avant le rapport sexuel, et c'est l'une des premières raisons d'être des préliminaires.

Certaines femmes sont suffisamment excitées durant les préliminaires et pourront avoir un orgasme pendant le rapport sans que le clitoris soit de nouveau directement stimulé. D'autres ont besoin de cette stimulation directe avant ou après le rapport sexuel ou bien adopteront une position qui permet la stimulation du clitoris pendant le rapport. Je parle des positions dans le Chapitre 12. Mais pour le moment, concentrons-nous sur le rôle des préliminaires.

Stimuler le clitoris

Il faut que je fasse une petite mise en garde en ce qui concerne le clitoris.

Le clitoris est très sensible. Ce qui explique qu'en le stimulant on puisse déclencher un orgasme. Mais en raison de cette sensibilité, la stimulation peut aussi être douloureuse. Pour résoudre ce problème, il est très important que l'homme et la femme communiquent.

Tous les clitoris ne se ressemblent pas, et seule la femme sait quelle type de stimulation elle préfère.

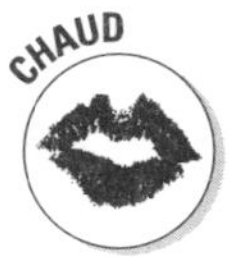

Si vous êtes une femme, il est très important que vous disiez à votre partenaire ce qui vous réussit le mieux. Vous n'êtes pas obligée de le dire avec des mots. Si vous n'êtes pas à l'aise pour en parler, vous pouvez guider sa main avec la vôtre. Faites-lui sentir comment il faut vous caresser, s'il peut toucher directement le clitoris ou seulement autour, si vous préférez que ce soit lent ou rapide, et quand il faut changer de rythme si vous le désirez ainsi.

Au bout de quelques temps, si l'homme est attentif, il maîtrisera tout cela et pourra vous donner un orgasme sans plus avoir besoin d'instructions.

Il n'y a pas que les doigts

Vous m'avez déjà entendu dire que l'homme peut utiliser son doigt, sa langue ou son gros orteil pour stimuler le clitoris. Cependant, je crois que le gros orteil ne fait pas l'unanimité. D'après ce que les gens me disent, le doigt est premier au palmarès des méthodes utilisées, la langue deuxième, et en troisième position viennent les vibromasseurs (pas très répandus).

Beaucoup de gens croient que les vibromasseurs ne servent qu'à se faire plaisir tout seul. Pourtant, si la femme a besoin d'être très stimulée, ou si cela est trop fatiguant pour l'homme qui est d'un âge avancé ou dans l'incapacité (quelle que soit la raison) de satisfaire la femme, alors il n'y a pas de mal à utiliser un vibromasseur (Il y a des précautions à prendre lorsqu'on utilise un vibromasseur ; j'en parle dans le Chapitre 19.).

Cependant, dans la plupart des cas, un vibromasseur n'est pas nécessaire, et les doigts rendent beaucoup de services.

DANGER

Il faut tout de même se méfier des ongles qui peuvent vous blesser. En général, les hommes n'ont pas les ongles longs, et il n' y a donc pas de problème. Mais si vous remarquez qu'ils sont coupants, donnez-leur un petit coup de lime au préalable.

La lubrification est importante, car elle protège le clitoris des frictions. En général, les sécrétions de la femme suffisent. L'homme peut de temps en temps glisser un doigt dans le vagin de la femme pour permettre à toute la région du clitoris de rester humide. On peut également utiliser la salive comme lubrifiant. Si les sécrétions de la femme ne sont pas suffisantes soit parce qu'elle sont asséchées en raison de son âge, soit parce qu'elle a des difficultés à en produire, on peut acheter des produits pour y remédier.

CHAUD

Les lubrifiants ne sont pas tous les mêmes. Ils sont tous très efficaces, mais certains sont plus ludiques que d'autres. Vous trouverez les plus traditionnels un peu partout et vous en trouverez des parfumés et des colorés dans les magasins spécialisés ou dans les catalogues de vente par correspondance.

Quelle que soit l'excitation de la femme, ses sécrétions ne sont pas inépuisables. Il arrive qu'elle arrête de sécréter et dans ce cas, les attouchements ou le rapport sexuel deviennent douloureux. Les deux partenaires doivent veiller à ce que cette zone reste suffisamment humide.

CHAUD

L'homme ne doit pas seulement limiter son attention au clitoris. Toute la vulve est sensible (voir le Chapitre 3), et la femme peut apprécier qu'on lui introduise un ou plusieurs doigts dans le vagin. Pour cela, il faudra peut-être se servir de ses deux mains.

DANGER

Si l'homme explore toute la région des parties génitales de la femme, il va sans doute tomber sur l'anus qui se trouve juste en chemin. A moins d'avoir été tout juste nettoyée, cette partie qui est également très sensible contient des microbes. Ces microbes, s'ils rentrent en contact avec le vagin auquel ils n'appartiennent pas, peuvent se multiplier et causer une infection. En conséquence, si l'homme va mettre ses doigts dans le vagin de la femme, il doit veiller à les tenir écartés de la source de microbes.

La langue : la reine des préliminaires

La langue semble avoir été conçue pour les préliminaires et pas seulement pour les baisers.

- La langue produit son propre lubrifiant sous forme de salive.
- La langue est plus souple que les doigts et n'est pas affublée d'ongles coupants.
- La langue se manipule de plusieurs manières, elle permet de lécher longuement ou par petits à-coups.

L'homme qui maîtrise la technique du cunnilinctus (le rapport bucco-génital pratiqué sur la femme) est un amant généralement très apprécié. Cela ne fait pas l'ombre d'un doute.

Mais pour un certain nombre de raisons, il y a des femmes qui n'aiment pas que l'on pratique le cunnilinctus sur elles.

- Il y en a qui préfèrent avoir le visage de leur amoureux près d'elles.
- D'autres s'y refusent pour des motifs religieux.
- D'autres encore se sentent fautives, car elles se croient obligées de rendre la pareille alors qu'elles ne le désirent pas.

Quelles que soient ses raisons, il faut respecter le souhait de la femme. Si votre compagne refuse les rapports bucco-génitaux, oubliez-les, au moins pour un certain temps.

Ce qu'il aime

Avec l'âge, les érections viennent moins facilement.

Chez un adolescent, une érection peut avoir lieu à tout moment, parfois même dans des situations très embarrassantes. Lorsqu'il est appelé au tableau par exemple. (Je ne dis pas que le tableau soit excitant en soi, mais si un garçon est resté longtemps assis, et que tout d'un coup il se lève, le flux sanguin augmente et il est probable qu'une partie de ce sang aille vers le pénis, en particulier s'il était en train de penser à la jolie fille assise en face de lui.)

En prenant de l'âge, l'homme est encore capable d'avoir des *érections psychogènes* (qui se dressent toutes seules), mais petit à petit, il ne pourra plus avoir d'érections sans stimulation (je parle de ces changements dans le Chapitre 22). Qu'elle soit nécessaire ou non, cette stimulation doit faire partie des préliminaires.

En général, votre compagne a une petite idée des caresses les plus efficaces pour obtenir une ascension du pénis. Cependant, certains hommes (surtout s'ils se masturbent beaucoup) ont pris des habitudes très précises pour obtenir une érection, et eux seuls peuvent la provoquer. Dans ce cas, il peut être nécessaire que l'homme commence à se stimuler lui-même, et qu'une fois l'érection obtenue, la femme prenne le relais.

La fellation

Le rapport bucco-génital pratiqué sur l'homme, appelé fellation, peut être pratiqué à des degrés différents.

Ce que la femme doit déjà savoir, c'est que la partie la plus sensible du pénis est en général juste sous le gland, et qu'il n'y a donc pas besoin de "tout avaler" pour procurer un plaisir intense à l'homme.

En effet, la femme peut simplement lécher le pénis, sans le mettre entièrement dans sa bouche, l'homme en tirera un grand plaisir. Lorsque les femmes me disent qu'elles n'aiment pas la fellation, je leur conseille d'imaginer qu'elles lèchent une crème glacée.

Lorsque la femme pratique la fellation au cours des préliminaires, elle n'a pas besoin de se soucier de l'éjaculation. En revanche, elle pourra sentir un liquide issu des glandes de cowper (sécrétions pré-éjaculatoires). Si elle veut s'assurer qu'elle ne va pas trop loin, elle peut lui demander de temps en temps à quel stade du plaisir il en est. S'il lui indique qu'il est proche de l'orgasme, elle peut décider de s'arrêter là.

En réalité, le conseil qui précède peut s'appliquer à toutes les étapes des préliminaires, en particulier si l'homme a des problèmes d'éjaculation précoce. Il est aisé pour l'homme d'apprendre à reconnaître les *sensations prémonitoires* (voir le Chapitre 22) ou point de non-retour. Tous les hommes devraient apprendre à les reconnaître pour ne pas éjaculer avant qu'ils ne le veuillent, que ce soit avant ou pendant l'amour.

La bonne communication, verbale ou gestuelle, fait partie intégrante d'une relation sexuelle réussie. Il ne faut donc pas hésiter à demander à l'autre d'arrêter de faire quelque chose, soit parce que ce n'est pas agréable, soit parce que c'est trop bon.

Les autres zones

Le pénis n'est pas la seule zone sensible qui serve à exciter l'homme. Voici d'autres points sensibles de son corps que vous pouvez solliciter :

- Les testicules sont sans hésitation une zone érogène (mais à manipuler avec grand soin, car une fausse manoeuvre pourrait flanquer par terre tout ce que vous avez entrepris pendant les préliminaires).

- Beaucoup d'hommes aiment qu'on leur caresse ou qu'on leur suce le bout des seins.
- L'anus est également sur la liste des zones érogènes. Encore une fois, faites attention de ne pas contaminer les parties génitales avec les microbes de l'anus.

Quand faut-il arrêter les préliminaires ?

Comment pouvez-vous dire que vous en avez eu assez ? C'est impossible. Une fois de plus, c'est la raison pour laquelle il est vital de bien communiquer. Si le principal objet des préliminaires est bien de permettre à la femme d'avoir un orgasme, elle doit faire savoir à son partenaire quand elle est prête. Prête à quoi ? C'est une très bonne question.

Si la femme est suffisamment excitée pour avoir un orgasme pendant le rapport sexuel, alors la réponse est qu'elle doit dire à son partenaire, verbalement ou par un signe, qu'il peut maintenant introduire son pénis dans son vagin. Mais si elle n'est pas capable d'avoir un orgasme de cette manière, elle désire peut-être qu'il continue à stimuler son clitoris jusqu'à ce qu'elle finisse par avoir un orgasme.

Il n'y a pas de bonne et de mauvaise réponse. Il faut que le couple se concentre à faire ce qui marche le mieux, pour qu'au bout du compte, les deux partenaires soient satisfaits. Tous les couples sont différents, et c'est à eux de décider pour eux-mêmes. Aussi longtemps qu'ils poursuivront ensemble le même but, ils l'atteindront toujours.

Chapitre 12
Variations sur le même thème

Dans ce chapitre

La position du missionnaire.
La femme sur l'homme.
"A quatre pattes".
Sexe buccal et anal.
Le rapport sexuel sans l'acte.
L'auto-masturbation (à deux).
Le sexe pendant la grossesse.

Les préliminaires, je pense que nous serons d'accord là-dessus, constituent une activité érotique dont l'objectif est de faire monter le désir des deux partenaires. Dans ce chapitre, je parle du moment où, suite aux préliminaires, on "passe à l'acte" (encore une expression polie et ambiguë). Mais de quel "acte" s'agit-il ?

"L'acte" est-il seulement le rapport sexuel ? Voici la définition du rapport sexuel que j'ai trouvé dans un dictionnaire : "contact des parties génitales, en particulier l'introduction du pénis dans le vagin, suivie de l'éjaculation."

Cette définition laisse de côté un bonne partie de ce qui se passe entre un homme et une femme lors de l'acte sexuel. Qu'en est-il des caresses bucco-anales et bucco-génitales, et de la masturbation à deux ? Est-ce que cela ne fait pas partie de "l'acte" sexuel ? Et puisque les femmes n'éjaculent pas et que certaines ne peuvent pas avoir d'orgasme pendant le rapport seul, est-ce qu'elles n'ont pas droit d'accéder au plaisir que procure "l'acte" ?

La sémantique n'a jamais été mon fort. Alors laissez-moi juste vous décrire brièvement ce que je compte aborder dans ce chapitre : toute activité entre deux adultes consentants et non vierges, produisant des orgasmes (je vous dis tout sur les orgasmes dans le chapitre suivant).

Pourquoi est-ce que j'exclue les vierges ? Si deux adolescents pratiquent des rapports bucco-génitaux, mais pas de rapports sexuels, sont-ils encore vierges ? Étant donné que la fille ne risque pas de tomber enceinte, je pense que oui, on peut dire qu'ils sont encore vierges. Mais si deux personnes qui ont déjà eu des rapports sexuels décident un soir de n'avoir que des rapports bucco-génitaux, puis changent d'avis en cours de route et décident finalement d'avoir un rapport sexuel, alors je pense que ça fait une différence. La distinction est mince, mais on est bien obligé de définir ce dont on parle.

Alors, que l'on dise "l'acte sexuel", "le rapport sexuel", "aller jusqu'au bout", ou "faire crac-crac", on parle toujours de la même chose, c'est-à-dire de deux personnes qui, d'une manière ou d'une autre, cherchent à atteindre un ou plusieurs orgasmes.

Choisir la position

Bien que l'orgasme soit certainement l'objectif à atteindre pour les deux partenaires, la manière d'atteindre cet objectif fait déjà partie du plaisir.

Ce chapitre ne prétend pas être le Kama-Sutra, et je ne vais donc pas vous parler de toutes les positions possibles, d'autant plus que pour la plupart, je ne crois pas que vous soyez des acrobates. (Mon avocat m'a conseillé de bien mentionner à ce stade du livre que je n'étais pas responsable des accidents qui pourraient arriver en pratiquant certaines positions que j'indique ici. Personnellement, si j'ai un conseil à vous donner, c'est de faire attention en règle générale, et surtout si vous avez un problème particulier, un problème de dos par exemple. A présent, vous comprenez pourquoi je vous conseille toujours de fermer votre porte à clé quand vous faites l'amour, c'est pour être sûrs de tenir les enfants écartés ainsi que les avocats !)

Je ne vous parlerai que des positions les plus importantes ainsi que des avantages qu'elles présentent. N'attendez pas que je vous fasse un sermon. Pour moi, il n'y a pas de positions plus morales ou plus normales que d'autres. Il y en a certainement des plus populaires, mais il y a de bonnes raisons à cela.

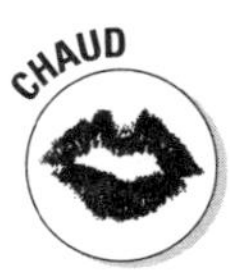

Il est possible que la lecture de ce chapitre vous excite quelque peu. Si c'est le cas, ne vous en inquiétez pas. A l'inverse, vous pourriez vous interroger si vous ne ressentiez rien dans le "bas du ventre."

La bonne vieille position du missionnaire

La position du missionnaire, ce n'est pas seulement la position de l'homme sur la femme ; c'est l'homme dessus, la femme dessous, et une couche de Nutella entre les deux ! (Non, oubliez ça, vous resteriez collés l'un à l'autre, et il faudrait appeler les pompiers.)

Les humains connaissent la position de l'homme sur la femme depuis la nuit des temps, et vous devez vous demander pourquoi on l'appelle la position du missionnaire. Selon l'anthropologue polonais Bronislaw Malinowski, ce sont les indigènes du Sud Pacifique qui baptisèrent ainsi cette position. Ce peuple ne se limitant probablement pas à une seule position, quand ils arrivèrent là-bas, les missionnaires furent choqués de leur comportement "scandaleux". De même qu'ils leur enseignèrent le christianisme, ils prônèrent la position de l'homme sur la femme et c'est ainsi qu'elle gagna son surnom.

Si vous avez déjà pu observer des animaux en train de s'accoupler, vous savez que cette position est propre aux humains. Une des raisons est que, pour beaucoup d'espèces, cette position serait soit malaisée (imaginez les girafes), soit impossible (les tortues).

C'est peut-être pour se différencier des animaux que les humains ont si largement adopté la position du missionnaire. Pourtant, cette position présente aussi quelques inconvénients (je parle des inconvénients un peu plus loin). Mais je ne crois pas que la position du missionnaire soit populaire uniquement pour des raisons d'ordre pratique ou parce que les humains veulent se distinguer des animaux ou encore parce que l'homme veut montrer qu'il est l'agresseur en grimpant au-dessus.

Le face-à-face séduit

Je crois que la plupart des chercheurs s'accordent pour dire que les humains communiquent beaucoup à travers la parole, le toucher ou le regard et qu'ils choisissent en général une position qui les met face à face quand ils font l'amour. De plus, ce qui fait indéniablement la popularité de cette position, c'est qu'elle permet de rester sous la couette les mois les plus froids.

La position du missionnaire n'est pas complètement statique. Il y a des variantes possibles. Même si la femme doit écarter les jambes pour permettre à l'homme de la pénétrer, elle n'est pas obligée d'être absolument à plat. En général, elle remonte légèrement les genoux, mais elle peut encore bouger ses jambes autrement, y compris en les agrippant au dos de son partenaire.

Dans la position du missionnaire, l'homme n'a pas autant de mobilité que la femme, mais il peut essayer de se redresser un peu (pour être plus à la verticale), ce qui occasionnera plus de frottements de l'os du pubis contre le clitoris, et donc plus de stimulations pour la femme.

Les inconvénients

Aussi populaire soit-elle, la position du missionnaire n'a pas que des avantages.

- L'inconvénient le plus évident est que, dans cette position, le va-et-vient du pénis dans le vagin ne produit pas une stimulation clitoridienne suffisante pour que le plus grand nombre de femmes atteignent l'orgasme.

L'homme s'appuyant sur ses bras, il ne peut pas non plus toucher le clitoris avec ses doigts ; la stimulation clitoridienne nécessaire à la femme pour atteindre l'orgasme n'est donc pas toujours possible.

- La femme n'a pas beaucoup de possibilités de se mouvoir si ce n'est en suivant les mouvements de son partenaire.
- Si l'acte sexuel s'éternise, ou si l'homme faiblit pour une autre raison, la position du missionnaire devient vite inconfortable.
- Des recherches ont montré que si l'homme a les muscles contractés, ce qui est le cas puisqu'il doit se tenir dressé, sa capacité à contrôler l'éjaculation en est affectée. La position du missionnaire peut donc aggraver les problèmes d'éjaculation précoce.

Les hommes me demandent parfois pourquoi les femmes ne se stimulent pas elles-mêmes puisqu'en général la position du missionnaire leur permet d'atteindre leur clitoris. Bien que je ne puisse pas leur donner la réponse exacte, je crois qu'il y a un facteur psychologique qui les en empêche, de même qu'il les empêche de se masturber.

Cela vient en partie de notre société qui dit aux femmes que ce n'est pas bien de se toucher (il est vrai que la société a toujours enseigné ce même principe aux jeunes garçons, mais ça n'en a pas dissuadé beaucoup).

Quoi qu'il en soit, il semblerait que les femmes préfèrent être stimulées plutôt que de se stimuler elles-mêmes, et c'est ça qu'il faut retenir. Alors, que ça vous plaise ou non (mais je crois que ça plaît à la majorité de ces messieurs), l'orgasme de la femme est entre les mains de l'homme... ou de sa langue, ou de son gros orteil.

Petites variantes orgasmiques

Pour varier, la femme peut s'allonger sur le bord du lit ou de la table ou du pont d'un bateau (vous voyez, je veux qu'il y ait toujours de l'imprévu), et l'homme garde les pieds au sol. Pour cela, il faut que l'appui soit à la bonne hauteur afin que la pénétration soit confortable pour les deux partenaires. Le corps de l'homme ne pesant plus sur ses bras, il peut utiliser ses mains pour toucher le clitoris de la femme et le stimuler jusqu'à l'orgasme.

Cette variante est une des multiples positions qui permettent à l'homme d'atteindre le clitoris de la femme. C'est ce qui me fait dire que la femme peut atteindre l'orgasme au cours du rapport sexuel. Il suffit parfois d'adopter une autre position que celle du missionnaire.

Ces autres positions rendent également plus plausible l'orgasme simultané, bien que ce soit grâce à une petite astuce. L'orgasme étant plus long à venir chez la femme, l'homme doit maintenir son degré d'excitation assez élevé pour rester en érection, mais pas trop pour ne pas avoir d'orgasme. En même temps, il doit rester en contact étroit avec sa partenaire pour essayer de sentir à quel moment elle sera prête pour atteindre l'orgasme et, à ce stade, il pourra passer la vitesse supérieure. L'inconvénient, c'est qu'à force de se concentrer, on devient spectateur de ce qui se passe et on a du mal à se détendre suffisamment pour trouver du plaisir.

La femme sur l'homme

Puisque nous semblons tendre vers l'égalité des deux sexes, il n'y a pas de raisons pour que ce soit toujours l'homme qui soit sur la femme. En réalité, toutes ces positions n'ont rien de nouveau, mais elles n'échappent pas aux phénomènes de mode. On sait en effet que les femmes se mettent plus souvent sur l'homme qu'il y a dix ou vingt ans.

Il est même assez surprenant que la position de la femme sur l'homme ne soit pas plus populaire, car elle offre un certain nombre d'avantages :

- Le plus gros avantage est que l'homme peut toucher le clitoris de la femme avec ses doigts.
- L'homme peut voir les seins de la femme et les caresser (ce qui est doublement excitant pour lui, car en matière de sexe, la faculté visuelle devient plus importante).
- Les hommes disent aussi qu'ils "durent" plus longtemps dans cette position.

  - Du point de vue de la femme, elle peut contrôler la profondeur de la pénétration et le rythme du va-et-vient (bien que la description en ces termes ne soit pas très romantique). Comme chaque femme sait ce qui lui correspond le mieux, cette possibilité de contrôle peut lui permettre d'accéder à un orgasme entièrement satisfaisant.

Il est possible que cette position soit plus fatigante pour la femme, surtout si elle met du temps à accéder à l'orgasme. Si elle commence tout d'un coup à perdre ses forces et à se demander pourquoi c'est si long, elle va là encore devenir spectateur de l'action, ce qui ne l'aidera pas à avoir un orgasme. Même si certaines femmes trouvent cette position un peu trop sportive pour pouvoir l'apprécier, ça vaut tout de même le coup de l'essayer de temps en temps.

Si vous croyez que l'homme et la femme se retrouvent nécessairement le visage face à face lorsque la femme est dessus, c'est que vous n'avez pas envisagé toutes les possibilités. Elle peut se tourner de sorte à ce que ses fesses soient face au visage de son partenaire. D'ailleurs, elle peut alterner les deux positions (ou faire la toupie si le coeur lui en dit).

TRUC

Pour que la position de la femme sur l'homme fonctionne mieux, il faut que l'érection de l'homme soit très forte. Si vous n'y arrivez pas le soir, essayez le matin ; c'est en général le moment où l'érection est la plus forte.

Par derrière

Il ne s'agit pas là de rapport anal, mais vaginal. L'homme pénètre la femme par derrière, comme font la plupart des animaux. La pénétration peut alors être un peu plus épineuse dans cette position, mais avec un peu d'imagination, il y a moyen de la rendre plus confortable.

La position "à quatre pattes", comme on l'appelle, permet à l'homme d'atteindre facilement son but, tout en stimulant le clitoris de la femme. Elle donne aussi à l'homme une vue de derrière (sans jeu de mots) très excitante, et ils sont nombreux à l'apprécier. Cette position peut être fatigante pour les genoux de la femme, mais c'est quasiment son seul inconvénient. La raison pour laquelle cette position n'est pas plus populaire, c'est que la femme ne voit pas grand-chose, à moins d'avoir un tableau de Cézanne sous les yeux ou un miroir.

ATTENTION

Dès qu'il y a pénétration par derrière, l'homme est susceptible de s'enfoncer plus profondément dans le vagin de la femme, et il est possible qu'il heurte un ovaire ou un autre organe. Cela peut être aussi douloureux pour elle que si on heurtait les testicules de l'homme. La prudence est donc de mise.

Certaines personnes apprécient qu'on leur glisse un doigt dans l'anus juste avant d'avoir un orgasme. Il est aisé pour l'homme de le faire lorsqu'il pénètre la femme par derrière. Mais il faut faire très attention à ne pas mettre son doigt dans le vagin après l'avoir mis dans l'anus afin de ne pas causer une infection.

Faire le chien debout

Si la taille des partenaires s'y prête, la pénétration par derrière peut se faire debout, la femme étant penchée en avant, probablement appuyée à une chaise ou à un autre objet robuste.

C'est une de ces positions semi-acrobatiques qui change un peu et qui evite de se lasser, mais qui oblige à se concentrer pour garder l'équilibre en même temps qu'on se concentre sur son plaisir sexuel.

Si je peux vous donner un petit truc pour que ça marche mieux, au moins pour un essai, c'est de compenser la différence de vos tailles respectives quand cela est nécessaire. Étant donné que je ne mesure que 1,40 mètre et que je ne peux pas atteindre le micro ou être vue du public lorsque je donne une conférence (vous n'imaginiez tout de même pas que j'allais vous raconter comment je m'en sors dans cette position ?), je demande toujours qu'on rajoute une petite estrade derrière le podium.

S'il y a une grande différence de taille entre les deux partenaires, l'homme ou la femme peut se surélever en montant sur un bottin, par exemple. Ainsi, l'homme peut pénétrer la femme sans trop avoir à fléchir les genoux, ce qui est pénible à maintenir quand on veut en même temps trouver du plaisir.

Couper la poire en deux

Il existe un compromis entre la position du missionnaire et la pénétration par derrière qui s'appelle la *cuissade*.

- La femme est allongée sur le dos, se tourne à moitié, et lève une jambe en l'air (elle marque un point supplémentaire si elle tend ses pointes de pieds !).

- L'homme se met à califourchon et la pénètre en s'appuyant sur ses bras.

Votre respiration risque fort de s'accélerer dans cette position et, s'il doit y avoir des orgasmes, ils dépendront de votre endurance.

En chien de fusil

La position en chien de fusil est une variante encore plus reposante de la position à quatre pattes. Là encore, l'homme pénètre la femme par derrière, mais au lieu d'être appuyée sur ses genoux, elle est couchée sur le côté. Beaucoup de couples sont familiers de cette position, car elle n'est pas loin de la position dans laquelle il leur arrive de dormir. Ils n'ont qu'à se rapprocher un tout petit peu...

Côte à côte

Dans la position côte à côte, également appelée la position en *ciseaux*, la femme est allongée sur le dos, et l'homme est allongé à côté d'elle. Il fait pivoter son bassin, leurs jambes s'entrelacent, et il la pénètre par le côté. Si vous n'êtes pas très doué pour les noeuds marins, il se peut que vous ayez quelques difficultés au début à vous mettre dans cette position, mais n'abandonnez pas, car elle vaut vraiment le coup.

Là aussi, l'homme peut facilement stimuler le clitoris de la femme pendant qu'il la pénètre et il peut lui caresser les seins (ce qu'elle peut faire également). Les deux partenaires peuvent se voir et, s'il fait froid (ou s'ils sont modestes), ils peuvent rester blottis sous les couvertures. Vous vous demandez peut-être pourquoi on utilise encore la position du missionnaire. (A moins d'avoir des missionnaires du Sud Pacifique en visite à la maison.)

Assis sur les genoux

La position assis sur les genoux semble être très à la mode depuis quelque temps dans certains cabarets. Dans ces derniers cependant, l'homme reste habillé, ce qui ne facilite pas ses gestes.

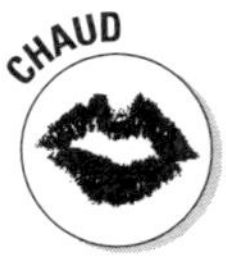

Lorsque vous n'êtes pas en public, l'homme est assis et la femme s'assoit sur lui de sorte que le pénis pénètre dans le vagin. Si la femme est assise en face de l'homme, elle ne contrôle pas la pénétration comme lorsqu'elle est allongée sur lui, et l'homme ne peut pas faire beaucoup de va-et-vient. En revanche, si elle est assise sur son pénis en lui tournant le dos, elle peut garder les pieds au sol et contrôler le mouvement.

La position océane

Quelles étaient les positions de prédilection des habitants du Sud Pacifique avant que les missionnaires n'arrivent là-bas ? L'une d'entre elles, que l'on a surnommée la position océane, serait presque impossible aujourd'hui pour un bon nombre d'Occidentaux. Comme ils n'avaient pas de chaises, il semble qu'ils avaient pris l'habitude de s'accroupir, technique qu'ils adaptèrent également au sexe. La femme est allongée par terre et elle écarte les jambes. L'homme vient s'accroupir au-dessus d'elle, et fait pénétrer son pénis. Cette position était censée leur permettre de faire durer le rapport très longtemps. Mais à moins d'être des sportifs de haut niveau, je pense que peu d'hommes tiennent longtemps dans cette position.

Debout

A moins que vos corps ne s'accordent à la perfection, la position debout n'est pas très facile à réaliser. Si l'homme est suffisamment costaud, il peut soulever la femme pour qu'elle soit à la bonne hauteur. Mais ce petit exercice supplémentaire risque de lui enlever un peu de plaisir... C'est le moins qu'on puisse dire.

Je crois que la position debout est plus courante dans les films pornos que dans les chambres à coucher. Mais vu que je ne suis pas là pour voir, il y a peut-être plus de sportifs que je ne l'imagine.

DANGER

La position debout est souvent associée à l'image du couple sous la douche. Cela paraît très romantique, mais comme vous le savez, il y a plus d'accidents dans le bain ou sous la douche que nulle part ailleurs, y compris sur les autoroutes. Ajoutez-y quelques acrobaties érotiques, et vous avez plus de chances de vous blesser qu'en roulant à 170 km/h dans une petite rue.

LE CONSEIL DU DR. RUTH

Je suis tout à fait pour l'innovation et la fantaisie, mais le sexe n'est pas un sport d'athlète. Il n'y a pas non plus de distribution de médailles pour les difficultés encourues. L'orgasme est déjà une belle récompense et si on peut l'obtenir sans risquer sa vie ou sans risquer de se casser une jambe, je ne vois pas pourquoi on braverait tous les dangers. Par ailleurs, quand je descends tranquillement les pistes de ski, je sais que d'autres préfèrent prendre les bosses. Alors, si vous y arrivez en toute sécurité et que vous trouvez ça plus excitant, allez-y puisque le coeur vous en dit !

Les rapports bucco-génitaux

Je parle du cunnilinctus et de la fellation dans le Chapitre 11 en tant que préliminaires, mais il est évident qu'un partenaire peut continuer à exciter les organes génitaux de l'autre avec sa bouche ou sa langue jusqu'à déclencher un orgasme. Cependant, le problème de l'éjaculation peut déranger certaines femmes.

Vous pouvez pratiquer la fellation sans que l'homme éjacule nécessairement dans votre bouche.

- Le mieux est que l'homme vous fasse savoir qu'il est proche de l'orgasme. Ainsi, vous pouvez dégager votre bouche tout en continuant à le stimuler avec les mains et les doigts.
- Au bout de quelque temps, vous devez pouvoir sentir certains signes, tels que le durcissement de l'érection, indiquant que l'orgasme approche. Vous pouvez alors vous écarter sans gêner la concentration de votre partenaire.
- Si votre partenaire éjacule dans votre bouche, vous n'êtes pas obligée d'avaler, car vous pouvez cracher dans une petite serviette ou un mouchoir que vous aurez placé préventivement à portée de main. Et si vous avalez, ce n'est pas grave, il y a même des femmes qui aiment le goût.

Je n'ai pas encore parlé des positions possibles pour les rapports bucco-génitaux. Il n'y en a pas de bonnes ni de mauvaises ; la meilleure est celle qui vous convient le mieux.

Mais il y en a une qui porte un nom, le "69", et qui concerne les rapports génitaux mutuels. Le nom fait référence à la position des corps qui sont étendus l'un contre l'autre tête-bêche. La place de l'homme importe peu, mais en général il est au-dessus, ce qui lui évite d'avoir à relever la tête. S'il est en-dessous, un oreiller peut lui rendre service. C'est encore plus confortable pour les deux partenaires s'ils sont allongés sur le côté.

CHAUD

L'homme doit savoir que les rapports bucco-génitaux ne sont pas toujours strictement buccaux. Sachant que la plupart des femmes aiment sentir quelque chose dans leur vagin quand elles sont excitées, lorsque l'homme pratique déjà un rapport buccal, il peut également introduire un ou deux doigts pour imiter la pénétration du pénis. C'est pour cette sensation de va-et-vient dans le vagin en même temps que le clitoris est stimulé que certaines femmes apprécient tant les rapports bucco-génitaux.

Les rapports anaux : prudence

L'anus est riche en terminaisons nerveuses et le rapport anal peut procurer beaucoup de plaisir aux deux partenaires, si ce n'est bien entendu que la femme n'atteindra pas d'orgasme avec le rapport anal seulement.

Si vous voulez pratiquer des rapports anaux en toute sécurité, il vous faudra suivre certaines consignes.

- La première consigne concerne l'hygiène. Le rôle de l'anus est de retenir les matières fécales dans le côlon, jusqu'à ce qu'elles soient évacuées. Il est évident que si l'on se contente de s'essuyer avec du papier, on n'enlève pas tous les microbes. Il faut donc bien se laver.
- L'intérieur de l'anus est composé d'une multitude de petits plis, et même avec une poire à lavement, vous n'éliminerez pas tous les microbes. Vous devez donc obligatoirement utiliser un préservatif pendant les rapports anaux. L'anus n'étant pas prévu pour être pénétré, vous aurez besoin d'un lubrifiant pour éviter de déchirer le tissu anal.
- Bien entendu, vous ne devez jamais introduire le pénis dans le vagin après l'avoir introduit dans l'anus sans retirer le préservatif au préalable.

CHAUD

Si le partenaire masculin d'un couple hétérosexuel veut connaître les sensations du rapport anal, la femme peut utiliser ses doigts, ou essayer avec un petit vibromasseur (voir le Chapitre 19), ou un godemichet (certains sont prévus en particulier à cet effet).

La sexualité sans la pénétration

Dans le temps, on parlait de *pelotage poussé*. L'expression est aussi désuète que les raisons qui la justifiaient. Chez les générations précédentes, peu de couples s'engageaient dans des relations sexuelles avant le mariage. Mais comme leurs pulsions n'étaient pas moins importantes qu'aujourd'hui, ils se soulageaient en se masturbant mutuellement.

Certains jeunes aujourd'hui n'ont pas les mêmes raisons morales ou religieuses de s'interdire de faire l'amour, mais à cause du SIDA, ils reviennent aux méthodes de leurs parents.

En quoi ça consiste ?

En général, les jeunes procédaient par étapes. Quand le garçon passait la main autour de la taille de la fille au cinéma, c'était la première étape. Quand il lui touchait les seins, c'était la deuxième étape, et ainsi de suite. Quand il l'emmenait à la maison, ils couchaient ensemble. Entre-temps, il pouvait se passer plein de choses.

Aujourd'hui, l'avant-dernière étape, c'est toute la sexualité sans la pénétration. On se frotte l'un contre l'autre tout habillés, on tâtonne à travers les vêtements pour trouver le sexe de son partenaire ou l'on se met complètement nus pour pratiquer toutes sortes de caresses et d'attouchements.

Souvenez-vous qu'il y a des MST comme l'herpès et des infections qui se transmettent sans qu'il y ait eu nécessairement pénétration. Sachez que si vous vous engagez dans une relation très intime, vous courez le risque de contracter ou de donner une maladie vénérienne. (Voir le Chapitre 21 pour les MST, et comment éviter de les attraper.)

Eviter de se faire violer par son petit ami

Une autre raison pour laquelle il est dangereux d'aller aussi loin, c'est que vous pouvez perdre le contrôle de la situation, et le rapport sexuel a lieu alors que vous ne l'aviez pas désiré. Parfois, les deux partenaires y consentent mutuellement, mais ce n'est pas toujours le cas. C'est ainsi que l'on peut se faire "violer" par son petit ami, situation sur laquelle j'ai quelques réservations à émettre.

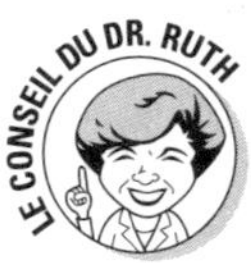

Je suis bien entendu contre toutes les formes de viol, et lorsque deux personnes commencent à se peloter tout habillées et que l'homme impose finalement son désir à la femme, je dis que c'est du viol. Mais si la femme se glisse d'elle-même toute nue dans un lit en compagnie d'un homme pas plus habillé qu'elle, si ce qui ne devait pas arriver arrive, elle a selon moi sa part de responsabilité. Je n'excuse pas l'homme, mais je dis que la femme a laissé les choses aller trop loin si elle était vraiment sûre de ne pas vouloir aller jusqu'à la pénétration.

Bien entendu, si le couple sort ensemble depuis longtemps, la femme doit pouvoir être plus confiante dans ce genre de situation. Mais si ce n'est que la première entrevue, ou même la deuxième, la troisième, la quatrième ou la cinquième, la femme qui se comporte ainsi joue avec le feu. Et, il faut bien le dire, beaucoup se brûlent.

Le sexe sans risque : l'auto-masturbation à deux

Je ne parle jamais de relations sexuelles sans risques, car on n'est jamais à l'abri de maladies sexuellement transmissibles, quel que soit le type de relation. Les préservatifs se déchirent, ils ne protègent pas de tous les virus, et les rapports buccaux ne sont pas sûrs à 100 %.

LE CONSEIL DU DR. RUTH

La seule forme de sexualité qui soit absolument sans risque, c'est l'auto-masturbation.

On peut s'auto-masturber en présence d'un partenaire qui s'auto-masturbe lui aussi. Tant que vous ne vous touchez pas, de sorte qu'aucun liquide sécrété par le corps ne soit échangé, vous ne courez absolument aucun risque. Vous ne pouvez pas recevoir ni transmettre de MST si vous n'avez pas de contact direct avec quelqu'un.

Il fut un temps où l'auto-masturbation paraissait probablement aberrante. Je suis sûre qu'il n'y a toujours pas beaucoup de couples qui la pratiquent, mais tout de même un petit nombre. Ce n'est sûrement pas aussi satisfaisant que les autres méthodes, même si les partenaires se serrent dans les bras avant et après. Mais l'auto-masturbation se justifie, et si vous êtes tous les deux très concernés par les MST, il faut songer à la pratiquer ensemble, elle vous donnera un peu plus que si vous la pratiquez seul.

La sexualité pendant une grossesse

La reproduction étant la raison pour laquelle la sexualité existe en premier lieu, il n'y a rien d'original à ce que les femmes se retrouvent enceintes suite à leurs rapports sexuels. S'il s'agit d'une grossesse non désirée, il vaut mieux qu'elles lisent ce livre afin que cela n'arrive plus. Mais ce n'est pas parce que vous êtes enceinte que votre vie sexuelle va s'arrêter pendant neuf mois.

L'orgasme ne pose pas de problème

Certaines femmes sont encore plus excitées lorsqu'elles sont enceintes que lorsqu'elles ne le sont pas, car le flux sanguin supplémentaire imite le phénomène de vasocongestion qui se produit pendant l'excitation sexuelle. Pendant une grossesse, vous n'aurez pas à réduire votre activité sexuelle, mais il vous faudra changer quelques habitudes et prendre certaines précautions.

MYTHE exposé

Les femmes enceintes se demandent souvent s'il est dangereux pour le fœtus d'avoir un orgasme. La réponse est non.

Bien qu'un orgasme déclenche des contractions, y compris de l'utérus, ce ne sont pas les mêmes contractions que lors de l'accouchement. Et elles ne déclenchent pas non plus le travail de l'accouchement. Les femmes enceintes peuvent donc avoir tous les orgasmes qu'elles veulent jusqu'à la naissance du bébé. Quand les femmes tardent un peu à accoucher, certains obstétriciens leur conseillent même de faire l'amour, ce qui les rendra plus détendues et facilitera peut-être la naissance.

Changez de positions

Bien que l'orgasme ne comporte pas de risque pendant la grossesse, il faudra tout de même changer quelques habitudes relatives à la manière d'avoir ces orgasmes. Au fur et à mesure que votre ventre grossit, certaines positions deviennent moins confortables, voire dangereuses. Des petits vaisseaux sanguins peuvent éclater si vous restez trop longtemps sur le dos, et en particulier s'il y a un homme sur vous. Vous feriez donc bien d'éliminer la position du missionnaire vers le quatrième mois.

Mais ça ne vous privera pas beaucoup, car les autres positions déjà décrites fonctionnent très bien. En particulier les positions où la femme est au-dessus, ou allongée sur le côté.

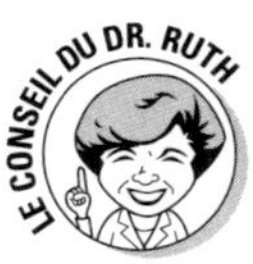

Certaines femmes n'aiment pas se mettre sur l'homme, car leur ventre est devenu trop proéminent. Bien que ce soit facile pour moi de le dire, vous ne devriez pas vous sentir honteuse de ce que vous et votre partenaire avez crée. Mais si c'est le cas, il y a peut-être moyen d'y remédier. Le père peut sans doute faire tout ce qu'il peut pour montrer qu'il n'est pas rebuté ; en réalité, il y en a même qui apprécient les rondeurs exhibées par une femme enceinte. Mais faut-il encore qu'ils le disent...

Cependant, si la femme est très gênée d'avoir des vergetures par exemple, alors il ne vaut mieux pas qu'elles soient visibles quand elle fait l'amour. Si elle veut rester dans une position au-dessus de l'homme, elle peut très bien porter une chemise de nuit légère.

L'usage de préservatifs.

Certains médecins recommandent l'usage de préservatifs pour les rapports vaginaux au cours d'une grossesse à cause de substances dans le sperme proches des hormones pouvant provoquer des contractions utérines, et à cause des risques d'infection. Votre médecin vous indiquera si votre cas nécessite l'usage de préservatifs.

Le sexe sans le rapport sexuel

Certains couples mettent en question les rapports sexuels pendant la grossesse, car ils redoutent que la poussée du pénis fasse du mal au fœtus. Dans la majorité des cas, le rapport sexuel ne peut pas causer de mal au bébé, mais il arrive qu'un problème oblige le couple à s'abstenir. Environ trois femmes sur cent seulement sont concernées, et si vous en faites partie, votre obstétricien pourra vous en avertir après avoir pris connaissance des résultats de votre *échographie*. Il s'agit d'une photo faite à partir d'ondes sonores et qui fait maintenant partie de la routine du suivi de grossesse. Bien entendu, si vous remarquez une anomalie ou une douleur suite à un rapport sexuel, ne recommencez pas avant d'avoir consulté un médecin. Si, pour une raison ou pour une autre, vous devez éviter les rapports sexuels, cela ne vous empêche pas de continuer à rechercher le plaisir, mais seulement, il faudra être plus vigilante sur la manière de le faire.

Si l'homme se sert de son doigt pour masturber sa partenaire ou si elle se masturbe toute seule, il faut prendre plus de précautions que d'habitude. La région vaginale étant plus irriguée qu'en temps normal, elle sera plus sensible aux blessures et aux irritations causées par les ongles ou les callosités. Si la femme remarque qu'elle y est particulièrement sensible, il faudra mettre beaucoup de lubrifiant la fois suivante.

Le papa ne sait peut-être pas mieux que vous

Certains couples pensent que le rapport anal comporte moins de risque pour le bébé que le rapport vaginal. C'est faux. En réalité, pendant le rapport anal, le rectum est poussé contre le vagin, ce qui augmente les chances que les microbes y pénètrent et causent une infection. Il vaut donc mieux que le couple s'en tienne au rapport vaginal pendant la grossesse, plutôt que de passer au rapport anal.

Ce passage au rapport anal est souvent une initiative de l'homme, car il craint de faire du mal au bébé avec son pénis. Cela fait partie des inquiétudes que le père peut avoir, et la sexualité du couple risque d'en pâtir. Il commence par traiter la femme enceinte comme une maman au lieu d'une femme et, tout d'un coup, il ne veut plus faire l'amour. Ce n'est non seulement pas nécessaire, mais cela pourrait même avoir des effets pervers, car la future mère pourrait ne plus se sentir aimée ni désirée. Alors, même si le couple doit être plus attentif et faire plus attention pendant cette période, ce qu'il ne doit pas faire, c'est devenir asexué.

Et le bébé ? Est-ce-que ça l'ennuie que le couple fasse l'amour ? Ca peut le réveiller et le faire bouger, et c'est un bon signe, car ça prouve qu'il est vif. Le bébé peut avoir encore d'autres réactions physiques, comme une respiration accélérée, mais en aucun cas les parents ne lui feront du mal. Il n'y a donc pas de raisons de s'inquiéter à son sujet.

Apprêtez-vous à voir votre corps changer

La femme aussi bien que le mari doivent être conscients d'un autre changement qui va avoir lieu chez la femme enceinte au niveau des seins et des mamelons. Au fur et à mesure que la grossesse avance, les seins commencent à grossir ainsi que les mamelons, avec l'aréole (le cercle autour du mamelon) s'arrondissant et devenant plus foncée. Le mamelon a des chances de devenir également plus protubérant et de couleur plus foncée. Tout comme pour le grossissement du ventre, il ne faut pas que le couple se sente mal à l'aise par rapport à ces changements. Mais il faudra peut-être changer quelques habitudes dans la manière de manipuler les seins au cours des rapports sexuels.

Lorsqu'ils sont stimulés, les mamelons de la femme enceinte libèrent une hormone qui peut causer des contractions utérines. Bien qu'il n'y ait pas de preuves scientifiques que cette hormone puisse déclencher le travail de l'accouchement, beaucoup de médecins conseillent de ne pas trop stimuler les seins.

Il y a encore un changement auquel le couple doit s'attendre, c'est l'odeur du vagin de la femme. Pendant la grossesse, la femme produit de nouvelles bactéries "utiles" appelées *bacilles lactique.* Ces bactéries aident à protéger le bébé, et en même temps qu'elles font leur travail, elles rendent le vagin plus acide, modifiant ainsi son odeur. Ce n'est sûrement pas un problème et cela ne devrait pas déranger l'homme lorsqu'il pratique des rapports buccaux.

En ce qui concerne les rapports bucco-génitaux, il y a des gens pour croire que si la femme pratique la fellation et avale le sperme, des contractions pourraient survenir. Ce sont des sornettes qu'il faut oublier.

Si les rapports bucco-génitaux font partie du répertoire sexuel du couple, y compris avaler le sperme, je ne vois pas pourquoi la femme s'abstiendrait sous prétexte qu'elle est enceinte. En fait, quand les rapports vaginaux sont contre-indiqués, les rapports buccaux offrent un substitut très satisfaisant au couple.

Le rapport bucco-génital est un bon moyen pour l'homme de donner un orgasme à la femme, mais il ne doit jamais souffler dans son vagin. L'air insufflé pourrait aller jusque dans les vaisseaux sanguins qui sont dilatés quand la femme est enceinte.

Le sexe après l'accouchement

Même après un accouchement sans la moindre complication pour la femme, le couple ne peut pas avoir de rapports sexuels pendant plusieurs semaines.

Puis, même après que le médecin ait donné son accord, la femme n'est peut-être pas encore prête. La raison peut en partie être d'ordre physique. Avoir un bébé qui se réveille plusieurs fois dans la nuit est très fatigant, et la chute soudaine d'hormones due à l'accouchement peut donner le "blues". Il peut y avoir d'autres facteurs psychologiques dus au fait de devenir maman, surtout si c'est la première fois.

Ce moment peut être frustrant pour le père, mais il doit apprendre à être patient. Il est très important de garder le dialogue ouvert dans ces moments-là pour que la jeune maman puisse dire comment elle se sent et quand elle sera prête à essayer de reprendre une activité sexuelle. Il faut que l'homme se sente libre de se masturber pour soulager ses pulsions.

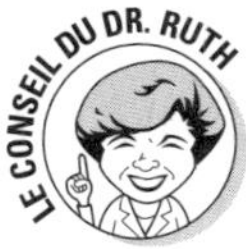

Bien qu'il n'y ait pas de période définie pour que les couples recommencent leur activité sexuelle, il ne faudrait pas laisser la relation devenir asexuée trop longtemps. Si vous pensez que vous avez besoin de prendre certaines dispositions pour vous retrouver, comme de prendre une baby-sitter ou d'aller dans une chambre d'hôtel, faites-le, c'est important.

En effet, certains couples se séparent parce qu'ils ne parviennent jamais à reprendre leur vie sexuelle après l'accouchement. Veillez à ce que ce ne soit pas à vous que cela arrive.

Chapitre 13

Le grand orgasme

Dans ce chapitre

Parvenir à l'orgasme.
Muscler le vagin.
Chercher le point G.
Atteindre l'orgasme ensemble.

Trop de gens ne mesurent pas assez l'importance de l'orgasme dans leur vie. Mais sans orgasmes, nous ne serions sûrement pas là. Si nous sommes encore sur cette planète, c'est bien parce que les hommes et les femmes ont toujours recherché cet instant de bonheur intense qui leur a permis de se reproduire pendant des millénaires. Alors, nous ferions bien de manifester notre gratitude pour ces orgasmes et ne devrions pas les prendre pour acquis.

Mais qu'est-ce qu'un orgasme ?

Il est important de bien comprendre ce qu'est l'orgasme, car certaines femmes viennent me voir se demandant si elles en ont déjà eu. Pour celles d'entre vous qui ont eu des orgasmes très intenses, la question doit vous paraître ridicule. Mais beaucoup de femmes n'en n'ont jamais fait l'expérience. D'autres ont eu des *orgasmes manqués*, c'est-à-dire que toutes les manifestations physiques de l'orgasme ont eu lieu, mais la femme ne les a pas vraiment senti (je parle des orgasmes manqués dans le Chapitre 23). Ainsi, il y a des millions de femmes et quelques hommes qui ne savent pas ce qu'est un orgasme soit parce qu'ils sont passés juste à côté, soit parce qu'ils ne l'ont même pas effleuré une fois.

Un *orgasme* est une sensation intense de plaisir physique que nous, être humains, ressentons comme point culminant de la stimulation sexuelle. Lorsque vous avez un orgasme, votre respiration s'accélère et devient plus lourde, votre coeur bat à toute allure, les muscles de la zone génitale se contractent, et il se peut même que vos doigts de pieds se recroquevillent. Chez l'homme, l'orgasme est presque toujours accompagné de l'éjaculation, l'expulsion puissante de sperme venant du pénis, nécessaire à la procréation. La femme ressent elle aussi des orgasmes, bien que ceux-ci ne soient pas nécessaires à la procréation.

INFO SANTÉ

Comme pour toutes les réactions du corps, ce qui se passe à l'intérieur de votre corps est très différent de ce que vous ressentez.

- Chez l'homme : dans un premier temps, la prostate, les vésicules séminales et la partie supérieure du canal déférent, appelée l'ampoule, se contractent pour sécréter ce que l'on appelle le sperme ; puis le pénis entre en érection et le sperme est expulsé au cours de l'éjaculation. Les deux ou trois premières éjaculations sont très puissantes puis diminuent.

- Chez la femme : pendant l'orgasme, l'essentiel des contractions va se déclencher au niveau de l'utérus et de la partie haute du vagin, sous l'effet des muscles circulaires, appelés muscles pubococcygiens (muscles PC).

Mais, comme je me plais souvent à vous le rappeler, votre principal organe sexuel n'est pas "en bas", mais "en haut", dans votre cerveau. Alors, ce qui compte le plus dans cette respiration accélérée, ces fortes contractions et ces expulsions de sperme, c'est le plaisir que vous retenez de cet ensemble de sensations, et *cela*, je ne peux pas le décrire pour vous ; il faut que vous le ressentiez vous-même.

Les exercices de Kegel

Chez la femme, ces mêmes muscles qui se contractent pendant l'orgasme ont pu perdre de leur élasticité au cours d'un accouchement.

Pour leur rendre leur tonicité, on peut faire les *exercices de Kegel*, du nom du médecin qui les mit au point. L'objectif premier du Dr. Kegel était de permettre à la femme de contrôler de nouveau son urine à la suite d'un accouchement, mais une fois renforcés, ces muscles se sont également révélé aptes à augmenter le plaisir sexuel.

Voici en quoi consistent ces exercices :

TRUC

1. **Localisez les muscles qui entourent votre vagin.**

   Le plus facile est de repérer les muscles que vous sollicitez lorsque vous essayez d'interrompre l'écoulement de l'urine. Ce sont les muscles PC.

2. **Entraînez-vous à presser ces muscles.**

   Pour plus de facilités, vous pouvez introduire un doigt dans votre vagin, contre lequel vous presserez vos muscles.

3. **Petit à petit, augmentez le nombre de contractions et la durée de chaque pression.**

Comme pour n'importe quel autre exercice, plus vous ferez d'efforts, plus vous vous musclerez.

Vous pouvez faire ces exercices à tout moment de la journée, même pendant que vous téléphonez à votre patron. Après six semaines d'exercices, vous devriez commencer à sentir une différence quand vous faites l'amour.

POUR LES HOMMES

Je m'adresse maintenant aux hommes. Vous avez vous aussi vos muscles PC, et si vous pratiquez les exercices que je viens de décrire, vous les développerez. Ainsi, vous gagnerez plus de contrôle sur vos éjaculations.

Les rapports tumultueux de la femme avec l'orgasme

Comme chez l'homme, l'orgasme de la femme est très lié aux parties génitales, bien que beaucoup d'entre elles disent avoir des sensations bien plus diffuses un peu partout dans le corps. Les orgasmes de la femme ont tendance à se présenter sous des formes plus variées que chez l'homme. A cause de cela, ils ne cessent de soulever des débats depuis l'époque de Freud dans les années 1900.

Ce qui suit vous résume un peu l'histoire de cette controverse, mais si vous voulez vraiment être à jour, il faut lire vos quotidiens. Il semble qu'il y ait chaque jour de nouvelles découvertes. Du moins, des découvertes sont revendiquées tous les jours.

La "contribution" de Freud

Le psychiatre autrichien Sigmund Freud pensait qu'il y avait deux sortes d'orgasmes : l'*orgasme immature,* que la femme atteignait par stimulation clitoridienne seulement, et l'*orgasme vaginal* ou *mature*, qui d'après lui, était plus intense. En vertu de cette théorie, les femmes ne recherchaient l'orgasme qu'à travers la pénétration, ce qui était impossible pour beaucoup d'entre elles.

Ernest Hemingway, bien que n'étant pas un spécialiste du sexe, a amplifié le problème en décrivant une scène érotique dans son roman *Pour qui sonne le glas*, où une femme sent "la terre trembler" en faisant l'amour. Tout d'un coup, les femmes devaient non seulement compter sur leurs sensations clitoridiennes, mais en plus, il leur fallait des effets spéciaux. Et vous, les garçons, qui pensez que c'est pour vous que c'est difficile !

Dans les années 60, Masters et Johnson, les deux spécialistes qui ont observé plus de 10 000 rapports sexuels (je vous renvoie au Chapitre 11 si ça vous intéresse), ont déclaré après de nombreuses recherches que l'orgasme de la femme était dû à des stimulations clitoridiennes directes ou indirectes. Échappant aux pressions, les femmes pouvaient avoir les orgasmes qu'elle voulaient de la manière qu'elles voulaient. Mais cela n'a pas duré longtemps.

Le point G : un mythe ou une réalité ?

Il y a quarante ans, un gynécologue nommé Ernest Grafenberg déclarait avoir trouvé un point dans le vagin qui semblait pouvoir procurer un orgasme à la femme sans stimulation clitoridienne. En 1982, trois chercheurs ont écrit un livre sur ce point, en l'appelant le Point Grafenberg ou point G. Depuis sa publication, des femmes recherchant désespérément leur point G me questionnent sans arrêt.

La raison pour laquelle les femmes s'interessent tant à leur point G, c'est qu'il est censé procurer un orgasme beaucoup plus intense que l'orgasme clitoridien. Il pourrait même entraîner une prétendue éjaculation féminine. Par certains côtés, l'orgasme procuré par le point G rappelle l'orgasme "mature" de Freud puisque, le point G se trouvant à l'intérieur du vagin, la femme pourrait atteindre un orgasme pendant la pénétration.

Il me paraît bizarre qu'une chose aussi merveilleuse que le point G n'ait pas été connue plus tôt. J'en ai parlé à plusieurs gynécologues, et aucun n'a pu me donner de preuve formelle de son existence. On a fait beaucoup de recherches, mais jusqu'à présent, rien n'a pu me convaincre une bonne fois pour toutes que ce point G existait.

Je n'ai rien contre le point G. Après tout, s'il y a un endroit précis dans le vagin qui procure aux femmes des orgasmes merveilleux, de quoi vais-je me plaindre ? Ce qui me dérange avec le point G, c'est que son existence n'a jamais été prouvée scientifiquement. En revanche, il y a maintenant des milliers, et je crois même des millions, de femmes qui cherchent leur point G.

Étant donné l'emplacement supposé du point G, la femme aurait bien du mal à le trouver toute seule. Il faut donc qu'elle envoie son partenaire à l'aventure faire les investigations. S'il ne ramène pas le trésor, elle critique ses talents d'explorateur. Ils finissent par se disputer à ce sujet, et c'est toute leur vie sexuelle qui dégringole.

Je ne crois pas tellement au loto. Mais de temps en temps, quand la cagnotte est importante, je prends un ticket moyennant quelques piécettes. J'ai peu de chances de gagner, mais qu'est-ce que je perds ? Ma philosophie est la même pour le point G. Si un couple veut se mettre à chercher le point G de la femme, ce n'est pas un problème, tant qu'il n'y consacre pas tout son temps. S'il découvre un endroit de son vagin qui lui procure beaucoup de plaisir, c'est formidable. Mais s'il ne trouve rien, il vaut mieux oublier.

Atteindre l'orgasme pendant la pénétration

En matière de sexe, le point G n'est pas le seul objet de désir insaisissable. Les femmes rêvent également d'orgasme au cours de la pénétration, plutôt que pendant ou après. Encore une fois, les statistiques montrent que la plupart d'entre elles ont des difficultés à atteindre cet objectif.

La position du missionnaire étant la moins susceptible de permettre cet orgasme, je suggère dans le Chapitre 12 d'autres positions que les couples peuvent essayer pour y parvenir.

L'orgasme simultané

L'autre Saint-Graal du sexe, c'est l'orgasme simultané, quand les deux partenaires atteignent l'orgasme à peu près au même moment. Je comprends assez bien cette envie d'orgasme simultané, car l'amour se fait à deux. C'est comme lorsqu'on partage un repas ; si le serveur se met à troubler la fête en ne vous servant pas en même temps, la situation est pour le moins désagréable. Celui qui n'est pas servi dit à l'autre de commencer, et l'autre doit choisir entre manger avec remords ou manger froid.

Mais bien que l'on désire partager le moment de l'orgasme, ce n'est tout simplement pas toujours possible. Et rechercher à y parvenir à tout prix peut diminuer votre plaisir sexuel. Si l'homme doit sans cesse demander "tu es prête, ça vient ?", cela perturbe la concentration de la femme et retarde encore l'orgasme. Au bout du compte, l'homme va commencer à se lasser. Et pour avoir cherché un rapport sexuel extraordinaire, le couple finit par s'ennuyer.

TRUC

Faire l'amour, ce n'est pas comme faire du trapèze. S'il y en a un en retard sur l'autre, personne ne tombe par terre. Si vous parvenez à avoir des orgasmes simultanés, ne serait-ce qu'une fois de temps en temps, c'est très bien. Mais ne vous en faites pas tout un monde si vous n'y arrivez pas. Vous gâcherez plus certainement votre vie sexuelle que vous ne l'améliorerez.

Multiplier les orgasmes

Est-ce que deux orgasmes valent mieux qu'un ? Et qu'est-ce que vous diriez de trois, quatre, cinq ou six ?

La réponse qui paraît évidente n'est pas forcément la meilleure. Je crois que cela dépend de ce que l'on appelle un orgasme. Si vous définissez l'orgasme comme une sensation très forte et très intense qui vous comble, alors vous n'avez pas besoin d'en avoir un autre. Pour reprendre l'exemple de la nourriture, si vous avez fait un repas très copieux, même si on vous mettait sous le nez votre plat préféré, est-ce qu'il vous ferait envie ? Il y a des chances que non.

Par ailleurs, on a vu, il y a quelques années, un engouement pour les restaurants qui offraient des plats d'assortiments, où vous aviez plusieurs portions de différentes sortes plutôt qu'un plat unique mais consistant. C'est un peu comme ça avec les orgasmes répétés. Chaque orgasme est bien, mais ne vous satisfait pas complètement, alors il vous en faut un autre, et puis un autre, et vous finissez par être satisfait. Est-ce que c'est mieux ainsi, plutôt que d'avoir un seul orgasme intense ? C'est à vous seul de décider pour vous.

Vous avez dû remarquer dans les derniers paragraphes que je ne distinguais pas les deux sexes. Même s'il est vrai que les orgasmes répétés sont plus fréquents chez la femme, des gens s'attèlent à ne parler que de l'orgasme multiple masculin. Ils enseignent une méthode pour retarder l'orgasme, incluant les exercices pour renforcer les muscles pubococcygiens qui font partie de la méthode indiquée aux hommes pour soigner l'éjaculation précoce (voir le Chapitre 22). L'homme s'entraîne jusqu'à ce qu'il puisse retarder l'orgasme indéfiniment, et même avoir un orgasme sans éjaculer. Je ne connais personne qui puisse faire cela, alors je ne sais pas si cette méthode est efficace ou si elle procure du plaisir, mais on dit que ça marche.

En Inde, des hommes religieux ont une méthode pour éviter l'orgasme, qui est considérée dans le monde occidental comme un dysfonctionnement sexuel. Cela s'appelle l'*éjaculation rétrograde*. Au lieu de sortir du pénis, le sperme va dans la vessie pour être évacué plus tard avec l'urine. Bizarrement, ces Indiens apprennent cette méthode, car ils croient ainsi conserver leur sperme qui est censé leur fournir des forces supplémentaires. En réalité, ils ne font que retarder sa perte.

Bien que tous les orgasmes donnent du plaisir, ils ne sont jamais identiques. Au fur et à mesure que les années passent, ils perdent souvent leur intensité, surtout chez les hommes. J'en dis plus à ce sujet dans le Chapitre 16.

Laissez venir

En matière de sexe, il vaut mieux que nous ne sachions pas trop ce qui se passe, ou nos capacités sexuelles se détraquent. Dès que nous devenons un peu trop conscients du fonctionnement sexuel, nous en perdons nos moyens. C'est vrai en particulier pour les hommes qui ont du mal à avoir une érection. S'ils abordent la situation en se disant qu'ils vont échouer, alors il est presque garanti qu'ils vont échouer. C'est vrai aussi pour une femme qui a n'importe quelle difficulté à atteindre l'orgasme. Si elle s'acharne pour y parvenir, elle n'aura que plus de difficultés.

On devient spectateur de l'acte que l'on veut accomplir, et à cet effet, le sexe rappelle le sport : si on s'acharne à vouloir attraper le ballon ou marquer un but, on n'y arrivera pas. Ce qu'il faut, c'est laisser votre corps prendre le contrôle pendant que votre esprit se détend. Dans des conditions normales, cette méthode marche très bien, et les deux partenaires atteignent l'orgasme. Mais dès qu'ils commencent à penser à la synchronisation, pour obtenir un orgasme simultané, le couple devient trop conscient de ce qui se déroule et perd le contrôle de la situation qu'il aurait autrement. C'est ce qui rend l'orgasme simultané si illusoire.

Si vous avez de la chance, l'orgasme simultané se produira tout seul de temps à autre, et vous donnera encore plus de plaisir. Mais si vous le recherchez trop, vous risquez de ne jamais y arriver.

Chapitre 14

Après l'amour : profiter de l'instant

Dans ce chapitre

Se rapprocher dans l'étreinte.

Prolonger l'acte d'amour pour permettre à la femme de revenir à elle calmement.

Dire à son partenaire ce dont on a besoin.

L'"après-amour" mène à plus de préliminaires, mène à plus de sexe.

L'après-amour, c'est tout ce qui se passe après l'acte sexuel, et ce sont des gestes tellement simples qu'on n'aurait aucune excuse de ne pas les faire. Je crois que la seule raison pour laquelle les gens les négligent est qu'ils ne veulent pas s'embêter à apprendre. Personne, même un génie, ne connaît tout sur tout, et c'est normal. Mais si quelqu'un refuse d'apprendre quelque chose, pour moi, c'est un âne. Et en ce qui concerne tout ce qui peut suivre l'amour, trop de gens, hommes ou femmes (mais plus particulièrement les hommes), ne veulent pas en entendre parler.

Ouvrez un peu vos oreilles

Bien trop souvent, quand l'homme a eu un orgasme, il ne se demande pas ce qu'il advient de sa partenaire, physiologiquement parlant, lorsqu'elle a eu le sien. Ces hommes se bouchent les oreilles dès qu'on leur parle de *ce qui suit l'amour*. C'est comme lorsqu'on leur demande de rentrer le bois dans la cave, ils se cachent.

LE CONSEIL DU DR. RUTH

Si vous voulez devenir un amant fabuleux, et être capable, en particulier, de montrer à votre partenaire que vous l'aimez vraiment, il est vital de connaître les secrets de l'"après-amour". Alors je vous demande d'être très attentif.

La plus simple des techniques

En terme de technique, il n'y a pas grand-chose à connaître. Il ne s'agit pas d'envoyer des fusées dans l'espace, ni même de fabriquer des avions en papier.

Tout ce qu'il faut, c'est que l'homme prenne un peu de temps pour tenir sa partenaire dans les bras, la cajoler, physiquement et verbalement, après qu'elle ait eu un orgasme. Est-ce que cela vous paraît compliqué ou exténuant ? Est-ce que cela fait appel à l'intelligence ou à la vigueur du plus fort comme du plus faible ? Bien sûr que non.

Pourtant "l'après-amour" est l'étape la plus négligée du bon fonctionnement sexuel. Le problème n'est pas que les gens ne savent pas comment s'y prendre. Le problème est qu'ils n'essaient même pas.

POUR LES FEMMES

Bien que ce soit souvent à cause de l'homme qu'il ne se passe plus rien après que chacun ait atteint l'orgasme, les femmes doivent lire ce chapitre tout autant que les hommes. Beaucoup d'entre nous, les femmes, n'en savent pas assez sur ce qui se passe après l'amour. Et si vous ne demandez rien, vous n'aurez jamais rien, c'est presque sûr.

Restez au lit

INFO SANTÉ

Pour bien comprendre le besoin de ne pas s'arrêter tout net après l'amour, repensez aux chercheurs Masters et Johnson et à l'étude qu'ils ont menée en observant 10 000 actes sexuels. Comme je le disais dans le Chapitre 11, ils ne se sont pas contentés de regarder leurs sujets d'expérience. Ces personnes étaient reliées à des machines qui pouvaient mesurer les différentes réactions physiques pendant un rapport sexuel. Ils ont mesuré les battements de coeur de deux partenaires ; ils ont mesuré leur tension ; ils ont mesuré leur taux de transpiration. Et ils ont remarqué entre autres, que la femme met plus de temps que l'homme à se remettre des changements qui ont lieu au cours de l'acte sexuel.

Chez un homme, il n'y a pas que le pénis qui se dégonfle comme un ballon percé après l'orgasme. D'autres manifestations physiques comme les battements du coeur ou l'excitation retombent rapidement. De même que la femme met plus de temps que l'homme à être excitée, elle met également plus de temps à redescendre de ce très agréable plateau de l'excitation sexuelle.

Ainsi, lorsque le couple vient de faire l'amour, si l'homme se retourne et s'endort, la femme est abandonnée à son triste sort pour reprendre ses esprits, ce qui est bien moins satisfaisant que de rester dans les bras de son partenaire éveillé. Et ce n'est pas seulement en allant dans les bras de Morphée, le dieu des songes, que les hommes esquivent les câlins de l'après-amour. Certains se relèvent pour regarder la télévision ou pour aller ouvrir le réfrigérateur. D'autres se précipitent sous la douche, une habitude qu'ils ont dû prendre en faisant du sport, mais qui laisse la femme avec un sentiment de frustration, et qui lui fait se demander si l'homme ne trouve pas très hygiénique de faire l'amour avec elle.

Il y a même des hommes qui quittent non seulement le lit, mais aussi la maison par la même occasion. Il est vrai qu'ils n'habitent pas forcément là, mais ça ne les oblige pas à se rhabiller à toute allure, et à courir vers la porte d'entrée. (A moins qu'il soit question d'adultère et que l'amant entende arriver la voiture du mari.)

Les deux partenaires doivent admettre l'un comme l'autre que la femme a besoin de faire durer un peu plus longtemps le bien-être qui suit l'orgasme, afin que l'acte sexuel soit complet pour elle. Qu'est-ce que j'appelle un peu plus longtemps ? Pour certaines femmes, cela peut être seulement une minute ou deux. D'autres ont besoin que ce soit un peu plus long. Je ne suis absolument pas en train de suggérer que l'homme y consacre autant de temps que pendant les préliminaires ou l'acte sexuel lui-même. Il lui faut juste reconnaître que la femme a ce besoin légitime de prolonger l'acte d'amour, et qu'il doit répondre à ce besoin avec tendresse.

Rester éveillé

Je sais ce que la plupart des hommes vont me répondre : "Mais Dr. Ruth, ce n'est pas que je sois un monstre, c'est juste que je tombe toujours de sommeil."

Eh bien, je ne veux pas le savoir !

Bien sûr que vous pouvez vous empêcher de tomber de sommeil si vous faites un tout petit effort. C'est vrai que le sexe vous pompe de l'énergie, mais si vous sortez d'un match de foot acharné, est-ce que vous rentrez vous coucher sans plus tarder ? Non, vous allez plutôt vous détendre au café avec les copains autour d'une ou deux bières. Eh bien, c'est de cela que je parle : se détendre après avoir fait l'amour.

"Mais Dr. Ruth, me direz-vous, après un match, je ne suis pas allongé sur mon lit chaud et confortable, et je ne viens pas tout juste d'avoir un orgasme qui me laisse inerte, et pas seulement physiquement fatigué."

C'est vrai, je le reconnais, et je ne vais pas vous dire que vous ne pouvez pas vous endormir. En général on fait plutôt l'amour au lit, et c'est plus souvent à l'heure de se coucher que dans la journée, je vous l'accorde. Mais je ne vous demande pas de faire une nuit blanche. Prenez juste quelques instants pour serrer votre partenaire dans vos bras et lui montrer combien elle compte pour vous.

Plaider des circonstances atténuantes

Si votre partenaire veut rester éveillée encore une heure ou deux pour parler, ça n'a plus rien à voir avec l'amour, c'est du bavardage nocturne, et vous avez le droit d'y mettre fin. Et je vous accorderai aussi que parfois, les circonstances sont telles qu'il n'y a pas de mal à s'endormir aussitôt. Si vous avez une réunion tôt le lendemain matin, ou si vous devez vous lever pour courir le marathon, alors vous pouvez très bien dire à votre partenaire : "Excuse-moi mon amour, mais il faut vraiment que je dorme." Si vous avez l'habitude d'enlacer votre partenaire après avoir fait l'amour, il y a des chances qu'elle ne vous en tienne pas rigueur. C'est après ceux qui s'écroulent systématiquement que j'en ai.

J'ai reçu un jour le courrier d'un homme qui m'expliquait qu'ayant monté sa propre société, il était souvent très stressé. A cause de cela il avait des insomnies en semaine. La seule exception était lorsqu'il avait fait l'amour avec sa femme. Là, il s'endormait aussitôt, et au lieu d'avoir deux ou trois heures de sommeil, il avait les huit heures dont il avait besoin. Ne voulant pas être responsable du manque de sommeil de cet homme, je lui ai donné une dispense officielle du Dr. Ruth de prolonger l'amour en semaine, mais seulement s'il promettait de faire un effort spécial pour caresser et cajoler sa femme après avoir fait l'amour les week-ends.

POUR LES HOMMES

Il n'y a pas de règles pures et dures concernant les étreintes qui suivent l'amour, excepté que vous devez être assez raisonnable pour reconnaître les besoins de la femme, et faire autant d'efforts que vous pouvez pour la satisfaire le plus souvent possible. Encore une fois, je ne vous demande pas de soulever des montagnes, mais de tenir celle que vous aimez tendrement dans vos bras pendant quelques instants après qu'elle a eu un orgasme.

Parler de ses besoins

Si vous êtes une femme, et que votre compagnon fait partie de l'école de ceux-qui-se-retournent-et-commencent-à-ronfler-dès-que-c'est-fini, alors vous devez dire quelque chose. Mais n'en parlez jamais pendant que vous faites l'amour. Tout ce que vous parviendriez à faire, c'est probablement de gâcher le plaisir qu'il y avait jusque-là, pour vous comme pour votre partenaire.

TRUC

Essayez toujours de parler des problèmes de sexe lorsque vous êtes au calme, que vous avez le temps de parler sans être interrompus, et qu'il y a suffisamment d'intimité pour pouvoir parler ouvertement de fonctionnement sexuel. Faire un petit tour dans le quartier est une bonne occasion. Expliquez à votre partenaire que vous aimeriez vraiment qu'il ne s'endorme pas dès que vous venez de faire l'amour. Dites-lui pourquoi, parlez-lui du bien que cela vous ferait, et du bien que vous voudriez lui faire. Dites-lui aussi que vous ne demandez pas que cela devienne nécessairement systématique.

Les étreintes après l'amour participent aux préliminaires

Les hommes qui prennent le temps de prolonger l'étreinte après avoir fait l'amour seront non seulement récompensés en voyant leur femme plus satisfaite et donc plus heureuse, mais en ayant aussi une vie sexuelle plus accomplie. Vous voyez, je considère que les étreintes qui suivent l'amour sont vraiment le début des préliminaires du prochain rapport sexuel. Alors si vous ne voulez pas perdre une seconde, commencez les préliminaires quand vous terminez de faire l'amour. Imaginez à quel point cela va changer votre vie sexuelle !

Chapitre 15
Entretenir la flamme

Dans ce chapitre

Apprendre à communiquer avec son partenaire.
Rendre la situation romantique.
Tenter d'innover.

Dans *Sept ans de réflexion*, le merveilleux film qui mettait en vedettes Tom Ewel et Marilyn Monroe, l'histoire partait du fait qu'au bout d'un certain temps, vraisemblablement sept ans, l'homme commençait à se lasser de sa femme et à sortir de son mariage pour s'amuser un peu plus. A l'époque, en 1955, on considérait que ce film était risqué, mais depuis, il s'est passé beaucoup de choses...

Tout d'abord, le taux de divorce a commencé à augmenter terriblement, et les gens n'attendaient plus sept ans. Les couples n'avaient pas besoin de grand-chose pour se séparer, et même les enfants, qui aidaient souvent à souder un couple, n'y faisaient plus rien. Je voyais beaucoup de couples qui avaient des problèmes, et avec toutes les tentations qui semblaient abonder, je n'arrivais pas toujours à recoller les morceaux.

Puis vint une autre époque, celle du SIDA. Et tout d'un coup, la vie n'est pas plus rose chez le voisin. Si les couples rencontrent des difficultés qui auraient pu les faire divorcer dix ans auparavant, aujourd'hui ils cherchent plutôt à résoudre leurs problèmes, et pas seulement au nom des enfants. Les gens ont peur de commencer une nouvelle relation, et ont la volonté de faire plus d'efforts pour au moins essayer de sauver le couple dans lequel ils sont déjà impliqués.

Bien entendu, si un couple vient me consulter, c'est qu'il a déjà des difficultés. Mais votre travail, si vous êtes marié, est d'éviter tous les écueils, et ce chapitre vous donne quelques suggestions pour y parvenir le mieux possible.

Parlez, parlez, parlez

Quelle est la règle d'or pour échapper aux problèmes conjugaux ? Laisser le dialogue ouvert en permanence. Si votre relation ne vous satisfait pas, faites-le savoir à votre partenaire. Mais faites-le convenablement et au moment approprié.

Si vous vous êtes toujours demandé ce qui se passe dans le cabinet d'un sexologue, je vais vous le dire. En général, les gens s'assoient et commencent à me parler de tous les problèmes dont ils ne parleraient pas ou dont ils ne pourraient pas parler à leur partenaire. Mon rôle est d'écouter. Pour être plus à même d'aider, il vaut mieux que j'entende les deux versions de l'histoire. Puis j'essaie de faire en sorte que le couple se parle, parfois j'arbitre, au moins pendant les quelques premières minutes. Il se peut que je donne quelques conseils, mais pour que ma thérapie fonctionne, il faut que les échanges les plus importants soient ceux qui ont lieu entre les deux partenaires.

Mon rôle n'est pas toujours de recoller les morceaux. Parfois il est de mon devoir d'aider le couple à couper les liens et à se séparer. Si deux êtres ne s'aiment plus, il n'y a vraiment aucune raison de les pousser à rester ensemble. Même si je réussissais à court terme, sur le long terme, les mêmes problèmes ressurgiraient encore et encore. Soit ils passeraient le reste de leur vie malheureux, soit ils finiraient par se séparer de toute manière.

Mais assez parlé des gens malheureux, je veux que vous soyez heureux, joyeux, je veux que ce soit l'extase ! Si ce n'est pas le cas, il faut commencer tout de suite à changer des choses dans votre vie pour que vous soyez ainsi et même plus.

La première étape, c'est de faire le premier pas

Lorsque les gens m'écrivent ou m'appellent pour prendre rendez-vous, je les félicite toujours, car ils ont déjà fait le premier pas sur la voie d'une meilleure relation de couple et d'une vie plus heureuse. Pourquoi ? Ils ont reconnu qu'il y avait un problème. Vous seriez surpris de savoir combien de gens sont malheureux et ne veulent pas l'admettre, même intérieurement. Ils s'ancrent dans leurs habitudes, sans jamais se rendre compte que quelque chose ne va pas du tout dans leur vie.

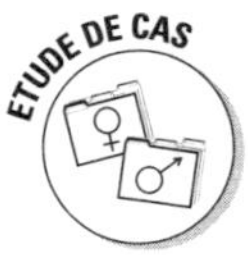

Ellen et Bob

Ellen et Bob constituaient l'un de ces couples dont tout le monde disait que tout allait très bien pour eux. Vue de l'extérieur, leur vie semblait en effet harmonieuse. Du point de vue de Bob également, tout était parfait ; mais de celui d'Ellen, il n'en était pas de même.

Lorsque Bob et Ellen faisaient l'amour, Bob savait comment "donner" un orgasme à Ellen, si bien que l'assouvissement sexuel n'était pas un problème pour eux. Mais la vie de Bob était très réglée, et le sexe était réservé au vendredi soir et à aucun autre moment. Ce jour-là Bob rapportait souvent un petit cadeau pour Ellen et, après le dîner, il la serrait bien fort dans ses bras. C'était sa version des préliminaires et, en soi, cela n'avait rien de critiquable. Le problème était que les autres soirs de la semaine il ne lui restait plus beaucoup de temps pour sa femme. Le lundi il regardait le foot à la télé, le mardi il allait au bowling, le mercredi il animait des réunions scoutes, et ainsi de suite. Il s'amusait bien, mais Ellen se sentait alors abandonnée. Le reste de la semaine, elle manquait d'attention et d'amour de la part de Bob. Elle le lui disait suffisamment souvent, mais il ne la prenait jamais au sérieux, si bien qu'en fait, Ellen était malheureuse.

Le coup de téléphone d'Ellen à mon cabinet fut le premier pas pour résoudre son problème. Elle est venue me voir pour me faire part de la situation, et j'ai demandé à voir Bob. Il était choqué qu'Ellen m'ait rendu visite, mais après avoir parlé tous les deux, il était plus que désireux d'être plus attentif à sa femme. Il l'aimait vraiment après tout. Il s'était juste laissé enfermer dans des habitudes dont elle était exclue. Quelques petits changements, comme de se mettre à jouer au tennis ensemble, ont complètement transformé leur mariage.

MATIERE A REFLEXION

C'est facile de penser que son partenaire est acquis. Aujourd'hui nous occupons notre temps à toutes sortes d'activités : le travail, une oeuvre de charité, ou tout simplement les loisirs. J'ai un jour sermonné un présentateur télé très célèbre, lui reprochant de tenir les gens éveillés à le regarder au lieu d'être attentifs à leur partenaire. Faire passer la télévision avant celui ou celle que vous aimez est idiot. Je ne dis pas cela seulement par rapport au sexe, mais si vous ne préservez pas assez de temps pour discuter et échanger avec votre partenaire, à long terme, votre vie sexuelle va s'en ressentir également.

Il faut parler à vos femmes, les garçons !

Dans le cas d'Ellen et Bob, c'est l'homme qui ne communique pas assez pour les besoins de sa femme. Ce n'est pas par hasard que j'ai choisi cet exemple. Bien qu'il y ait des couples dans lesquels c'est la femme qui est trop occupée pour pouvoir consacrer du temps à son mari, en général, c'est plutôt l'inverse. Les femmes ont plus besoin que les hommes de tendresse dans leur relation. De récentes recherches ont montré que l'homme et la femme ont des cerveaux différents. Cela a peut-être quelque chose à voir avec notre problème, mais il n'est sans doute question que d'un simple penchant culturel. Il n'en demeure pas moins vrai que beaucoup d'hommes n'ont pas conscience des besoins de leur compagne en matière de tendresse ou d'intimité.

Je ne demande pas que les hommes deviennent soudain des princes charmants. Tout d'abord, personne n'est capable de changer totalement de personnalité et ce n'est pas de cela dont il est question. Mais il y a un seuil dans le dialogue, qui, s'il n'est pas franchi, donne à la femme un sentiment de manque. Si votre femme prends le temps de préparer de bons petits plats pour satisfaire votre faim, il n'y a pas de raison que vous trouviez contraignant de prendre le temps d'être attentif à elle. D'autant plus que vous y gagnerez vous aussi.

Je ne connais pas un seul homme qui n'ait pas un désir, un sentiment, une pensée qu'il aimerait communiquer à quelqu'un. Votre compagne est la personne idéale à qui vous adresser, et une fois que vous commencerez à parler de ce qui concerne votre vie, vous verrez qu'il y a encore beaucoup de choses à se dire.

L'art de la conversation

Comme vous le savez, je suis d'origine européenne, et en Europe nous attachons beaucoup plus d'importance à la conversation qu'aux Etats-unis. Je suppose que là-bas, cela est dû en partie aux longues distances qui séparent les gens. Parfois le voisin le plus proche est à des kilomètres, et il n'y a personne à qui parler. Mais quelle qu'en soit la raison, on ne connaît pas assez l'art de la conversation aux Etats-unis. Et, en règle générale, nous ne faisons aucun progrès dans ce domaine en passant tout notre temps devant un écran de télé ou d'ordinateur.

Tant qu'on échange des idées, une conversation peut être l'occasion de passer un bon moment. Je ne considère pas qu'avoir une conversation consiste à raconter tout ce qui nous passe par la tête. On est souvent affligé d'entendre certains "moulins à paroles", et on n'a guère envie d'entamer une conversation avec eux.

Pour avoir une conversation, il faut être deux ou plus. Si vous voulez que les gens écoutent ce que vous dites, il faut à votre tour être attentif. Et lorsque vous répondez, essayez d'être à propos. Ainsi votre interlocuteur sait que, pendant qu'il parlait, vous l'avez écouté et que vous n'étiez pas seulement en train de penser à ce que vous alliez lui répondre.

Lorsque vous écoutez quelqu'un parler, essayez de comprendre aussi ce qui se cache derrière les mots. Cela fait partie des qualités que tout bon thérapeute doit posséder, car très souvent le patient ne parle pas librement dès le début de l'entretien. Il tourne autour du pot et c'est au thérapeute d'interpréter ses paroles.

Nul besoin de s'entraîner pendant des années pour apprendre à décoder des messages. Si vous êtes attentif à votre interlocuteur, vous aussi pouvez découvrir ce qu'il a l'intention de dire sans savoir l'exprimer.

La meilleure manière de comprendre ce que veulent dire les autres, c'est d'essayer de se mettre à leur place. Ayez en tête qui ils sont, ce qu'ils sont et ce qu'ils font, et servez-vous de cette information pendant que vous écoutez. Par exemple, si votre femme, qui ne s'intéresse jamais au sport, vous parle tout d'un coup de base-ball ou de football, il y a peu de chances qu'elle se soit intéressée au sport du jour au lendemain. Elle y fait probablement référence pour vous dire quelque chose d'autre. Alors écoutez-la attentivement et essayez de comprendre le message qu'elle veut faire passer.

Si votre partenaire est bavarde et s'arrête tout à coup de parler, est-ce que cela n'attire pas votre attention ? Cela signifie souvent qu'elle est en colère contre vous et a décidé de rompre toute communication. Lorsque vous n'arrivez pas à communiquer, vous vous servez aussi du silence pour signifier quelque chose : que vous n'attachez pas assez d'importance à l'autre pour vous donner la peine de communiquer. Pensez-y lors d'un prochain tête-à-tête si pas un mot n'y est échangé.

Votre cerveau ne s'arrête jamais

Certains me disent parfois : "Je ne sais pas quoi dire." S'il s'agit de démarrer une conversation avec un étranger, et si vous cherchez à faire bonne impression, je peux comprendre que vous restiez muet. Vous courez le risque que votre conversation soit rejetée, et cela en ferait hésiter plus d'un.

Mais si vous entamez une conversation avec votre partenaire, vous ne vous adressez pas à un étranger, et vous n'avez donc rien à craindre. A propos de ce que vous avez à dire, écoutez-vous penser pendant quelques instants. Vous voyez, votre cerveau ne s'arrête jamais. Vous êtes en constante communication avec vous-même. Tout ce que vous avez à faire, c'est partager un peu de cette communication avec votre partenaire. Si vous avez fait un très bon repas, dites-le. Si vous avez lu un article intéressant dans le journal, parlez-en. Si vous vous demandez quel temps il fera demain, posez la question. Ce n'est pas si difficile si vous vous en donnez les moyens.

Exprimer la tendresse

Les bonbons, les fleurs, les cartes, les cadeaux de toutes sortes servent le même but : montrer à l'autre qu'on lui accorde de l'importance. Bien qu'il soit merveilleux et parfois important de faire un cadeau (pour un anniversaire ou pour une autre grande occasion, afin de ne pas délivrer le mauvais message comme : "Je ne t'aime pas assez pour y avoir pensé."), ce que l'on désire vraiment au plus profond de nous-mêmes, ce ne sont pas des choses matérielles, mais des attentions personnelles.

Alors, que vous n'ayez pas les moyens ou que vous ne vouliez pas faire de cadeaux dont la valeur est monétaire, donnez quelque chose qui ne coûte pas d'argent. Un massage par exemple. Vous pouvez aussi proposer de préparer un petit plat original, ou simplement de faire une promenade dans le quartier. Montrez à votre partenaire l'importance que vous lui accordez, en donnant de vous-même.

Etre seuls tous les deux

Un autre ingrédient important pour créer une ambiance romantique, c'est d'être seuls, en amoureux.

Vous pouvez préparer une belle table, avec des bougies, des fleurs, et du champagne coûteux, si les enfants sont là à la même place que d'habitude et que la belle-mère est assise entre vous, soyons clair, le décor ne changera pas grand-chose. Ce serait plus romantique d'être tous les deux dans un restaurant qui sent la friture.

Je sais que ce n'est pas toujours facile de trouver du temps à se consacrer. Mais il est très important dans une vie de couple de se réserver des moments seul à seul, et il faut faire passer cela en toute priorité. Si vous avez des enfants, prenez une baby-sitter. Si vous n'en avez pas, laissez ce dossier au bureau pour une fois.

Faites des projets

Beaucoup tiennent à la spontanéité. Ils ne veulent pas faire de projets, disant qu'il vaut mieux faire les choses quand on en a envie. Eh bien, je dis que c'est une sottise, et une double sottise.

- La première sottise, c'est de ne pas voir qu'une soirée romantique prévue n'offre rien de moins qu'une soirée romantique imprévue. Si le problème est que ces soirées sont rares et plutôt espacées, alors votre vie sera plus romantique si vous pouvez y penser à l'avance que s'il n'y en a carrément jamais.

- La seconde sottise concerne le fonctionnement des préliminaires amoureux dont je parle dans le Chapitre 11. Les préliminaires ne commencent pas lorsque l'homme touche le sein gauche de la femme. Je me rends compte que les hommes pensent toujours que les préliminaires ne sont que physiques, mais c'est une erreur. Oui, une partie des préliminaires est physique, et cela consiste à exciter la femme pour qu'elle ait un orgasme. Mais les préliminaires peuvent commencer bien avant que le couple se soit glissé sous les draps.

Souvenez-vous que les préliminaires peuvent commencer dès la fin du rapport sexuel précédent. Alors une soirée romantique prévue peut bien en faire partie. Voici d'autres exemples.

- Le premier baiser du matin... s'il est accompagné d'un clin d'oeil.
- Un compliment adressé à votre partenaire qui sort de sa douche.
- Un coup de téléphone dans la journée où vous mentionnez ce que vous avez prévu de faire le soir.
- Des fleurs envoyées au bureau de madame, ou une surprise quand il rentre le soir.

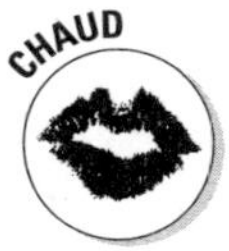

Si vous entretenez l'excitation et l'émotion dès que vous avez les yeux ouverts, vous serez tous deux bien en condition au moment de vous déshabiller enfin pour faire l'amour.

Souvenez-vous que plus vous faites durer les préliminaires, plus ils auront d'effet sur vous. Ce qui est extraordinaire avec les préliminaires, c'est qu'on peut les étendre indéfiniment sans que cela prenne plus de temps. Un baiser, un clin d'oeil, un compliment, un coup de fil, des petites choses qui ne vous prennent pas beaucoup de temps dans votre journée, mais qui finissent par porter leurs fruits.

Ne pas confondre sexe et romantisme

Les hommes font souvent la grosse erreur de confondre sexe et romantisme. Oui, les deux sont liés, mais ne sont pas indissociables comme des siamois. Vous pouvez aussi être tendre et romantique sans que cela soit en vue de faire l'amour avec votre partenaire. Non, je me suis mal exprimée, vous *devriez* être tendre et romantique même quand vous n'allez pas faire l'amour avec votre partenaire.

Si un homme est romantique seulement quand il veut faire l'amour, alors tout ce qu'il peut faire ou dire n'est plus romantique du tout. Vous ne comprenez plus rien n'est-ce-pas ? J'ai dit qu'il fallait étendre les préliminaires en se montrant tendre et romantique au cours de la journée, et maintenant j'ai l'air de dire qu'il ne faut pas. Pourrais-je vraiment dire deux choses contradictoires ? Oui.

Laissez-moi m'expliquer. Étendre les préliminaires est très certainement romantique. Mais si vos gestes ou vos paroles ont l'air intéressés, il n'y a plus aucun charme. Un exemple n'est peut-être pas superflu ici.

Nancy et Barry

Barry se croyait très romantique... du moins quand il avait envie de faire l'amour. Il savait que Nancy raffolait des fleurs, et donc, chaque fois qu'il désirait faire l'amour avec elle, il ramenait des fleurs à la maison.

Le problème était que Nancy n'avait pas forcément envie de faire l'amour simplement sous prétexte que Barry en avait envie. Mais dès qu'elle le voyait franchir le pas de la porte un bouquet de fleurs à la main, elle savait ce qu'il voulait. Très vite, au lieu de voir ces fleurs comme un cadeau frais et parfumé, elle pensait à la récompense qu'elle donne à son chien quand elle lui fait faire le beau.

Un jour, Nancy avait eu une journée exécrable au bureau. Tout semblait aller mal et elle était très énervée en rentrant chez elle. Elle avait à peine enlevé son manteau que voilà notre Barry tout souriant, un bouquet de fleurs à la main. Là c'était trop. Elle prit les fleurs, les mit directement à la poubelle, et quitta la pièce laissant Barry bouche bée.

Ce que Barry n'avait pas compris, c'est qu'en ramenant des fleurs à la maison uniquement quand il avait envie de faire l'amour, ces fleurs exerçaient une pression sur Nancy. Et ce jour-là cette pression l'a rendue folle. Il fallait qu'il apprenne à offrir des fleurs les soirs où il n'avait pas prévu de faire l'amour. Et s'il voulait commencer les préliminaires à l'avance, il lui fallait varier un peu ses méthodes afin que Nancy n'ait pas le sentiment qu'il lui donnait le signal en lui faisant un petit cadeau.

Variez les plaisirs pour mettre un peu de piment dans votre vie sexuelle

Etre romantique, c'est bien, mais si on varie les plaisirs c'est mieux. Si vous allez toujours au même restaurant quand vous sortez dîner, cela peut devenir ennuyeux, et l'ennui n'a jamais aidé à entretenir la flamme. En essayant un nouveau restaurant, vous goûterez de nouveaux plats, et serez plongés dans une autre atmosphère, ce qui sera matière à discussion, même si tout compte fait vous préfériez le restaurant où vous alliez d'habitude.

Le besoin de changer s'applique également à la chambre à coucher. Si vous faites toujours l'amour de la même manière, vous allez finir par vous ennuyer. Il n'est pas rare qu'une femme en arrive à redouter la manière que l'homme aura de la toucher exactement comme toutes les autres fois. Elle ne se sent pas désirée ni mise en valeur, et a l'impression d'être une vieille chaussure.

Changez de gestes

Beaucoup d'hommes vont me répondre : "Mais de toutes mes chaussures, ce sont les vieilles que je préfère." Je n'en doute pas, mais imaginez que Cindy Crawford vienne vous rendre visite, est-ce que vous mettriez vos vieilles chaussures ? Je ne pense pas. Et si la même Cindy Crawford se glissait dans votre lit, est-ce que vous feriez les mêmes gestes que d'habitude ? Bien sûr que non. Vous essaieriez toutes les astuces de ce livre pour qu'elle se sente bien, et c'est ce que vous devriez faire avec votre partenaire. Ce n'est peut-être pas Cindy Crawford (ou n'importe quelle créature que vous rêveriez d'emmener sur votre île déserte), mais vous pouvez faire comme si c'était elle, vous profiterez tous les deux du résultat.

Je ne dis pas qu'il faille se mettre à fantasmer chaque fois que vous faites l'amour. Il y a des jours où on a juste ce qu'il faut d'énergie pour avoir envie de faire l'amour, mais pas assez pour pouvoir être créatif. Même si vous faites l'amour de la même manière neuf fois sur dix, la dixième fois au moins, innovez un petit peu. Si c'est toujours la même routine, les vieilles habitudes vont s'ancrer et vous n'en sortirez plus.

MATIÈRE À RÉFLEXION

Des accessoires... et de l'humour

Voici en exemple une histoire qui m'est réellement arrivée, et qui vous aidera à comprendre comment on peut être créatif en amour. Lorsque j'animai mon émission de radio, j'ai eu un jour un appel d'un auditeur qui vivait avec sa petite amie depuis plusieurs années. Il me dit que leur relation sexuelle avait toujours été formidable (en prenant soin de me préciser qu'ils utilisaient des contraceptifs). Ils allaient se marier quelques semaines plus tard, et il cherchait une idée pour rendre sa nuit de noce originale.

En réfléchissant un petit peu, je lui dis que lorsque sa femme sortirait de la salle de bain, il pourrait y entrer, se déshabiller entièrement et garder seulement un chapeau haut de forme. J'étais contente de mon idée, mais il a été plus fort que moi. Il m'a demandé où il fallait porter le chapeau haut de forme !

Varier peut vouloir dire faire l'amour là où on ne l'a jamais fait, comme sur le sol de la cuisine par exemple, ou sur la table de la salle à manger (vérifiez seulement que les pieds ne vont pas s'écrouler). On peut également varier en faisant l'amour à différentes heures de la journée, comme tôt le matin ou en plein milieu de l'après-midi. On n'est pas obligé non plus de se déshabiller complètement, ou encore, l'un est nu et l'autre tout habillé. Laissez aller votre imagination, et voyez où cela vous emmène.

Il y a tout de même une chose contre laquelle je dois vous mettre en garde, c'est de ne pas pousser votre partenaire à faire quelque chose qu'il ou elle n'a pas envie de faire. C'est bien d'être créatif, mais il faut que ça plaise aux deux.

Ne soyez pas feignant en amour

Vous savez bien que vous n'avez pas de bons résultats quand vous êtes feignant au travail ou à l'école. Alors comment pouvez-vous penser qu'on peut être feignant quand il est question de sexe. Un partenaire feignant est un partenaire lassant. Plus vous mettez d'énergie à faire l'amour, plus vous êtes désirable pour l'autre.

Quand je parle d'énergie, je ne parle pas nécessairement d'énergie *physique*, bien qu'il n'y ait pas de mal à vous forcer un petit peu si vous avez tous les deux tendance à être passifs. L'énergie dont je parle est mentale. Plus vous vous impliquez dans l'acte sexuel, plus vous en tirez de plaisir. Il est facile pour une femme de rester passive, et même si elle peut l'être de temps en temps, si elle reste passive chaque fois, elle se laisse entraîner dans un piège dangereux. Quand c'est toujours la même personne qui prend les initiatives, et que l'autre ne participe pas activement, les deux finissent par ne plus avoir autant de plaisir, et ils risquent d'avoir des problèmes au bout d'un certain temps.

Si vous prenez votre vie sexuelle en charge, vous pourrez obtenir des résultats fantastiques.

Oser l'aventure

En plus de varier les plaisirs, vous pouvez aussi devenir plus audacieux. Risquez une nouvelle position (voir le Chapitre 12 pour faire votre choix). Qu'est-ce qui peut vous arriver au pire ? Attention, quand je parle d'audace, je ne suggère pas que vous fassiez quoi que ce soit de dangereux, et en particulier tout ce qui comporte les risques réels dont je parle dans ce livre. Mais tout en étant raisonnable, il y a plusieurs manières de faire l'amour, et au pire vous n'arriverez peut-être pas à tenir dans la nouvelle position ou vous n'atteindrez pas d'orgasme. Et même si vous y perdez un orgasme, ça vaut tout de même la peine d'essayer. En revanche, si vous appréciez la nouvelle position, elle pourra vous procurer beaucoup, beaucoup d'orgasmes tout au long de votre vie.

Allez dans un sex-shop

Pour rien au monde, vous ne voudriez qu'on vous surprenne dans un sex-shop, et je vous demande bien pourquoi. Si vous avez faim, vous allez dans une épicerie. Si vous n'avez rien à vous mettre sur le dos, vous allez dans un magasin de vêtements. Alors si vous avez besoin d'un peu de nouveauté dans votre vie sexuelle, pourquoi n'iriez-vous pas dans un sex-shop ?

Votre première excuse, c'est le qu'en-dira-t-on. Si vous croisez vos voisins à l'intérieur du sex-shop, c'est qu'ils ne seront pas outrés de vous voir là. Et si quelqu'un vous faisait une remarque, vous n'auriez qu'à dire que vous achetez un cadeau pour fêter un célibataire ou pour une catherinette. Mais la solution la plus simple c'est d'aller dans un sex-shop qui soit loin de chez vous. Après tout, je ne vous dis pas d'y aller une fois par semaine. Peut-être qu'une fois dans votre vie suffit, mais au moins une fois, même si vous n'achetez rien.

Qu'allez-vous trouver dans ces magasins ? Il y a toutes sortes de sex-shops. Certains vendent surtout des films X. D'autres offrent des sélections d'objets appelés *aide maritale*, comme des vibromasseurs ou des godemichets. Il y en a qui vendent de la lingerie sexy tandis que d'autres plutôt des articles en cuir. En général, ces magasins s'adressent à un public précis, ce qui fait qu'un sex-shop ne peut vendre que des fouets et des chaînes alors qu'un autre n'en aura pas du tout.

Quel que soit le magasin de votre choix, ne rentrez pas dans un sex-shop sans un peu de dérision, ou bien vous serez très déçu. On fait l'amour pour prendre du plaisir, et les gadgets en tout genre que vous trouverez dans ces magasins sont censés apporter encore plus de plaisir. Si ça ne vous met pas très à l'aise de les utiliser, contentez-vous de jeter un coup d'oeil.

Utilisez un catalogue de vente par correspondance

Si vous n'osez pas rentrer dans un sex-shop, ou s'il n'y en a pas près de chez vous, le mieux qui vous reste à faire, c'est encore de vous procurer un catalogue. Ainsi vous pourrez jeter un coup d'oeil sans craindre d'être surpris par vos voisins. Toutes les entreprises de vente par correspondance font parvenir leurs catalogues dans des emballages très discrets. Il en est de même pour les articles commandés. Ainsi, même le facteur ne pourra rien soupçonner.

Il y a des catalogues pour tous les goûts. Certains sont érotiques, autant pour ce qu'ils vendent que pour l'effet qu'ils produisent sur le lecteur. On peut voir des photos des films X qu'ils proposent, où les acteurs figurent dans toutes sortes de positions. On voit également des hommes et des femmes à peine habillés, présentant des tenues affriolantes. Ces catalogues vendent plusieurs types de vibromasseurs, de godemichets, de jouets et d'huiles, et s'appuient sur des mots tels que "chaud", "humide" et "interdit".

Je préfère vous prévenir tout de suite que bon nombre de femmes et peut-être quelques hommes seraient offensés par ces catalogues érotiques. Beaucoup de femmes sont complexées de voir tant d'autres femmes à demi nues avec des corps parfaits. Elles sont plus refroidies qu'excitées par ces photos.

A l'inverse, presque tous les hommes trouvent ces catalogues très excitants, et en général la machine se met en route dès qu'ils commencent à regarder ces photos. Alors si vous arrivez ne serait-ce qu'à feuilleter ces catalogues (et les hommes ne sont pas laids en général), vous mettrez un peu de piment dans votre vie sexuelle sans forcément devoir acheter quelque chose.

Puis il y a les catalogues dont l'approche est plus intellectuelle, si je puis dire. Certains proposent des vidéos "éducatives", qui tout en étant classées X sont de nature instructive. Ces catalogues présentent aussi des livres, des crèmes et des vibromasseurs, mais dans un contexte beaucoup plus neutre, et sans aucune nudité.

Regardez des films X

Le magnétoscope a sûrement joué un rôle important dans l'évolution du marché du film X. Ces films, qui étaient au début très difficiles à se procurer, sont aujourd'hui plus facilement disponibles. Vous pouvez les regarder par dizaines tranquillement chez vous. On me pose beaucoup de questions au sujet de ces vidéos, car elles soulèvent certains problèmes chez de nombreux couples.

Les hommes étant plus facilement excités par des stimulis visuels, ces vidéos s'adressent en priorité à eux. C'est bien pour l'homme qui trouve là un stimulant érotique pour se masturber, mais ce n'est pas toujours bon pour le couple. Beaucoup de femmes ont ces films en horreur. Certaines ne les aiment pas parce qu'ils montrent des scènes de sexe trop en détail. D'autres ne sont pas dérangées par ces scènes érotiques mais redoutent surtout les corps superbes de ces femmes qui jouent dans les films X. Et d'autres enfin sont gênées par le sexe, par les actrices, par les acteurs..., pour ainsi dire, par tous les aspects des films classés X.

On ne peut certainement pas forcer quelqu'un à regarder ce qu'il n'a pas envie de voir. Mais il ne faudrait pas non plus prendre ces films trop au sérieux. Après tout, il y a bien des films d'action où tout le monde se tire dessus, et où les corps volent dans tous les sens. A mon avis, c'est bien pire que de montrer des gens en train de faire l'amour.

Dans certains films X, l'intrigue est censée être plus consistante et donc plus accessible aux femmes. Je ne pense pas que la différence soit suffisante pour convaincre une femme qui déteste ce genre de films d'en regarder un jusqu'au bout, mais au moins, ils offrent un compromis. Cependant, les gens qui font ces films savent que le marché est essentiellement masculin, et il faut montrer suffisamment de sexe pour attirer ce public-là.

On me demande souvent si j'ai des films à recommander, mais bien que j'aimerais satisfaire cette demande, cela nécessiterait que je devienne critique de films X. Ça ne me dérange pas de regarder ces films, mais en général, ils sont tellement médiocres, que je ne pourrais pas supporter d'en voir des dizaines, et encore moins des centaines.

Prenez votre vie sexuelle en charge

Vous ne pouvez pas laisser au hasard la réussite de votre vie sexuelle. Pensez-y, impliquez-vous régulièrement, et à la manière dont vous serez récompensé, vous verrez que ça valait la peine de se donner.

A l'inverse, si vous ignorez votre vie sexuelle, si vous la laissez se tarir lentement, pour ainsi dire, il sera beaucoup plus difficile de rallumer la flamme. Alors suivez mon conseil, et commencez dès maintenant.

Quatrième partie

Et si vous n'êtes pas "comme tout le monde"

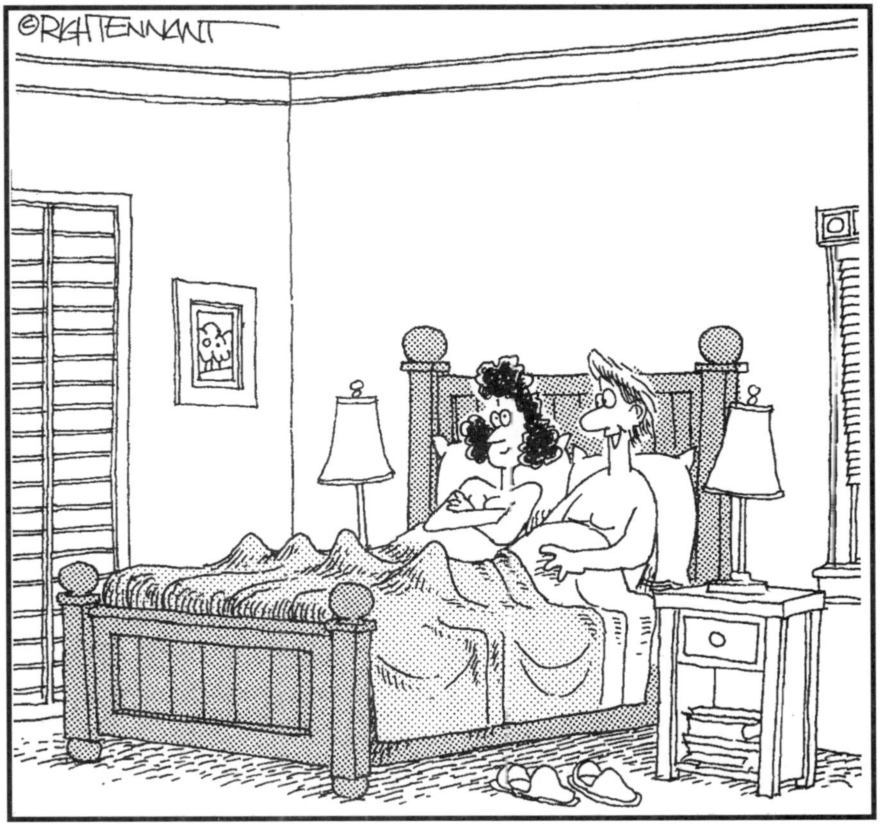

"J'ai pensé que si je mettais le préservatif à l'envers, ce serait plus excitant pour moi."

Dans cette partie...

On dit toujours qu'il faut varier les plaisirs pour mettre un peu de piment dans la vie. Alors, dans cette partie, je vais vous exposer un grand nombre de possibilités. Peut-être que tout ne vous correspondra pas, et ce sera bien normal. La variété n'existe que si nous ne sommes pas tous à rechercher exactement la même chose. Mais il faut rester ouvert à toute éventualité. Peut-être qu'à l'avenir, ce qui ne vous plaît pas dans le sexe aujourd'hui fera partie de ce que vous aimerez le plus.

Chapitre 16

Le sexe dans les "années de plénitude"

Dans ce chapitre

Ce qu'elle peut attendre.

Ce qu'il peut attendre.

Les bons côtés que nous pouvons tous attendre.

Les gens ont le chic pour interpréter les choses franchement négatives de manière positive. Par exemple, vous avez déjà dû entendre dire que la chance vous sourira s'il pleut le jour de votre mariage. Bien que je sois plutôt optimiste, je pense que ces expressions ne servent qu'à réconforter les gens lorsqu'ils n'ont précisément pas de chance ou qu'ils rencontrent des difficultés.

Vous allez probablement me dire que parler de "sexe dans les années de plénitude" est encore un moyen de donner un aspect positif à ce qui présente plutôt des aspects négatifs. Certains me diront même que c'est un euphémisme, car à peine a-t-on reçu sa première allocation retraite que l'on dit adieu au sexe.

Je ne vais pas vous raconter de salades et nier qu'il y a des aspects négatifs dans le fait de prendre de l'âge. Après tout, puisque le corps entier prends de l'âge, pourquoi l'appareil sexuel ne subirait-il pas de changements lui aussi ? Mais en matière de sexe, prendre de l'âge n'a pas que des effets négatifs, même si l'on n'a plus de vingt ans. Et soyons bien clair au moins sur une chose : on peut avoir une vie sexuelle au-delà de 90 ans.

Ce qui change chez la femme

C'est un fait, la ménopause concerne toutes les femmes, même si elles ne l'ont pas au même âge ni avec exactement les mêmes symptômes (voir le Chapitre 3). Cependant, le résultat final est identique, et les changements qui ont lieu sont les suivants :

- La femme n'a plus ses règles.
- Elle ne peut plus être fécondée.
- Sa production d'hormones sexuelles, oestrogènes et progestérones, diminue sévèrement.

Ces changements ont plusieurs conséquences physiques sur le fonctionnement sexuel. La lubrification vaginale diminue ou s'arrête tout d'un coup et le vagin devient lui-même plus sec et moins souple. Le rapport sexuel est souvent douloureux. Rien de réjouissant, n'est-ce pas ? Que le rapport sexuel soit douloureux pourrait suffire à mettre un terme à votre vie sexuelle. Mais il y a une solution très simple et très efficace : utiliser un lubrifiant.

TRUC

En remplaçant le lubrifiant naturel qui diminue avec l'âge par des lubrifiants artificiels, vous pouvez maintenir votre activité sexuelle à son niveau habituel. Le clitoris d'une femme âgée étant toujours sensible, cette dernière peut toujours avoir des orgasmes et des rapports sexuels sans problèmes.

Je ne suis pas médecin et je ne rentrerai pas trop dans les détails, mais de même qu'un lubrifiant peut résoudre les problèmes de sécheresse vaginale, les autres aspects de la ménopause peuvent être compensés par un traitement hormonal. Le même traitement ne convient pas forcément à toutes les femmes, mais je leur recommande de consulter un gynécologue à ce sujet, et peut-être même de chercher un médecin spécialisé dans ce domaine en particulier.

On peut donc facilement trouver des solutions aux aspects négatifs de la ménopause. Voyons maintenant les aspects positifs :

- Une femme ménopausée n'a plus ses règles (à moins qu'elle suive un traitement hormonal qui prolonge la durée des règles pendant la ménopause). Bien que les rapports sexuels pendant les règles ne comportent absolument aucun danger, en général, les couples s'abstiennent pendant ces quelques jours, surtout si la femme a des migraines ou des douleurs abdominales. Quand les règles se sont envolées pour toujours, il n'y a plus de bons ou de mauvais jours. Par conséquent, chaque jour du mois est bon pour faire l'amour.
- Lorsque la femme n'a plus son cycle menstruel, elle ne peut plus tomber enceinte. Pour beaucoup de femmes, qu'elles utilisent une ou plusieurs

méthodes de contraception, le risque de grossesse non désirée a tendance à freiner leur plaisir sexuel. Elles ne s'en rendent peut-être pas compte lorsqu'elles sont encore trop jeunes pour pouvoir assumer des enfants, mais dès que le risque a disparu, elles s'épanouissent tout d'un coup sexuellement. J'ai connu beaucoup, beaucoup de femmes qui prenaient bien plus de plaisir à faire l'amour après leur ménopause, simplement parce qu'elles étaient libérées de ce souci.

Ce qui change chez l'homme

Les changements que subissent l'homme varient plus d'une personne à une autre que chez la femme. Il y a tout de même une constante : le taux de testostérone commence à diminuer, parfois à partir de la quarantaine. Toutes les femmes ont leur ménopause un jour ou l'autre, mais bien que tous les hommes voient également des changements survenir, les résultats ne sont pas les mêmes pour tous. Pendant que certains remarquent à peine une baisse de leurs prouesses sexuelles - ce dont je vais reparler dans un instant- d'autres deviennent sexuellement impuissants. Il est évident que dans ce cas, le problème est sérieux ; mais même l'impuissance n'annonce pas la fin de toute activité sexuelle.

Vous savez que vous prenez de l'âge lorsque...

Commençons par les premiers symptômes du vieillissement chez l'homme par rapport à la sexualité. Un jeune homme peut avoir une érection rien qu'en pensant à quelque chose d'excitant. C'est une érection psychogène (voir le Chapitre 2). Il lui suffit de voir une photo érotique ou de penser à la dernière fois qu'il a fait l'amour avec sa femme, et voilà que son pénis se durcit et se dresse.

Avec les années, les érections psychogènes deviennent un peu moins dures. Plus tard, il vient un moment où l'homme ne peut plus avoir d'érections par le simple fait de penser à quelque chose de sexy. Mais cela n'arrive pas du jour au lendemain. Dans un premier temps, les érections se font plus rares et nécessitent plus de stimulation. Puis, à un moment donné, elles s'arrêtent.

Est-ce que cela annonce la fin de sa vie sexuelle ? Absolument pas ! A moins, bien sûr, qu'il ne comprenne pas ce qui est arrivé.

ETUDE DE CAS

Howard et Sarah

Howard et Sarah étaient mariés depuis vingt-cinq ans. En général, quand ils faisaient l'amour, c'était Howard qui prenait les initiatives, mais Sarah était toujours partante. Sarah adorait Howard et savait qu'il ne l'avait jamais trompée.

Comme ils approchaient tous deux de la cinquantaine, leur rythme sexuel avait commencé à baisser, mais quand ils faisaient l'amour, c'était toujours très satisfaisant pour Sarah. Puis, au fur et à mesure que la fréquence de leurs rapports sexuels diminuait, Sarah a commencé à se sentir frustrée, et décida de faire quelque chose.

Elle avait quelques chemises de nuit fines au fond d'un tiroir. Auparavant, lorsqu'elle en portait une avant de se coucher, elle savait qu'Howard serait immanquablement excité de la voir ainsi vêtue, et qu'ils feraient l'amour. Elle entreprit donc de l'exciter de cette manière, mais rien n'y changea. Un jour, elle passa même la main sur son pénis, mais il était complètement mou.

Sarah ne comprenait pas ce qui se passait. Elle faisait de l'exercice régulièrement, mais avait pris un petit peu de poids, alors elle se dit que Howard ne la trouvait peut-être plus assez attirante. Puis elle commença à se poser des questions. Peut-être que Howard avait une relation au bureau et qu'il n'avait plus assez de désir pour elle. Elle commença à lui en vouloir de plus en plus, et six mois passèrent sans qu'ils ne fassent jamais l'amour. C'est à ce moment que Sarah est venue me voir.

Howard avait-il trompé Sarah ? Pas du tout. J'eus un entretien avec lui au cours duquel il me dit que son pénis l'avait abandonné. Il regardait Sarah dans son déshabillé sexy et attendait une érection, mais rien ne venait. Il se sentait si honteux qu'il ne voulut pas l'avouer à Sarah. Comme ni l'un ni l'autre n'abordait le sujet, et comme Sarah ne soupçonnait pas la cause réelle, ce qui ne devait être qu'un problème à considérer calmement prit des proportions démesurées.

Soigner Howard

Tout ce dont Howard avait besoin, c'était d'une stimulation physique. Pour être en érection, il avait besoin qu'on lui touche le pénis. Il s'en était déjà rendu compte, car étant lui aussi frustré de ne plus avoir de relations sexuelles avec sa femme, il avait commencé à se masturber. Mais comme il ne voulait pas se masturber devant elle pour obtenir une érection, il n'avait pas utilisé cette méthode au service de leur relation sexuelle.

Howard et Sarah se sont trouvés embarrassés pendant un certain temps, car il leur fallait chercher à se comprendre par des signes dont ils n'avaient pas l'habitude. Auparavant, ils n'avaient pas besoin de se dire leur désir de faire l'amour. Howard était le premier à prodiguer certaines caresses. Si Sarah avait envie de faire l'amour, elle confirmait son désir en touchant son pénis déjà en érection, et c'était parti ! Parfois, c'était Sarah qui prenait l'initiative en enfilant une de ses chemises de nuit fines. Mais elle n'avait jamais eu besoin de "provoquer" une érection, car Howard était toujours déjà prêt, dirons-nous, quand il rentrait dans le lit. Au début, il avait du mal à demander à Sarah de lui caresser le pénis pour pouvoir être en érection et elle, de son côté, n'était pas très à l'aise de le faire, d'autant plus qu'elle n'était pas toujours certaine qu'il appréciait ses initiatives.

L'absence d'érection ne voulait pas dire qu'Howard ne voulait pas faire l'amour.

Il lui fallait apprendre à faire part de son désir à Sarah avec des mots. Étant assurée du désir d'Howard, si elle avait elle-même envie de faire l'amour, Sarah pouvait alors le stimuler avec ses mains.

La fellation chez les couples âgés

En vieillissant, l'homme a besoin d'encore plus de stimulation pour être en érection. Certains trouvent que les caresses buccales sont plus efficaces que les mains. Si la femme a toujours aimé pratiquer la fellation, le couple n'aura pas de problèmes. En revanche, si l'idée l'a toujours dégoûtée et qu'elle se sent maintenant obligée, elle risque d'être encore plus réticente à commencer.

Je reçois beaucoup de lettres de femmes veuves qui sont confrontées à ce problème. La vie sexuelle d'un homme et d'une femme peut avoir diminuer petit à petit sans qu'ils s'en émeuvent. Si le mari disparaît, la femme peut rencontrer un autre homme qui ne recherche pas que sa compagnie, mais qui veut également entretenir une relation sexuelle. Le problème est que, n'ayant pas d'érections si facilement que ça, il peut désirer des rapports buccaux. La femme se trouve alors prise dans un dilemme. A son âge, il n'est peut-être pas simple de trouver un partenaire, et elle ne veut pas perdre celui-ci pour un problème sexuel. De plus, elle sait qu'il y a beaucoup d'autres femmes autour d'elle qui, veuves également, seraient heureuses de donner satisfaction à un homme qui s'intéresse à elles. Elle se rend compte qu'elle n'a pas tellement le choix et m'écrit alors pour me demander ce qu'elle doit faire.

Il n'est pas simple de répondre à cette question. D'un côté, je crois qu'il ne faut pas faire les choses parce qu'on se sent obligée de les faire. Mais si on risque de perdre son partenaire et de se retrouver seule, ce n'est pas bon non plus. En général, je suggère un compromis qui est que la femme essaie de pratiquer la fellation. Peut-être qu'avec l'habitude, elle trouvera que ce n'est pas si affreux que ça. Peut-être même qu'elle apprendra à aimer ça. Ne soyez pas surprise, car beaucoup de femmes me racontent que les choses se sont passées exactement ainsi pour elles. Mais peut-être qu'elle détestera vraiment ça et qu'il lui faudra renoncer. Si la fellation est cependant le seul moyen de "donner" à l'homme une érection, vous ne pouvez pas lui en vouloir d'insister.

Un avantage de l'âge : fini les éjaculations précoces !

Je n'ai pas terminé de parler des aspects négatifs de l'âge dans la vie sexuelle de l'homme, mais je ne voulais pas continuer à noircir la liste sans mentionner un des avantages.

Beaucoup d'hommes souffrant d'éjaculation précoce lorsqu'ils sont jeunes s'aperçoivent qu'avec le temps, ce problème disparaît. Tandis que leur pouvoir sexuel s'amenuise, ils gagnent en durée. Pour certaines femmes, cela peut être le début d'une nouvelle phase de leur vie sexuelle.

L'impuissance

De la même manière que l'homme perd sa capacité à avoir des érections psychogènes, l'impuissance vient petit à petit. Un homme impuissant voit d'abord ses érections devenir plus molles et durer moins longtemps. Au bout d'un moment (mais souvenez-vous que tous les hommes ne deviennent pas impuissants), il ne peut plus avoir d'érections du tout.

Dans beaucoup de cas, l'impuissance est liée à une autre maladie ou est un effet secondaire d'un médicament utilisé pour traiter un autre problème (voir le Chapitre 17). Le diabète peut être cause d'impuissance, ainsi que certains médicaments utilisés pour soigner les problèmes cardiaques. Beaucoup d'hommes ont honte de parler des problèmes d'impuissance avec leur médecin. Parfois, ils s'imaginent que le sexe est terminé pour eux alors qu'il n'y a aucune raison que ce soit le cas.

Si vous avez un problème d'impuissance, il faut absolument en parler à votre médecin, surtout si vous suivez un traitement. Beaucoup de médicaments ont des effets secondaires. Si vous vous plaignez de vos problèmes auprès de votre médecin, il pourra peut-être changer sa prescription et l'impuissance disparaîtra.

Mais si un homme ne peut plus avoir d'érections du tout, cela ne veut pas dire qu'il ne pourra plus jamais avoir de relations sexuelles. On réalise aujourd'hui toutes sortes d'implants permettant à l'homme d'être en érection dès qu'il le désire. Pour plus d'informations à ce sujet, voir le Chapitre 22.

Ce qui est bon pour le moral

Maintenant que le moral de mes lecteurs "mâles" est à zéro, je voudrais revenir sur les avantages dont je parlais. Ils ne concernent pas que les hommes, mais les deux partenaires, ce qui rend ces avantages encore plus avantageux. Vous êtes d'accord ?

Lorsqu'un homme et une femme se marient, leur libido est si élevée qu'ils trouvent toujours le temps de faire l'amour, même si le temps est court. S'il n'y a pas d'enfants, c'est plus facile, car on peut faire l'amour à n'importe quelle heure et pas seulement quand tout le petit monde est couché.

Avec les années, et surtout avec les enfants, garder du temps pour le sexe devient de plus en plus difficile. Et lorsque l'homme et la femme travaillent, comme c'est souvent le cas aujourd'hui, on ne manque pas seulement de temps, mais aussi d'énergie.

Dans ce qu'on peut appeler ces "années de plénitude", on dispose tout d'un coup de beaucoup plus de temps. Les enfants ne sont plus à la maison (je vous le souhaite !), et si les deux partenaires ne sont pas complètement à la retraite, il est probable qu'ils ne travaillent plus qu'à mi-temps, ce qui leur permet de faire l'amour quand ça leur chante, où ça leur chante, et pas seulement la nuit, enfermés à clé dans leur chambre.

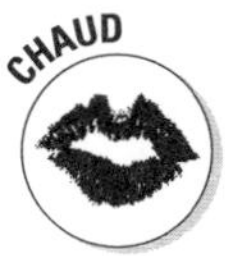

Faire l'amour le matin n'est pas seulement recommandé parce que cela permet de profiter de la lumière du jour et que ça change un peu. La testostérone, l'hormone sexuelle masculine, est à son taux le plus élevé le matin, et si l'homme à des problèmes d'érection, il y a des chances qu'il en ait moins à ce moment de la journée. Et après une bonne nuit de sommeil, vous serez sans doute plus en forme. Si vous avez besoin d'une tasse de café, et peut-être même de votre croissant, ce n'est pas un problème. Puisque rien ne vous presse, vous pouvez partager tranquillement votre petit déjeuner et retourner au lit.

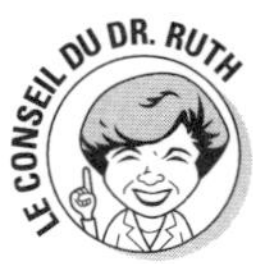

Comme à toute autre période de votre relation, plus vous vous appliquez à bien faire l'amour pendant ces années, plus vous en tirerez de satisfactions.

Chapitre 17

La sexualité lorsque vous êtes handicapé ou malade

Dans ce chapitre

Relations sexuelles chez les personnes handicapées.

Le sexe après un problème cardiaque.

Le sexe et les traitements antidiabétiques.

Le sexe chez les handicapés mentaux.

Le sexe dans les établissements de soins.

Lorsque je suis devenue sexologue, le premier patient qui est venu me voir était dans un fauteuil roulant. L'un de mes bons amis, le Dr. Asa Ruskin, aujourd'hui disparu, était responsable du service de rééducation à l'hôpital de New York et m'avait adressé ce jeune homme. Bien qu'étant alors débutante dans ce métier, je fus tout à fait capable de l'aider ; grâce à lui, les personnes handicapées ont une place toute particulière dans mon coeur.

Plus tard, je donnais des cours de sexualité aux personnes infirmes au Brooklyn College. Cela fut également une expérience enrichissante et merveilleuse. Les étudiants étaient fantastiques et ils m'apprirent beaucoup sur leur mode de vie et leur courage. Tant et si bien que j'ai juré de ne plus jamais donner de cours à ce genre de classe. La raison en était que ces étudiants m'apportaient tant de choses, que je voulais les voir intégrés dans des cours traditionnels sur la sexualité, et non plus dans des classesqui leur soient exclusivement réservées.

Comme vous pouvez le deviner, je suis persuadée que les personnes handicapées sont capables de vivre pleinement leur sexualité dans les limites de leurs possibilités physiques. Malheureusement, il ne leur est pas toujours permis de le faire ; c'est plus souvent la faute de la société que de leur handicap. Les conditions médicales peuvent également affecter vos possibilités de satisfaction sexuelle. J'en parle dans ce chapitre. Les problèmes causés par les maladies de la prostate ou des testicules sont repris au Chapitre 2. Les problèmes liés à la mastectomie et à l'hystérectomie sont repris au Chapitre 23.

Tout être humain doit revendiquer une sexualité

Dans nos sociétés, nous ne faisons guère étalage de la sexualité. Bien que nous admirions le superbe plumage de certains oiseaux, nous semblons oublier que la couleur de leurs plumes n'a pas d'autre but que de faire succomber la femelle.

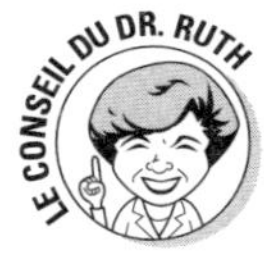

Je comprends tout à fait que certaines personnes considèrent la sexualité comme faisant partie de leur vie privée, mais je déteste que l'on considère le sexe comme quelque chose de laid et de sale. Etant donné que chacun d'entre nous a des besoins sexuels, et que nous ne serions pas là si le sexe n'existait pas, les personnes qui pensent ainsi se trompent complètement.

Malheureusement, nous avons souvent vis-à-vis des personnes infirmes l'attitude de l'autruche qui se cache la tête dans le sable. Certains préfèrent les ignorer. Ils aimeraient que ces infirmes passent leur vie dans une institution ou qu'ils aient - au moins - la décence de rester chez eux. Nous sommes trop nombreux à les considérer comme des humains au rabais et à ne vouloir avoir que peu de relations avec eux. Nous oublions qu'à l'intérieur de ces corps paralysés, aveugles, infirmes ou tout simplement âgés, se cache un être humain ; n'oubliez pas que nous ne sommes pas non plus à l'abri d'une infirmité un jour !

Maintenant, si nous mettons ensemble nos attitudes vis-à-vis du sexe, et nos attitudes vis-à-vis des personnes handicapées, peu d'entre nous accepteront l'idée qu'une personne infirme puisse avoir une vie sexuelle.

Cette réaction est ridicule. Seulement ces idées sont tellement ancrées dans nos esprits, que personne n'est à blâmer et que les fautes doivent être partagées. Ce qu'il est important de comprendre, pour nous qui avons la chance de ne pas être handicapés, c'est que nos sentiments de gêne et d'inconfort ne sont pas naturels et que nous devons essayer de les effacer. Il suffit de le vouloir.

Bien que ce chapitre soit plus particulièrement consacré aux personnes infirmes, j'aimerais que tout un chacun sache que les personnes touchées dans leurs facultés physiques ou mentales ont le droit d'avoir des besoins sexuels et une vie sexuelle, et que le contraire serait contre nature.

Le sexe et les infirmités

Lorsque je dis que la sexualité des personnes infirmes peut être harmonieuse et satisfaisante, j'avoue qu'il n'est pas toujours facile d'y arriver.

Le plus difficile est de trouver un partenaire. Certaines personnes bien portantes ont été "abandonnées" par leur partenaire lorsqu'elles sont devenues infirmes. Personne ne peut dire si perdre son partenaire est pire que de n'en avoir jamais eu ; c'est très difficile dans les deux cas. Lorsque la personne infirme perd son partenaire, cela ajoute à ses problèmes physiques une perte émotionnelle, et ces deux facteurs peuvent être très lourds à supporter.

Trouver un partenaire

Le plus important pour une personne infirme qui veut trouver un partenaire est d'avoir l'esprit ouvert et de la détermination. Il faut d'abord avoir confiance, et penser que certains ne choisissent pas leur partenaire selon des critères physiques ou financiers. Ceux-là seront capables d'accepter un problème physique et de tomber amoureux de l'être humain qui se cache derrière.

Pour que cela arrive, pour qu'une personne puisse voir ce qu'il y a au plus profond de vous, il faut savoir être ouvert et persévérant. Je sais, ce n'est pas facile. Les personnes infirmes ont bien souvent envie de se cacher ou de laisser éclater leur colère. Bien que cela soit compréhensible, vous devez essayer de vous montrer tel qu'en vous-même, heureux, sensible, sexy. Et avec un peu de chance, vous trouverez quelqu'un pour partager votre vie.

Certaines personnes qui deviennent partenaires d'infirmes le sont parfois elles-mêmes ; il arrive d'ailleurs que leur infirmité soit la même. Mais si vous rendez la vie impossible à autrui, en particulier au plan sentimental, qu'importe s'il est infirme ou non. Les gens veulent bien être agréables, mais cela ne signifie pas qu'ils partageront leur vie avec un grincheux.

La plupart des infirmes doivent se battre chaque jour, et je sais combien ils sont courageux et forts. Je sais aussi qu'il est parfois très difficile pour eux de traverser une rue, et encore plus difficile de trouver un partenaire. N'abandonnez pas ! Vous devez persévérer, parce que trouver quelqu'un pour partager votre vie est un but qui mérite d'être atteint et vous avez certainement assez de détermination pour le faire.

Cela vaut la peine de vous montrer sous votre meilleur jour, car même si cela ne vous permet pas de trouver un partenaire, vous vous ferez certainement de nouveaux amis. Les gens sont attirés par les personnes enjouées. Si vous souriez, si vous savez faire des compliments, si vous racontez des histoires drôles, les gens sauront se tourner vers vous. Au contraire, si vous vous plaignez, si vous faites la tête, si vous marmonnez, personne ne s'occupera de vous.

Certains d'entre vous vont me dire : "Mais lorsque l'on est infirme, on a beaucoup de problèmes. Pourquoi devrais-je faire le premier pas ? Pourquoi devrais-je sourire en premier ?"

Vous savez quoi ? Je dis exactement la même chose aux personnes bien portantes à la recherche de l'âme soeur. Votre façon d'être joue un rôle capital dans les relations humaines, et ce n'est pas parce que vous avez une bonne excuse pour être de mauvaise humeur que les gens se tourneront vers vous. C'est ainsi. Si vous voulez séduire les gens, il faut être séduisant.

Vivre avec un infirme

On ne peut pas comparer les douleurs. Je ne comparerai donc pas la douleur de celui qui devient infirme avec la douleur de son partenaire. Pourtant, je la comprends. Sans vouloir vous alarmer, vous savez que le mariage comporte de nombreuses activités à partager, telles que : le tennis, le ski, faire l'amour sur la table de la salle à manger... Eh oui ! Tout cela implique que les deux partenaires soient en parfaite santé, mais les espoirs, les rêves, les aspirations ou les fantasmes peuvent être anéantis lorsque l'un des deux devient infirme.

Malheureusement, bien qu'on puisse quelquefois les comprendre, beaucoup de partenaires brisent leur union. Ils refusent les limites et les obligations qu'implique la vie avec un infirme. Bien sûr, ce serait formidable que chacun puisse être héroïque, mais ce n'est pas le cas et l'on ne peut pas leur jeter la pierre car on ne sait pas ce que l'on ferait à leur place.

Garder une relation vivante

Certains couples jurent qu'ils resteront ensemble quoi qu'il puisse arriver et partageront tout jusqu'à surmonter le problème - comme ils l'ont fait le jour de leur mariage - dès lors que l'un des partenaires tombe malade. Ce n'est pas toujours possible. Quelquefois, la faute en incombe au partenaire en bonne santé, qui n'arrive pas à trouver la force de s'occuper d'un infirme et d'organiser sa nouvelle vie. Quelquefois, au contraire, c'est la faute de la personne infirme, qui en demande trop, sans aucune considération pour son ou sa partenaire.

Quelles que soient les difficultés que vous rencontrez dans votre handicap, essayez d'aider votre partenaire bien portant. Même si vous avez perdu certaines facultés, servez-vous de celles qui vous restent.

Ce livre traite du sexe, alors laissez-moi parler d'un sujet particulier. Si un homme après un accident perd sa faculté d'érection, cela ne veut pas dire que sa femme doive être frustrée tout le reste de sa vie. S'il peut encore faire bouger ses doigts, sa langue, ou se servir d'un vibromasseur, il peut répondre aux besoins de son épouse. Si un homme qui abandonne sa femme sexuellement lui demande, en même temps et sans trop de gentillesse, un maximum de soins, elle ne sera peut-être pas capable d'en supporter autant. La même chose reste valable pour une femme infirme qui cesse toute relation sexuelle.

Si une épouse bien portante engagée dans un mariage avec une personne handicapée qui refuse toute relation sexuelle me consultait, je ne conseillerais pas nécessairement à cette personne de rester mariée. Je ne me sens pas très à l'aise en disant cela, mais cette personne se doit aussi de penser à elle.

Il faut cependant se souvenir qu'il n'y a pas que le sexe qui cimente le mariage. Il faut dire à votre partenaire combien vous l'aimez ; il faut le gratifier pour les efforts supplémentaires que votre condition lui impose ; en bref, il faut tout entreprendre pour renforcer vos relations si vous voulez réussir votre mariage.

Un homme remarquable

J'ai l'avantage de rencontrer toutes sortes de gens. A l'occasion d'un programme télévisé, je discutais avec un quadraplégique qui voulait dire sur une chaîne nationale, la richesse de sa vie sexuelle avec sa femme. Il faisait de son mieux avec ce que Dieu lui avait laissé, et son mariage était une réussite exemplaire.

Cet homme est remarquable et, par bonheur, il n'est pas le seul dans ce cas. Beaucoup de personnes handicapées vivent une sexualité épanouie. Quiconque a pu voir le film *Le Retour,* sorti en 1978, et qui relate le retour d'un soldat de la guerre du Viet-nam sur une chaise roulante, a eu la démonstration que les relations entre un homme handicapé et une femme saine peuvent être harmonieuses et sexy. Ainsi, un handicap ne doit pas mettre fin à la vie sexuelle du couple, à cette exception près qu'il leur faudra faire des efforts supplémentaires pour assurer la pérennité de leurs sentiments.

Si vous devez affronter avec votre partenaire un handicap, je vous recommanderais chaleureusement de voir un sexologue ou un conseiller matrimonial, et de préférence quelqu'un qui a déjà eu affaire à ce genre de problème. Chacun de vous peut vivre des préoccupations et des peurs susceptibles de jouer un rôle dans le fonctionnement de votre activité sexuelle ; à la limite, ce rôle peut prendre le pas sur le handicap lui-même. Il faut que vous extériorisiez ces difficultés et c'est très difficile sans une aide extérieure. C'est également vrai pour tout type de tensions qui viendraient s'ajouter aux difficultés sexuelles, et qui pourraient compromettre vos relations.

Le sexe après une crise cardiaque

Quand on évoque une personne handicapée, on pense en général à quelqu'un qui utilise une canne ou un fauteuil roulant, ou encore qui utilise le langage des signes. Mais tous les handicaps ne sont pas visibles ; un des plus répandus est celui qui peut être la conséquence d'une crise cardiaque.

Surmonter sa peur

Il se peut que vous ayez entendu parler d'hommes célèbres morts d'une crise cardiaque à l'occasion d'étreintes passionnées. Je peux vous confirmer que c'est vrai. Mais je peux aussi vous dire que, dans la grande majorité des cas, il est possible de surmonter les difficultés sexuelles liées aux maladies ou à la chirurgie cardiaque. En général, les personnes touchées souhaitent avoir des relations sexuelles, mais en même temps, elles en ont peur. Elles craignent qu'en ayant des rapports sexuels ne survienne une nouvelle crise qui pourrait leur être fatale.

Cette peur n'est pas fondée. Il est vraisemblable qu'après une première crise, votre médecin vous demandera de vous abstenir. Ce n'est pas non plus parce qu'il vous aura donné le feu vert que vous vous sentirez en condition. Il n'en faut souvent pas plus à un homme pour perdre la faculté d'érection, et on peut donc imaginer que la crainte d'une crise cardiaque soit de nature à vous rendre impuissant. Pour les femmes, en général, le risque est de devenir frigide, c'est-à-dire de ne pas pouvoir avoir d'orgasme, mais au fond cela revient au même.

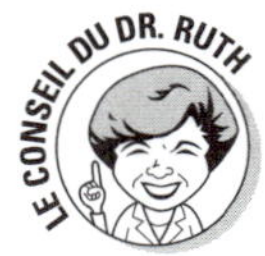

Le meilleur remède à la peur, après une crise cardiaque, est de se voir tranquillisé par un médecin ou un cardiologue. Cela devrait commencer à l'hôpital, alors que vous êtes encore dans la phase de convalescence. La performance sexuelle est presque toujours la préoccupation de celui qui a subi une crise cardiaque ; la récupération de toutes ses facultés sera d'autant plus rapide que ses peurs seront rapidement éliminées. Si des tests complémentaires sont nécessaires pour confirmer ce que vous pouvez ou ne pouvez pas faire, il faut absolument les passer. Aucun médecin ne doit prendre à la légère la perte des facultés sexuelles, car c'est un problème majeur, non seulement pour un patient, mais aussi pour le partenaire.

Au fait, il n'y a pas que le patient qui puisse souffrir d'impuissance ou de frigidité ; ce peut être aussi le cas du partenaire qui craint de provoquer une crise. Aussi, le partenaire aura-t-il besoin tout autant d'être rassuré.

Un moyen de surmonter les peurs associées à la sexualité est de se masturber dans un premier temps et de reprendre progressivement les relations sexuelles. Vous pouvez aussi masturber votre partenaire afin que la période de récupération ne soit pas pour lui ou pour elle un moment de frustration.

Tout ne se passe pas forcément dans la tête

La peur n'est pas la seule cause d'impuissance.

Les problèmes cardiaques sont généralement accompagnés de problèmes vasculaires, et étant donné que l'érection du pénis est la résultante d'un afflux de sang, il se peut que l'impuissance, à la suite d'une affaire cardiaque, ait une cause physique plutôt que morale.

L'angine de poitrine, l'insuffisance respiratoire et les palpitations sont à mettre en relation avec l'état cardiaque et, bien que ces maux puissent ne pas être mortels, ils peuvent perturber la vie sexuelle. Bien souvent, ces problèmes surgissent après un orgasme, alors que l'accélération cardiaque est en train de diminuer. Par contre, si une attaque se déclare chaque fois que vous avez un orgasme, en l'occurrence une violente douleur dans la poitrine, cela n'améliorera pas votre désir de sexe. Là encore, il faut consulter votre médecin sans honte et poser toutes les questions ; il vous donnera certainement de précieux conseils pour vous permettre une vie sexuelle normale. Vous y avez droit !

Que pouvez-vous faire

Voici quelques conseils en cas de troubles cardiaques :

- Evitez les rapports si vous êtes en colère ou stressé. Cela ne ferait qu'aggraver les choses.

- Voyez si les nouveaux remèdes, comme les béta-bloquants, peuvent vous êtes prescrits. Ils reposeront votre coeur.

- Quelques patients s'automédicamentent avec diverses substances avant de faire l'amour, pour éviter les troubles cardiaques. Ces méthodes sont à proscrire sans un avis médical.

- Certains médicaments comme les béta-bloquants, les hypotenseurs et les diurétiques peuvent, à eux seuls, provoquer un dysfonctionnement sexuel. Demandez conseil à votre médecin.

Je me suis entretenue avec de nombreux cardiologues à ce sujet ; il s'avère que médecins et patients regrettent le manque de communication. En particulier, les personnes âgées souffrent de ce problème. Parfois, elles pensent qu'à leur âge, le sexe n'est pas important. C'est important et c'est aussi souvent un facteur de guérison. Ne négligez pas cet aspect ! Parle- en au contraire.

INFO SANTÉ

Les médicaments peuvent affecter votre vie sexuelle

Beaucoup de médicaments ont des effets secondaires qui empoisonnent votre vie sexuelle durablement. En voici une liste. Mais attention, ils n'ont pas forcément le même effet chez tout le monde. Si vous prenez l'un de ces médicaments et avez le sentiment qu'il vous perturbe, parlez-en à votre médecin. Il pourrait revoir le dosage, ou lui en substituer un autre. Tout rentrera alors dans l'ordre.

Les antidépresseurs, les hypnotiques, les anxyolitiques, les antihistaminiques, les barbituriques, les tranquillisants, les produits à base d'oestrogène et la pilule.

Certains médicaments affectent la capacité à éjaculer et d'autres, les capacités à avoir une érection. D'autres encore induisent la frigidité chez la femme.

TRUC

Je pense qu'il est également souhaitable de voir un sexologue habitué à rencontrer des personnes cardiaques. Les sexologues parlent en effet facilement de ces problèmes et peuvent informer votre médecin des risques que vous courez et de ce qui vous est permis.

Le sexe et le diabète

Peut-être savez-vous que l'impuissance peut être la conséquence du diabète chez l'homme. Beaucoup d'hommes le savent et en souffrent inutilement. En l'occurrence, l'impuissance est causée non par leur maladie, mais par leur état d'anxiété.

Si vous êtes diabétique et avez des problèmes d'érection, je vous suggère de consulter pour plusieurs raisons :

- Si la cause n'est pas physique, le médecin peut vous aider à retrouver les fonctions perdues.
- Même sans érections durables, les rapports peuvent être satisfaisants. Le médecin vous aidera à y voir clair.
- Consultez en présence de votre femme ; elle peut avoir besoin d'être rassurée. Elle évitera peut-être ainsi de prendre un amant, si elle suppose qu'elle n'est pas suffisamment attirante pour vous.
- Votre médecin vous conseillera peut-être des produits qui peuvent améliorer votre érection. Il existe notamment des piqures auto-injectables dans le pénis qui favorisent l'érection en 5 à 20 minutes.

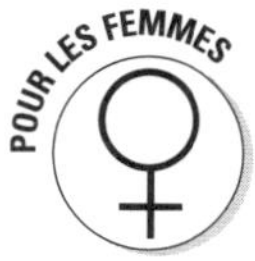

Les femmes diabétiques souffrent aussi de dysfonctionnement sexuel. Leurs organes deviennent faibles et une stimulation manuelle du clitoris peut s'avérer nécessaire. Votre médecin vous conseillera utilement là encore.

Le sexe et les handicapés mentaux

Beaucoup de gens imaginent que les handicapés mentaux dont l'intelligence est celle d'un enfant, doivent être traités comme des enfants en tous points. Ils pensent qu'il faut les "protéger" du sexe comme on protège un enfant. Cette façon de voir peut aller jusqu'à réprimer la masturbation chez ces personnes.

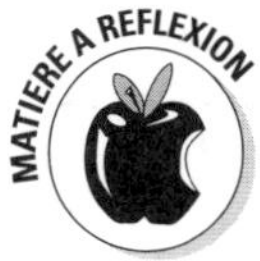

Cette attitude est contraire aux réalités, car même si mentalement la personne est atteinte, physiquement elle connaît des réactions d'adulte. Les hommes ont des érections et des pollutions nocturnes, et une libido normale avec son cortège de désirs sexuels. Les femmes connaîtront un développement sexuel normal et il faudra peut-être agir sur leurs périodes de règles. En conséquence, si certains handicapés mentaux n'auront besoin que d'explications pour leur apprendre à ne pas se déshabiller ou toucher leurs parties génitales en public, d'autres pourront profiter de conseils directement liés aux relations sexuelles.

Chaque cas sera différent, car chaque handicapé est différent. Certains pourront se marier et avoir des enfants ; pour d'autres, c'est à proscrire.

La seule chose que tout un chacun, parent, familier ou soignant ayant à s'occuper d'handicapés mentaux préadolescents doit savoir, c'est qu'il ne faut pas négliger les aspects sexuels. Au fur et à mesure qu'ils grandissent, des hormones les travailleront et provoqueront de nombreux changements comme le développement pubien et la pousse de la pilosité. Il faudra leur expliquer, comme pour les bien-portants, que tout cela est normal. Les filles doivent apprendre à mettre tampons ou serviettes périodiques, et les garçons devront ne pas s'étonner des éjaculations nocturnes. Les deux sexes apprendront à découvrir leurs sensations sexuelles et le plaisir de la masturbation en privé.

Il faut aussi parler de l'amitié. Nous avons tous besoin d'affection. Parfois, l'amitié devient romance et se poursuit par des relations sexuelles. Certains établissements spécialisés permettent cette évolution ; il faut s'assurer que les méthodes contraceptives sont en vigueur. Rappelons que séparer les hommes des femmes n'empêche pas les contacts sexuels de s'établir un jour ou l'autre.

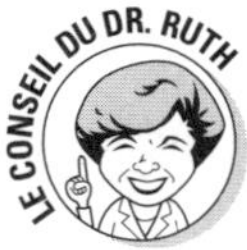

L'idéal est d'organiser l'éducation sexuelle des handicapés mentaux. Ils en tireront profit comme en tireraient profit ceux qui s'occupent d'eux. On ne peut priver les malades de tous les droits que l'on donne aux autres, et nous avons donc l'obligation de les aider autant que possible.

Le sexe dans les établissements de soin

De même que les gens qui prennent soin des handicapés mentaux doivent accepter la sexualité de ceux qu'ils soignent, ceux qui aident les personnes admises dans des établissements de soin, y compris les malades chroniques et les personnes âgées en maison de retraite, se doivent d'avoir le même comportement. Ce n'est en général pas les dysfonctionnements sexuels qui ont conduit ces malades dans ces établissements.

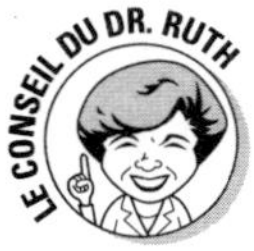

Les personnes placées en établissement de soins spécialisés méritent de voir protéger, et leur sexualité et leur vie privée. Si elles désirent se masturber, leur porte doit pouvoir être fermée et il ne faut pas les déranger. Il n'est pas rare que ces personnes développent des relations entre elles dans ces établissements. Pour ces raisons, je pense que les chambres doivent pouvoir porter un panneau "ne pas déranger" visible, pour préserver leur vie privée. Il ne faut pas oublier que, sans avoir de rapports sexuels, un couple peut simplement désirer se caresser ou s'embrasser, dans l'intimité.

Dans certains cas, le couple peut avoir besoin d'assistance pour faire l'amour, et il est nécessaire que l'équipe soignante soit entraînée à apporter cette aide, comme elle l'est à donner un bain. Le sexe n'est pas réservé aux jeunes et aux belles personnes, mais à tout le monde ; ce genre d'assistance se doit d'être prodiguée sans jugement préconçu.

Encore plus importante, pour créer un environnement où les relations sexuelles puissent s'épanouir dans la liberté, est la nécessité de former l'équipe soignante afin qu'elle puisse remplir cette tâche, avec compétence comme elle le fait pour les soins ordinaires.

Notre société est ainsi faite qu'aider les gens à faire l'amour n'est pas une entreprise naturelle. Mais, je suis certaine qu'en respectant les principes on pourra humaniser nos institutions en y introduisant tout l'amour du monde.

Le sexe compromis, sans compromis

Selon toute probabilité, la sexualité pour les personnes handicapées ou en situation médicale particulière implique des compromis. Toutes les positions de l'amour ne seront pas possibles ; peut-être même que les actes les plus simples comme les rapports ne le seront pas. L'essentiel est que chacun puisse faire ce qu'il peut de son mieux. Là encore, votre médecin vous donnera de bons conseils.

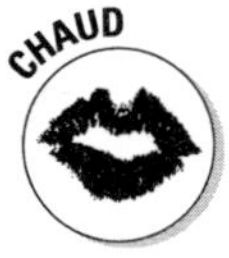

Rappelez-vous que la sexualité ne repose pas uniquement sur l'orgasme. Le plaisir que procure l'amour (et là ce mot vaut son pesant d'or) provient aussi des attouchements, des baisers et des caresses.

Le corps humain et l'esprit humain sont des choses étonnantes. Très souvent, le corps d'une personne handicapée développe des talents qui compensent les incapacités. Un aveugle aura son audition considérablement améliorée. Un sourd développera son odorat. Et c'est ainsi que les personnes handicapées pourront connaître de délicieux aspects de l'amour.

Voilà pourquoi il ne faut jamais abandonner. Développez les plaisirs de l'amour jusqu'où vous le pouvez et assurez-vous que votre partenaire partage ces plaisirs. Finalement, vous pourriez découvrir que vos joies sont aussi fortes que celles des personnes non handicapées, et peut-être plus encore. Votre partenaire trouvera la vie d'autant mieux remplie.

Chapitre 18
Les relations homosexuelles

Dans ce chapitre

Les racines de l'homosexualité.

Les signes (ou l'absence de signes) de l'homosexualité.

Révéler son homosexualité.

Le rapport homosexuel.

Ce livre parle en grande partie de relations hétérosexuelles, c'est-à-dire de relations entre hommes et femmes. L'homosexualité, c'est lorsqu'un homme ou une femme est attiré(e) sexuellement par les personnes du même sexe que lui ou elle (*hétéro*, bien sûr, voulant dire différent et *homo* voulant dire le même). Dire que l'on est homosexuel ou hétérosexuel, c'est dire son *identité sexuelle*.

On me demande souvent pourquoi il y a des gens qui préfèrent avoir des relations sexuelles avec des personnes de leur sexe plutôt qu'avec des personnes du sexe opposé.

D'après les lettres que je reçois, je sais que beaucoup de gens s'imaginent que les homosexuels font un choix. Ils croient qu'un beau jour, les homosexuels, pour une raison ou pour une autre, décident délibérément d'être "homo" plutôt qu' "hétéro". Ils pensent donc également que les homosexuels pourraient tout aussi facilement changer d'avis et devenir hétérosexuels. Cette vision des choses implique bien entendu qu'ils devraient revenir à une identité sexuelle plus "normale".

En vérité, on ne connaît pas l'*étiologie* de l'homosexualité (la raison pour laquelle des gens sont homosexuels alors que la majorité des autres ne le sont pas). Malgré toutes les recherches sur le sujet, on n'a pas trouvé de résultats concluants.

Voici quelques-unes des nombreuses théories que l'on a pu entendre au cours des siècle :

- Aristote croyait que les hommes qui aimaient se faire sodomiser avaient un nerf supplémentaire longeant la moelle épinière et se terminant au niveau du rectum.
- Avant Aristote, les physiciens perses avaient établi que selon la manière dont les jeunes gens se masturbaient, en tenant le pénis serré ou plus relâché, ils seraient homosexuels ou hétérosexuels.
- Sigmund Freud pensait que l'homosexualité se développait lorsqu'un enfant s'identifiait à sa mère plutôt qu'à son père.

Très longtemps, on a considéré l'homosexualité comme une maladie mentale, et on cherchait à soigner les gens pour qu'ils retrouvent une sexualité "normale".

Aujourd'hui, voici ce que la science moderne peut dire de l'homosexualité :

- Des recherches sur des jumeaux ont montré que la génétique n'était pas étrangère à l'homosexualité. Cependant, on pense que la génétique n'explique pas tous les cas.
- Des études sur le cerveau ont montré l'existence de différences structurelles entre homosexuels et hétérosexuels, mais à ce jour, cette recherche se poursuit et n'est encore qu'à l'état de spéculations.

Bien que l'on s'intéresse à la question depuis des milliers d'années, on ne peut toujours rien conclure sur ce qui détermine l'identité sexuelle. Tout ce que l'on sait, c'est que l'homosexualité chez l'homme ou la femme a toujours existé, que l'homosexualité n'est pas prête de disparaître, pas plus que l'hétérosexualité, et que, pour ma part, les homosexuels sont des êtres à respecter comme tous les autres.

Le droit d'être homosexuel

Est-ce qu'il est important de savoir pourquoi des gens vivent différemment des autres ? Dans une société parfaitement tolérante, dans laquelle l'identité sexuelle n'aurait pas de conséquences, ce ne serait probablement pas important. Mais si des gens commencent à dire haut et fort que les homosexuels, hommes ou femmes, ne devraient pas avoir le droit de vivre comme ils l'entendent, ou devraient même être punis, alors je pense qu'il faut chercher à comprendre pourquoi les gens ont des identités sexuelles différentes.

Si les homosexuels choisissaient réellement leur préférence sexuelle, d'autres pourraient peut-être dire plus légitimement que c'est la société qui devrait essayer de contrôler leur mode de vie. (Il y a des lesbiennes qui revendiquent leur choix pour des raisons politiques, mais cela dépasse le cadre de ce livre.) La société distingue un certain nombre de modes de vie différents qu'elle veut limiter. Il y a des gens pour dire que, puisqu'on interdit la prostitution et le détournement de mineurs, on pourrait bien interdire aussi l'homosexualité dans notre société (attention, je n'ai pas dit que je partageais cette idée, car ce n'est pas le cas). Aux Etats-Unis, la sodomie est restée illégale dans tout le pays pendant très longtemps et elle est encore interdite dans plusieurs états (voir le Chapitre 24).

Mais que se passe-t-il si nous ne choisissons pas notre identité sexuelle ? Que se passe-t-il si nous sommes nés avec et que nous n'y pouvons rien changer ? Dans ce cas, est-ce qu'on va reprocher quoi que ce soit aux homosexuels ? Est-ce que la société doit légiférer pour empêcher les homosexuels d'avoir les relations qu'ils souhaitent ?

MATIERE A REFLEXION

Maintenant, je sais, en tant que Juive, que la Bible interdit spécifiquement les pratiques homosexuelles, et en conséquence, beaucoup de croyants pensent que l'homosexualité est un péché. Le problème lorsqu'on se fie à la Bible, c'est que tellement de choses y sont dites que toutes les interprétations sont possibles, et la plupart du temps, ces interprétations sont (nécessairement) plus humaines que divines.

Certaines autorités religieuses, comme l'église épiscopale, apportent leur soutien aux prêtres homosexuels malgré les injonctions contraires de la Bible. Beaucoup de chrétiens soutiennent l'armée malgré les dix commandements dont l'un dit : “Tu ne tueras point.” La seule chose que l'on sait et sur laquelle on peut compter, c'est que nous sommes tous là sur cette terre, ensemble.

La séparation de l'église et de l'état

En Amérique, nous croyons en la séparation de l'église et de l'état. Celui qui croit en la Bible a très certainement le droit de s'abstenir de certaines pratiques sexuelles, mais d'après la Constitution américaine, ses convictions ne lui confèrent pas le droit de contraindre les autres à croire ou à se comporter comme lui.

Les pratiques homosexuelles, toutes précautions nécessaires prises, ne peuvent causer de tort à personne.

Nous sommes tous frères, et si nous appartenons à la majorité hétérosexuelle, nous devons apprendre à être plus ouverts et ne devons pas condamner ces hommes et ces femmes homosexuels qui vivent parmi nous. Nous devons plutôt les traiter comme n'importe quel autre de nos frères et soeurs sur cette planète.

Pas de carte blanche

Ce que deux adultes consentants, quelle que soit leur identité sexuelle, font chez eux en toute intimité ne regarde qu'eux. Mais cela ne veut pas dire que je cautionne tous les comportements homosexuels sans exception. Par exemple, je crois que ce qui se passe dans des lieux publics, comme dans certains bars gay, va trop loin (en particulier dans le contexte actuel du SIDA).

Les homosexuels sont capables, tout comme les hétérosexuels, de prendre leurs précautions. Et ils sont également capables de prendre des risques. Etant donné que les hétérosexuels ont un taux de divorce de 50 %, et qu'en général, ils ont plusieurs partenaires au cours de leur vie, ce ne serait pas raisonnable de demander aux homosexuels de choisir un partenaire et de lui rester fidèle une bonne fois pour toutes.

Mais le principe qu'il faille faire un effort sérieux pour construire une relation avant de passer au sexe s'applique de la même manière aux deux modes de vie. Et qu'il faille prendre des précautions à chaque fois qu'on fait l'amour s'applique à toute personne sexuellement active, homosexuelle ou non.

Déterminer son identité sexuelle

Je suis sûre que beaucoup d'hétérosexuels lisent ce chapitre par pure curiosité, ce qui est très bien. Mais si la question de l'homosexualité leur tourne la tête, ils risquent d'être un peu déboussolés. Ils peuvent se demander tout d'un coup s'ils ne sont pas eux-mêmes homosexuels. Alors, avant d'aborder véritablement la question de la sexualité entre personnes de même sexe, je voudrais commencer par le tout début : découvrir son identité sexuelle.

Par quoi êtes-vous excité ?

MYTHE

Etre excité parce qu'on lit des choses sur l'homosexualité, ou même parce qu'on s'imagine ayant une relation avec une personne du même sexe, ne veut pas dire qu'on est homosexuel.

Les personnes homosexuelles se reconnaissent sans hésitation, et si peuvent s'identifier ainsi, ce n'est pas à cause d'un fantasme quelconque qu'elles auraient eu.

En plus des fantasmes, il est fréquent que les jeunes garçons fassent des expérimentations sexuelles avec d'autres garçons. Parfois, ils se masturbent ensemble, ou plutôt, ils se masturbent mutuellement. En général, ce type de comportement ne va pas plus loin ; cela s'arrête tout seul. Encore une fois, les expérimentations sexuelles chez les adolescents sont très communes et ne révèlent en aucun cas des tendances homosexuelles.

Qu'est-ce qui indique qu'une jeune personne est vraiment homosexuelle ?

S'il n'y a que l'idée de faire l'amour avec une personne de votre sexe qui parvienne à vous exciter sexuellement, c'est en général un signe qui ne trompe pas. Cela est vrai même si vous n'avez à ce moment-là qu'une expérience hétérosexuelle.

Se cacher

Dire que quelqu'un "se cache" a plusieurs significations. Fondamentalement, cela veut dire qu'une personne ne dit pas ouvertement qu'il ou elle est homosexuel(le). Il y a des gens qui se marient, qui ont des enfants, qui passent leur vie entière à vivre et à faire l'amour avec une personne de sexe opposé et qui, pourtant, ne sont pas du tout des hétérosexuels. Pour être sexuellement excité, il leur faut à chaque fois imaginer qu'ils font l'amour avec une personne de même sexe.

Il y a plusieurs manières de mener clandestinement une vie homosexuelle lorsqu'on montre en public tous les signes de l'hétérosexualité.

- Certain(e)s vont dans des bars gay, se rendent dans les endroits où ils savent qu'il y a toujours des prostitué(e)s homosexuel(le)s ou se masturbent simplement devant des revues gay.
- D'autres dévoilent leur homosexualité seulement en présence d'autres homosexuels, mais jouent le jeu de l'hétérosexualité dans d'autres situations, comme au travail ou à l'école.
- Il y a ceux, enfin, qui n'ont jamais eu, d'expérience homosexuelle, quelle qu'elle soit, mais qui, au plus profond d'eux-mêmes, sont homosexuels.

Beaucoup de ces personnes, à un moment donné de leur vie, finissent par révéler leur véritable identité sexuelle, et en particulier de nos jours, dans cette atmosphère plus libérale. Mais les autres gardent leur secret si étroitement qu'ils ont le sentiment qu'ils ne survivraient pas s'ils décidaient de faire cette révélation. Alors, ils cachent leur homosexualité leur vie entière.

Révéler son homosexualité

Avant 1969, peu d'homosexuels auraient envisagé de révéler publiquement leur identité sexuelle, mais à New York, une émeute causée par une descente de policiers dans un bar gay appelé le Stonewall a politisé un bon nombre d'entre eux et a donné naissance au Gay Liberation Movement. Ce mouvement demande que les homosexuels soient traités comme les hétérosexuels et qu'ils soient égaux en droits avec n'importe qui d'autre. Aux Etats-Unis, des lois ont été votées depuis, qui leur accordent beaucoup plus de liberté qu'auparavant. Mais aujourd'hui encore, beaucoup de membres de notre société désapprouvent les homosexuels, et bien souvent, cela inclut les personnes qui en sont les plus proches : leurs familles.

Révéler son homosexualité à sa famille et à ses amis

Les années d'adolescence ne sont jamais faciles pour personne, mais elles sont certainement encore plus difficiles pour une jeune personne homosexuelle. Il faut non seulement faire face à l'émergence de sa sexualité, qui est différente de celle de la plupart des autres adolescents, mais aussi affronter la réprobation de la famille proche. Ce n'est jamais facile de révéler son homosexualité (que l'on soit jeune ou moins jeune), mais c'est particulièrement délicat quand on est adolescent et dépendant de sa famille, et que l'on ne mène pas encore sa propre vie dans sa propre maison avec un travail qui permette de s'assumer financièrement. Le taux de suicide est beaucoup plus élevé chez les jeunes homosexuels que chez les hétérosexuels du même âge, et cela est dû en grande partie au fait qu'ils ne supportent pas d'être rejetés par leur famille.

Les familles qui apprennent que leur fils ou leur fille est homosexuel(le) peuvent avoir toutes sortes de réactions. Certains, se doutant de la chose depuis un petit moment, ont appris à l'accepter et sont plutôt soulagés de pouvoir en parler ouvertement. D'autres parents réagissent de manière très négative, car ils ne supportent pas de voir s'écrouler les espérances qu'ils avaient fondé pour leurs enfants : le mariage hétérosexuel traditionnel et beaucoup de petits-enfants. S'ils réagissent négativement, c'est peut-être aussi parce qu'ils ont l'impression que l'homosexualité de leur enfant donne une mauvaise image d'eux-mêmes (et de l'éducation qu'ils ont donnée à leurs enfants) auprès des autres membres de la famille ainsi que de leurs amis et de leurs voisins. Il y a aussi des familles où la réaction est partagée, l'un des deux parents acceptant la nouvelle et l'autre se braquant complètement au point de couper tous les ponts.

Les parents n'ont jamais la tâche facile, et quand ils apprennent que leur enfant est homosexuel, ils voient tous leurs espoirs s'envoler en fumée. Il est donc normal qu'ils ne contrôlent pas bien leurs émotions au début. Il est crucial de passer sur ces sentiments et de reconstruire l'unité de la famille. Mais je ne crois pas que cela puisse se faire sans s'y être préparé. Si vous avez une idée de la réaction qu'aura votre famille et que vous avez reçu des conseils pour y faire face, vous avez beaucoup plus de chances de finir par être accepté.

Il y a encore peu de temps, il ne tenait qu'à vous de prendre la décision de dire à votre famille que vous étiez homosexuel. Malheureusement, cela n'a pas été le cas pour un grand nombre d'homosexuels hommes atteints du virus du SIDA. Au cours des dix dernières années, trop nombreux sont ceux qui ont été poussés à révéler leur identité sexuelle à leurs familles parce qu'ils étaient séropositifs. Je veux que vous pensiez tous, homosexuels ou non, à cette scène peu enviable, la prochaine fois que vous refuserez de prendre les précautions nécessaires avant de faire l'amour.

Le conseil le plus avisé que je puisse donner à ceux d'entre vous qui sont homosexuels et qui ne l'ont jamais révélé à leur famille, c'est de consulter quelqu'un qui connaît bien ces problèmes et qui pourra vous apporter de l'aide. Dans ce domaine, l'expérience d'un conseiller peut être très précieuse pour vous aider à agir le mieux possible dans votre situation.

Ne plus cacher son homosexualité à personne

La plupart des homosexuels révèlent leur tendance pour la première fois à un partenaire potentiel. C'est déjà une expérience très intimidante. Que va-t-il se passer si cette personne n'est pas homosexuelle ? Le rejet est toujours traumatisant, et plus particulièrement encore si l'autre personne est réellement dégoûtée par l'offre, ce qui est souvent le cas lorsqu'un hétérosexuel se fait draguer par un homosexuel.

Au bout du compte, la plupart des homosexuels finissent par rencontrer des personnes du même bord qu'eux et ils trouvent là un soutien qui leur permet de révéler leur identité sexuelle à leurs familles et à leurs amis. Aujourd'hui, les jeunes peuvent également découvrir beaucoup de choses sur l'homosexualité par multimédia interposés. Ainsi, pour apprendre à connaître le milieu homosexuel, ils n'ont pas besoin de révéler leur identité sexuelle avant même d'être prêts à le faire.

Vous révéler dans votre milieu professionnel peut comporter beaucoup plus de risques. L'ouverture d'esprit sur les tendances sexuelles n'est pas toujours de mise dans le monde des affaires. A cause de cela, beaucoup d'homosexuels qui ne se cachent pas en privé sont très méfiants au bureau. Certaines entreprises n'engageraient pas un homosexuel simplement par peur que cette personne séropositive ne nuise à la santé de leurs plans sociaux. Dans d'autres cas, les employeurs sont moins tolérants envers leurs employés homosexuels soit parce qu'ils ont eux-mêmes peur du SIDA, soit parce qu'ils craignent que les autres employés réagissent mal.

Cette discrimination contre les homosexuels sur le lieu de travail peut faire du tort à la lutte menée contre le SIDA, car cela peut conduire une personne homosexuelle à éviter d'établir une relation de couple, l'encourageant ainsi à recourir au monde dangereux de la sexualité anonyme où les risques d'attraper et de répandre le SIDA sont beaucoup plus élevés.

Il n'y a pas si longtemps, de plus en plus d'homosexuels se libéraient de leur secret. Mais depuis l'arrivée du SIDA, beaucoup d'entre eux ont de nouveau décidé de ne pas révéler leur tendance sexuelle.

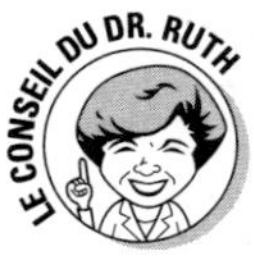

Étant donné qu'un homosexuel ne peut jamais prévoir comment réagiront les gens s'il révèle son secret, c'est toujours un lourd fardeau pour lui. Si tout se passe bien, l'homme ou la femme homosexuel(le) se sent libéré(e) du poids considérable qui pesait sur ses épaules, car il ou elle n'a plus à assumer une double vie. A l'inverse, s'ils perdent contact avec des membres de leurs familles ou avec des amis, il vont trouver que le prix à payer pour dire qui ils sont est trop lourd.

Révéler son homosexualité quand on est marié avec des enfants

Il est encore plus pesant de révéler son homosexualité pour celui ou celle qui a fait un mariage hétérosexuel et qui a des enfants. Cette personne va non seulement souffrir, mais va également assister aux souffrances de son/sa partenaire et de ses enfants.

Bien qu'un homosexuel ressente certainement un grand vide s'il rompt son mariage et quitte ses enfants, il est très probable qu'il s'épanouisse au sein de la communauté homosexuelle. Cependant, pour le ou la partenaire qui se retrouve ainsi abandonné(e), la douleur ressentie est parfois pire que la douleur occasionnée par la mort. Cette personne, qui a non seulement perdu un partenaire, voit également son "acquis" sexuel sérieusement endommagé. Cette personne remet en question tout l'amour qu'elle croyait recevoir et toute l'attirance sexuelle qu'elle croyait susciter. Cette prise de conscience est un vrai coup dur, et si le partenaire homosexuel se sent accueilli(e) dans la communauté homosexuelle, l'ex-mari ou femme ne trouve pas souvent un tel soutien. Cette situation étant devenue plus fréquente dans les dix dernières années, des groupes de soutien se sont formés à plusieurs endroits pour venir en aide aux époux ou aux épouses ainsi abandonné(e)s. Mais encore beaucoup d'entre eux se retrouvent seul pour affronter leur perte.

S'il y a de telles conséquences négatives, ce n'est pas parce qu'une personne homosexuelle a fait le mauvais choix de révéler son identité sexuelle, c'est plutôt parce qu'elle a en premier lieu pris la mauvaise décision de se marier. En adoptant un mode de vie qui ne leur convenait pas parce que la société les y a poussés, les homosexuels finissent tôt ou tard par faire du tort à d'autres personnes et par les faire souffrir (en plus des souffrances qu'ils ont enduré eux-mêmes en menant une vie qui n'était pas vraiment la leur).

Révéler l'homosexualité des autres

Au sein de la communauté homosexuelle, certains pensent que personne ne doit se cacher. Alors, ils agissent selon cette conviction et révèlent secrètement l'homosexualité de telle ou telle personne qui l'avait caché jusque-là.

Comme vous pouvez vous en douter, je suis absolument contre ces méthodes. J'ai vu les difficultés et les souffrances que pouvaient endurer des hommes ou des femmes en décidant d'eux-mêmes de révéler leur homosexualité, et personne n'a le droit de les obliger à affronter cela.

Trouver un soutien

Il n'y a pas si longtemps, on obligeait les enfants gauchers de naissance à écrire de la main droite. Depuis, la société a appris à accepter les gauchers, et il se trouve que pour certaines activités, comme dans certains sports, ils ont réellement un avantage sur les autres. J'espère qu'un jour, on acceptera les homosexuels comme on accepte les gauchers. Les pressions qu'exerce notre société sur les homosexuels pour qu'ils ne révèlent pas leur identité sexuelle cause encore plus de ravages qu'on ne l'imagine. Ce ne sont pas les homosexuels qui en sont responsables, mais nous tous qui voulons les empêcher d'être ce qu'ils sont.

Gary

Un jeune homme en détresse est venu me voir. Il se savait homosexuel depuis l'âge de quatorze ans. Il attachait une importance considérable à satisfaire son père, et étant déjà petit mousse, il voulait absolument s'engager dans la marine. Mais étant homosexuel, il savait que ce ne serait pas possible, alors il cacha ses tendances sexuelles. Comme il avait besoin de se soulager sexuellement, il allait dans des bars gay où il avait des aventures anonymes, mais jamais il ne s'autorisait à devenir proche avec un autre homosexuel. Il savait qu'il était bien plus difficile de cacher une relation qu'un rapport sexuel occasionnel.

Finalement, Gary ne s'est pas engagé dans la marine, mais il craignait toujours que ses parents découvrent son homosexualité. Quand Gary est venu me voir, il avait pour la première fois eu le béguin pour un autre homme. Ils avaient fait l'amour, mais Gary ne savait plus comment faire face à la situation. Il m'a demandé de l'aider à oublier cette personne, mais en réalité, il avait besoin de conseils pour savoir comment dire à sa famille qui il était vraiment. Ainsi, il pourrait s'épanouir enfin comme un être humain.

Bien que tout le monde ne parle que de la crise causée par le SIDA chez les homosexuels (et ce virus a effectivement eu des effets désastreux sur cette population), ces derniers ont, parallèlement à cela, créé des réseaux d'entraide pour réussir à être plus heureux dans leurs vies. Ils se sont organisés politiquement dans des associations et dans des comités, si bien que dans la majorité des villes où la communauté homosexuelle est importante, ces derniers ont obtenu la plupart, sinon beaucoup, des droits accordés aux hétérosexuels. Ils ont des lieux à eux pour se retrouver sans se sentir différents.

Aux Etats-Unis, tous ces changements ont amélioré la vie des homosexuels depuis l'incident de Stonewall, mais beaucoup trop de gens ne veulent toujours rien savoir et continuent à discriminer les autres pour des raisons d'identité sexuelle différente.

La sexualité entre hommes

Il y a un large éventail de pratiques sexuelles entre deux hommes (dont beaucoup sont communes avec les pratiques hétérosexuelles), et les sentiments d'amour et d'affection peuvent être aussi intenses que chez un couple hétérosexuel.

En raison du traumatisme créé par le SIDA dans la communauté homosexuelle, et puisque c'est une préoccupation aussi bien chez les homos que chez les hétéros, je vais citer les différentes pratiques sexuelles en fonction des risques qu'elles comportent. Il est particulièrement important que les jeunes homosexuels comprennent à quel point il est nécessaire de se protéger. Les plus âgés ont vu tellement de gens souffrir ou mourir autour d'eux qu'ils ont décidé de prendre des précautions. Mais il semblerait que les jeunes homosexuels prennent de nouveaux des risques dans leurs habitudes sexuelles.

- La méthode la plus sûre est bien entendu le *voyeurisme*, qui consiste à regarder les autres faire l'amour. C'est un peu comme lorsqu'un hétérosexuel va dans un club de strip-tease, si ce n'est que dans un bar gay, l'ambiance se prête plus facilement à la masturbation.

- La masturbation de groupe est une autre pratique courante dans certaines communautés homosexuelles. Cela peut être la masturbation solitaire ou la masturbation mutuelle qui se fait parfois à la chaîne, l'un masturbant le suivant qui masturbe le suivant, et ainsi de suite. A cause des dangers du SIDA, ces clubs où les homosexuels se masturbent à plusieurs se sont multipliés dans plusieurs grandes villes des Etats-Unis. En général, ces clubs imposent des règles très strictes contre les autres formes de sexualité comportant des risques.

- Le baiser n'attire pas tous les homosexuels, mais tout de même un bon nombre. Il y en a pour qui s'embrasser est le premier, voire le seul contact physique qu'ils aient avec d'autres hommes.
- Deux hommes peuvent frotter leurs corps l'un contre l'autre jusqu'à en jouir. On considère que cette pratique ne comporte pas de risques.
- La fellation est semble-t-il l'activité sexuelle la plus répandue entre deux hommes.

Le risque de transmettre une maladie sexuellement transmissible étant plus important si une personne éjacule dans la bouche de l'autre, ce stade de la fellation est souvent évité. Mais à moins de porter des préservatifs, la fellation reste une pratique dangereuse à cause des sécrétions pré-éjaculatoires. Embrasser d'autres parties du corps comporte peu de risques, excepté autour de l'anus par où les MST peuvent être transmises.

L'activité sexuelle comportant le plus de risques entre deux hommes homosexuels est la pénétration anale. L'un des partenaires introduit son pénis dans l'anus de l'autre et exerce des poussées jusqu'à obtenir un orgasme. Celui qui est pénétré peut également avoir un certain plaisir à ce que le rectum et la prostate soient ainsi stimulés. C'est là que les chances de transmettre une MST sont le plus élevées, car le sperme peut contenir les virus. Le rectum étant souvent déchiré ou écorché au cours de ces pratiques sexuelles, les virus passent facilement dans le sang.

L'utilisation de préservatifs est indispensable pour pratiquer la pénétration anale. Cependant, la pénétration étant plus violente que dans un rapport vaginal, le préservatif a plus de chances de rompre. La pénétration anale, même avec un préservatif, reste donc une activité sexuelle à risque.

Les relations entre homosexuels ont beaucoup évolué depuis que les mouvements de libération des homosexuels se sont créés. Dans les grandes villes en particulier, nombreux sont ceux qui ont commencé à avoir une vie plus dissolue, certains pouvant entretenir des relations avec littéralement des centaines d'hommes, même s'ils avaient déjà un partenaire attitré.

Avec l'arrivée du SIDA, beaucoup d'homosexuels ont décidé de s'en tenir à un partenaire unique. Mais pour beaucoup, il était trop tard. Ils avaient déjà contracté le virus. Malheureusement, les jeunes homosexuels prennent de nouveau des risques. On ne peut que souhaiter qu'ils changent d'attitude avant qu'il ne soit trop tard.

La sexualité entre femmes

La pénétration entre deux femmes n'étant pas possible, ce qui constitue la sexualité des lesbiennes ressemble à ce que les hétérosexuels considèrent faire partie des préliminaires. Cette activité consiste à se toucher, s'embrasser, se lécher et se sucer partout sur le corps.

- Les deux partenaires étant dotées de seins, et puisque c'est une zone érogène très importante chez la femme, les seins sont souvent le centre de leur activité sexuelle. Les deux femmes peuvent frotter leurs deux poitrines l'une contre l'autre ou jouer avec leurs mamelons.

- Les lesbiennes aiment également frotter leur corps tout entier l'un contre l'autre. Les deux femmes peuvent s'allonger face à face, et presser leur pubis l'un contre l'autre en les frottant. On appelle cela le tribadisme. Au XIXe siècle, on appelait souvent les lesbiennes des tribades en raison de leurs pratiques sexuelles. La raison pour laquelle elles utilisent cette technique est que celle-ci leur permet de garder les mains et la bouche libres pour stimuler d'autres parties du corps.

- Le clitoris étant la partie la plus sensible du corps de la femme, et comme elle atteint l'orgasme en le stimulant, c'est bien entendu ce qu'il y a de plus important dans la sexualité des lesbiennes. La plupart d'entre elles aiment toucher et frotter le clitoris ainsi que tout le reste de la zone génitale. Elles utilisent leurs doigts et parfois un vibromasseur.

- Les rapports bucco-génitaux sont également très populaires. Il est courant chez certaines lesbiennes d'adopter la position du "69" qui permet aux deux partenaires de pratiquer simultanément le cunnilinctus sur l'autre (voir le Chapitre 12 pour la version hétérosexuelle du 69). D'autres évitent la simultanéité qui les déconcentre et préfèrent pratiquer le cunnilinctus chacune à leur tour.

- La pénétration vaginale avec les doigts ou la langue est courante chez les lesbiennes, ainsi que l'utilisation d'objets. Certaines utilisent des godemichets. Mais la plupart de ces objets imitant la forme du pénis, leur utilisation est controversée au sein de la communauté lesbienne. Leur mode de vie étant souvent accompagné d'un discours politique, elles rejettent les godemichets à cause de leur connotation masculine. (Je parle des godemichets dans le Chapitre 19.) La Figure 18.1 montre d'autres godemichets que ceux imitant la forme du pénis.

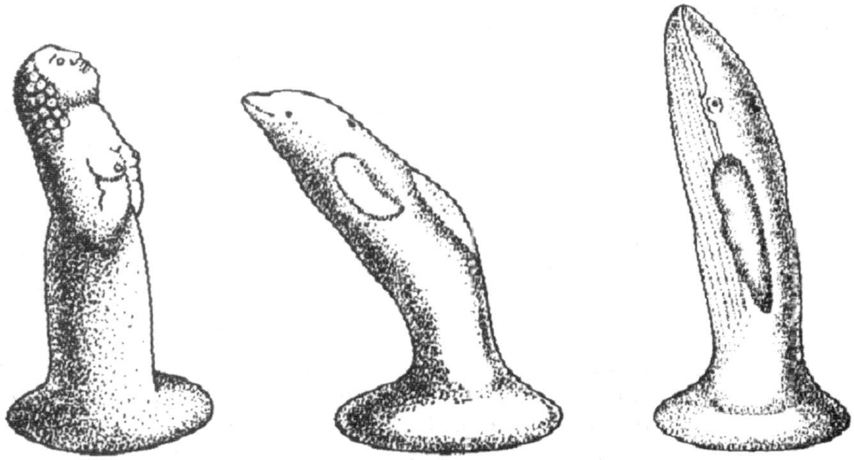

Figure 18.1 : On trouve des godemichets de toutes les formes.

- D'autres pratiques sexuelles incluent la stimulation de l'anus. Cela peut consister à lécher le tour de l'anus ou à le pénétrer avec un doigt ou avec un godemichet.

MATIÈRE À RÉFLEXION

Bien que le but de la sexualité lesbienne est certainement d'atteindre l'orgasme, la communauté lesbienne dit que tout jeu sexuel est valable, et que le but devrait être le plaisir, qu'il mène à l'orgasme ou non. Cependant, des études ont été menées et indiquent que la fréquence des orgasmes chez les lesbiennes est plus élevée que chez les femmes hétérosexuelles. Les chercheurs disent que les lesbiennes auraient tendance à s'exciter mutuellement mais plus lentement et communiquent mieux pendant l'activité sexuelle, se disant plus explicitement ce qu'elles aiment.

Les femmes homosexuelles ont plus tendance à entretenir des relations de couples que les hommes homosexuels, et cela aussi bien d'un point de vue physique que émotionnel. Les lesbiennes ont plus besoin de développer une intimité et elles attendent moins de la sexualité.

Chapitre 19

Onanisme et fantasme

Dans ce chapitre

Pourquoi a-t-on toujours réprouvé la masturbation ?

Quand faut-il dire que c'est bien ?

Qui se masturbe ?

Comment se masturbe-t-on ?

Masturbation et imagination.

Pour commencer, j'ai une bonne nouvelle à vous annoncer et une autre encore meilleure. La bonne nouvelle, c'est que je vais vous autoriser à faire ce que d'autres vous ont probablement interdit de faire. La meilleure, c'est que ça ne vous fera pas pousser de poils dans le creux de la main.

Les mythes bâtis autour de la masturbation

Pour ceux d'entre vous qui ne connaissent pas le mythe des poils qui poussent dans le creux de la main, il faut que je leur explique. Pendant très longtemps, la masturbation a été réprouvée, et dans des temps plus anciens, il y avait de bonnes raisons à cela, en dehors du fait que la vaseline n'existait pas encore.

- Si les gens, et en particulier les hommes, se masturbaient, ils se reproduisaient moins. Et au début de l'humanité, lorsque la mortalité infantile était élevée et l'espérance de vie faible, il était important de faire des bébés pour que l'espèce survive.

ATTENTION

La masturbation était réprouvée par les chefs de tribus, car ils croyaient que chaque homme naissait avec une quantité de sperme limitée et que s'il gaspillait ce sperme en se masturbant, il n'en aurait plus assez pour féconder une femme. (S'ils avaient pu savoir quelles étaient les réserves de l'homme, je me demande ce qu'ils auraient dit. Est-ce qu'ils auraient alors permis les petits plaisirs solitaires ?)

L'histoire d'Onan

Les premiers Juifs pensaient probablement qu'il ne fallait pas *jeter la petite graine par la fenêtre* (ce qui est une autre manière démodée de parler de la masturbation).

Vous saurez quelles étaient leurs inquiétudes si vous lisez l'histoire d'Onan dans la Bible, qui a donné le mot "onanisme", synonyme de masturbation. Aujourd'hui, les spécialistes de la Bible pensent qu'en réalité, Onan pratiquait le coït interrompu (le retrait avant l'éjaculation) afin de ne pas féconder la veuve de son frère, comme les coutumes et la loi religieuse le lui imposait. Je ne peux pas vous dire comment les spécialistes en sont arrivés à cette conclusion, mais si Onan avait su ce que tous les lecteurs de ce livre savent sur les sécrétions pré-éjaculatoires, il s'en serait tenu à la première version de l'histoire en se contentant de se masturber.

Au fil des ans, l'interdiction de se masturber n'a jamais vraiment été levée, et à certaines époques, comme à l'époque victorienne en Angleterre par exemple, les croisades contre la masturbation ont atteint des sommets ; on disait que la masturbation causait entre autres des troubles mentaux, de l'asthme, des maux de tête, des saignements de nez, des crises d'épilepsie, des ennuis cardiaques, des rougeurs et des mauvaises odeurs.

Pire que les maux attribués à la masturbation étaient les méthodes qu'utilisaient les parents pour refréner la masturbation de leurs enfants. Cela pouvait comprendre des privations de toutes sortes et des interventions médicales comme la circoncision, la castration (l'ablation des testicules), et la *clitoridectomie* (l'ablation du clitoris). Ces pratiques terribles sont encore pratiquées dans plusieurs pays d'Afrique, et en particulier sur des millions de femmes, pas seulement pour refréner la masturbation, mais aussi pour empêcher tout plaisir sexuel.

Mais que l'interdiction de se masturber se soit appuyée sur des croyances culturelles ou religieuses, les aînés savaient (probablement d'après leur propre expérience) que les petites filles et les petits garçons n'écoutent pas toujours ce qu'on leur dit (étonnant non ?). Alors, ils ont inventé des mythes sur la masturbation dont le pouvoir de persuasion était plus important que les lois.

Une bonne partie des mythes sur ce que l'on appelait "l'abus de soi" se basaient sur l'idée que, si l'on se masturbait, un signe physique apparaissait, laissant savoir à tout le monde à quelle activité on se livrait. Cette crainte d'être montré du doigt devait obliger celui qui était tenté de se masturber d'éloigner ses mains de ses parties génitales. Parmi ces inventions visant à effrayer les plus jeunes, on comptait la légende des poils dans la main. Mais l'idée de devoir se peigner la paume de la main tous les matins n'étant pas assez effrayante, on inventait aussi que la masturbation rendait fou ou aveugle.

Aujourd'hui, ni les mythes, ni les interdits n'ont disparu. Beaucoup de religions proscrivent la masturbation et une agence de publicité a déjà eu recours à une de ces légendes pour vendre un produit anti-acnéique (un garçon s'alarmait : "Oh non, un bouton ! Maintenant, à l'école, tout le monde va savoir pourquoi je m'enferme dans ma chambre !") Tous ces mythes ne sont bien sûr que des inepties.

Ne pas trop abuser des bonnes choses ?

Il n'y a pas la moindre preuve scientifique montrant qu'un orgasme obtenu par masturbation est différent d'un orgasme obtenu pendant le rapport sexuel, ou montrant que cette méthode pourrait être nocive. Mais ça ne veut pas dire que la masturbation n'a jamais de conséquences négatives. Il peut y avoir des excès, de même qu'il peut y avoir des excès avec tout ce qui est nécessaire à notre survie, comme la nourriture (voyez le nombre de gens qui ont des problèmes de poids dans le monde aujourd'hui), et l'air que nous respirons (dans les cas d'excès d'aération).

Certains abusent un peu trop des bonnes choses, et deviennent dépendant des petits plaisirs au point de se masturber plusieurs fois par jour. Ils s'y consacrent tellement qu'ils ne se laissent plus beaucoup de temps ni d'énergie pour faire autre chose, y compris pour trouver un partenaire.

LE CONSEIL DU DR. RUTH

Alors, quand commence l'abus ? C'est une question qu'on me pose souvent, mais je ne peux pas y répondre directement. Il faut d'abord faire le tour de la question avant de pouvoir trouver la bonne réponse. En d'autres termes, si vous êtes content de la vie que vous menez, si vous avez des amis, si vous réussissez bien dans le travail ou à l'école, si vous vivez une histoire d'amour avec quelqu'un, et que vous êtes tous les deux satisfaits de votre vie sexuelle, alors ce n'est pas très important de savoir combien de temps vous passez à vous masturber. En revanche, si vous êtes seul et pas en grande forme, et que vous comptez sur la masturbation pour vous réconforter au lieu de vous concentrer à faire bouger les choses dans votre vie pour vous y sentir mieux, il est bien possible dans ce cas que vous vous masturbiez trop, même si ce n'est en réalité que de temps en temps.

TRUC

La masturbation est un bon moyen de se soulager sexuellement, mais parfois, vous avez besoin de cette tension sexuelle pour vous permettre d'aller de l'avant, pour vous motiver à trouver un partenaire, à vous faire de nouveaux amis, à trouver un nouveau boulot ou d'autres choses encore. Alors, si vous avez besoin de mettre de l'ordre dans votre vie et que vous vous masturbez beaucoup, je vous conseille de réduire sévèrement. Vous n'êtes pas obligé d'arrêter complètement, mais si vous arrivez à réduire suffisamment, vous vous rendrez compte que cela vous permet d'améliorer plusieurs aspects de votre vie.

Ce qu'il vous faut, c'est une bonne moyenne. Si vous êtes célibataire et que vous recherchez activement un partenaire, il n'y a rien de mal à vous masturber pour éviter d'être sexuellement frustré. Mais n'abusez pas au point de finir par être plus attaché à vos parties génitales qu'au monde extérieur.

Si votre partenaire trouve votre vie sexuelle suffisamment riche, mais que vous désirez plus d'orgasmes que ceux que vous avez ensemble, alors il n'y a pas de mal à vous masturber quand l'envie vous prend. Mais essayez aussi de voir si votre partenaire ne voudrait pas passer plus de temps à faire l'amour avec vous. Ne soyez pas paresseux, et ne comptez pas uniquement sur la masturbation pour satisfaire vos besoins sexuels, car un mariage sans sexe n'est pas un mariage épanoui et n'a pas beaucoup de chances de durer.

Il n'y a pas d'âge

Nous savons aujourd'hui que la masturbation fait partie du processus du bon développement de l'être humain. Cela peut commencer dès la petite enfance et continuer tout au long de l'âge adulte.

La masturbation au stade de la petite enfance

Pour reprendre depuis le début, saviez-vous que des bébés garçons naissent avec une érection et que des bébés filles naissent en produisant déjà des sécrétions vaginales ? Je ne serais pas surprise d'apprendre que des bébés se caressent les parties génitales quand ils sont encore dans le ventre de leur mère.

Beaucoup d'enfants se touchent "là en bas", parce que ça leur fait du bien, même si cela ne leur procure pas tout le plaisir de la masturbation puisqu'ils ne peuvent pas encore avoir d'orgasmes. La plupart des parents les arrêtent s'ils les surprennent en train de s'amuser tout seul. Ils n'ont pas tort, mais la manière qu'ils ont de le faire peut avoir des conséquences sur le développement de leur enfant.

ATTENTION

Il n'y a pas de mal à expliquer à l'enfant que, dans notre société, on ne recherche pas le plaisir sexuel en public. Mais vous pouvez faire passer ce message sans donner l'impression que la masturbation est mauvaise en soi. Si vous grondez vos enfants ou que vous leur tapez sur les mains, ils vont comprendre que c'est mal de rechercher le plaisir sexuel. A cause de cette mauvaise interprétation, ils risquent, en devenant adultes, de ne pas s'autoriser à s'épanouir sexuellement.

Si vous pouvez apprendre à vos enfants à ne pas se mettre les doigts dans le nez devant tout le monde sans pour autant leur donner des complexes, vous pouvez bien leur dire la même chose pour ce qui est de se toucher le “zizi”. La raison pour laquelle beaucoup de parents ont du mal à aborder ce sujet, c’est qu’on les a eux-mêmes rendus honteux quand ils étaient petits, et qu’ils ne se sont jamais débarrassés de leurs complexes. Alors, ils finissent par transmettre les mêmes sentiments de honte à leurs enfants. Mais si vous prenez conscience de ce que vous faites, je crois que vous pouvez mesurer le ton de votre voix quand vous adressez un reproche à votre enfant, afin de ne pas faire passer le sentiment de honte que vous ressentez peut-être.

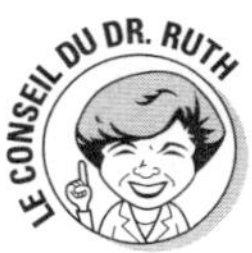

Ce que les parents doivent pouvoir expliquer à leurs enfants, c’est qu’il n’y a aucun mal à se toucher les parties génitales, mais que cela doit se faire en privé. Combien de parents commencent par cette première partie du discours qui consiste à dire que ce n’est pas mal ? Sûrement pas beaucoup. Et combien de parents laissent réellement à l’enfant la possibilité de se masturber ; c’est-à-dire prennent le soin de frapper avant d’entrer dans la chambre, et de s’en aller si l’enfant le demande, sans poser tout un tas de questions ? Sûrement pas beaucoup. Et ainsi, dans la grande majorité des cas, la masturbation commence comme une chose interdite qu’il faut faire en cachette. Et ces toutes premières expériences déterminent l’attitude de notre société vis-à-vis du sexe en général.

La masturbation à l’adolescence

Bien que les jeunes enfants soient déjà très conscients de leurs organes génitaux, en grandissant, ils traversent une période que Freud a appelée la *période de latence* où le sexe est quasiment toujours absent de leur esprit. C’est à ce moment-là que les garçons pensent que toutes les filles sont dégoûtantes et que les filles pensent encore pire des garçons.

A un moment donné, les hormones sexuelles entrent en scène et la puberté commence (ce moment n’est pas le même pour tous, cela commence tôt pour certains et plus tard pour d’autres). L’enfant commence à développer ce qu’on appelle les *caractères sexuels secondaires* qui comprennent l’apparition des premiers poils du pubis et la formation de la poitrine. C’est là qu’il s’intéresse à la sexualité, et que la masturbation est susceptible de commencer.

A plusieurs reprises, des études ont montré que les garçons se masturbent plus que les filles. Le temps d’atteindre l’âge adulte, plus de 90 % des hommes se sont masturbés jusqu’à l’orgasme au moins une fois. Pour les femmes, le pourcentage est plus près de 60. Cette différence s’explique en partie par le fait que beaucoup de femmes qui se masturbent disent ne pas avoir commencé avant vingt ou trente ans, alors qu’en général les hommes disent avoir commencé au tout début de l’adolescence. Et de toute façon, quand on leur pose la question, plus d’hommes que de femmes disent se masturber.

Je crois qu'il y a plusieurs raisons à cela :

- Les parties génitales de l'homme sont plus à portée de main. Les garçons prennent très tôt l'habitude de se toucher lorsqu'ils urinent, et ainsi cette partie de leur corps est moins tabou.

- Les hommes sont excités beaucoup plus rapidement que la femme et ils peuvent donc saisir plus facilement l'occasion pour se masturber.

- La société est beaucoup plus stricte et répressive envers la femme qu'envers l'homme, ce qui rend moins plausible qu'elle se masturbe.

Les femmes étant de plus en plus informées sur la sexualité, elles se donnent la liberté d'explorer leur propre sexualité, et je crois que, petit à petit, ces pourcentages vont se resserrer.

La masturbation à l'âge adulte

C'est une erreur de penser que l'on arrête de se masturber quand on a atteint l'âge adulte. Ce n'est certainement pas le cas des célibataires, et ce n'est pas non plus le cas des gens mariés.

Beaucoup de gens mariés se masturbent. Bien que certains le font pour des raisons "négatives" (parce que leur vie sexuelle en couple ne les satisfait pas), beaucoup d'autres le font simplement pour le plaisir. Certains trouvent qu'ils ont plus de plaisir sexuel en se masturbant qu'en ayant un rapport sexuel. D'autres n'ont pas le même rythme que leur partenaire et ont besoin d'assouvir leurs désirs plus souvent. Et d'autres encore intègrent la masturbation dans leurs relations sexuelles à deux.

Voici des cas qui illustrent deux aspects de la masturbation :

John et Mary

Quand John et Mary se sont mariés, ils faisaient l'amour à peu près tous les jours. Au bout de cinq ans et après deux enfants, la fréquence de leurs rapports sexuels était tombée à environ une fois par mois. Mary ne désirait pas faire l'amour tous les jours, mais une fois par mois ne lui suffisait pas non plus. Elle avait beau essayer d'attirer John plus souvent, ça n'y changeait pas grand-chose.

Une nuit, Mary se réveilla et John n'était plus dans le lit. Elle se leva pour le chercher et fut surprise de le trouver dans son bureau à regarder un film porno la main sur son pénis. Comme il ne l'avait pas entendue, elle retourna dans sa chambre sur la pointe des pieds sans rien lui dire, mais elle est venue me demander de l'aide.

Quand j'ai finalement rencontré John, il a admis qu'il se masturbait une ou deux fois par semaine tard dans la nuit devant la télé. Il m'expliqua qu'il était vraiment très excité par les films pornos, mais que Mary ne voudrait jamais les regarder avec lui. Il avait commencé à les regarder en douce, et bien qu'il se reprochait de ne plus faire l'amour avec Mary aussi souvent qu'elle le désirait, c'était devenu une habitude dont il semblait ne plus pouvoir se passer.

Je les ai aidés à faire un compromis. Mary accepta de regarder un film porno avec John une fois par mois, tout en refusant de voir certaines scènes. John accepta de faire l'amour avec Mary au mois une fois par semaine, ce qui était vraiment tout ce qu'elle demandait. Et si John avait encore envie de se masturber, libre à lui de le faire.

J'imagine qu'il y a toujours eu des femmes qui avaient à se plaindre de leur mari qui se masturbait, mais il semble qu'aujourd'hui, le nombre croissant d'incitations (les vidéos pornos à regarder chez soi, les magazines, le téléphone rose, le cybersexe et tout le reste) a augmenté le nombre de gens qui viennent me demander conseil à ce sujet soit par courrier, soit en personne. La meilleure solution est de faire un compromis comme celui que John et Mary ont mis au point. Il est rare que deux personnes aient les mêmes besoins et il est donc normal que John se masturbe tant qu'il n'enlève rien au plaisir sexuel de Mary.

Jim et Jackie

Jim et Jackie avaient tous deux été mariés une première fois. La première femme de Jim était décédée suite à un cancer, et Jackie avait divorcé. Avec sa première femme, Jim avait eu une vie assez calme. Ils faisaient l'amour environ une fois par semaine, et ça leur convenait ainsi. Jackie était juste l'opposé de sa première femme. Elle semblait vouloir faire l'amour tous les soirs et, au début, Jim trouvait ça très séduisant. Mais s'il avait réussi à suivre la cadence au tout début de leur relation, après six mois de mariage, il commençait à se fatiguer. Il fit beaucoup d'efforts, mais ne put continuer à faire l'amour avec Jackie tous les soirs et commença à demander du répit de plus en plus souvent.

Jackie ressentait toujours le besoin d'assouvir ses pulsions sexuelles, mais comme elle ne savait jamais à l'avance si Jim aurait envie ou non de faire l'amour, elle commença à se sentir de plus en plus frustrée.

Bien que je sois pour la spontanéité, dans ce cas, j'ai décidé qu'il fallait structurer la vie sexuelle de Jim et de Mary. Jim s'engagea à faire l'amour avec Mary deux fois par semaine, et ils décideraient à l'avance quand cela aurait lieu. Ainsi, Jim pouvait réserver son énergie pour les jours où ils avaient décidé de faire l'amour pendant que Jackie était libre de se satisfaire toute seule en se masturbant le reste du temps.

Il est souvent nécessaire de se parler pour résoudre des problèmes conjugaux comme celui-ci, et si vous avez besoin d'un thérapeute pour vous aider à faire le premier pas, allez à tout prix en voir un.

Comment se masturber ?

Bien que je sois persuadée que la plupart d'entre vous savent déjà comment s'y prendre pour se masturber, je ne veux pas m'entendre dire que j'ai laissé de côté un aspect aussi essentiel du bon fonctionnement sexuel. Alors voici quelques indications.

TRUC

Avant d'être plus technique, laissez-moi vous dire clairement que le mieux, c'est de faire ce que vous aimez et ce qui vous fait du bien. Vous pouvez vous servir de la main droite comme de la main gauche ou bien des deux mains. Faites ce que bon vous semble, comme on dit, car cela ne peut pas mieux s'appliquer qu'à la masturbation.

Les techniques pour les hommes

La main est très certainement l'instrument le plus utilisé par l'homme pour se masturber. Vous allez me dire : " Mais quelles sont les autres possibilités ? "

Il y a des garçons qui se masturbent en se frottant contre les draps de leur lit. Les hommes peuvent se masturber en introduisant leur pénis dans des poupées gonflables spécialement conçues à cet effet. On peut également trouver dans les sex-shops des objets simulant le vagin de la femme. Certains sont conçus de sorte à ressembler au vagin et l'homme peut rajouter un lubrifiant pour "faire plus vrai". Je ne sais pas à quel point ces solutions sont valables, mais à mon avis la majorité des hommes comptent plutôt sur leurs propres organes.

Les hommes peuvent mettre un lubrifiant, comme la vaseline, soit dans leurs mains, soit sur le bout de leur pénis. Il y en a qui préfèrent se masturber allongés, d'autres qui préfèrent être debouts, et d'autres encore à qui c'est égal. La plupart aiment voir quelque chose d'érotique en même temps qu'ils se masturbent et tout ce dont ils ont besoin pour créer une ambiance, c'est d'un peu de lumière pour bien voir le stimuli visuel.

Les jeunes pratiquent parfois la masturbation de groupe. En général, ils s'assoient en cercle et chacun masturbe son voisin. Bien que cela ait une connotation homosexuelle, ce n'est pas du tout le cas pour la plupart d'entre eux (voir le Chapitre 18).

La masturbation mutuelle entre deux jeunes garçons n'a rien d'exceptionnel non plus. Là encore, cela ne veut pas dire que ceux qui s'y prêtent sont homosexuels. Des recherches montrent qu'environ 25 % des hétérosexuels hommes ont ce genre de pratiques dans leur adolescence, contre 90 % chez les homosexuels.

Les techniques pour les femmes

Si les hommes ont tendance à se masturber à peu près tous de la même manière, ce n'est pas le cas chez les femmes. La clé est bien entendu la stimulation clitoridienne, mais la manière de provoquer cette stimulation peut varier. Beaucoup de femmes utilisent certainement leurs mains comme le font les hommes, mais souvent, quand elles ressentent le besoin de se masturber, elles sont peu disposées à se toucher elles-mêmes. Et pour beaucoup d'entre elles, elles ont besoin de plus de stimulation que ce que leurs mains peuvent leur offrir.

Grâce a ces besoins, des sociétés ont fait fortune en fabriquant et en commercialisant des vibrateurs. Il y en a de toutes sortes, chacun présentant ses avantages et ses inconvénients. Certains ont la particularité d'osciller au lieu de vibrer. Les descriptions qui suivent vous aideront à y voir plus clair dans le choix qui vous est offert. (Si vous voulez en savoir plus, je vous suggère de vous procurer un catalogue.)

DANGER

Je suis tout à fait en faveur des vibrateurs pour les femmes qui ont besoin d'un peu plus de stimulation pour avoir des orgasmes, et je leur recommande souvent d'en utiliser. Le problème avec les vibrateurs, c'est que les sensations qu'ils offrent peuvent créer une dépendance. En d'autres termes, il n'y a pas un homme qui puisse offrir le même degré de sensations sans avoir recours à un vibrateur. Si une femme s'habitue aux orgasmes provoqués à l'aide d'un vibrateur, elle risque d'être déçue lorsque ensuite elle fait l'amour avec un homme.

TRUC

A mon avis, le vibrateur est formidable pour apprendre comment obtenir un orgasme si vous n'y arrivez pas juste avec vos mains. Vous pouvez aussi vous en servir pour vous faire un petit plaisir de temps en temps. Mais si vous désirez avoir une relation avec un homme, ne prenez pas l'habitude de provoquer vos orgasmes uniquement à l'aide d'un vibrateur. Variez vos méthodes, ainsi, quand vous aurez l'occasion de partager vos expériences sexuelles avec un homme, vous serez en grande condition.

Les vibrateurs sur secteur

Les vibrateurs qui se branchent sur secteur sont les plus performants que vous pourrez trouver. Certaines femmes les trouvent trop performants. Ils sont souvent proposés à la vente pour les massages du corps, et il y a sans aucun doute des gens qui leur réservent uniquement cet usage. Mais ils sont probablement vendus en grande partie à des femmes qui les utilisent pour stimuler la région du clitoris. On peut parfois acheter séparément des accessoires qui permettent de concentrer les vibrations sur un point précis : le clitoris. (Voir le Hitachi Magic Wand[1] Figure 19-1.)

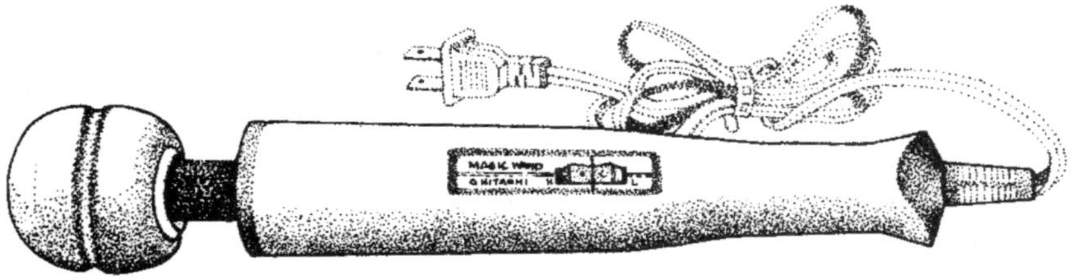

Figure 19-1 : Le "Magic Wand", surnommé la rolls des vibrateurs.

Certains appareils ont la particularité de ne pas vibrer, mais d'osciller, jusqu'à 3 600 fois par minute, ce qui procure de nouvelles sensations intenses. Les femmes qui ont essayé disent que c'est ce qu'elles préfèrent.

Il y a des vibrateurs à deux têtes, et des vibrateurs à bobine. Les appareils à deux têtes multiplient les possibilités (on peut stimuler le clitoris en même temps que l'anus), et l'homme peut même insérer son pénis entre les deux vibrateurs. Les vibrateurs à bobines sont petits, silencieux et très pratiques à mettre dans un sac à main. Le "Prélude 3" fut un des premiers du genre (voir la Figure 19-2).

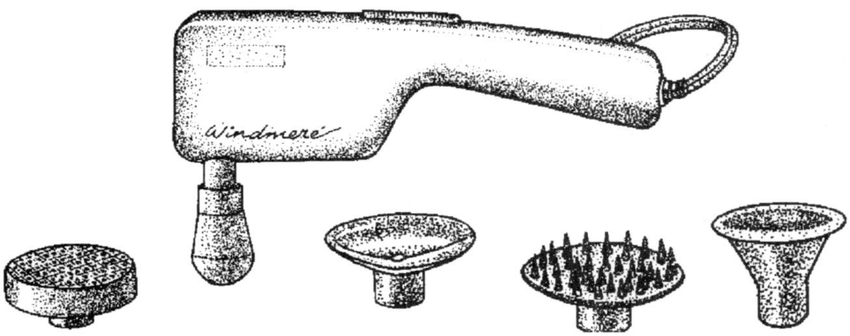

Figure 19-2 : Le "Prelude 3" présente plusieurs options pour plus de plaisir.

Les vibrateurs à bobine étant plus véritablement conçus pour le jeu sexuel que pour les massages, la liste des accessoires optionnels est plus longue. Chaque accessoire procure différents types de stimulations, et je suggère souvent aux femmes d'en essayer plusieurs pour découvrir ceux qui lui donnent le plus de plaisir.

1. Magic Wand : baguette magique

Les vibrateurs à pile

Les vibrateurs à piles sont moins chers que les premiers, on les transporte plus facilement, et les vibrations sont plus douces, ce qui peut être un avantage ou un inconvénient selon ce que vous recherchez.

Beaucoup de vibrateurs à pile ont la forme d'un pénis. On dit qu'ils sont de *forme phallique*. Les femmes ayant plus souvent besoin de stimulation clitoridienne, elles ne recherchent pas nécessairement ces vibrateurs de forme phallique, bien que beaucoup d'entre elles apprécient également les vibrations à l'intérieur de leur vagin. On trouve des vibrateurs à pile qui sont longs et lisses sans pour autant avoir la forme d'un pénis. Il y en a de petite taille qui sont à la fois portatifs et dissimulables dans un bagage ou dans un sac à main.

Certains vibrateurs ne ressemblent pas du tout à ce qu'ils sont. Il y en a des tout petits, de forme carrée plutôt que phallique, et d'apparence très discrète. D'autres sont destinés à être insérés entièrement dans le vagin.

Le *papillon* est un vibrateur qui s'attache au slip et qui peut donc être porté dans le fond de celui-ci pour une stimulation les mains libres (voir Figure 19-3). Vous pouvez aussi acheter l'étui papillon qui peut contenir le plus petit des vibrateurs.

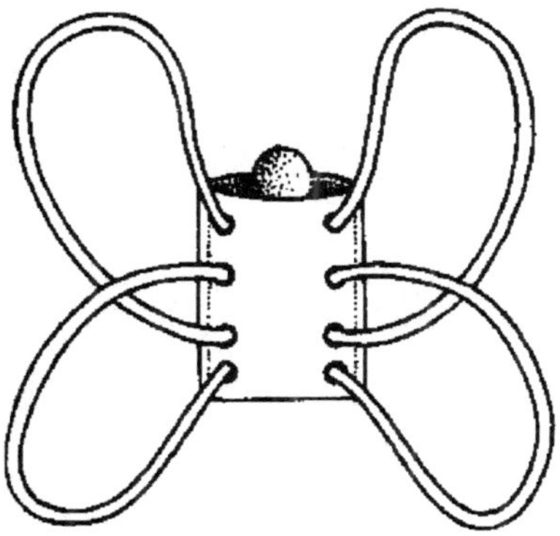

Figure 19-3 : Le papillon, c'est votre petit secret.

DANGER

Je ne vois rien de mal à se promener en public avec un vibrateur exerçant secrètement sa magie sur votre clitoris (et de savoir que personne ne sait que vous êtes ainsi stimulée ajoute probablement à l'effet érotique). Cependant, je dois mettre en garde quiconque voudrait essayer cette méthode de ne pas le faire en conduisant une voiture. Souvenez-vous, nous voulons tous du sexe, mais sans les risques.

Les autres instruments

La plupart des vibrateurs sont destinés à stimuler le clitoris, mais peut-être que vous voulez sentir quelque chose à l'intérieur du vagin pendant que le vibrateur opère à l'extérieur. C'est le moment d'utiliser les godemichets. Un godemichet est un objet de forme phallique que l'on insère dans le vagin pour simuler les sensations que vous donnerait un vrai pénis. Les godemichets existent depuis longtemps. Auparavant, on les taillait dans le bois, l'ivoire ou le jade. Aujourd'hui, le silicone semble être ce qui se fait de mieux.

Beaucoup de godemichets sont faits pour imiter le mieux possible un pénis en érection, et on en trouve dans toutes les tailles. Mais les lesbiennes étant nombreuses à utiliser les godemichets, et comme elles préfèrent souvent que cela ne ressemble pas à un pénis, vous en trouverez également dans d'autres formes. Ils peuvent être simplement lisses, ou ressembler à une femme, à un poisson, ou à une baleine (voir le Chapitre 18). Il y a des godemichets doubles pour que deux femmes puissent simuler le rapport sexuel simultanément et des harnais permettant qu'une des partenaires s'attache le godemichet pour s'en servir sur l'autre partenaire. Mais là, je m'éloigne de la masturbation qui est le thème de ce chapitre.

Utiliser l'eau

L'eau permet de se masturber d'une manière qui semble satisfaire beaucoup de femmes. Elles peuvent faire couler l'eau dans la baignoire et, selon l'emplacement de la robinetterie se positionner de sorte que le flot de l'eau atterrisse juste sur leur clitoris. On peut régler la température et la pression en fonction de ses propres goûts. Certaines femmes disent que cette technique leur procure des orgasmes très satisfaisants sans avoir à recourir au contact direct avec les mains ou avec un autre instrument.

La pomme de douche peut faire également un très bon effet, surtout si elle diffuse des jets de massage. Et si vous avez accès à un jacuzzi, vous pouvez vous servir des jets d'eau, vous ne serez pas déçue. Avec toutes ces méthodes, vous ne déclencherez pas seulement des orgasmes fabuleux, vous aurez également une hygiène parfaite.

A propos d'hygiène, vous servez-vous d'un bidet ? Ces accessoires de porcelaine que l'on ne trouve pas aux Etats-Unis, mais en Europe, sont conçus à l'origine dans un souci d'hygiène. Beaucoup de femmes, cependant, leur ont trouvé une fonction beaucoup plus excitante.

Les fantasmes

Cela ne fait pas l'ombre d'un doute, les hommes sont excités par les stimulations visuelles et cela explique que 99 % des magazines érotiques leurs soient destinés. Bien que les femmes apprécient les beaux messieurs, elles ne seront pas nécessairement excitées à la vue d'un gros plan de leur parties génitales. Ce que la majorité des femmes préfèrent comme stimulation érotique, c'est le fantasme.

Bien sûr, les hommes aussi fantasment, et beaucoup le font en se masturbant. Mais pour eux, la méthode de choix reste la stimulation visuelle. Les femmes, elles, mettent en général plus de temps à se masturber pour parvenir à l'orgasme, ce qui leur permet de se laisser aller langoureusement à un long et agréable fantasme qui les dispose à atteindre le point culminant du plaisir.

Les fantasmes des autres

Si les fantasmes vous intéressent et que vous voulez en connaître certains en particulier, vous trouverez des lectures très intéressantes et très excitantes à ce sujet. Comme vous le savez, je ne serais pas vexée que la lecture de mon livre vous excite, mais ce n'est pas mon objectif premier, alors je ne vais pas me mettre à vous raconter les fantasmes des autres et je m'en tiendrai à vous donner des conseils. Et justement, j'ai des conseils à donner au sujet des fantasmes.

Tout est bon

Pour commencer, il n'y a pas de mauvais fantasme. Dans le fantasme, vous n'avez pas à vous préoccuper des risques que vous encourez, de ce que vont dire les voisins ou de je ne sais quoi encore. Si vous voulez faire l'amour avec Alexandre le Grand et son armée entière, libre à vous. Si vous avez des fantasmes sur Hannibal et ses éléphants, ne vous gênez pas. Strictement tout ce qui vous excite est valable.

Les gens me demandent toujours : "Mais Dr. Ruth, si je fantasme sur une personne du même sexe que moi, est-ce que ça veut dire que je suis homosexuel ?" La réponse est non. Mais ça ne veut pas dire non plus que vous n'êtes pas homosexuel. En revanche, si vous avez des orgasmes exclusivement lorsque vous fantasmez sur une personne du même sexe que vous, là, c'est une autre histoire. Mais si cela ne vous arrive qu'occasionnellement, vous ne devez pas conclure que vous êtes homosexuel. Pour en savoir plus sur votre identité sexuelle, je vous renvoie au Chapitre 18.

Partager ses fantasmes

Une autre question que l'on me pose souvent est la suivante : "Est-ce que je peux partager mes fantasmes avec mon partenaire ?" Je ne dirai qu'un mot : *prudence*. Il y a des gens qui ne voient pas d'inconvénient à écouter les fantasmes de celui ou celles qu'ils aiment ; cela peut même les exciter. Mais il y en a d'autres que cela rend très jaloux. Si vous ressentez le besoin de parler de vos fantasmes à votre partenaire, faites-le avec beaucoup de précautions. Voici quelques conseils :

- **Apprivoisez d'abord votre partenaire.** Si vous êtes une femme, peut-être que votre fantasme préféré est d'être la meneuse d'une troupe de cow-boys à Dallas qui se fait surprendre nue dans les toilettes avec toute l'équipe. Il n'y rien de mal à cela, mais dites à votre partenaire que c'est lui qui, après des heures, vous trouve nue dans votre bureau. S'il réagit bien, alors vous pouvez petit à petit lui raconter vos vrais fantasmes du début à la fin.

- **Ayez un peu de bon sens.** Si votre partenaire est bâti comme Woody Allen et que vous lui dites qu'Arnold Schwarzenegger vous a toujours fait fantasmer, quel effet croyez-vous que ça va lui faire ?

- **N'oubliez pas la règle d'or.** Si vous parlez de vos fantasmes à votre partenaire, attendez-vous, en retour, à entendre les siens. Alors, si vous craignez que cela déclenche votre jalousie, ne soyez pas le premier à ouvrir votre jardin secret.

Le fantasme reste un fantasme...

J'ai connu des gens qui voulaient faire de leur fantasme une réalité, mais la plupart du temps, ça ne peut pas marcher. Bien entendu, si votre fantasme est relativement simple et consiste à être recouverte de crème fouettée et à vous faire lécher par votre partenaire, votre rêve pourra probablement devenir réalité. En revanche, il y a des fantasmes qui pourraient vous causer des petits ennuis (si vous rêvez de faire l'amour dans un lieu public par exemple), ou qui pourraient vous décevoir (votre Woody Allen pourrait bien se rompre le dos en vous portant jusque sur le pas de la porte).

Le dernier conseil que j'ai à vous donner est valable pour tous les fantasmes, sexuels ou non : souvenez-vous qu'un fantasme n'est jamais qu'un fantasme.

Il y a des gens qui cherchent à se convaincre que leur fantasme est réel. Si le partenaire de vos rêves, par exemple, est un présentateur télé très célèbre ou une star du cinéma, ça me paraît très bien. Beaucoup de gens fantasment sur leur star préférée. Mais si vous êtes célibataire et que vous en êtes au point de refuser un rendez-vous parce que ce n'est pas avec cette star célèbre, vous allez avoir de sérieux problèmes. Tant que c'est du domaine du fantasme, vous pouvez faire l'amour avec qui vous voulez. Mais dans la vie, il vous faut trouver un partenaire qui vous désire. Les fantasmes peuvent être fabuleux, mais faites attention à la manière dont vous les utilisez.

Chapitre 20

Le cybersexe et autres variantes

Dans ce chapitre

Le sexe sur les réseaux.

Le sexe au téléphone.

Histoires de sexe et histoires "cochonnes".

Le sexe à la télé.

Partenaires multiples.

La première fois qu'un adolescent met la main sur un nouveau dictionnaire, quels sont les premiers mots qu'il va chercher ? Et lorsqu'un lycéen reçoit son livre de biologie au début de l'année, est-ce qu'il se précipite pour regarder la photo d'une grenouille ? Bien sûr que non. C'est la raison pour laquelle je ne serais pas surprise que certains d'entre vous aient regardé ce chapitre avant tout autre.

Et si c'est le cas, je ne vais pas vous tirer les oreilles, car je ne reproche jamais à personne de vouloir apprendre quoi que ce soit concernant la sexualité des humains. Alors, si vous pensez que ce chapitre parle de ce que vous connaissez le moins, ça tombe bien.

Je ne peux pas nier que j'étais comme ça. Un jour, étant petite fille, j'ai fait un exercice périlleux pour ouvrir un coffret perché sur l'étagère la plus haute où mes parents rangeaient ce qu'on appelait dans le temps un guide du mariage. C'était ni plus ni moins un cours de sexualité. (Mes parents auraient pu lire ce livre avant de se marier, car l'ironie du sort veut que ce petit bout de militante de la contraception que je suis soit au monde parce qu'ils ne l'ont pas utilisé.) En empilant dangereusement des chaises, je ne prenais pas seulement le risque de me faire surprendre, mais aussi de dégringoler et de me casser le cou. Je reconnais donc que nous sommes tous curieux de ce qui touche au sexe, et plus le placard est haut (c'est-à-dire plus il semble être interdit), plus nous sommes curieux, et jusque-là c'est bien normal. Mais...

Lire des livres cochons, regarder des photos pornographiques, utiliser ces supports pour se mettre à fantasmer et parfois même partager tout cela avec son partenaire peuvent aider le bon fonctionnement sexuel. En revanche, adopter ce que la plupart d'entre nous considèrent comme étant un comportement sexuel perverti, ça, c'est une autre histoire. D'après mon expérience de sexologue, je sais que ça finit toujours mal. Le sexe peut être ce facteur merveilleux qui soude un couple. Mais poussé à son extrême, le sexe peut tout aussi facilement déchirer le couple. Même si les deux partenaires sont prêts à entrer dans le monde du sexe de "l'extrême", il y a des chances qu'ils n'en ressortent pas ensemble.

Le sexe crée des sensations très puissantes qu'il faut pouvoir contrôler. En ce sens, le sexe est comme l'appétit humain face à l'alcool, la drogue ou le jeu. Certains n'ont qu'à essayer une fois pour plonger immédiatement dans le gouffre de la dépendance. Alors, tout en étant favorable à ce que les gens puissent boire un ou deux verres de vin pendant le repas, je veux aussi leur rappeler qu'ils sont peut-être de ceux pour qui une gorgée suffit à déclencher un enchaînement de réactions dont ils n'ont plus le contrôle. Je suis encore plus favorable à ce que les gens consomment du sexe plutôt que de l'alcool, mais là aussi, ils doivent comprendre qu'il peut y avoir de l'abus.

Autrefois, les pires dangers qu'il y avait à dépasser les limites du "bon" comportement sexuel étaient, éventuellement, de ruiner une relation de couple. Aujourd'hui, les dangers sont multipliés au centuple, car certaines pratiques sexuelles menacent de maladies incurables et mortelles.

Mon conseil est d'être très prudent. Regardez par le petit trou ce qui se passe de l'autre côté de la barrière si vous voulez. Mais n'escaladez pas. S'il y a une barrière, il y a une raison. Et vous feriez bien de respecter le panneau qui dit "attention danger".

Le cybersexe : sexe et ordinateur

Puisqu'on a tout informatisé aujourd'hui, j'imagine que le sexe ne va pas échapper à cette révolution. Et je dois admettre que même moi, toute grand-mère que je suis, ne sachant pas mettre en marche un de ces ordinateurs, j'en suis venue aux autoroutes de l'information avec une version sur CD-ROM de mon *Encyclopédie du sexe*.

Quand il s'agit de transmettre de l'information concernant la sexualité, je dis : très bien. Mais quand il s'agit d'utiliser les autres fonctions de ce que l'on a surnommé le cybersexe, je dis : peut-être. Vous êtes adulte. C'est à vous de savoir. Mais assurez-vous que les enfant sont à l'abri de ce qui ne les regarde pas.

Les minitels

Bien que le mot Internet soit actuellement sur toutes les bouches, en France on a utilisé des ordinateurs pour communiquer bien avant que cette révolution n'ait lieu. Les minitels lancés par France Télécom sont purement et simplement des petits ordinateurs que l'on utilise uniquement pour communiquer. Les jeunes Français ont très vite compris que c'était un bon moyen de se faire des amis, et beaucoup de ces amitiés devenaient naturellement des idylles (ils ne sont pas Français pour rien).

Bavarder par le biais d'un ordinateur met une distance encore plus importante entre les deux individus qu'avec le téléphone. Avec l'ordinateur, vous ne pouvez pas vous voir et vous ne pouvez même pas entendre le son de la voix. Il y a des gens qui disent que l'âme, également, ne participe plus, mais c'est une autre histoire.

Les forums informatiques du sexe

Le gros avantage des forums informatiques du sexe, c'est qu'ils sont organisés par thèmes. Cela signifie que vous pouvez rapidement trouver des gens qui partagent vos goûts et communiquer avec eux, échanger des idées, des adresses et des activités. Le réseau Internet n'imposant absolument aucune restriction, quand je dis que vous pouvez bavarder sur n'importe quel sujet, ça veut vraiment dire *n'importe quel* sujet. Pour vous donner une petite idée de ce que vous pouvez trouver, voici quelques noms de forums : "Cuir et Chaînes", "Jeux aquatiques", "Perforer", "Des accessoires pour le plaisir", "Domination et Soumission uniquement", "Cravaches et Martinets", "Zoophilie", "Dix choses que toutes les lesbiennes devraient savoir sur l'amour et le sexe", "Noms de pénis". Ça vous suffit ?

Bien que certaines personnes "écoutent" à peine ce que disent les autres dans ces forums, la plupart participent activement. Certains cherchent des gens qui pourraient devenir leurs amis, et si ça devenait plus romantique ou plus sexuel, ils ne seraient pas mécontents. Ces gens-là ne sont pas différents de ceux qui se rendent dans des bars pour célibataires. Parfois les gens qui communiquent ainsi peuvent finir par se rencontrer et parfois, cela reste au stade d'une cyber-amitié.

Parmi les gens qui se branchent, il y en a qui recherchent uniquement le cybersexe, ce qui donne souvent lieu à la masturbation. Lorsque c'est l'objectif principal du forum, on appelle ça une J/O session (pour Jerk Off)[1]. Les gens qui ont l'habitude de fréquenter ces forums s'appellent entre eux des "Cybersalopes." Et qui suis-je pour me permettre de ne pas être d'acccrd ?

1. Signifie que l'on se masturbe collectivement.

Se brancher dans l'anonymat

Avant que vous n'alliez explorer le cyberespace, j'ai deux mots à dire sur les renseignements personnels que vous pourriez échanger : c'est vous qui décidez ce que vous voulez dire sur vous-même.

Après avoir rencontré quelqu'un dans l'un de ces forums, il se peut que vous décidiez d'échanger vos numéros de téléphone pour parler puis éventuellement que vous vous rencontriez. Si vous êtes à la recherche d'un partenaire, il vaut certainement mieux connaître quelqu'un en personne que par l'intermédiaire unique de l'ordinateur.

Il y a une différence entre les rendez-vous aveugles que vous avez avec une personne recommandée par un ami ou par un membre de votre famille et les rendez-vous aveugles que vous prenez avec une personne connue par l'intermédiaire du cyberespace. Dans la deuxième éventualité, la personne que vous allez rencontrer peut s'être toujours montrée sous un faux jour et, en ayant l'air d'une personne très bien, elle peut être complètement psychotique. Quelqu'un peut avoir l'air tout à fait normal sur l'ordinateur et cacher une face plus sombre de son personnage. Je ne vous dis pas de devenir complètement paranoïaque, car la grande majorité des gens que vous rencontrerez seront tout à fait normaux, mais puisqu'on n'est jamais à l'abri du danger, il n'est pas inutile d'être sur ses gardes.

Ne donnez pas trop rapidement de renseignements personnels. Et si vous décidez de rencontrer une personne, fixez le rendez-vous dans un lieu (très) public d'où vous pouvez facilement partir sans être suivi.

Les meilleurs services sur réseaux

Tous les réseaux offrent la possibilité de consulter des images et de suivre des conversations. Sur certains systèmes, les services réservés aux adultes, et en particulier les services "cochons" interdits aux mineurs, sont assez bien cachés. Si c'est ce que vous recherchez, la meilleure chose à faire est souvent de vous renseigner dans les circuits de conversation pour adultes du système que vous utilisez.

America Online (AOL)

Avec plus de trois millions d'utilisateurs, beaucoup de gens peuvent se retrouver sur America Online.

Les thèmes de conversation sur AOL ont lieu dans un domaine qui s'intitule The People Connection et comprennent Gay & Lesbian, Romance Connection, Over 40, The Meeting Place, Thirty Something, Male 4 Male, Female 4 Female,

Bondage, Le Chateau (BDSM). Des conversations écrites ont lieu en direct et sans interruption. Vous pouvez simplement lire et regarder ou participer. Il y a aussi des conversations privées ; des individus peuvent quitter une conversation de groupe et se retrouver entre eux pour parler plus tranquillement. Vous pouvez rester anonyme en utilisant un "nom d'écran".

AOL possède également l'accès Internet pour World Wide Web, newsgroups, et e.mail, dont je parle également dans ce chapitre.

CompuServe

CompuServe offre des possibilités de conversations similaires à AOL. CompuServe étant un des premiers réseaux, les domaines de conversations s'intitulent "CB", et vous pouvez vous "brancher" sur une fréquence. Parcourez le simulateur CB dans le menu Services, cherchez parmi les fréquences, et vous trouverez des conversations de sexe pour adultes.

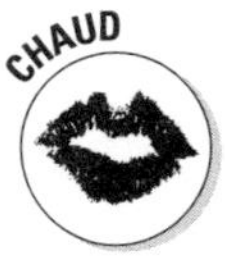

Channel 10 (dans Access CB Adult 1 Band) a beaucoup de succès. Mais ce n'est pas pour les timides.

Des domaines de conversations spécialisés, intitulés HSX Forum Conference Rooms, sont disponibles pour des conversations que beaucoup jugeraient trop personnelles (du moins pour les domaines de conversations générales).

CompuServe possède également l'accès Internet.

Prodigy

Prodigy possède une section Adults Only, mais surveillez vos manières : il faut parler explicitement. Vous pouvez changer d'identité (mais tout le monde peut deviner qui vous êtes, alors soyez prudent). Pour entrer dans l'action, cliquez "jump" dans n'importe quelle page de menu, tapez **Lifestyles Board,** cliquez "choose a topic", et allez dans Alternative Lifestyles. Il y a une autre section pour les questions sexuelles, qui se trouve dans Health bulletin board.

Prodigy possède également un excellent accès à Internet.

Adult BBSs

Si vous disposez d'un modem, vous pouvez accéder à quelques-uns des bulletins board systems (BBSs) pour adultes les plus populaires portant sur le sexe et sur tout ce qui est destiné exclusivement aux adultes. Pour démarrer, regardez au dos des magazines informatiques (comme *Boardwatch Magazine* qui dresse chaque année la liste des cent meilleurs BBSs), dans votre quotidien local et dans les livres sur les bulletins boards (*BBSs pour les nuls* me vient à l'esprit...). Pratiquement tous les sujets auxquels vous pouvez penser sont traités (personnels, "XXX", et beaucoup offrent des possibilités de converser) ; vous indiquez un nom, et quelqu'un reçoit un BBS sur ce sujet.

Internet

On ne peut plus allumer la télé sans en entendre parler.

En cherchant bien, on peut y trouver à peu près tout (et je vous dirai par où commencer !).

Dans chacun des domaines suivants, vous trouvez une section FAQ (Frequently Asked Questions) qui vous aidera à vous diriger avant que vous ne vous lanciez tête baissée.

(*Internet pour les nuls* de Sybex/IDG Books fournit de bonnes informations sur l'ensemble d'Internet.)

L'euphorie sur E-mail

Trente millions de gens ont accès à l'e-mail, et les lettres d'amour ne sont jamais deux fois les mêmes ! Faites juste attention à qui vous écrivez !

E-mail (qui signifie electronic mail) fonctionne sur tous les principaux systèmes de réseaux, Internet, beaucoup de particuliers abonnés à Internet, des sociétés et des institutions éducatives. E-mail est de loin l'utilisation la plus populaire d'Internet.

De nombreux systèmes de e-mail permettent également d'envoyer des images avec le texte. Chaque système de e-mail fonctionne un peu différemment, mais tous les systèmes peuvent communiquer entre eux, et on peut envoyer un message à n'importe qui sur n'importe quel système. Sur AOL, par exemple, allez sur Members keyword et cliquez Member directory pour chercher votre ami perdu de vue. Sur trois millions de personnes, vous avez une chance raisonnable de retrouver votre correspondant cyber-sophistiqué.

Avec trente millions de gens sur Internet, les systèmes qui se développent pour permettre ce genre de recherches seront très populaires.

Le malicieux World Wide Web

Le World Wide Web, qui existe depuis deux ans, est un moyen graphique simple d'accéder à Internet. Il possède maintenant plus de dix mille sites et plus de cinq millions de documents. Vous trouverez du sexe sous toutes les formes et également des informations intéressantes sur la sexualité sans risques et sur la prévention des maladies.

La méthode la plus facile pour trouver quelque chose sur le Web est d'utiliser un des outils de recherche connus. (Leurs adresses sur Internet se trouvent entre parenthèses.) Par exemple, en utilisant le Netscape browser, cliquez NetSearch, ce qui vous mènera à InfoSeek (www. infoseek. com), un outil de recherche qui permet de lire dans les pages Web, et plus encore, en tapant n'importe quel mot. Vous ne serez pas surpris d'apprendre que le mot sexe est le plus recherché sur le système !

Vous pouvez également utiliser Yahoo (xxx. yahoo. com) pour trouver des sujets pré-sélectionnés allant de l'art à la zoologie. Pour trouver la section sur la sexualité, cliquez Society & culture puis allez dans les Sexuality Links. Au dernier recensement, il y avait des centaines de "Links".

Parmi les autres outils de recherche populaires, il y a Lycos (http://lycos. cs. cmu. edu) et WebCrawler (http://webcrawler. com) qui vous laissent également rechercher selon vos désirs les plus chers.

Le vilain petit newsgroups

Considérez que le UseNet newsgroups d'Internet est le plus important bulletin board system du monde, avec plus de 250 newsgroups consacrés au sexe. Vous pouvez y trouver des images, des sons, des films et des histoires. On y parle d'obsessions, d'érotisme, d'homosexualité et de jouets sexuels pour ne pas tout citer. On trouve les principaux newsgroups dans deux domaines, sous *alt. binaries. pictures*, et *alt. sex*. On discute également très activement sous le domaine *alt. personals* et dans *soc. hierarchy*, en particulier *soc. motss* (Membres de même sexe), *soc. couples*, et *soc. singles*.

Des conversations pas toujours chastes

La possibilité de converser attire beaucoup d'utilisateurs d'Internet : imaginez une soirée cocktail avec cinq, voire dix mille personnes ! On bavarde sur Internet grâce à un système qui s'intitule Internet Relay Chat (URL) : il vous faut un logiciel de conversation comme WSIRC pour windows, ou Homer sur Mac. Ce sont deux logiciels du domaine public.

Puis, vous trouvez un serveur (en général, votre logiciel contient des serveurs préconfigurés) et vous pouvez commencer à converser. La conversation a des fréquences, et vous rejoignez celles-ci. Parmi les fréquences les plus populaires, vous avez *#hottub*, *#hotsex*, et *#netsex*. Vous pouvez également créer vos propres fréquences avec des noms provocants, et des gens vous rejoindront.

Des transferts de dossiers délirants

Tout le monde cherche à savoir où se trouvent les photos pornographiques sur le Net : c'est arrivé à un tel point que c'est devenu une véritable mythologie. Si vous demandez à quelqu'un qui sait, il va vous répondre qu'il n'y a pas de sites de ftp classés X. En réalité, voilà ce qui se passe : un individu met sa propre collection de photos à disposition sur un site ftp qui est un endroit sur le Net où des dossiers peuvent être convertis en formats utilisables et échangés. Puis, il envoit un message à l'un des *alt. sex* newsgroups, faisant savoir aux gens que c'est là. En quelques heures (non, en quelques minutes !), des centaines ou des milliers de gens visitent le site, causant de tels embouteillages que le site finit par fermer. Vous connaissez maintenant la véritable histoire.

Pour trouver plus facilement des photos classées X, vous pouvez aller sur des sites du Web qui en sont pourvus.

Les photos classées X

Comme nous l'avons vu précédemment, on n'échange pas seulement des mots grâce aux ordinateurs. On échange également des photos, et c'est ce qui préoccupe plus particulièrement ceux qui voudraient censurer le cyberespace. *Playboy* et *Penthouse* ont des adresses sur le cyberespace où leurs photos sont offertes. Mais parmi les photos disponibles, certaines dépassent même la catégorie XXX. Il y a littéralement des millions de photos pornographiques sur les réseaux et certaines sont au comble de l'ignominie, représentant des scènes de barbarie, de pornographie enfantine et d'autres choses que je ne supporterais même pas de mentionner.

Il y a en plus de cela des gens qui se prennent nus en photo pour envoyer les clichés dans le cyberespace dans l'espoir que si leur prose n'encourage personne à les rencontrer, leur nudité y parviendra. C'est une tactique que je ne recommande à personne, même avec un corps parfait.

ATTENTION

La technique permettant de recevoir et d'envoyer des photos n'est pas le procédé le plus rapide au monde. Si vous payez à la minute, cela peut vous coûter une fortune. Si vous ne pouvez pas vous passer de le faire, assurez-vous au moins que vous avez le modem le plus rapide possible, afin de limiter le temps que ce procédé demande, et la dépense qu'il occasionne. (Si vous ne savez rien sur les modems, procurez-vous un exemplaire de *Modems pour les Nuls*, pour combler le manque.)

TRUC

Si vous voulez vraiment voir des photos de gens nus sur votre écran d'ordinateur, mais que vous attendez simplement que ces gens soient beaux à regarder et pas nécessairement qu'ils accomplissent des actes contre nature, alors vous ne vous porterez pas plus mal si vous achetez un CD-ROM classé X.

Avec le CD-ROM, vous ne dépensez qu'une fois, ainsi vous êtes sûr de ne pas dépasser votre budget. Vous trouverez différents types de CD-ROM, allant du style Playboy au style carte postale ancienne... Certains de ces CD-ROM contiennent des jeux vidéos qui peuvent également satisfaire les curiosités sensuelles. Si cela vous intéresse d'en acheter, regardez dans le premier magazine informatique qui vous tombe sous la main et vous verrez que les offres ne manquent pas.

Pour ceux d'entre vous qui ne sont pas équipés pour lire un CD-ROM, il y a également des jeux vidéo "coquins", sur disques normaux. Ce sont en général des sujets animés qui utilisent beaucoup moins de mémoire que les vraies photos.

Le sexe virtuel

Se projetant dans l'avenir, beaucoup spéculent sur ce que sera le sexe virtuel (ou *télédildonics*[2], comme certains l'ont appelé). La réalité virtuelle est un moyen généré par ordinateur de vous faire entrer dans une autre dimension au lieu de regarder simplement un écran. Vous mettez un casque spécial sur la tête qui vous permet de voir uniquement ce que l'ordinateur veut vous montrer, et en bougeant la tête et les mains, vous pouvez manipuler tout ce qui vous entoure.

Bien entendu, si vous êtes entouré d'une femme fatale ou d'un homme irrésistible, vous allez vouloir manipuler un peu plus que de l'air. C'est pourquoi des futuristes envisagent d'ajouter des accessoires permettant de simuler un pénis ou un vagin afin que le corps tout entier puisse faire l'expérience de la réalité virtuelle. Je ne sais pas à quel point ces expériences sexuelles seront satisfaisantes comparées à la réalité, mais il est certain qu'elles ne comportent pas de risque de maladies puisque les virus humains et les virus informatiques ne peuvent pas s'échanger.

Un peu plus pour les femmes ?

Puisqu'il est question de futur, je voudrais formuler un espoir que j'ai à propos de sexe et d'informatique, et cela concerne les femmes. Jusqu'à présent, le cybersexe attire beaucoup plus d'hommes que de femmes. Les images visuelles qui se promènent par là concernent essentiellement les hommes. Mêmes les hommes nus que l'on peut voir sont principalement destinés aux homosexuels.

Que pourrait-on proposer aux femmes ? Des cyber-romans romantiques ? Ou bien des séries mélo dont les scénarios impliquent beaucoup de sensualité ?

2. la "télémasturbation".

Je ne suis pas experte en informatique, alors je ne peux pas vous dire exactement en quoi cela pourrait consister, mais quelle que soit la présentation finale, il faudrait une véritable intrigue, beaucoup de fantaisie et un ton très romantique. J'espère que quelqu'un se chargera de faire un effort pour rendre le cybersexe aussi attrayant pour les femmes que pour les hommes.

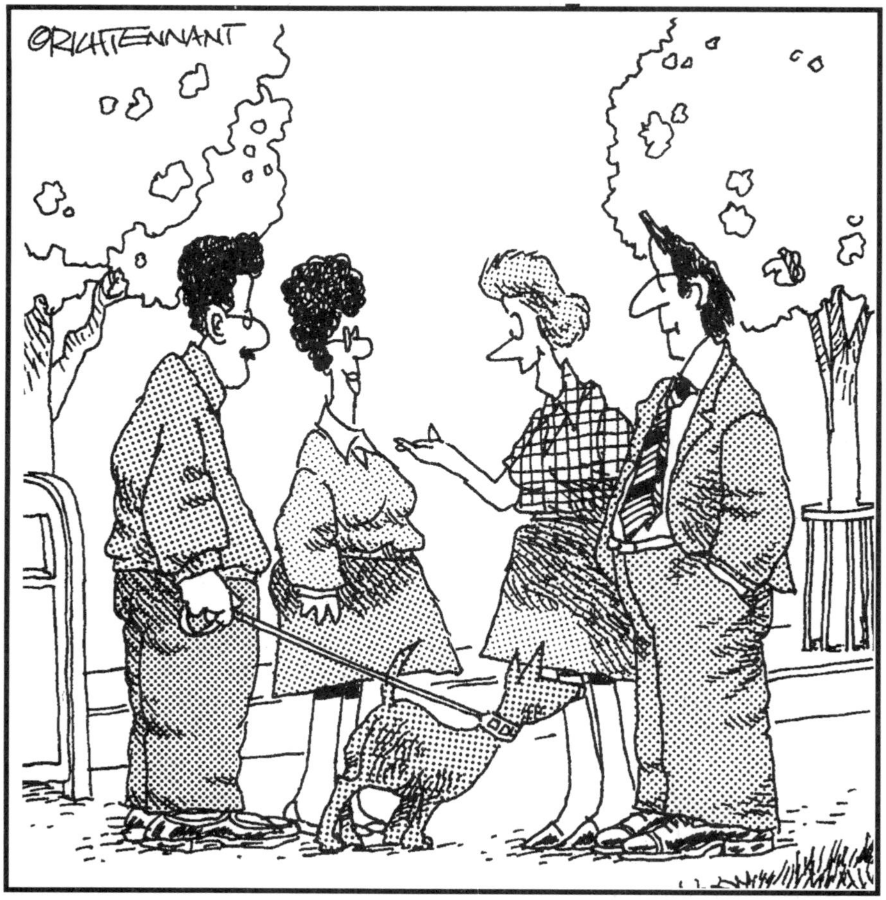

"Nous nous sommes rencontrés sur Internet, et j'ai tout de suite craqué pour sa syntaxe."

Le téléphone et le sexe

Le sexe étant une forme de communication, il est bien normal que le téléphone joue un rôle dans notre activité sexuelle. En réalité, c'est même un précurseur du cybersexe. Permettant de rester anonyme, le téléphone est rapidement devenu le moyen idéal de demander un rendez-vous à quelqu'un. Au téléphone, la réaction physique de celui qui demande comme de celui à qui l'on demande peut rester secrète, et cela facilite un peu les choses.

L'anonymat encourage également les gens à flirter au téléphone (comme ils le font sur un ordinateur). En général, cela ne va pas plus loin que le flirt, d'autant plus qu'ils sont parfois séparés par de longues distances. Et même si les gens sont très séduisants au téléphone, vous pourriez être drôlement déçus de les rencontrer en chair et en os.

Ce type de contact sexuel est plutôt innocent, mais Alexander Graham Bell aurait probablement enterré son invention s'il avait imaginé de quelles autres manières on allait transformer son téléphone en jouet sexuel.

Les coups de téléphone obscènes ont longtemps constitué un véritable problème, mais quelques innovations récentes, comme la carte d'identité pour celui qui appelle, vont bientôt complètement "démoder" ce phénomène. Certains de ces appels ne sont que des frasques d'adolescents dévergondés qui cherchent plutôt à choquer leur interlocuteur qu'à l'exciter ou à s'exciter eux-mêmes. Mais il y a des gens qui ne peuvent vraiment plus s'empêcher de passer des coups de fil obscènes. Il n'y a pas si longtemps, le doyen d'une université a perdu sa place à cause de son habitude de passer ce genre de coups de téléphone.

Payer pour jouer

Depuis quelque temps, les gens utilisent de plus en plus le téléphone pour des conversations dont le but est de mener l'un des deux ou les deux partenaires à l'orgasme. Pour certains, il n'y a rien de nouveau à se dire des "choses cochonnes" en se masturbant. C'est même quelque chose que je recommande aux couples qui sont séparés par de longues distances et qui veulent entretenir leur relation sexuelle tout en vivant loin l'un de l'autre.

Aujourd'hui, il y a des centaines de numéros de téléphone que l'on utilise exclusivement pour le sexe. Vous pouvez appeler et parler à quelqu'un qui satisfait tous les fantasmes téléphoniques que vous pouvez avoir (parler de sexe à un homme ou à une femme, ordonner à un esclave soumis de l'autre côté d'obéir à tous vos désirs, ou bien être dominé par un maître cruel). Celui qui appelle peut se masturber, il peut faire durer le plaisir, payer le supplément ou raccrocher dès qu'il a obtenu le soulagement qu'il recherchait.

ATTENTION

Parce que nous avons besoin de sexualité sans risques pour servir d'exutoire, je pense que ces numéros de téléphone rose remplissent une fonction, mais ils ont des inconvénients qui me dérangent :

- Je ne pense pas que les enfants soient correctement protégés. En théorie, il faut être âgé de vingt-et-un ans au minimum pour appeler, mais y a-t-il des vérifications ? Même si celui qui appelle est censé utiliser une carte de crédit, un adolescent, ou même un enfant, peut utiliser le numéro de ses parents.
- Le prix est un autre inconvénient. Il y a des gens qui deviennent tellement dépendants de ces numéros de téléphone que leurs notes atteignent des sommes astronomiques. Je veux bien admettre que s'ils sont adultes, ils le font de leur propre gré, mais cela me dérange tout de même.

J'appelais juste pour dire...

Que penser de l'utilisation du téléphone comme instrument sexuel dans un couple ? Si les deux partenaires sont loin l'un de l'autre, je n'y vois aucun inconvénient. Mais s'ils habitent près l'un de l'autre et qu'ils ont souvent recours à ce genre de méthode afin de prendre moins de risques sexuellement, là, j'ai des doutes. Est-il bien réaliste que deux personnes qui sortent ensemble ne fassent l'amour que par téléphone ? Ils finiront par désirer une relation plus normale et auraient mieux fait de se préparer à cette éventualité, plutôt que de ne compter que sur le sexe au téléphone pour éviter les risques. Cependant, je ne peux pas vraiment critiquer les couples qui pratiquent l'amour au téléphone, car à cette époque du SIDA, il n'y a pas une précaution que l'on puisse considérer comme étant exagérée.

CHAUD

Le téléphone peut vous aider à mettre un peu de piment dans votre vie sexuelle, même si vous êtes mariés. Lorsque vous parlez au téléphone, vous parlez directement dans l'oreille de l'autre. Souffler ou murmurer dans l'appareil de sorte que personne d'autre que vous deux n'entende peut vous permettre d'être très proches et très intimes à n'importe quelle heure du jour et de la nuit. Vous pouvez utiliser ces moments comme partie intégrante des préliminaires amoureux. Et, si les circonstances s'y prêtent, vous pouvez avoir une vraie conversation sexuelle, où l'un de vous ou les deux se masturbent, juste histoire de varier les plaisirs.

La radio et le sexe

J'ai moi-même participé à l'histoire de la radio, puisque j'ai aidé à démarrer le principe de la médiathérapie. Ma petite émission radio "Sexually Speaking" a vu la première fois le jour à New-York. Les gens étaient très surpris (peut-être que "choqués" convient mieux) de m'entendre parler de pénis, de vagins et d'orgasmes à la radio. Ce qui rendit la chose acceptable, c'est que je ne le faisais pas pour choquer, mais pour informer. Et je pense que mon accent, que certains identifient à celui de Sigmund Freud, a également aidé.

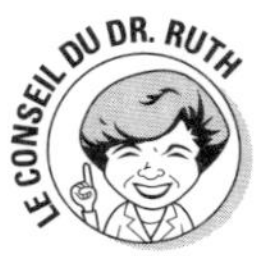

Mon émission a démarré en 1980, et il y a des gens qui parlent encore de la première fois qu'ils l'ont entendue, comme ils parlent de la première fois où ils ont fait l'amour. Le sexe joue toujours un rôle à la radio, mais bizarrement, c'est encore surtout utilisé pour choquer. Je regrette que l'on n'utilise pas plus la radio pour informer sur tout ce qui touche à la sexualité, plutôt que pour y déballer un langage agressif, comme c'est le cas dans certaines émissions.

Mais la radio reste un moyen de communication relativement froid. Bien que l'on utilise des mots que l'on n'osait pas utiliser avant, ils ne sont jamais vraiment sexy. Je veux dire par là qu'à mon avis, aucun de ces programmes ne parvient à exciter quiconque.

Le sexe et la télévision

La télévision étant un moyen de communication visuelle, elle a toujours été potentiellement capable d'amener le sexe directement chez les gens. Aux Etats-Unis, la télévision est longtemps restée relativement sage, car comme la radio, tout le monde y avait accès, les enfants comme les adultes. La nudité est apparue sur les écrans européens bien avant d'apparaître sur les écrans américains. Mais la télévision s'est rapidement étendue au-delà des réseaux habituels, et c'est là que le sexe a joué un rôle important, puisque le public ne s'est pas contenté de rester simple spectateur.

Avec le câble, on a vu apparaître plus de films interdits aux mineurs, ainsi que des émissions au langage osé et montrant plus de nudité. Mais les producteurs craignant souvent d'aller trop loin, si l'aspect choquant est là, le contenu érotique n'y est pas toujours. On peut voir des films érotiques sur les chaînes payantes, mais cela restera toujours sans comparaison avec ce que vous pouvez trouver en cassettes vidéo.

Louer des films pour les regarder seul ou à deux

Bien qu'il existe des films que je ne cautionne absolument pas, je suis en général assez favorable à ce que les gens louent des films érotiques. Pour les célibataires, les films érotiques sont un prétexte à se masturber, ce qui en fait presque un service d'utilité publique, étant donné les risques qu'il y a à aller voir une prostituée ou à avoir des aventures sans lendemain. Regarder ce genre de films peut également pimenter la vie du couple, et peut-être même apprendre aux deux partenaires de nouvelles positions ou de nouvelles techniques qu'ils n'avaient pas à leur répertoire sexuel. A cet égard, les films européens sont beaucoup plus sophistiqués que les films américains et apportent une véritable touche artistique.

Devenir le héros de son propre film de sexe

Immédiatement après les cassettes vidéos, les camescopes sont arrivés, permettant aux couples de jouer leurs propres versions de leurs films érotiques préférés. Encore une fois, si le fait de filmer vos ébats amoureux contribue à corser votre vie sexuelle, je suis tout à fait pour. Mais je dois vous indiquer quelques précautions à prendre :

ATTENTION

- N'obligez pas votre partenaire à faire quelque chose qu'il ou elle ne veut pas faire. Si l'un des partenaires veut filmer le couple en train de faire l'amour et que l'autre ne veut pas, on n'en parle plus et on ne filme rien du tout.
- Si vous voulez conserver les cassettes, souvenez-vous qu'elles risquent de tomber entre de mauvaises mains. Je vous conseille donc de les regarder quelques fois puis de les effacer.

DANGER

Je sais que certains n'hésitent pas à se filmer pour vendre ensuite les cassettes afin que d'autres puissent les louer dans leur magasin de location vidéo. Vous voulez savoir ce que j'en pense ? Je trouve ça complètement stupide. Vous pouvez avoir la certitude que quelqu'un va montrer ces cassettes à la personne qui ne devait pas les voir. Cela pourrait être vos enfants, vos parents, votre patron ou votre plus gros client. Et cela ne pourrait pas seulement arriver cette année-là ou l'année suivante, mais cinq ans plus tard, et les conséquences pourraient être bien pires. Si vous n'êtes plus avec la même personne que dans le film, votre nouveau ou nouvelle partenaire n'est peut-être pas aussi large d'esprit.

TRUC

Si l'idée que d'autres gens vous regardent faire l'amour vous procure encore plus de sensations, imaginez que votre caméra est reliée à une grande chaîne de télévision et qu'elle retransmet votre scène d'amour dans des millions de foyers. Mais ne laissez jamais ce genre de cassettes franchir le seuil de votre porte.

Multiplier les partenaires

Avant qu'il n'y ait la presse pour imprimer des textes pornographiques, des appareils photo pour prendre des photos obscènes, des caméras, des téléphones, des ordinateurs et tous les gadgets modernes qui permettent d'emmener la sexualité là où elle n'était jamais allée, les gens trouvaient tout de même des moyens de jouir des plaisirs illicites.

Le plus courant de ces moyens était d'avoir plus d'un partenaire sexuel. Dans certaines cultures, comme au Moyen-Orient, c'était une chose officialisée puisque les hommes avaient le droit d'avoir plus d'une femme, mais cela enlevait sûrement une bonne partie du plaisir.

Par certains aspects, l'adultère était plus excusable dans le temps qu'aujourd'hui. Les parents obligeaient souvent les jeunes à se marier, et de tels mariages ne se passaient pas toujours bien. Si on se retrouvait uni à un partenaire sexuellement incompatible, ou que l'on détestait (et l'on ne parlait quasiment pas de divorce à l'époque), il était compréhensible qu'on aille chercher un peu plus de satisfaction ailleurs.

Le piège de l'adultère

J'ai lu toutes sortes de choses sur le nombre de gens qui commettent l'adultère aujourd'hui, et toutes les études sont contradictoires. Certains disent que les couples fidèles sont rares et d'autres disent l'inverse. Puisque personne ne semble tomber d'accord sur les chiffres, je ne vous donnerai pas de pourcentages, mais nous n'avons pas besoin de statistiques pour être au courant de ce qui se passe juste sous notre nez.

On entend parler d'adultère partout autour de nous, que ce soit parmi les gens riches et célèbres ou parmi nos voisins ou nos collègues.

DANGER

Il y a plusieurs manières de tromper sa femme ou son mari. Cela va de l'homme qui va voir une prostituée pendant un voyage d'affaires, à la femme qui revoit un ex-petit ami tous les mercredis après-midi, en passant par les couples adultères qui se voient plus souvent qu'ils ne voient leurs maris et femmes respectifs. Mais qu'il s'agisse d'épisodes brefs ou de longue durée, l'infidélité affecte toujours un mariage, d'une manière ou d'une autre, car celui ou celle qui trompe l'autre est obligé(é) de mentir sur ce qu'il ou elle faisait, ce qui entraîne une avalanche de mensonges et finit par détériorer les liens du mariage.

Ces dernières années, l'apparition du SIDA a eu un impact sur ce type de comportement. J'ai l'impression qu'aujourd'hui de plus en plus de gens essaient de ne pas s'égarer. Pourquoi ? Ils essaient de préserver leur mariage et de résoudre leur problèmes de couples pour la simple raison qu'ils redoutent les conséquences qu'il pourrait y avoir à tromper son mari ou sa femme. Pour ce qui est de l'amélioration que les couples tentent d'apporter à leur vie sexuelle (sans parler de l'amélioration des autres aspectsde leur vie), j'accueille avec enthousiasme cette nouvelle tendance, mais j'aurais souhaité qu'elle naisse de la meilleure connaissance du bon fonctionnement sexuel plutôt que de la peur du SIDA.

Échanges de partenaires et partouzes

Bien entendu, ce n'est pas parce que l'on a un partenaire sexuel en dehors du mariage que l'on trompe son mari ou sa femme. Certains couples décident sciemment d'avoir des relations sexuelles en dehors de leur mariage.

- Il y a des gens qui font venir une troisième personne dans leur chambre à coucher ; c'est ce que l'on appelle le*ménage à trois*.
- Parfois, deux couples se réunissent pour faire l'amour dans ce qu'on appelle un *échange de partenaire*.
- Le groupe d'amis peut s'élargir et se réunir chez quelqu'un pour échanger les partenaires, c'est ce qu'on appelle une *partouze*.
- Parfois encore, des gens se réunissent sans se connaître, en général dans un club et font l'amour avec le premier qui tombe sous la main. C'est une autre version de la partouze que l'on appelait autrefois une *orgie*.

Toutes ces pratiques ont gagné en popularité vers la fin des années 60 et le début des années 70. Je crois que cela était dû en grande partie à l'arrivée de la pilule contraceptive qui permettait aux jeunes de faire l'amour sans prendre le risque que la fille tombe enceinte, mais ce type de comportement a toujours existé et ne disparaîtra jamais complètement (pensez aux célèbres orgies des romains ou aux scènes que l'on décrit au temple d'Angkor Wat au Cambodge).

Tout au long de ce livre, je dis que la relation sexuelle gagne à ce que le couple apprenne à mieux communiquer et à faire durer la relation. S'il en est ainsi, pourquoi les gens veulent-ils faire l'amour avec des gens qu'ils connaissent à peine ? Quel est l'intérêt ?

- Nous avons tous un petit côté voyeur et exhibitionniste. Certains sont épouvantés par de tels sentiments et font tout pour les oublier, alors que d'autres prennent plaisir à les exploiter, et c'est ce qu'une orgie leur permet de faire.

- Ce qui peut également rendre la chose attrayante, c'est la stimulation visuelle que l'on trouve à regarder d'autres couples ou de nouveaux partenaires s'adonnant à toutes sortes d'activités sexuelles.

A quel point ces échanges sont-ils sexuellement satisfaisants ? Pour beaucoup d'hommes, pour qui le stimuli visuel est très important, ces scènes peuvent faire du bien à leur libido. En revanche, beaucoup de femmes ont besoin de se concentrer pour atteindre un orgasme, et ces situations n'aident pas leur bon fonctionnement sexuel. Il faut bien admettre que c'est souvent l'homme qui tire le plus de plaisir de ces expériences et qui pousse sa femme ou sa partenaire à y participer.

Mais bien que ce soit souvent les hommes qui soient les instigateurs de ce genre de situations, j'ai vu des cas dans lesquels l'homme était également celui qui regrettait le plus d'avoir conduit sa femme à agir ainsi.

ETUDE DE CAS

Betty et Phil

Lorsque Phil fut invité à une "partouze" par un collègue de bureau, que je nommerai Gary, Betty et Phil étaient mariés depuis environ cinq ans. Phil avait très envie d'y aller, mais Betty n'y tenait pas du tout. A force de lui demander et d'insister, il finit par lui faire accepter, mais elle garda secrète la véritable raison pour laquelle elle avait dit oui. Il se trouvait que Betty avait rencontré Gary au repas d'entreprise de fin d'année, et qu'elle avait ressenti une attirance pour lui. Elle n'aurait jamais donné suite à ce sentiment, du moins c'est ce qu'elle m'a dit, mais lorsque Phil lui proposa d'aller à cette "petite fête", elle se dit que ce n'était peut-être pas une occasion à laisser passer.

Gary avait remarqué les regards de Betty, et c'était pour cette raison qu'il avait convié Phil à se joindre au groupe. Bien entendu, lorsque l'ambiance a commencé à chauffer au cours de la soirée, Betty et Gary se sont rapprochés et ont fini par avoir une relation sexuelle. Phil eut également une relation avec quelqu'un d'autre, puis se mit à chercher sa femme. Quand il la vit avec Gary, il n'y accorda d'abord pas d'importance, puis au bout d'un moment, il commença à se sentir jaloux. A cause de cette jalousie, il n'arriva pas à avoir une deuxième érection, ce qui l'énerva alors pour de bon. De retour à la maison, il se mit à fustiger Betty qui se réfugia derrière l'argument que c'était son idée à lui.

La jalousie de Phil finit par se tasser et il repensa avec délices aux bons moments de cette soirée. Lorsque l'occasion se présenta de nouveau, il voulut y retourner. Betty essaya de l'en dissuader, mais il promit qu'il ne serait plus jaloux, et ils y allèrent.

Je n'ai pas besoin de vous raconter la suite de l'histoire, car je suis sûre que vous pouvez deviner ce qui s'est passé. Betty s'est adressée à moi pour voir si je pouvais l'aider à réparer son mariage, et c'est ce que j'ai essayé de faire. Mais il était vraiment trop tard. Gary l'attirait beaucoup plus que Phil, et comme elle n'avait pas d'enfants avec Phil, elle décida finalement qu'elle préférait passer le reste de sa vie avec Gary.

Ainsi, Betty avait du plaisir à changer de partenaire, mais ce qui l'intéressait, c'était de faire l'amour avec un homme en particulier et pas de faire l'amour avec une quantité d'hommes différents. Je pense que c'est ce qui se passe pour beaucoup de femmes qui participent à ce genre d'expériences. Même si, au début, la femme a des relations avec plusieurs hommes, elle n'a pas nécessairement besoin d'être excitée pour cela. Mais au bout d'un moment, elle fixe son attention sur une personne autre que son mari. Et lorsque celui-ci en prend conscience, les problèmes commencent.

ATTENTION

Bien entendu, les couples pour qui l'échange de partenaire ne pose pas de problèmes ne vont pas voir un thérapeute comme moi, et peut-être que ces procédés fonctionnent pour plus de gens que je ne l'imagine. Mais j'ai vu suffisamment de gens qui avaient souffert de ces situations pour savoir qu'en général le mariage en subit les conséquences. On ne fait pas passer la jalousie comme on soulage un désir sexuel. La jalousie est le genre de sentiment qui couve, qui grandit au fil du temps et qui généralement sème le trouble. Si je peux vous donner un conseil, c'est de laisser la sexualité de groupe au domaine du fantasme, et de ne pas essayer d'y participer.

Cinquième Partie :

Avoir une sexualité saine

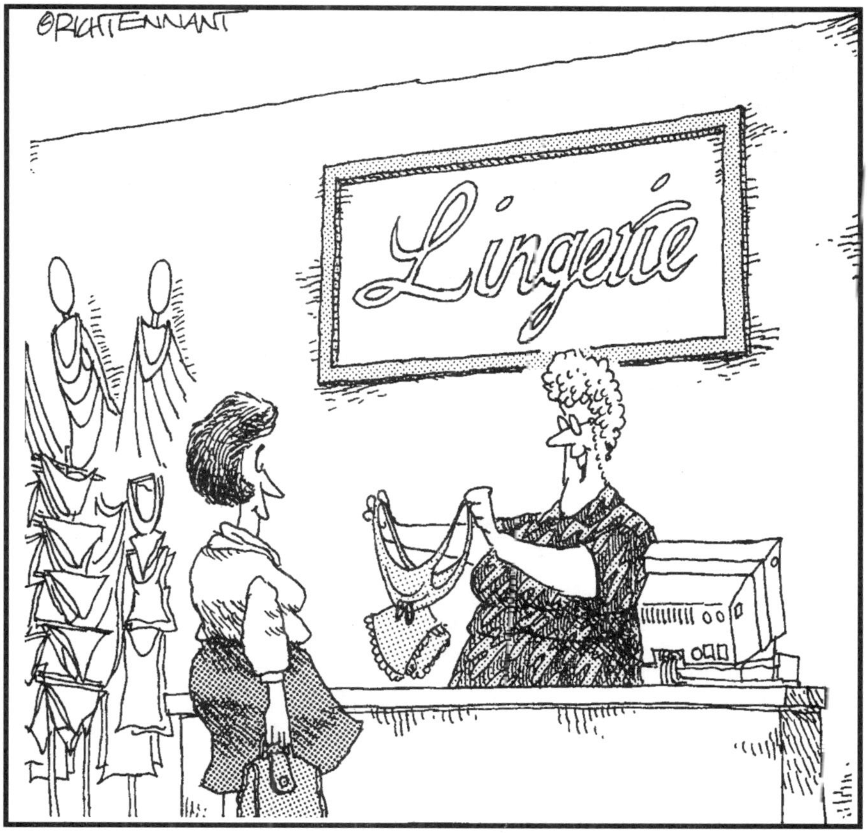

Voulez-vous les préservatifs assortis ?

Dans cette partie...

Le sexe représente une bonne fonction corporelle, qui fait partie intégrante de notre nature. Mais, comme beaucoup d'autres choses dans cette vie, tout ne va pas toujours comme on le voudrait. Après trop d'exercices, nous sommes courbatus ; après un repas trop lourd, nous pouvons avoir des gaz. Je ne pourrai certainement pas aider la terre à tourner rond, mais je peux vous conseiller pour que vous parveniez à avoir plus de plaisir dans votre vie.

Chapitre 21

Ce que vous pouvez attraper et comment le prévenir

Dans ce chapitre

Reconnaître une maladie sexuellement transmissible.

En évaluer les conséquences.

Les combattre.

Optimiser la protection.

Dans un monde sexuel idyllique, on n'aurait aucun mal à trouver de fantastiques partenaires, tout le monde atteindrait facilement l orgasme et personne ne serait malade. Seulement, nous ne vivons pas dans un monde parfait, que ce soit sexuellement ou autre, ce qui fait qu'un Américain sur quatre, entre 15 et 55 ans, attrape au moins une MST.

"Elle a dit au moins ?" Oui, parce qu'il existe plus de 30 MST et quelquefois les personnes exposées en attrapent plus d'une. Si vous ne le savez pas encore, sachez que la période de libération sexuelle de ces dernières décennies, qui incitait les gens à changer fréquemment de partenaires, est terminée. Avec autant de maladies sexuellement transmissibles autour de nous, on peut dire que plus on a de partenaires et plus on est menacé.

Si vous avez eu de nombreuses relations sexuelles avec différents partenaires, ne pensez pas n'avoir rien attrapé sous prétexte que vous n'avez pas de symptômes.

- Bien des gens porteurs d'une MST n'ont aucun symptôme, en particulier les femmes.

- D'autres personnes n'ont que quelques accès fiévreux, qu'ils ne mettent pas sur le compte d'une MST, et c'est là leur seul symptôme, depuis des années. Si le fait d'avoir des lésions signifie sûrement que vous êtes très contagieux, le fait de n'avoir aucun symptôme ne signifie pas que vous ne puissiez pas transmettre une maladie.
- Ce n'est pas parce que votre partenaire n'a aucun signe de MST qu'il en est exempt. Bien qu'il n'ait pas de symptôme, il peut vous transmettre, en toute innocence, une MST.

Ai-je dit que la libération sexuelle était terminée ? Si vous voulez rester en bonne santé, vous feriez mieux de vous conduire comme si elle était morte et enterrée !

Prolifération des maladies sexuellement transmissibles

Le fait que les maladies sexuellement transmissibles soient si variées ne simplifie pas la tâche pour les combattre. Depuis l'arrivée du SIDA, leur pronostic peut être mortel. Mon conseil sera donc de vous trouver un partenaire, d'être sûr que vous êtes tous les deux en bonne santé, et d'utiliser des préservatifs si vous avez le moindre doute.

Je vais vous donner une liste alphabétique des quelques maladies que vous pouvez rencontrer. Bien que celle-ci concerne le marché américain, je pense qu'elle est valable pour les autres pays développés. Lisez cette liste attentivement afin de vous familiariser avec l'ennemi.

Avant de dresser cette liste, encore quelques conseils.

POUR LES FEMMES

A cause du SIDA dont on a tant parlé, et qui a d'abord touché la communauté gay américaine, on a toujours l'impression que les MST affectent plutôt les hommes que les femmes. Quand on fait le bilan de ces maladies, on s'aperçoit qu'elles sont beaucoup plus dangereuses pour les femmes que pour les hommes. Voici pourquoi :

- Les femmes attrapent plus facilement les MST, car leur appareil génital est un réceptacle de toutes les sécrétions pendant les rapports sexuels.
- Un grand nombre de ces maladies n'occasionnent aucun symptôme chez la femme.
- Il est toujours plus difficile de traiter une MST chez une femme que chez un homme.

- C'est la femme qui souffre le plus des conséquences des MST : stérilité, grossesses extra-utérines, douleurs pelviennes chroniques.

Si vous avez une MST ou si vous pensez en avoir une, consultez votre médecin. Ce conseil peut vous paraître saugrenu, mais bien des personnes ne le suivent pas, probablement par embarras. Elles peuvent avoir honte de parler de leur vie sexuelle, ne pas vouloir se faire examiner les parties les plus intimes de leur corps, ou les deux.

Une habitude trop fréquente chez les jeunes est l'automédication. Si un médecin prescrit un médicament à quelqu'un, un ami qui aura les mêmes symptômes va également prendre le même traitement. Partager les prescriptions est une très mauvaise idée. Même les médecins peuvent avoir des difficultés à diagnostiquer une MST. En vous prescrivant un médicament non approprié, votre cas peut s'aggraver.

La candidose

La candidose est provoquée par des champignons, dont le *candida albicans*, qui est normalement présent dans la bouche, les intestins, le vagin de beaucoup de femmes en bonne santé. Lorsque l'acidité du corps se modifie, ce champignon se développe considérablement. Les candidoses en sont le résultat. Les symptômes se manifestent par des pertes vaginales épaisses, une irritation ou un prurit du vagin, du pénis ou des testicules. Une odeur fétide, et quelquefois une impression de gonflement et une modification des selles.

- Les candidoses peuvent aussi siéger dans la bouche, la gorge, ou sur la langue. Dans ce cas, on parle de muguet.

- Les candidoses sont plus souvent transmises au cours d'une fellation que d'un rapport sexuel.

Les remèdes habituels sont des prescriptions de crèmes bactéricides, pommades ou suppositoires.

Le chancre

C'est une maladie due à une bactérie : *lhaemophylus ducreyi*.

- Le chancre commence par une simple pustule sur le pénis, la vulve ou le col de l'utérus.

- Si elle n'est pas traitée, cette pustule peut évoluer en ulcère génital accompagné d'un gonflement des ganglions lymphatiques.

- Le chancre provoque souvent de la fièvre et la tuméfaction des parties génitales peut gêner la marche.

DANGER

Ces symptômes sont plus douloureux chez l'homme que chez la femme. C'est une maladie que l'on traite aujourd'hui facilement par les antibiotiques. Non traitée, l'ulcère peut grossir au point que l'amputation du pénis soit nécessaire.

Cette maladie est fréquente en Afrique ; on la rencontre rarement aux USA. Les personnes qui en souffrent sont beaucoup plus sensibles à l'infection par le VIH, ce qui peut avoir des conséquences désastreuses.

L'infection à chlamydia

L'infection à chlamydia est la MST la plus répandue aux Etats-Unis, affectant quatre millions de personnes par an.

- Cette maladie n'entraîne souvent aucun symptôme chez la femme. Chez l'homme, les premiers symptômes sont une miction difficile accompagnée de pus.
- Les premiers symptômes peuvent survenir quelques jours après le rapport sexuel.
- Chez la femme, cette maladie peut provoquer des lésions des trompes de Fallope, la stérilité, des grossesses extra-utérines ou des douleurs pelviennes chroniques.
- Chez l'homme, cette bactérie est responsable de la moitié des cas d'épididymites (infection de l'épididyme), qui peut provoquer un gonflement douloureux des testicules.

Bien que cette infection puisse être traitée par les tétracyclines, ou autres antibiotiques, la maladie est souvent difficile à diagnostiquer du fait de l'absence de symptômes. Les personnes atteintes qui ne suivent pas leur traitement jusqu'au bout ont souvent une rechute. Cette affection accompagne quelquefois une blennorragie ; les deux sont traitées ensemble.

L'infection à cytomégalovirus

Cette maladie rare est contractée lors de contacts étroits, au cours des rapports sexuels, lors d'une transfusion sanguine ou en échangeant des seringues.

- Bien que les sujets atteints ne présentent pas de symptômes, cette affection peut avoir des effets sévères sur le foetus lorsque la mère est porteuse du virus.

- Tous les enfants de mères porteuses du virus ne sont pas contaminés ; toutefois, un nombre restreint d'enfants infectés présentent d'importantes lésions de leur système nerveux central.

Cette infection peut être diagnostiquée lors d'une analyse de sang. Il n'y a actuellement aucun traitement.

Verrues à papilloma

Deux millions de personnes environ sont touchées chaque année par des verrues des voies génitales, provoquées par le papilloma virus humain (PVH). Cette maladie s'attrape au cours d'un rapport sexuel oral, génital ou anal. Ce microbe peut être transmis à l'enfant pendant l'accouchement.

- Pas toujours visibles, ces verrues sont plates et molles. Elles se développent sur les parties génitales, l'urètre, l'intérieur du vagin, l'anus et la gorge.

- Ces verrues démangent souvent et, si on les laisse se développer, elles peuvent envahir l'entrée du vagin, de l'anus ou la gorge.

- Parce qu'on ne les voit pas toujours, ces verrues peuvent facilement se transmettre d'un partenaire à l'autre.

On peut les traiter en quelques jours, par des applications de pommade spécifique. Si elles persistent ou se développent, il existe d'autres traitements tels que l'ablation chirurgicale, la cautérisation avec des aiguilles électriques, le traitement au nitrogène liquide ; toutefois, leur récidive est fréquente.

La blennorragie

Bien que l'on recense 2 millions de cas de blennorragies aux USA par an, on pense que le nombre de personnes atteintes est bien plus élevé, car 50 % des femmes et 10 % des hommes ne ressentent aucun symptôme. Cette MST arrive en seconde position. Lorsqu'il y a des symptômes, les femmes peuvent avoir des pertes vaginales vertes ou jaune vert, des mictions fréquentes avec sensation de brûlure, des douleurs pelviennes, un gonflement ou une tension de la vulve et également, parfois, une douleur ressemblant à de l'arthrite dans l'épaule. Les hommes peuvent ressentir une douleur à la miction, ou avoir des pertes purulentes de l'urètre.

- La blennorragie peut se contracter au cours d'un rapport sexuel, oral, anal ou vaginal.

- Elle peut provoquer stérilité, arthrite, problèmes cardiaques ou troubles nerveux.

- Chez les femmes, la blennorragie peut entraîner des inflammations pelviennes qui peuvent provoquer des grossesses extra-utérines ou conduire à la stérilité.

La pénicilline a souvent été le traitement de choix des blennorragies, mais, comme cette maladie est devenue résistante, on utilise actuellement d'autres antibiotiques. La blennorragie est souvent accompagnée d'infections à chlamydia et ces deux troubles sont soignés en même temps.

L'hépatite B

L'hépatite est la seule MST contre laquelle on a mis au point un vaccin. L'hépatite B est une maladie très contagieuse, peut-être plus que le VIH. Elle se contracte lors de contacts étroits et/ou sexuels, comme le baiser, l'utilisation de la même brosse à dents ou de la même seringue. Les professionnels de la santé sont particulièrement exposées et doivent se faire vacciner.

- L'hépatite B peut entraîner la mort ou des lésions sévères du foie, mais il n'y a aucun symptôme durant la phase de contamination par le virus.

- Etant donné que l'on ne recense environ que 10 % des cas, on peut estimer qu'un Américain sur 20 a été infecté par l'hépatite B, qui peut se déclarer à n'importe quel moment de son existence.

Il n 'y a pas de traitement contre l'hépatite B, mais dans 90 % des cas, les défenses immunitaires détruisent le virus. Il est particulièrement important que les personnes ayant plusieurs partenaires se fassent vacciner.

L'herpès

L'herpès est dû à l'Herpès Simplex virus et fait partie des MST incurables. Avec 1/2 million de nouveaux cas recensés chaque année, on peut considérer que 5 à 20 millions d'Américains ont été contaminés. L'herpès a deux formes : herpès 1 et herpès 2, bien que la forme 1 soit le plus souvent associée avec des boutons de fièvre des lèvres, autour de la bouche.

Les symptômes les plus fréquents sont une éruption de vésicules blanches, douloureuses, sur le vagin, le col de l'utérus, le pénis, la bouche, l'anus ou une autre partie du corps. Ces vésicules peuvent provoquer des douleurs, des démangeaisons, des sensations de brûlure, l'apparition de ganglions, de fièvre, de migraines, et une impression de grande fatigue. Ces symptômes peuvent apparaître à intervalles réguliers, souvent lors d'une période de stress, de règles ou d'autres raisons qui ne sont pas bien comprises.

La majorité des gens pense que l'herpès n'est contagieux que lorsque les ulcérations sont visibles, mais des études ont démontré que certaines personnes peuvent transmettre la maladie sans présenter de signes cliniques.

- Durant la grossesse, l'herpès peut provoquer des fausses couches ou la naissance d'enfant mort-né et la maladie peut être transmise au nouveau-né.

- Si les lésions sont présentes lors de l'accouchement, les conséquences pour la santé de l'enfant peuvent être lourdes. Pour les éviter, des césariennes sont toujours pratiquées au moment de l'accouchement.

- Si vous avez de l'herpès, vous devez toujours mettre un préservatif lors des rapports sexuels, sans quoi votre partenaire attrapera cette maladie.

Bien que vous deviez toujours utiliser un préservatif, il faut savoir que celui-ci ne protège pas complètement contre l'herpès. Si c'est l'homme qui est atteint et que les ulcérations se trouvent sur le pénis, le préservatif suffira à protéger sa partenaire. En revanche, si la femme est atteinte, les sécrétions vaginales pouvant couler sur la région pelvienne non protégée de l'homme, risquent de le contaminer.

- L'herpès peut se propager à toutes les autres parties du corps. Ainsi, si vous touchez une lésion, lavez-vous soigneusement les mains avant de toucher qui que se soit, et même vous.

Sachez que l'herpès buccal peut être transmis par le baiser, l'échange de serviettes de toilette, et l'utilisation d'un même verre.

Bien que l'herpès n'ait pas de traitement, il est important de consulter un médecin si vous pensez avoir cette maladie. Vous devez voir un médecin d'abord pour être sûr que c'est vraiment l'herpès qui est responsable de vos symptômes, et ensuite pour apprendre à vivre avec l'herpès sans le transmettre aux autres. Le médecin peut vous donner une liste des règles à suivre pour ne pas contaminer les autres, ni d'autres parties de votre corps

Virus d'immunodéficience humain (VIH) et Syndrome d'immunodéficience acquise (SIDA)

S'il y a au moins une MST dont vous avez déjà entendu parler, c'est le SIDA qui provoque toutes les infections dues au VIH.

Pourquoi porte-t-on autant d'attention à cette MST plutôt qu'aux autres ? C'est très simple, le SIDA est mortel ; il n'existe actuellement ni traitement, ni vaccin.

Actuellement, le VIH touche près de 2 millions de personnes aux U.S.A. et environ 15 millions dans le monde. Ce virus est le plus souvent transmis au cours d'un rapport sexuel ou lors de l'échange de seringues, bien qu'il puisse être également transmis par la transfusion de produits sanguins contaminés, par la mère à son foetus pendant la grossesse et par l'allaitement.

Si vous pensez être à l'abri de cette maladie parce que vous n'êtes pas homosexuel, vous vous trompez complètement ! Du fait des relations sexuelles anales, fréquemment pratiquées par les homosexuels, cette maladie se transmet facilement. Ces pratiques sexuelles ont décimé beaucoup de gens parmi la communauté gay, qui a été la première touchée et ceci, dans tous les pays occidentaux. Mais en Afrique, où le SIDA est très répandu, il est considéré comme une maladie d'hétérosexuels, et actuellement le SIDA augmente dans les pays occidentaux plus rapidement chez les hétérosexuels que chez les homosexuels. Les femmes sont de plus en plus touchées par le SIDA. C'est un risque pour chacun d'entre nous.

- Les infections VIH diminuent les défenses de l'organisme, entraînant un syndrome d'immunodéficience acquise et d'autres problèmes.
- Une personne peut être infectée par le VIH et ne présenter aucun symptôme pendant 10 ans.
- Lorsque le SIDA se déclare, l'organisme est atteint par différentes maladies, dont il ne peut se défendre et qui peuvent entraîner la mort.

Il existe actuellement 2 virus VIH humains recensés : le VIH 1 et le VIH 2. Les deux entraînent la maladie par infection et destruction des globules du sang, les lymphocytes, chargés de protéger l'organisme contre les infections. Le VIH 1 est plus courant dans les pays occidentaux, le VIH 2 se trouve surtout en Afrique, d'où l'on pense que le SIDA est originaire.

Les premiers cas de SIDA recensés aux USA remontent aux années 1981. En 1994, plus de 300 000 cas nouveaux sont apparus aux USA, portant actuellement le nombre de morts à 200 000.

L'infection VIH est diagnostiquée par des tests sanguins, détectant les anticorps (voir Chapitre 6). Ces anticorps apparaissent, en général, 3 à 8 semaines après l'infection. A cause de ce délai, il est possible d'avoir un résultat VIH négatif et tout en étant susceptible de transmettre la maladie à d'autres personnes. De plus, les 60 premiers jours suivant l'infection par le virus représentent la période la plus contagieuse. C'est la raison pour laquelle vous devez toujours utiliser un préservatif : il est impossible de savoir réellement si votre partenaire peut vous infecter ou non.

Les symptômes initiaux peuvent faire penser à ceux d'une maladie non sexuellement transmissible très fréquente, la mononucléose : fièvre élevée, ganglions, transpiration nocturne. Ensuite, il peut se passer des années sans que l'on ressente le moindre trouble. Eventuellement, étant donné que l'organisme d'une personne porteuse du VIH est plus vulnérable, quelques microbes opportunistes vont provoquer des infections - ce qui ne serait pas le cas pour un organisme non atteint par le VIH -, comme une pneumonie que l'on aura du mal à traiter. Normalement, c'est à cette période que le médecin va découvrir que la personne est infectée par le virus et va diagnostiquer un cas de SIDA. Aux USA, l'espérance de vie à partir du moment de l'infection est de 12 ans. Cette espérance de vie est plus courte chez les personnes ayant été infectées par transfusion sanguine ou pour celles ne recevant aucun soin médical.

Il n'existe pas encore de vaccin contre le SIDA, ni même de traitement. Il a été mis en évidence, toutefois, que l'AZT, lorsqu'il est administré au début de la maladie, peut prolonger la vie du patient.

Infection Molluscum Contagiosum

Ce virus peut provoquer le développement d'un petit polype blanc rosé, à l'aspect cireux, localisé sur les organes génitaux ou les cuisses. Il est transmis lors de rapports sexuels, mais peut l'être aussi au cours d'autres contacts intimes. Les traitements habituels pour faire disparaître ces grosseurs sont : les médicaments, les cautérisations électriques ou le froid.

Salpingites chroniques

La salpingite chronique est le terme généralement utilisé pour définir une infection génitale de la femme, touchant davantage les structures profondes de son appareil reproducteur : l'utérus, les trompes de Fallope et les structures péri-ovariennes. Cette maladie n'est pas réellement une MST, mais peut résulter d'une MST telle que la blennorragie et les infections à chlamydia. On peut contracter cette infection au cours de la pose d'un stérilet, alors que l'on a une MST qui n'a pas encore été diagnostiquée. On estime à 1 million les cas de salpingites aux USA par an, et 1 million non répertorié du fait de l'insignifiance - voire de l'absence - de symptômes.

Les symptômes sont : fièvre, nausées, frissons, vomissements, douleurs du bas ventre, douleurs pendant les rapports sexuels, pertes et douleurs entre les règles ou en urinant, présence de caillots pendant les règles. règles anormalement longues et douloureuses, et pertes vaginales inhabituelles.

Le traitement consiste à administrer des antibiotiques et à rester couché. Il est aussi absolument essentiel de réfréner son activité sexuelle. La chirurgie peut être utilisée pour extraire et réparer les tissus endommagés.

Avec ou sans traitement, cette maladie peut conduire à la stérilité, douleurs chroniques et grossesses extra-utérines. Les différentes rechutes de cette maladie peuvent entraîner la stérilité.

Poux pubiens

Les poux pubiens, encore appelés *morpions*, peuvent s'attraper non seulement au cours des rapports sexuels, mais aussi par contact avec un lit souillé, des vêtements souillés ou les cuvettes des toilettes. Leurs piqûres provoquent des démangeaisons intenses.

On peut se traiter soi-même avec des médicaments en vente libre que vous trouverez en pharmacie. De plus, vous devrez laver ou donner au nettoyage à sec toute la literie et les vêtements qui auraient été en contact avec ce parasite.

Syphilis

Les premiers cas de syphilis en Europe remontent au xve siècle, coïncidant avec le retour de Christophe Colomb du Nouveau Monde. Personne ne sait vraiment si cette maladie vient d'Amérique ou d'Afrique occidentale, mais elle a causé une gigantesque épidémie avec un taux de mortalité élevé.

La syphilis est due à l'existence d'un micro-organisme en forme de tire-bouchon, appelé *tréponème pâle*. Comme la syphilis ressemble à beaucoup d'autres maladies, on l'a surnommée "la grande simulatrice ". Ce mal évolue sur de nombreuses années, avec différentes étapes.

- La syphilis primaire est caractérisée par la présence d'une lésion appelée *chancre* : c'est une ulcération de forme circulaire, indolore, qui apparaît à l'endroit de l'inoculation - les lèvres, la bouche, la langue, les mamelons, le rectum, les parties génitales - entre 9 et 90 jours après la contamination.

- 6 à 10 semaines plus tard, le chancre disparaît, laissant la place à une période de latence, sans troubles, qui peut durer de 6 semaines à 6 mois, avant que les symptômes de la deuxième phase n'apparaissent.

- La syphilis secondaire est caractérisée par des éruptions cutanées de type variable, non urticante, et qui disparaissent sans laisser de cicatrices. Ces éruptions indiquent que les microbes ont migré, par voies sanguine et lymphatique, vers tous les organes et les tissus du corps.

Une autre période asymptomatique suit, qui peut durer toute la vie ou bien la maladie peut réapparaître après un certain nombre d'années.

- La syphilis tertiaire touche le système nerveux central et peut léser la peau, les os, les articulations, de la même façon qu'elle peut interrompre la circulation sanguine cérébrale. La syphilis peut être mortelle dans cette dernière phase.

La syphilis peut se transmettre d'une personne à l'autre au cours du rapport sexuel, anal ou vaginal, pendant le baiser, et les contacts oraux/génitaux. Cette maladie est particulièrement contagieuse en phase primaire, alors que les ulcérations sont présentes.

Des traitements de longue durée à la pénicilline doivent être envisagés, pour les phases primaire, secondaire et latente ; néanmoins, les lésions provoquées par la syphilis tertiaire sont irréversibles.

L'infection à trichomonas

Cette infection est une des infections vaginales les plus fréquentes. Elle est responsable d'environ 25 % des cas de vaginites. Beaucoup de femmes ne présentent aucun symptôme, et les hommes en ont rarement. Les symptômes qui peuvent apparaître sont des sécrétions malodorantes et des démangeaisons de la région vaginale. Parfois, un besoin urgent d'uriner se fait sentir.

Cette infection se traite par antibiotiques et tout partenaire sexuel potentiel doit être également traité pour éviter une réinfection.

La vaginite

Si vous avez déjà eu des pertes, des brûlures ou des démangeaisons de la sphère vaginale, c'est que vous avez eu une vaginite. La vaginite peut être due à différents micro-organismes. On ne l'attrape pas toujours au cours de contacts sexuels, mais, bien qu'un homme porteur puisse ne présenter aucun symptôme, il est préférable de traiter les deux partenaires afin qu'ils ne se réinfectent pas mutuellement. Les symptômes comprennent :

- Brûlure et démangeaisons de la vulve.

- Pertes vaginales anormales, parfois teintées de sang.

- Odeur nauséabonde.

La plupart des femmes ont une vaginite au cours de leur existence. Les traitements varient selon l'agent causal.

Soyons sérieux

Il n'y a pas de vaccin contre le SIDA. Il n'y a pas de traitement contre l'herpès. De nombreuses MST sont asymptomatiques alors qu'elles peuvent vous rendre stérile. Avez-vous peur d'attraper une MST ? Non ? Vous devriez ! Au moins, cela vous permettrait de pratiquer une sexualité moins risquée.

Je parle toujours de sexualité moins risquée. Le risque nul consisterait à s'abstenir. Il pourrait aussi consister à n'avoir qu'un seul partenaire qui soit sain, mais, désolée de vous le dire, il ne suffirait que d'un écart de conduite d'un des deux pour être tous deux contaminés ; donc, on en revient toujours au même point, celui du moindre risque.

Bien sûr, statistiquement moins vous avez de partenaires, moins vous courez de risques, mais un seul peut suffire à vous contaminer.

Souvenez-vous, quand vous allez au lit avec quelqu'un, ses germes vont s'additionner aux vôtres, et à ceux de tous les partenaires que vous avez eus précédemment, l'un et l'autre.

Les préservatifs vous donnent une bonne protection, pas une protection totale

Que penser des préservatifs ? Il est absolument vrai que les préservatifs protègent, mais ils n'offrent pas une protection totale contre le SIDA ou les autres MST. Pourquoi ?

- Ils peuvent se déchirer.
- Ils peuvent se rompre au contact de certains produits lubrifiants.
- Même les gens qui utilisent des préservatifs au cours du rapport sexuel ne s'en servent pas toujours lors des rapports oraux, qui, bien qu'ils soient moins risqués, ne sont pas totalement anodins.

Aussi, selon moi, la meilleure attitude préventive consiste à associer un comportement sexuel responsable à l'utilisation du préservatif. Enduire le préservatif d'un produit spermicide est préférable, en particulier pour les femmes.

Mieux se connaître avant de passer à l'acte

Bien sûr, je sais qu'il est difficile de rencontrer quelqu'un dont on peut tomber amoureux immédiatement - lorsqu'on est jeune - et passer le reste de sa vie avec lui. C'est la solution idéale - pour éviter d'avoir le SIDA et autres maladies sociales -, mais il n'est pas très réaliste de penser que c'est toujours possible. La plupart d'entre nous ont de multiples partenaires, aussi sommes-nous tous des personnes à risque.

Toutefois, ce n'est pas parce que la plupart des gens ont plusieurs partenaires qu'il faille en avoir le plus grand nombre possible. Je pense simplement, en ce qui concerne les homosexuels, qu'il est terrible qu'ils aient pu être frappés par le SIDA, sous prétexte d'avoir eu une conduite à risque

LE CONSEIL DU DR. RUTH

Je n'aime pas moraliser, mais je ne peux pas m'empêcher de redire, une fois de plus, à tous mes lecteurs, par pitié, soyez prudents, votre vie en dépend.

Parlez !

Dans notre société, il est plus facile d'avoir une activité sexuelle que d'en parler et un grand nombre de plaintes concernant les MST vient de ce manque de communication.

DANGER

Vous connaissez tous la règle d'or selon laquelle vous ne devez pas faire aux autres ce que vous ne voudriez pas que l'on vous fît. Si vous devez avoir des relations sexuelles avec quelqu'un ayant eu une MST, aimeriez-vous qu'il vous en parle d'abord ? Je vous pose la même question : si vous avez une MST, en avez-vous parlé à vos partenaires potentiels ? Je dis bien potentiels... Je ne peux pas vous cacher que, si vous racontez à quelqu'un que vous avez une MST, il se peut qu'il prenne la fuite. Si vous avez une maladie comme l'herpès, qui ne disparaît jamais, vous devrez faire face, peut-être à des ruptures, mais surtout à des difficultés pour trouver des partenaires. Vous devez l'accepter. Vous ne pouvez pas propager votre infection.

DANGER

Au fait, il n'y a pas que le docteur Ruth qui vous conseille de prévenir vos partenaires potentiels que vous avez une MST. Récemment, une femme américaine, contaminée par le virus de l'herpès par son ex-mari, a été indemnisée, en justice, de 750 000 $. C'est là l'esprit actuel de la loi.

Cependant, ne comptez pas sur votre maladie pour arrondir votre compte en banque. Il faut prévenir votre partenaire parce que vous tenez à lui, que votre relation vous paraît importante et que sa santé vous concerne.

Beaucoup voudraient être honnêtes, mais ne savent pas comment s'y prendre.

J'en dis plus au Chapitre 6, mais, en bref, la réponse à cette question est très simple : dites-le. Si vous osez avoir des relations sexuelles avec quelqu'un, ne venez pas me raconter que vous ne trouvez pas le courage d'aborder ce sujet. Je ne dis pas que c'est facile. Je dis que ce n'est pas impossible, et que, de toute façon, il faut le faire.

Minimisez les risques

Après avoir réalisé qu'il existe une flopée de MST, on pourrait penser que le sexe n'en vaut pas la chandelle. Le problème, c'est que cela risque de vous manquer quand même.

Qu'entends-je par là ? Un jour ou l'autre, vous serez attirée sexuellement par quelqu'un qui en pincera aussi pour vous. Ce jour-là, vous serez chez vous, ou chez lui. Vous serez en train de vous embrasser, de vous enlacer, de vous caresser. La température monte, les vêtements volent. Il est en érection, vous êtes excitée. Un lit confortable vous attend. Bref, vous êtes bons pour avoir une relation sexuelle, mais il n'y a pas de préservatif à proximité.

C'est alors que vous vous souviendrez de ces pages, où j'ai évoqué ces MST, peu ragoûtantes voire mortelles. Allez-vous renoncer ou vous rhabiller pour aller à la première pharmacie venue ? Allez-vous tenter le diable ?

Bien que certains d'entre vous fassent passer la prudence avant la passion, beaucoup d'autres font l'inverse. C'est pourquoi il faut vous préparer à l'avance à vivre ces situations. C'est également pourquoi vous devez avoir sur vous, dans votre boîte à gants, ou sur votre table de chevet, des préservatifs.

Vous me connaissez. Je ne suis pas du genre à vous inciter à ne pas avoir de relations sexuelles ; ce serait plutôt le contraire. Il n'est de sexe agréable que de sexe sûr. Bien que, dans le feu de la passion, vous puissiez négliger le risque, si vous deviez attraper une de ces maladies, et en particulier le SIDA, vous pourriez regretter cet orgasme le reste de votre vie !

Eclatez-vous mais soyez prudent. Je dirais même plus : éclatez-vous mais soyez très prudent.

Chapitre 22

Problèmes sexuels masculins

Dans ce chapitre

Traiter l'éjaculation précoce.

Combattre l'impuissance.

Identifier l'éjaculation tardive.

Traiter l'érection continue.

Traiter la maladie de La Peyronie.

Ranimer le désir.

Je sais, messieurs, que certains d'entre vous ne croient pas que le sexe fort puisse être touché par un dysfonctionnement quelconque, même si vous en êtes un exemple type. En général, les hommes ont une image à défendre et n'ont guère envie de se laisser aller à raconter leurs petits problèmes, spécialement lorsque ces derniers concernent leur "zizi" ou tout autre petit nom charmant donné à leur pénis.

Bien qu'ils aient du mal à le reconnaître, beaucoup d'hommes souffrent, au moins une fois dans leur vie, de problèmes sexuels quels qu'ils soient. Parfois, ces problèmes sont liés à une maladie comme le cancer des testicules ou de la prostate. (Ces problèmes sont évoqués au Chapitre 2.) Heureusement pour vous cependant, le problème sexuel, plus commun chez l'homme n'est pas une affection physique, mais le fruit d'une incompréhension.

L'éjaculation précoce

Le problème qu'évoquent le plus souvent les hommes qui me consultent est celui de l'éjaculation précoce. Ils me posent beaucoup de questions sur ce sujet qui les préoccupe, et qui trouble également leurs partenaires.

Premièrement, je vais définir ce qu'est l'éjaculation précoce. La définition que j'utiliserai est qu'un homme présente une éjaculation précoce lorsqu'il n'éjacule pas lorsqu'il le veut. Remarquez bien que je dis *lorsqu'il le veut*, pas lorsqu'elle le veut. C'est une différence importante.

Les femmes ne parviennent pas toujours à atteindre l'orgasme au cours d'un rapport sexuel, même si les hommes sont en érection toute la nuit sans, pour autant, réussir à les satisfaire. Tout ce que l'on pourra dire alors, c'est qu'ils ont eu un rapport sexuel. Tant de femmes veulent ressentir des sensations durant l'acte sexuel qu'elles se moquent de savoir comment leur partenaire va atteindre l'orgasme-s'il l'atteint. Celui-ci devra donc faire son possible pour apprendre les techniques qui lui permettraient de "tenir" un certain temps.

Combien de temps doit-il "tenir" ? Revenons-en à ma définition. Si votre partenaire atteint l'orgasme après 20 minutes de rapport sexuel, vous trouverez que vous avez bien tenu le coup. Par contre, si elle n'est pas du tout comblée, vous voudriez bien tenir encore pendant dix petites minutes... Ce qui est important, c'est d'apprendre à garder le contrôle lorsque vous avez un orgasme, de manière à n'éjaculer que lorsque vous l'aurez décidé et non pas malgré vous.

Comme pour beaucoup d'autres dysfonctionnements sexuels, il existe différents degrés dans l'éjaculation précoce. Les hommes les plus sévèrement atteints n'ont même pas le temps de pénétrer leur partenaire. D'autres éjaculent dans leur pantalon à la seule pensée de faire l'amour avec une femme. Un homme qui peut avoir une relation sexuelle de quinze minutes peut être considéré comme un éjaculateur précoce s'il aimerait tenir cinq minutes de plus et ne le peut pas.

Y a-t-il une incidence entre la circoncision et l'éjaculation précoce ?

Le gland du pénis d'un homme non circoncis est généralement plus sensible (voir Chapitre 2) que celui d'un homme circoncis. Dans ce dernier cas, le gland, que ne protège plus le prépuce, a tendance à s'épaissir au contact du sous-vêtement.

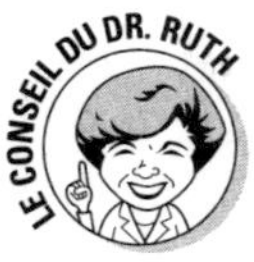

Je ne connais aucune étude scientifique sur les effets de la circoncision. Cependant, pour la plupart des hommes souffrant d'éjaculation précoce, le problème est dans leur tête - et non dans leur pénis. Vraiment, je pense qu'il n'y a pas de différence sensible entre un homme non circoncis et un homme circoncis, et que tous les deux sont capables d'apprendre à se contrôler.

Le facteur "âge"

La libido d'un homme jeune est plus grande que celle d'un homme plus âgé ; bien que le problème de l'éjaculation précoce puisse disparaître avec l'âge, il aura de toute façon tendance à s'atténuer. J'ai connu des hommes de 80 ans ayant souffert d'éjaculations précoces toute leur vie. Quand je dis que le trouble peut s'atténuer, c'est qu'ils deviennent capables de tenir trois minutes au lieu de deux. Vous appelez ça une amélioration ? Aussi, je vous conseille de ne pas attendre pour vous occuper de ce problème et de le traiter le plus tôt possible.

Les remèdes "maison"

Je connais des hommes qui refusent de demander leur chemin lorsqu'ils sont perdus, aussi ne suis-je pas étonnée lorsque certains d'entres eux, au lieu de consulter un médecin, décident de prendre les choses en main selon leurs propres techniques. Comme on peut le supposer, les résultats sont mitigés, et donc, ce ne sont pas ces techniques-là que je vous conseillerai. En voici cependant quelques-unes :

La technique de la "diapositive"

Pour bien des hommes, la méthode la plus classique consiste à penser à quelque chose de non excitant pour "tenir" le plus longtemps possible. Woody Allen a immortalisé cette technique dans un film où, chaque fois qu'il faisait l'amour, il hurlait "diapositive". Il voulait s'obliger à penser à Jackie Robinson, plutôt qu'à la partenaire qu'il tenait entre ses bras, afin d'essayer de retarder son orgasme. (Au fait, ce film s'intitule *Tout ce que vous avez voulu savoir sur le sexe sans jamais oser le demander*).

Cette technique peut parfois s'avérer efficace, mais n'est pas une bonne façon de faire l'amour. Elle transforme en corvée ce qui est, avant tout, plaisir. De plus, votre partenaire peut croire que vous gardez vos distances et en éprouver un malaise.

L'amour-caoutchouc

Les préservatifs peuvent diminuer les sensations, et certains hommes les utilisent pour contrôler leurs éjaculations précoces. Si cela ne marche pas avec un préservatif, ils en mettent deux ou plus.

Bien sûr, je vous recommande d'utiliser des préservatifs - dites, vous ne trouvez pas que mon disque est rayé ? - mais c'est pour éviter d'être contaminé par une MST. Non seulement le préservatif n'est pas une béquille, mais cette méthode peut réduire votre plaisir. Il y a vraiment d'autres solutions.

L'huile du serpent

Il existe des produits sur le marché qui minimisent vos sensations au niveau du pénis et permettent donc de tenir plus longtemps. D'abord, je ne sais pas si ces produits sont très efficaces. Ensuite, même s'ils le sont, c'est comme pour les préservatifs : pourquoi avoir moins de plaisir en utilisant une méthode bancale et éphémère, alors qu'il existe des traitements durables ?

Masturbation : prendre les choses en main

La méthode utilisée par certains hommes jeunes consiste à se masturber avant de se rendre à un rendez-vous amoureux. L'objectif est de diminuer l'intensité du désir sexuel afin de mieux se contrôler.

Bien que cette méthode soit quelquefois efficace, elle présente plusieurs inconvénients :

- La masturbation n'est pas toujours possible. Que faire lorsqu'on vit ensemble ou lorsqu'on est marié ? Ne pensez-vous pas que votre partenaire va avoir une surprise en ouvrant la porte de la chambre ?
- Un autre inconvénient se situe au niveau de l'emploi du temps. Que faire si vous vous êtes masturbé en pensant que votre rapport sexuel aurait lieu après votre soirée, alors que votre partenaire a envie de faire ça avant et que vous ne pouvez plus avoir d'érection ?
- Votre second orgasme sera-t-il aussi intense que le premier.

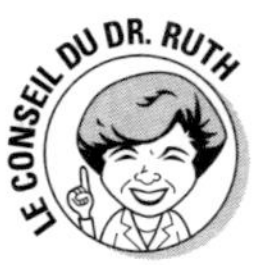

En ce qui concerne le traitement de l'éjaculation précoce, je vous conseille de garder vos mains libres et d'apprendre à vous contrôler.

Les positions

Certains hommes disent pouvoir mieux contrôler leur éjaculation dans une position plutôt que dans une autre. La position du missionnaire est certainement celle qui pose le plus de problèmes aux hommes, bien que cela ne soit pas toujours le cas. Un jour, un homme m'a écrit pour me dire qu'il pouvait se contrôler lorsqu'il se couchait sur le côté droit, mais pas sur le côté gauche.

Des chercheurs ont suggéré que la tension musculaire augmentait l'incidence de l'éjaculation précoce. La position du missionnaire, où l'homme doit se tenir en appui sur les bras, pourrait la favoriser. Cependant, comme je pense que ce trouble est davantage d'origine psychologique que physique, il existe certainement des facteurs mentaux propres à chacun susceptibles de provoquer plus sûrement une éjaculation précoce dans certaines positions que dans d'autres.

Si vous trouvez que vous vous contrôlez mieux dans certaines positions, vous pouvez vous y tenir, mais ce n'est certainement pas la meilleure solution au problème. Si vous limitez vos relations sexuelles à une position, le sexe risque de devenir ennuyeux. Alors, pourquoi ne pas essayer d'apprendre à vous contrôler ? Vous pourrez adopter toutes les positions tout en restant maître de vous-même.

Le vrai traitement : reconnaître le signe annonciateur

Le vrai traitement pour soigner l'éjaculation précoce est d'en reconnaître le signe annonciateur. Vous vous demandez de quoi je parle ? De cette perception qu'un homme ressent juste avant d'atteindre le point de non retour, appelé également *point d'inévitabilité*.

Chaque homme a un certain seuil de plaisir ; une fois celui-ci franchi, plus rien n'arrête l'orgasme. Même si une voiture de pompier entrait dans la chambre à ce moment-là, il aurait un orgasme et une éjaculation. Mais, juste avant qu'il n'atteigne ce point, il peut, s'il le désire, étouffer le feu et ne pas éjaculer. Tel est l'objectif s'il ne veut plus faire partie des éjaculateurs précoces.

Comment apprendre à reconnaître cette perception prémonitoire ? En approchant de l'orgasme sur la pointe des pieds. N'imitez pas le Beep-Beep qui monte comme un fou sur le haut de la falaise, freine et s'arrête juste avant de tomber à pic. En faisant ça, vous ressembleriez plutôt à Willy le Coyote, qui n'arrive jamais à s'arrêter à temps et qui s'écrase au fond du canyon.

L'idée est d'apprendre à ralentir le processus avant que vous ne soyez au bord de la falaise. La manière dont vous allez procéder dépend de plusieurs facteurs, le plus important étant de savoir si vous avez une partenaire coopérative ou non. J'insiste sur le mot coopérative. Si vous avez eu peu de rapports sexuels avec votre partenaire, et qu'ils aient été peu satisfaisants, je ne suis pas sûre qu'elle acceptera de jouer le jeu. Par contre, si votre partenaire vous aime, elle voudra que votre vie sexuelle commune soit meilleure et vous serez sur la bonne voie pour y arriver.

Bien qu'il soit plus facile de traiter l'éjaculation précoce à deux, il n'est pas impossible d'y parvenir tout seul. En d'autres termes, vous pouvez apprendre à reconnaître la perception prémonitoire en vous masturbant et commencer ainsi à développer la maîtrise de vous-même. (Tous les hommes ne peuvent pas apprendre à se contrôler seuls, car certains ne sont excités qu'en présence d'une femme.) Cela demande certainement plus d'efforts et de maîtrise de soi de s'exercer seul, mais cela vaut la peine.

La méthode Masters et Johnson

La méthode Masters et Johnson mise au point pour contrôler l'éjaculation précoce nécessite de percevoir la sensation prémonitoire et de s'arrêter avant le point de non retour. Cette méthode consiste à apprendre à augmenter lentement son degré d'excitation, à le stopper, à se calmer, puis à s'exciter à nouveau. Certaines personnes échelonnent leurs sensations selon une courbe numérotée de 1 à 10, 10 étant le point de non retour. Si cela vous aide, c'est très bien. Sinon, concentrez-vous seulement sur ce que vous ressentez.

Lorsqu'un couple vient me consulter pour résoudre un problème d'éjaculation précoce, je leur demande habituellement d'interrompre leurs rapports sexuels pendant un certain temps, afin d'apaiser les tensions. Cela ne signifie pas que je veuille les frustrer ; j'autorise chaque partenaire à conduire l'autre à l'orgasme, mais sans qu'ils aient de rapports sexuels.

Lors des premières leçons en couple, la femme excite son partenaire manuellement, et s'arrête dès qu'il le lui demande. Lentement, il arrive à se contrôler de mieux en mieux. Eventuellement, je leur demande de faire le même exercice lors de rapports sexuels. Cette méthode peut prendre de quelques semaines à quelques mois ; cela dépend de l'homme, mais elle est toujours couronnée de succès.

Exercer une pression

Lorsqu'un homme a du mal à garder son contrôle, que ce soit avec la main de sa partenaire ou avec la sienne, je lui recommande d'utiliser la technique de la pression. Un pénis est en érection lorsqu'il est gorgé de sang (voir Chapitre 2). Si le pénis est pressé à sa base, doucement mais fermement, le flot de sang diminue, l'érection est moins forte et l'homme moins excité. C'est un exercice souvent suffisant pour arriver à de bons résultats.

Une autre technique utile pour contrôler l'éjaculation précoce est de presser le muscle pubococcygien. La première chose que vous avez à faire est de localiser ce muscle. Mettez un doigt derrière vos testicules. Faites comme si vous alliez uriner puis bloquez tout. Vous allez sentir un muscle se tendre, c'est le pubococcygien. Si vous faites travailler ce muscle régulièrement, par séries de dix mouvements (voir l'exercice de Kegel au Chapitre 13), il va se fortifier et vous pourrez alors l'utiliser pour contrôler vos éjaculations.

Est-ce vraiment aussi simple ?

Lorsque j'indique le traitement à suivre, certains hommes me disent : C'est aussi simple que cela ? La réponse est oui et non. La technique en elle-même est très simple, mais il faut s'astreindre à une certaine discipline, ce qui est moins facile.

Certains hommes, dès qu'ils commencent à faire leurs exercices, sont tout ragaillardis ! Ils s'attendent à résoudre leurs problèmes, et si leur partenaire elle aussi est motivée, ils semblent faire de gros progrès, du moins au cours des premiers jours. Puis, ils s'impatientent. Ils n'écoutent pas le Dr Ruth et décident de mettre en pratique ce qu'ils ont appris avant d'en avoir la permission. Quelquefois ça marche, quelquefois ça ne marche pas ! Et quand ça ne marche pas, ils sont tellement déçus qu'ils ont souvent envie de tout laisser tomber.

Apprendre à se contrôler n'est pas toujours facile. Regardez autour de vous tous ces gens qui ont tant de mal à suivre un régime, à s'arrêter de fumer. Lorsque l'éjaculation précoce est une habitude bien ancrée, vous ne vous en déferez pas sans quelques efforts. Mais - je dirai même *mais* -, si vous faîtes les efforts nécessaires en y mettent le temps, vous *pourrez* vous contrôler lors de l'éjaculation.

Appeler à l'aide

Ce chapitre est assez complet pour que vous puissiez essayer de résoudre seul votre problème d'éjaculation précoce. Comme je l'ai déjà dit, les résultats sont bien plus satisfaisants lorsque votre partenaire accepte de vous y aider. Bien que cela vaille la peine d'essayer par vous-même, cela ne marche pas pour tout le monde. Certains hommes ont besoin d'être suivis par un sexologue. Dans ce cas, mon conseil sera d'en consulter un.

Un autre extrême : l'impuissance

A l'opposé de ce que connaissent les hommes confrontés à une excitation trop importante et à une éjaculation précoce, on trouve l'impuissance, autre problème commun de l'homme.

Par impuissance, j'entends incapacité à avoir une érection. Les causes de l'impuissance peuvent être psychologiques ou physiques, bien que son degré puisse varier d'un simple défaut de rigidité à l'incapacité totale d'avoir une érection. Bien que l'impuissance touche toutes les tranches d'âge, elle est plus fréquente chez l'homme âgé. Parmi les hommes de 70 ans et plus, les symptômes de l'impuissance sont pratiquement universels.

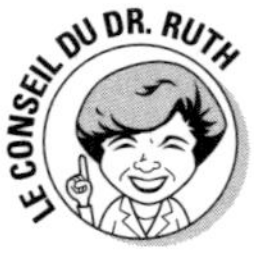

Messieurs, je sais combien les érections sont importantes pour vous, mais laissez-moi vous dire que l'impuissance ne signifie pas pour autant la fin de la vie sexuelle pour un homme. Selon l'origine de ce trouble, il existe plusieurs solutions. Alors, courage !

Signe avant-coureur : ne plus avoir d'érections immédiates

Je pourrais parler longtemps de l'impuissance, mais l'un des points importants me paraît être son signe avant-coureur. Ce signe concerne tous les hommes, et je vous conseille donc d'y prêter attention, ainsi que vous, mesdames les lectrices.

Les hommes jeunes ont tout le temps des érections, souvent lorsqu'ils s'y attendent le moins, ce qui peut être parfois embarrassant. Ces érections peuvent être causées par une grande diversité de stimuli : quelquefois visuels, comme la vue d'une jolie fille en mini-jupe ; un phantasme concernant cette même fille en mini-jupe ; un parfum vous rappelant cette satanée fille en mini-jupe... Ce type d'érection, appelée *psychogénique*, est déclenchée par le cerveau qui libère les hormones qui en sont responsables.

A un certain âge - différent selon les individus, mais situé entre la quarantaine passée et soixante ans -, l'homme pert la faculté d'avoir une érection psychogénique. En principe, cette faculté ne disparaît pas d'un seul coup ; l'homme commence à avoir moins d'érections, mais ne s'en aperçoit pas toujours. Lorsqu'il en prend conscience, ces érections tendent à disparaître complètement.

Ce changement peut être le signe avant-coureur de l'impuissance, bien qu'il n'y ait pas impuissance à proprement parler, puisque les hommes peuvent encore avoir des érections. Ce qui va réellement changer, lorsqu'un homme arrive à cette période de sa vie, c'est qu'il aura besoin d'une stimulation physique directe du pénis pour avoir une érection. Cela signifie qu'il aura besoin, soit d'utiliser ses mains, soit de demander à sa partenaire de le stimuler avec ses mains ou sa bouche pour avoir une érection.

Faire passer le message

Cette perte d'érections psychogéniques ne poserait pas tant de problèmes si on s'y attendait, tout comme les femmes savent qu'elles peuvent avoir des bouffées de chaleur à la ménopause. Ce qui me surprend, c'est que nombreux sont ceux qui ne pensent pas que cela fait partie du processus normal de vieillissement. Cette méconnaissance pose vraiment un réel problème.

La réaction de beaucoup d'hommes, lorsqu'ils se rendent compte qu'ils ont moins d'érections, est de croire qu'ils vont devenir impuissants. Au lieu de demander de l'aide, ils vont éviter d'avoir des rapports sexuels. Lorsque cela arrive, les femmes pensent qu'elles n'attirent plus leurs maris ou qu'ils "ont donné ailleurs". Des couples se déchirent à cause de cela ; d'autres divorcent.

Cette dégradation des rapports est attristante et inutile. Il suffirait de quelques préliminaires pour que tout aille mieux et qu'il n'y ait plus de problèmes.

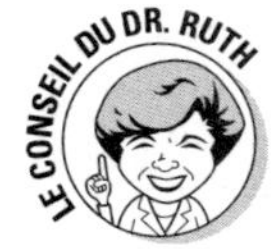

Je pense que la raison pour laquelle la perte d'érections psychogéniques est si peu connue, est qu'elle ne porte pas de nom précis. On pourrait les appeler symptômes de ménopause masculine, mais les hommes n'apprécient guère cette appellation et je les comprends. On devrait inventer un mot facile à retenir et accrocheur ; les médias pourraient le reprendre et cela éviterait bien des problèmes. Je pense qu'on pourrait dire "période d'accalmie masculine". (Pourquoi ne pas m'écrire, aux bons soins de Sybex, pour me donner des idées ? Ensemble, nous pourrions peut-être progresser et parvenir à une formulation salvatrice.)

L'impuissance chez l'homme âgé

En vieillissant, l'homme a des érections de plus en plus faibles et a donc besoin d'être de plus en plus stimulé. Certains hommes âgés peuvent avoir des érections, mais ne peuvent pas tenir assez longtemps pour avoir un rapport sexuel. Quelquefois, les érections ne sont pas assez rigides pour permettre la pénétration.

Ce sont des problèmes physiques réels, mais qui ne signifient pas la fin de toute activité sexuelle. S'ils prennent conscience que ces problèmes sont dûs à l'âge et qu'ils acceptent de prendre des dispositions, beaucoup d'hommes peuvent avoir des relations sexuelles jusqu'à 90 ans.

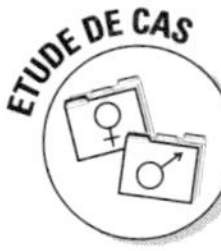

Lorsque j'avais une consultation à l hôpital universitaire de New York, en service de gériatrie, je recevais beaucoup d'hommes qui avaient des problèmes d'impuissance. Je me souviens de l'un d'entre eux en particulier. Il avait bien 80 ans et n'avait eu aucun rapport sexuel depuis une douzaine d'années. Il avait renoncé à la sexualité depuis qu'il n'avait plus d'érection.

Il était venu me voir car il avait rencontré une femme qui voulait avoir des rapports sexuels. Lorsqu'il lui avait répondu qu'il ne pouvait pas, elle lui avait demandé au moins d'essayer et, pour lui faire plaisir, il était venu me demander de l'aider.

Je l'ai fait examiner par un urologue et, physiquement, tout était parfait. Je travaillais avec lui depuis environ un mois, lorsqu'il vint me voir un matin tout rayonnant. Il venait d'avoir un rapport sexuel la nuit précédente, et il ne pouvait pas être plus heureux. J'ai aidé beaucoup de gens tout au long de ces années, mais je dois avouer que la joie de cette homme m'avait, moi aussi, rendue particulièrement heureuse.

Un traitement bien matinal...

Pour de nombreux hommes, la meilleure solution pour résoudre leur problème d'impuissance est de changer leurs habitudes sexuelles et d'adopter celles qui correspondent le mieux à leur âge. La méthode la plus facile que je puisse vous conseiller est de faire l'amour le matin plutôt que le soir. Etant donné que vous êtes certainement à la retraite et que vous n'avez pas d'enfants à la maison, vous n'avez aucune raison de toujours essayer d'avoir une relation sexuelle le soir, même si cela est dans vos habitudes. Il y a une bonne raison pour sortir de cette routine : être un meilleur partenaire.

- Les hommes plus âgés sont souvent fatigués à la fin de la journée. L'érection étant due à un afflux de sang dans le pénis, plus vous êtes fatigué et plus cette érection sera difficile à obtenir. Le matin, vous avez plus d'énergie et les érections se produisent plus facilement.

- Une autre raison est que l'hormone mâle, la testostérone, est à son taux le plus élevé le matin et au plus bas le soir. Cette hormone joue un rôle important dans le déclenchement des érections. Essayer d'avoir un rapport sexuel le matin est plus judicieux.

L'amour n'est peut-être pas la première des choses à faire dès le matin. Etant donné que vous n'avez probablement pas un programme à suivre, je vous suggère tout d'abord de vous lever, de prendre un petit déjeuner léger, puis de retourner vous coucher avec votre partenaire pour un petit interlude sexuel.

Certains hommes plus âgés refusent cette suggestion. Pour d'obscures raisons, ce genre de planning ne les satisfait guère. Pourtant, s'ils m'écoutaient, ils vérifieraient que la flamme qui s'était éteinte s'est soudain ranimée (voir le Chapitre 16).

Une autre technique

Si certains hommes trouvent que c'est bizarre de faire l'amour le matin, ils vont trouver encore plus bizarre le fait de pouvoir le faire sans avoir, d'abord, une érection. Pourtant, c'est justement cette technique qui marche parfois le mieux.

La technique du "bourrage" dit bien ce qu'elle veut dire... L'homme, aidé de sa partenaire, introduit son pénis rétracté dans son vagin. Quelquefois, dès que la pénétration commence, un afflux de sang arrive dans le pénis et l'érection tant espérée se produit.

L'impuissance passagère

Contrairement à l'impuissance permanente, l'impuissance passagère est souvent de nature psychologique. Beaucoup d'hommes, de temps à autre, souffrent de cette forme d'impuissance, c'est-à-dire qu'ils n'arrivent plus à avoir d'érection lorsqu'ils le veulent. En fait, leur désir d'avoir une érection est tellement fort qu'il en devient inhibitif.

Susan et Jimmy

Susan était toute nouvelle étudiante et Jimmy la repéra le premier jour de son retour à l'université, où il était en dernière année. Elle était exactement le type de fille dont il avait toujours rêvé et, à son grand étonnement, lorsqu'il commença à lui faire la cour, elle fut consentante.

Jimmy avait déjà couché avec quelques filles durant ses années universitaires, mais la pensée d'aller au lit avec Susan le rendait complètement fou. Il s'arrangeait pour la rencontrer le plus souvent possible et, au bout d'une semaine, il lui donna un rendez-vous. Elle l'accepta et ils passèrent un excellent moment. Au fur et à mesure, ils se rapprochèrent un peu plus l'un de l'autre, et au cinquième rendez-vous, Jimmy était certain qu'ils allaient avoir une relation sexuelle.

Cette pensée était une telle torture pour Jimmy qu'il eut une érection qui dura toute la journée. Ils allèrent danser et, pendant qu'ils étaient enlacés, il sentait qu'il n'avait jamais autant désiré une relation sexuelle.

Il n'avait jamais eu de problèmes d'érection, et alors qu'ils se dirigeaient vers sa chambre, il commença à avoir des doutes sur ses facultés de combler Susan. Il était certain qu'une fille aussi superbe avait eu des tas d'aventures, et il se demandait s'il allait être à la hauteur. En entrant dans la chambre, ils commencèrent à se déshabiller ; Jimmy était dans un tel état de panique que son pénis resta mou. Jamais il n'avait été aussi embarrassé.

L'anxiété "anticipatoire" est très souvent la cause de ce genre de problèmes. On l'appelle *anticipatoire*, car elle suscite une peur anticipée de ne pas arriver à faire quelque chose. Si un homme commence à craindre de ne pas avoir d'érection, c'est certainement ce qui va se passer. Et plus il le craindra, plus ses tentatives seront vouées à l'échec. Il y a des hommes qui, à cause d'une seule érection manquée, ont passé leur vie à souffrir d'impuissance.

Aller consulter

Parce que ce problème est plus souvent lié à un facteur psychologique que physiologique, il est conseillé de consulter un sexologue.

Si un jeune homme vient me voir pour un problème comme celui-là, la première chose que je vais faire est de l'envoyer chez un urologue, médecin spécialisé dans les problèmes des voies génitales et urinaires chez l'homme.

- Je veux tout d'abord être certaine qu'il n'y a aucun problème physique. Je ne suis pas médecin et ne peux donc pas le vérifier moi-même.
- L'autre raison est que le bilan de santé, lorsqu'il est bon, peut m'aider à résoudre le problème.

Vous voyez, le fait qu'un médecin vous dise que tout va bien peut être suffisant pour que votre pénis veuille bien se redresser.

Même si la visite chez le médecin n'est pas suffisante en elle-même, elle peut être un bon tremplin.

Reprendre confiance

Après avoir adressé un patient impuissant à un urologue, mon travail consiste à lui faire prendre conscience que son pénis peut fonctionner comme il le faisait avant. Quelquefois, une simple masturbation suffit. D'autres fois, je dois lui demander de faire des exercices avec sa partenaire, pour reprendre confiance. En principe, cette technique oblige à l'arrêt de tout rapport sexuel pendant un certain temps, mais permet au couple d'avoir d'autres activités sexuelles. Un patient peut - normalement - avoir une érection lorsqu'il n'est pas obligé de pénétrer sa partenaire. En lui redonnant confiance, il pourra à nouveau avoir des érections pendant les rapports sexuels. Dans la majorité des cas, je peux arriver à le soigner complètement.

Analyser le sommeil

Si un homme physiquement sain ne réagit pas à mon traitement, je cherche à savoir s'il a des érections lorsqu'il dort.

Durant la nuit, un homme en bonne santé a plusieurs érections, notamment durant la phase de "sommeil paradoxal". Cela ne signifie pas qu'il fasse un rêve érotique - il peut ne pas rêver du tout -, mais cela fait partie du sommeil masculin. Ce phénomène a même un nom :*tumescence pénienne nocturne* ou TPN. Le fait de lui avoir donné des initiales prouve que c'est reconnu.

Un homme n'est pas préoccupé par ses performances sexuelles pendant qu'il dort. Si un patient - sans problèmes physiques - souffre d'impuissance pendant la journée, il aura tout de même des érections pendant son sommeil.

La meilleure façon de savoir si vous avez des érections pendant votre sommeil est d'enrouler une bande de timbres-poste autour de votre pénis au repos. Si le rouleau est déchiré lorsque vous vous réveillez, c'est que vous avez certainement eu une érection.

Si cela ne marche pas, bien que je suspecte tout de même quelques érections nocturnes, la prochaine étape est le laboratoire. Dans un laboratoire du sommeil, des médecins remplaceront les timbres par des bandes plastique et du Velcro, qui seront des indicateurs plus sûrs que les timbres-poste. Il existe d'autres méthodes si cela est nécessaire.

Si les tests prouvent qu'il n'y a pas d'érections nocturnes, je dois renvoyer mon client vers le monde médical, parce que je ne peux rien faire pour lui. Mais chez bien des hommes, la présence de quelques érections nocturnes confirme que le problème est de nature psychologique. Ce n'est pas vrai à 100 %, mais cela vaut la peine d'essayer. Le but du jeu est de redonner confiance au patient sur le fait qu'il peut avoir des érections éveillé, même avec une femme à côté de lui.

Lorsque Mère Nature a besoin d'un coup de main

Je vous ai indiqué toutes les méthodes naturelles susceptibles de résoudre les problèmes d'impuissance. Si aucune de ces méthodes ne marche, c'est qu'il est temps d'aider Mère Nature avec une assistance mécanique ou médicale.

Deux méthodes utilisées par les urologues, et qui ont fait leurs preuves, sont l'implantation d'une prothèse pénienne ou des injections médicamenteuses.

Les prothèses péniennes

Les prothèses péniennes peuvent être hydrauliques ou non. Les prothèses non hydrauliques sont constituées de baguettes semi-rigides, implantées chirurgicalement dans les tissus érectiles. Bien que sûre, cette prothèse peut présenter comme inconvénient majeur, le fait que le pénis soit constamment rigide. Vous pouvez remettre votre pénis en position basse lorsque vous n'avez pas de rapports sexuels, mais les érections peuvent être visibles et cela est parfois embarrassant.

La chirurgie utilisée pour l'implantation de cette prothèse provoque des douleurs dans la région génitale et tout rapport sexuel est interdit pendant quelques semaines. Mais la plupart des patients obtiennent de bons résultats et sont très satisfaits. Les seuls à se plaindre sont les hommes qui avaient mis trop d'espoir dans cet acte chirurgical et qui pensaient avoir des érections aussi fortes que celles qu'ils avaient dans leur jeunesse. Cela n'est pas possible parce que l'érection est constante, et que l'on a besoin de la dissimuler quelque peu.

La prothèse hydraulique est formée d'un réservoir et d'une pompe mécanique qui sert à remplir la prothèse et à simuler une érection lorsque le patient le désire. Les hommes sont assez satisfaits de cette prothèse, mais il peut y avoir des défaillances mécaniques. Cette prothèse nécessite également une opération chirurgicale.

Le traitement par injections médicamenteuses

Une autre méthode développée depuis les années 1980 consiste à se faire, soi-même, des injections médicamenteuses. Le dernier produit lancé sur le marché consiste en injections intraveineuses à base de papavérine. Le patient s'injecte lui-même le produit à l'intérieur du pénis ; celui-ci provoque une relaxation musculaire associée à un reflux de sang vers le pénis, donc une érection. Bien que la pensée de se faire des piqûres à cet endroit puisse paraître rebutante, sachez que le pénis est relativement insensible à la douleur et que les piqûres se ressentent à peine. La plupart des hommes ayant recours à ce traitement en sont satisfaits. Il existe des effets secondaires tels que des lésions cutanées et plus rarement un priapisme caractérisé par des érections soutenues (voyez plus loin dans ce chapitre si vous voulez en savoir plus sur le priapisme).

La pompe aspirante

Une autre méthode pour remédier à l'impuissance consiste à utiliser une pompe aspirante. L'homme place une pompe aspirante sur son pénis et, dès que l'air est pompé, le sang y pénètre et provoque une érection. Ensuite, il place une bague à la base de son pénis afin que le sang puisse y rester.

Actuellement, je reçois énormément de lettres d'hommes et de leurs épouses pour me dire que ce dispositif marche à merveille. Il a également l'avantage d'éviter de recourir à la chirurgie. Certains effets secondaires commencent pourtant à être signalés :

- Les érections produites grâce à ce système ne sont pas aussi rigides que celles obtenues avec des prothèses.

- Quelquefois, une légère ecchymose peut résulter de l'utilisation de ce système.
- Certains hommes ont du mal à éjaculer après l'utilisation de la pompe.

Ce dispositif d'aspiration représente pourtant une alternative pour tous ceux qui ne veulent ou ne peuvent se faire opérer, et ceux qui refusent de se faire une piqûre avant chaque rapport sexuel.

L'éjaculation tardive

L'éjaculation précoce et l'impuissance sont les deux problèmes masculins que l'on rencontre le plus fréquemment. L'éjaculation tardive est plus rare. Au contraire d'une éjaculation précoce, où l'homme ne peut pas se retenir, l'éjaculation tardive est le fait de ne pas pouvoir éjaculer.

Le fait de pouvoir tenir longtemps est considéré comme un bien précieux dans nos sociétés, et l'éjaculation tardive est définitivement définie comme "trop de trop bonnes choses". Le patient la dissimulera par vantardise, en disant "je tiens le coup". Bizarrement, un homme qui ne peut pas éjaculer non seulement va se sentir frustré, mais ne voudra plus pratiquer le sexe.

Quelquefois, l'éjaculation tardive est la conséquence d'un problème médical, que seul un urologue pourra résoudre. Lorsqu'elle est d'ordre psychologique, une sexologue comme moi pourra intervenir. Les problèmes relationnels peuvent être un facteur psychologique dans ce genre de problème, lorsque le patient désire, inconsciemment, une rupture. Dans ce cas, essayer de régler les conflits peut mener à la guérison.

Priapisme - L'érection permanente

Comme l'éjaculation tardive, le priapisme est une maladie du style "trop de trop bonnes choses". Dans le priapisme, l'homme présente une érection permanente. Cela peut être le résultat soit d'injections médicamenteuses pour soigner l'impuissance, soit d'une maladie qui épaissit le sang, l'empêchant de quitter le pénis. L'anémie à drépanocytose est l'une de ces maladies.

MATIERE A REFLEXION

Bien que le priapisme ait été surnommé le "Dieu grec de la fertilité", beaucoup d'hommes affectés par cette maladie n'apprécient guère cette "masculinité" bien longtemps. Le priapisme est non seulement douloureux, mais le patient termine souvent au service des urgences. Cet état peut actuellement être traité sans chirurgie, mais c'est encore une maladie du seul ressort d'un spécialiste.

Le pénis incurvé

La maladie de La Peyronie est, pour certains hommes, le pire cauchemard : ils se couchent avec un pénis normal et se lèvent avec un pénis tellement incurvé que les érections rendent les rapports sexuels impossibles.

La cause de cette maladie est inconnue ; dans la plupart des cas, elle fait suite à une blessure. Dans les premières phases de la maladie, une douleur accompagne l'érection. Quelquefois, cette douleur apparaît avant la courbure et peut être un révélateur de cette affection.

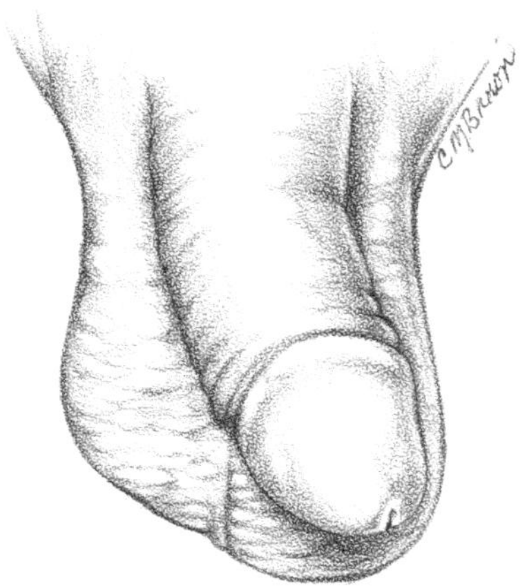

Figure 22.1 : La maladie de Peyronie marque un tournant dans la vie sexuelle masculine.

Est-ce vraiment terrible ? Les médecins pourront vous décrire des cas où le pénis ressemblait à un tire-bouchon. Dans d'autres, la courbure est assez faible et n'affecte pas les rapports sexuels. Il arrive également, lorsqu'il n'y a aucune douleur, que la maladie disparaisse d'elle-même. Tout ce que le médecin a à faire est de rassurer son patient, car la maladie s'estompe en deux ou trois mois.

Quelquefois, la courbure disparaît d'elle-même. La maladie pouvant être due à une anémie à drépanocytose, certains hommes ont des résultats très positifs avec la prise de vitamines E, bien qu'aucune étude scientifique ne le prouve. On peut également recourir à l'ablation des tissus scléreux, mais les effets secondaires de cette opération peuvent provoquer une perte de capacité érective, ce qui conduira à l'implantation d'une prothèse.

Le meilleur conseil que je puisse donner à mes lecteurs qui souffrent de la maladie de La Peyronie, est de rendre visite à un urologue. Certains hommes sont tellement gênés qu'ils hésitent à aller consulter. Il n'y a pourtant aucune raison de ne pas le faire, et bien des urologues ont réussi à soigner cette maladie.

J'ai reçu beaucoup de lettres qui me signalent que des hommes souffrent depuis des années de la maladie de La Peyronie, sans que leur médecin ait réussi à les soigner. Si le premier urologue que vous consultez ne peut pas vous aider, n'hésitez pas à en consulter d'autres. C'est un effort qui en vaut la peine.

Manque de désir

Un autre sujet que j'aimerais aborder est le manque de désir (qui peut affecter les femmes également ; voir Chapitre 23). Une des causes majeures de ce problème, dans nos vies actuelles, est le stress. Vous rentrez tard chez vous après toute une journée de travail, ou bien vous avez perdu votre emploi et le sexe devient la dernière chose à laquelle vous pensez. Si votre partenaire est sensuelle, elle va se sentir rejetée et va commencer à se plaindre. Cela vous rendra encore plus nerveux et vous aurez encore moins envie de faire l'amour. C'est le cercle vicieux dans lequel bien des couples sont tombés.

Pouvez-vous régler ce problème seul ? C'est possible, mais ce n'est pas facile. Un des principaux responsables en est le manque de communication. Faire tomber les barrières peut s'avérer très difficile. Mon conseil est d'aller consulter un sexologue ou un conseiller matrimonial.

Parfois, ce manque de désir peut être physique et non émotionnel. Un bon sexologue vous adressera tout d'abord à un médecin, afin d'être sûr qu'aucune maladie n'en est la cause. (Les cancers de la prostate et des testicules, par exemple, affectent considérablement la libido - voir Chapitre 2.)

C'est vous le chef !

J'espère que si vous souffrez d'un trouble mentionné dans ce chapitre, ou si vous veniez à en souffrir un jour, vous adopteriez une attitude positive. Beaucoup d'hommes agissent comme si leurs appareils génitaux ne faisaient pas partie d'eux-mêmes et qu'ils ne pouvaient pas les contrôler. C'est tout à fait ridicule. Donc, si quelque chose vous préoccupe, n'hésitez pas à résoudre le problème rapidement.

Chapitre 23

Problèmes sexuels féminins

Dans ce chapitre

Atteindre l'orgasme.

Le perdre en route...

Apprendre à avoir du plaisir.

Belle à tout âge.

Mastectomie et hystérectomie : vivre avec.

Bien que beaucoup d'hommes croient que le problème sexuel féminin le plus courant soit la migraine (comme dans "Pas ce soir chéri, j ai la migraine..."), ce sujet est bien plus complexe chez la femme que chez l'homme.

Cet insaisissable orgasme...

Beaucoup de femmes ont des difficultés à atteindre l'orgasme. La complexité des réactions des femmes face à ce problème est telle que cela va de la femme qui désespère d'y parvenir à celle qui s'en fiche, avec, entre ces extrêmes, d'innombrables autres réactions.

Bannir le mot frigide

J'aimerais, avant de commencer ce chapitre, bannir totalement un mot qui revient souvent lorsqu'il s'agit d'une femme n'atteignant pas l'orgasme, c'est le mot : frigide. D'abord, les connotations de ce mot sont totalement fausses.

Utiliser le mot "frigide" voudrait dire que la femme qui a du mal à atteindre l'orgasme aurait un coeur de pierre. La vérité est que la femme la plus chaleureuse - la plus amoureuse du monde -, celle qui a un coeur d'or, peut avoir ce genre de problème.

Ensuite, la plupart des femmes qui n'atteignent pas l'orgasme, ou qui ont du mal à y arriver, sont tout à fait capables d'y parvenir ; elles ne savent tout simplement pas mettre leur moteur "orgasmique" en route. Pour ces raisons, je préfère le terme préorgasmique, parce que le jour où ces femmes se mettront en tête qu'elles en sont capables, elles atteindront l'orgasme.

Lorsque l'orgasme se fait attendre

Il a été dit partout, et mon expérience le démontre également, que le nombre de femmes préorgasmiques est élevé. Pour un faible pourcentage de ces femmes - environ 5 % -, il n'existe pas de traitement. Ces femmes présentent généralement un problème physique, tel que le diabète ou l'alcoolisme. Mais la grande majorité des femmes - 95 % - peuvent atteindre l'orgasme à condition de leur donner les bonnes indications.

Qu'est-ce qui fait qu'une femme est préorgasmique ? La société d'abord, pour une large part. Il n'y a pas si longtemps, les femmes n'étaient pas supposées avoir de plaisir. Le sexe était exclusivement lié à la procréation, et tant que les femmes pouvaient être enceintes, elles avaient des relations sexuelles avec leurs maris. Qu'avaient-elles à demander d'autre. Le plaisir ? Plus qu'une idée absurde ; un péché !

Heureusement pour nous, les femmes, cette attitude a bien changé, particulièrement dans les cultures occidentales ; mais elle n'est pas encore complètement endiguée aux USA et, sur le plan mondial, ces idées subsistent. Croyez-moi ou non, à l'aube du nouveau millénaire, des millions de femmes, principalement en Afrique, subissent une clitoridectomie - ablation du clitoris - les empêchant d'avoir un plaisir sexuel. Cette horrible torture continue, imposée non seulement par les hommes de ces sociétés, mais aussi par les femmes âgées qui, ayant subi la même "opération" dans leur jeunesse (rarement faite par un chirurgien), pensent que les générations montantes doivent subir le même sort.

MATIERE A REFLEXION

C'est probablement parce qu'une grossesse non désirée représentait un événement grave que ces sociétés ont adopté de telles attitudes. De plus, il était important de conserver une trace de la lignée des gens. Si les femmes n'étaient pas supposées aimer le sexe, et si cela ne leur apportait aucun plaisir, il était impensable qu'elles puissent s'égarer et avoir un enfant d'un homme autre que leur mari. Je ne pense pas que ces raisons soient valables ni susceptibles d'être justifiées de nos jours. Nous avons maintenant beaucoup de méthodes de contraception, et beaucoup de femmes trouvent du plaisir dans les rapports sexuels. Une femme d'aujourd'hui peut avoir la même liberté sexuelle qu'un homme, sans pour cela avoir d'enfant (pourtant, vous savez que je ne plaide pas en faveur d'une liberté trop grande, spécialement à cause des MST).

Les femmes ont, pendant très longtemps, été obligées de dissimuler leurs émois sexuels, ce qui fait que l'orgasme est moins automatique que chez les hommes. Beaucoup d'entre elles sont préorgasmiques ou, lorsqu'elles arrivent à l'orgasme, ce n'est pas de manière régulière.

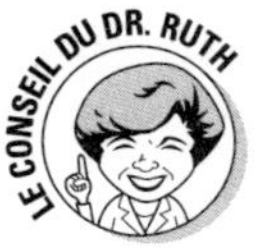

Je dois arrêter là et préciser un point important : une femme ne doit jamais se sentir contrainte d'avoir un orgasme, ni par la société, ni par l'homme de sa vie, ni même en lisant ce livre. S'il y a une chose à laquelle je m'oppose, c'est la pression - particulièrement parce que je sais que la pression en ce qui concerne le sexe entraîne toujours l'effet inverse, même si la personne qui exerce cette pression est soi-même. Si vous désespérez d'arriver à l'orgasme, cette pression vous rendra encore plus tendue. L'étape la plus importante pour arriver à l'orgasme est celle qui consiste à apprendre à se relaxer. Et si vous ne désirez pas atteindre l'orgasme, c'est très bien aussi, à condition que vous soyez honnête avec vous-même, et que vous ne disiez pas cela par peur de ne pas y arriver.

Aide-toi, le ciel t'aidera

Parce que chaque femme est différente, il n'y a pas de règle absolue pour atteindre l'orgasme. Apprendre ce qui va vous y aider fait partie d'un large programme. Mais, si vous avez des problèmes, je vous recommande une méthode qui fait partie intégrante du répertoire du sexologue : la masturbation (le Chapitre 19 parle de ce sujet en détail).

Si la plupart des adolescents ont recours à la masturbation, cette prévalence est moins fréquente chez les filles. Je ne veux pas dire que les filles ne le font pas, mais c'est moins "universel" que chez les garçons. En fait, le sexologue Alfred Kinsey rapporte que, si la plupart des garçons se masturbent toute leur vie depuis leurs dernières années d'adolescence, moins de la moitié des filles qui le font commencent beaucoup plus tard. Vous en trouverez les raisons au Chapitre 19.

Dans un passé pas si lointain, le mariage était quelque chose d'arrangé, souvent depuis le jeune âge. Si une fille de 16 ans, mariée, avaient des relations sexuelles avec son mari, la masturbation n'était pas son problème. Maintenant, les mariages - et non les rapports sexuels - sont plus tardifs, et les femmes sont plus responsables de leur propre plaisir.

Il n'est pas rare que les femmes aient plusieurs aventures dans leur vie, et, heureusement pour elles, les hommes sont plus attentifs aujourd'hui au plaisir de leur partenaire que naguère. Pour arriver à l'orgasme, une femme doit apprendre à son partenaire ce qui lui plaît, mais pour cela elle doit le savoir elle-même.

Je ne veux pas dire qu'une femme ne puisse pas demander à son partenaire de l'aider à lui donner du plaisir. Dans le meilleur des mondes, son premier amant l'aidera à explorer son corps et trouver, avec elle, les moyens d'arriver à l'extase. Le problème est que, trop souvent, le premier partenaire est uniquement préoccupé par son propre orgasme. Faire l'amour sur la banquette arrière d'une voiture, tout en se demandant si un policier ne va pas venir en brandissant une lampe sur vos organes génitaux n'est pas, c'est vrai, la meilleure formule pour deux jeunes amants. Les jeunes femmes ayant un rapport sexuel à l'adolescence n'arrivent pas nécessairement à l'orgasme.

Faire semblant

Est-ce que les hommes jeunes qui font l'amour avec des femmes préorgasmiques sont des brutes qui se fichent de savoir si elles ont du plaisir ou non ? Cela arrive, mais dans la plupart des cas ils ne sont pas fautifs. Ils croient être des amants exceptionnels parce que leur partenaire fait semblant...

Est-ce que ça marche vraiment ? Est-ce que les hommes sont idiots ? Si vous avez vu le film *Quand Harry rencontre Sally*, vous connaissez la réponse. Et pour ceux qui ne l'ont pas vu (sortez et louez-le), la réponse est oui, une femme peut simuler tellement bien l'orgasme qu'un homme s'y méprendra.

LE CONSEIL DU DR. RUTH

Je ne dis pas que la règle absolue est de simuler. Mais il peut arriver que votre partenaire ait envie de vous faire l'amour et d'essayer de vous combler - par exemple le jour de votre anniversaire de mariage - et que vous ne soyez pas d'humeur à cela. Si vous lui dites que, contrairement à lui, vous n'avez pas eu d'orgasme, il va se sentir très désappointé. Alors, si vous avez envie de simuler quelquefois, allez-y.

Mais, attention. Si vous simulez tout le temps, si vous n'avez jamais d'orgasme et que vous le masquiez en faisant semblant, votre conduite doit changer. Je ne dis pas que vous deviez vous arrêter de simuler tout de suite, mais de faire un effort pour essayer d'avoir un orgasme. Et là, vous pourrez ne plus simuler car vous le ressentirez vraiment.

L'ingrédient le plus important pour arriver à l'orgasme est une atmosphère détendue. Avoir un partenaire à vos côtés, même quelqu'un que vous aimez, peut ne pas être une situation assez relaxante pour arriver à l'orgasme.

ÉTUDE DE CAS

Wendy

Lorsque Wendy vint me consulter, elle avait 28 ans. Elle avait eu plusieurs aventures et vivait avec un homme depuis 3 ans, sans jamais avoir d'orgasme.

Son partenaire faisait beaucoup d'efforts pour la satisfaire ; il avait de la patience et passait beaucoup de temps à essayer de l'exciter. A la fin, voyant qu'il n'arrivait pas à lui donner du plaisir, il la quitta. Le sexe était devenu tellement insatisfaisant pour lui comme pour elle, qu'il avait rencontré une autre femme avec laquelle il s'était marié.

Wendy avait essayé de se masturber, sans aucun résultat. Elle n'avait jamais trop aimé cette idée et, lorsqu'elle le faisait, elle était très tendue. Après cinq minutes d'attouchement vaginal, elle laissait tomber.

J'ai demandé à Wendy de passer une heure chaque nuit, pendant une semaine, à se masturber sans essayer d'atteindre l'orgasme. Elle devait juste se toucher en pensant à des choses agréables, le but étant d'apprendre ce qui lui faisait plaisir.

Wendy était une patiente obéissante, et n'eut pas d'orgasme la première semaine. Lorsqu'elle revint me voir, elle m'expliqua avoir été très excitée la nuit précédente et qu'elle se sentait prête. Je lui donnais la permission et lui demandait de m'appeler le lendemain ; elle me téléphona et me remercia de mon aide.

Wendy avait surtout besoin de savoir à quelles stimulations son corps répondait. Le monde est plein de filles comme Wendy, qui ont besoin d'explorer leur vagin et leur clitoris pour savoir ce qui les satisfait.

Certaines femmes ne supportent pas que l'on touche leur clitoris lorsqu'elles arrivent à un certain degré d'excitement, car il devient tellement sensible qu'il en est douloureux.

Brenda

Brenda était vierge lorsqu'elle tomba amoureuse de Brad. Ce dernier avait eu pas mal d'aventures et pensait être un amant expérimenté. Il amenait ses partenaires à l'orgasme en utilisant ses doigts et sa langue, et il était certain d'être capable d'en faire autant avec Brenda.

La première fois qu'ils eurent un rapport, Brad passa une demi-heure à caresser et lécher le clitoris de Brenda, mais tout ce qu'elle ressentait était une terrible irritation. Elle eut mal pendant plusieurs jours. Comme il fit la même chose la seconde fois, elle surmonta la douleur et simula l'orgasme. Brad était très satisfait, mais Brenda pensait qu'elle ne pourrait jamais atteindre l'orgasme avec lui.

Lorsque, sur mes conseils, elle commença à se masturber, elle découvrit qu'elle ressentait du plaisir en se touchant autour du clitoris, et non sur le clitoris directement. En se caressant autour, elle atteignait l'orgasme. En apprenant à Brad ce qu'elle aimait et ce qu'elle n'aimait pas, ils arrivèrent à une parfaite harmonie sexuelle.

J'en veux encore

Certaines femmes auxquelles je conseille la masturbation me disent que, quoi qu'elles fassent, elles ne parviennent jamais à une excitation suffisante. Elles se sentent très proches de l'orgasme, mais n'y arrivent pas.

Lorsque les femmes n'arrivent pas à atteindre, par elles-mêmes, l'orgasme, je leur suggère d'acheter un vibromasseur. Cet appareil leur apporte, bien souvent, la stimulation dont elles ont besoin. Toutes les femmes ne l'utilisent pas directement sur le clitoris, car les sensations sont trop fortes ; certaines le font. Certaines femmes qui utilisent des vibromasseurs ont besoin de ressentir une pénétration, aussi je leur conseille d'insérer un godemichet dans leur vagin pendant qu'elles passent le vibromasseur sur leur clitoris.

Si vous voulez en savoir plus sur les vibromasseurs, les godemichets ou la masturbation, reportez-vous au Chapitre 19. Après avoir appris à atteindre l'orgasme avec un vibromasseur, vous devez le faire avec votre partenaire. Heureusement, le désir d'avoir un rapport sexuel avec lui sera suffisant pour atteindre l'orgasme sans vibromasseur. Montrez-lui ce que vous avez découvert avec cet appareil - comment et où il faut vous toucher - et il sera capable de refaire ces mouvements avec ses doigts ou sa langue pour arriver au même résultat. Si cela ne marche pas, vous pouvez lui demander d'essayer avec le vibromasseur.

Les vibromasseurs apportent de telles stimulations aux femmes, qu'elles peuvent, pendant un certain temps, ne plus pouvoir s'en passer. Mais je crois que la plupart des couples préféreront ne pas être dépendants d'un appareil tel que celui-là. Bien sûr, si vous n'arrivez pas à avoir d'orgasme sans votre vibromasseur, ce n'est pas la fin du monde. Personne ne vous obligera à marcher plutôt qu'à prendre votre voiture ; ce n'est pas un drame si vous avez besoin d'un vibromasseur pour parvenir à l'orgasme.

Le passage à vide

Certaines femmes peuvent être très proches de l'orgasme, seules ou avec un partenaire. Elles ont tous les signes physiques qui mènent à l'orgasme, mais elles ressentent un passage à vide. Lorsque cela arrive, elles pensent qu'elles n'atteindront pas l'orgasme. A partir de ce moment-là, la prophétie se réalise, et l'orgasme n'arrive pas.

Pat

Lorsque Pat vint me voir, elle était en pleurs avant d'avoir terminé son récit. Elle avait terriblement envie d'arriver à l'orgasme, mais était certaine de ne pas pouvoir y parvenir.

La première chose que je fais lorsqu'un nouveau patient vient me voir, est de lui poser toutes sortes de questions sur sa vie sexuelle. Lorsqu'elle m'expliqua quelles relations sexuelles elle partageait avec son mari, j'ai immédiatement pensé qu'elle était le genre de femme à avoir des passages à vide.

Son mari parvenait à l'exciter au plus haut point, puis, après un moment, ses sensations s'estompaient. Dès que cela se produisait, elle arrêtait sa relation sexuelle et se mettait à pleurer. Son mari ne savait que lui dire et se sentait aussi frustré qu'elle.

J'ai demandé à Pat de ne pas interrompre son mari lorsqu'elle sentait son excitation retomber, afin qu'il continue ce qu'il avait entrepris. Elle semblait avoir des doutes, mais accepta d'essayer. Bien entendu, l'excitation de Pat remonta à son plus haut niveau lorsque son mari continua à lui caresser le clitoris, et elle eut un orgasme.

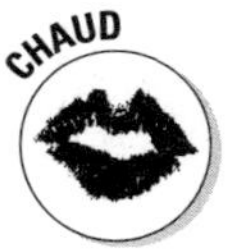

La solution pour remédier au passage à vide est de poursuivre l'acte sexuel. Toutes les femmes ne connaissent pas ce problème, mais suffisamment pour que je vous dise que c'est quelque chose de très courant. Le passage à vide est momentané. Si la stimulation ne s'interrompt pas, la femme sera dans une nouvelle phase montante d'excitation et parviendra à l'orgasme. Le maître mot sera donc : persévérance.

L'orgasme perdu

Si vous avez égaré quelque chose - comme vos lunettes ou des clefs de voiture -, vous savez comme il est frustrant de ne pas les retrouver. Imaginez donc les frustrations que l'on éprouve lorsque l'on n'est plus capable de trouver son orgasme !

Je sais que les femmes n'ayant jamais souffert de ce problème vont me dire : "Mais Dr Ruth, vous plaisantez ! Comment peut-on perdre son orgasme ?" Les partenaires des femmes ayant perdu leur orgasme se demandent vraiment ce qui se passe, c'est en tout cas ce qu'ils me disent en consultation ou dans leur courrier. Lorsqu'une femme dit à son mari adoré qu'elle ne sait pas si elle a eu un orgasme ou non - alors qu'il est persuadé qu'elle l'a atteint -, il a du mal à croire qu'il puisse en être autrement.

D'ailleurs, les femmes elles-mêmes ont du mal à le croire. Elles me disent : "Est-ce possible ? Ne suis-je pas capable de reconnaître un orgasme ? Cela doit être une sensation très forte et intense ! Comment puis-je ne pas le reconnaître ? Comment puis-je passer à côté ?"

Contrairement aux femmes qui ne peuvent atteindre l'orgasme, celles qui le manquent en ont un - du moins physiquement -, mais les sensations ne s'enregistrent pas dans leur cerveau. Je veux dire que leurs battements cardiaques s'accélèrent, leur vagin se lubrifie, elles ont tous les signes extérieurs de l'orgasme mais pas le plaisir.

Le traitement de ce problème est quelque peu délicat. On doit apprendre à ces femmes à ressentir l'orgasme que leur corps subit. Il est utile pour elles de savoir qu'elles atteignent l'orgasme, du moins physiquement. Un sexologue pourra utiliser différents traitements.

Si vous souffrez d'orgasmes perdus, je vous recommande vivement d'aller consulter un sexologue, parce que vous ne serez pas capable de résoudre ce problème par vous-même.

Je peux me déclencher un orgasme, mais pas mon partenaire

Certaines femmes sont très orgasmiques ; elles peuvent arriver à l'orgasme en se masturbant, et ce autant de fois qu'elles le désirent, mais elles semblent ne pas y arriver avec un partenaire. Il peut arriver également qu'une femme soit orgasmique avec un partenaire, et anorgasmique avec un autre.

Quelquefois, le problème est tout simplement dû à un manque de préliminaires. D'autres fois, les raisons sont plus complexes et nécessitent une thérapie. Si ce problème vous affecte, vous pouvez essayer quelques petits remèdes.

La solution pour progresser est d'apprendre à vous relaxer en compagnie de votre partenaire. Le fait de savoir que vous êtes orgasmique doit vous aider à avoir confiance en vous et à aplanir les difficultés rencontrées. La première chose à faire est de prendre du recul. Si vous n'arrivez pas à l'orgasme avec votre partenaire lors de votre premier exercice de relaxation, dites-vous que ce sera pour la prochaine fois. Rappelez-vous qu'il est important de bien maîtriser la technique de relaxation pour arriver à l'orgasme.

Ce que vous devez faire dans une situation comme celle-ci est de jouer le rôle du professeur. Souvenez-vous de votre professeur favori lorsque vous étiez à l'école. C'était certainement quelqu'un qui était capable de vous faire rire tout en vous apprenant quelque chose. Dans la chambre, comme dans la classe, avoir le sens de l'humour est important. Si vous adoptez une attitude positive d'un coeur léger, vous serez plus à même de réussir.

Si vous vous laissez aller, certains exercices pourront prendre une tournure terriblement érotique. Il faudra, tout d'abord, laisser votre esprit vagabonder sur les exercices que vous ferez la prochaine fois. Pensez à ce que vous allez faire avec votre partenaire pendant ce prochain exercice. Vous pouvez même vous masturber en y pensant, si tel est votre désir. Chassez de votre esprit les sensations de stress et de peur ; faites place aux images positives, à une douce chaleur amoureuse.

Il y a deux façons de montrer à votre partenaire ce dont vous avez besoin pour être excitée ; vous pouvez utiliser une méthode ou combiner les deux :

- La première consiste à lui montrer comment vous vous masturbez, sans l'autoriser à y prendre part.
- La seconde est d'utiliser sa main pour vous masturber.

Pour combiner ces deux approches, vous pourriez commencer par vous masturber vous-même, puis prendre sa main et la guider pour trouver les bons mouvements. Expliquez à votre partenaire qu'il ne doit pas prendre d'initiatives mais faire uniquement ce que vous lui demandez, et regarder. Peut-être que "regarder" n'est pas le terme exact, car il doit aussi y prêter attention. Il doit soigneusement noter ce qui vous amène à l'orgasme et comment vous vous y prenez.

Ensuite, lorsque cela sera son tour, il n'y arrivera peut-être pas du premier coup, et c'est normal. Souvenez-vous ; vous pouvez atteindre l'orgasme par vous-même lorsque vous le désirez. Si vous n'y arrivez pas lors de votre deuxième exercice en couple, ne vous affolez pas. Si je sens que ma patiente est très tendue, je lui demande de ne pas avoir un orgasme uniquement pour évacuer la pression. De cette manière, elle pourra lui montrer les mouvements qu'elle aime, de façon qu'il les reproduise, sans que le but de l'exercice soit l'orgasme.

Que vous ayez ou non un orgasme pendant ces exercices, je peux vous assurer qu'ils seront terriblement érotiques pour votre partenaire. Regarder une femme se masturber elle-même est le fantasme de bien des hommes, comme c'est souvent représenté dans les films X ou les magazines spécialisés. Que vous ayez été ou non très "allumée" durant cet exercice, je peux vous assurer que c'est le cas de votre partenaire et que vous ne le laissez pas frustré. Soyez certaine qu'il a atteint l'orgasme, soit lors du rapport sexuel, de la stimulation orale ou manuelle, soit en se stimulant tout seul. Après cela, il sera toujours volontaire pour toutes les leçons particulières dont vous aurez besoin.

Oh ! C'est trop étroit là-dedans !

Certaines femmes sont tellement tendues à la pensée d'avoir un rapport sexuel avec un homme, que leurs muscles vaginaux se rétractent involontairement, au point que toute pénétration est douloureuse - voire impossible. Cette contraction est appelée vaginisme.

Si cela s'est produit lors de votre premier rapport sexuel, vous pouvez penser que cela est dû à la taille de votre vagin, mais c'est rarement, vraiment rarement le cas. En fait, les muscles situés à l'entrée du vagin se contractent sous l'effet de la tension nerveuse.

La première chose que je fais, lorsqu'une patiente se plaint d'avoir des rapports sexuels douloureux, est de l'envoyer chez un gynécologue. Comme la taille du vagin en est rarement la cause, il peut y avoir un problème médical quelconque lié à cette douleur.

Une fois encore, si votre bilan de santé est bon, le traitement va consister à apprendre à vous relaxer. Ce que vous aurez à faire dépend de plusieurs facteurs. Si vous n'avez jamais eu d'orgasme, y arriver par la masturbation sera le premier point. Si vous êtes orgasmique, je demanderais à votre partenaire de s'impliquer davantage dans des exercices visant à atteindre l'orgasme.

Bien que le vaginisme se traite facilement, il peut avoir des conséquences dramatiques sur la vie d'un couple s'il n'est pas traité. C'est le cas lorsqu'une femme encore vierge se marie, et entend perdre sa virginité durant sa lune de miel (voir le Chapitre 10). Elle et son mari sont tous deux prêts à commencer leur vie sexuelle. Il essaie de la pénétrer, mais soit elle a trop mal pour continuer, soit il n'y arrive pas du tout. Cela entraîne des sentiments de frustration et, bien souvent, des disputes suivies de larmes. Si le couple ne demande pas d'aide, le mariage risque de se terminer là.

L'absence de désir

Si les gens se marient, c'est dans le but d'avoir des rapports sexuels. Bien sûr, c'est aussi pour partager une relation, avoir une compagnie, faire des enfants, avoir un soutien affectif et financier et beaucoup d'autres choses, mais le sexe représente une grande partie de ce pacte.

Maintenant, si vous croyez ce que racontent les comédiens à la télévision, tous les hommes veulent faire l'amour tout le temps, et leurs femmes jamais. Comme la vie n'est pas une série télévisée, la vérité est toute différente. J'ai rencontré des femmes qui avaient plus de besoins sexuels que leurs maris. Mais, malheureusement, les femmes ont souvent une absence de désir.

Certaines femmes adoptent tout de suite une conduite sexuelle timide. D'autres le font après avoir eu des enfants. D'autres encore ne rencontrent ce genre de problème qu'après la ménopause. Enfin, un certain nombre de femmes souffrent d'absence de désir après une opération, telle qu'une ovariectomie (ablation des ovaires) ou qu'une hystérectomie (ablation de l'utérus).

Peu de désir n'est pas synonyme d'abstinence

Pour le ou la partenaire qui n'a que très peu de désir, voire pas de désir du tout, le problème n'est pas aussi aigu que pour celui qui souhaite avoir des rapports sexuels. Il ou elle va se sentir terriblement frustré et aura soit un plaisir solitaire, soit une aventure avec un autre partenaire. Dans les deux cas, le mariage en souffrira car le partenaire frustré ira, bien souvent, chercher son bonheur ailleurs. Beaucoup de mariages ont été des échecs à cause de cela.

Comme vous le savez, je ne suis pas favorable à mettre la pression sur quelqu'un pour qu'il ait un rapport sexuel. D'un autre côté, j'ai pitié du partenaire frustré et je pense qu'il faut faire quelque chose lorsqu'une personne a très peu de désir sexuel. Notez que j'ai dit *très* peu. Il est rare que les deux personnes aient le même niveau de désir sexuel, et la majorité des couples doivent faire quelques compromis. "Quelques" ne signifie pas faire l'amour une fois par mois.

Vous pouvez résoudre ce problème

Le traitement du manque de désir dépend de sa cause :

- Dépression : Si une femme souffre de dépression, elle n'aura pas envie d'avoir de relations sexuelles. Si elle traite sa dépression, il est probable que sa libido augmentera. Une femme peut également souffrir d'un manque de désir après une hystérectomie, la perte de l'utérus pouvant signifier la perte de la jeunesse et l'entrée dans une ménopause précoce avec toute sa cohorte de problèmes (voir Chapitre 3). Si tel est votre cas, n'hésitez pas à aller consulter votre médecin ou un conseiller.

- Maternité : Les jeunes mamans sont quelquefois très lasses - je ne parle pas de la fatigue due au manque de sommeil -, et ne s'intéressent plus au sexe. Les papas, qui n'ont pas eu de rapports sexuels depuis le ou les derniers mois de grossesse, attendent encore que leurs femmes récupèrent des fatigues de l'accouchement, et commencent à trouver le temps long.

Bien que ces nouvelles mères aient de très bonnes excuses, je pense que c'est une erreur d'en profiter. Il va vous falloir faire beaucoup d'efforts pour rallumer l'étincelle de votre vie sexuelle. Demandez aux grands-parents de garder votre bébé (ils adorent ça) ou prenez une baby-sitter et sortez avec votre époux pour une soirée romantique. Si votre bébé ne dort pas beaucoup, ou s'il y a d'autres distractions dans votre maison, prenez une chambre d'hôtel. Mais attention, ne laissez pas l'occasion filer. Une nouvelle maman restant à la maison sans mari n'est pas une situation enviable !

- Ménopause : La sécrétion des hormones féminines diminue pendant la ménopause, provoquant certains effets secondaires qui peuvent affecter la vie sexuelle d'une femme. Mais la ménopause ne signifie pas la fin de la sexualité. En fait, la plupart des femmes ont un désir sexuel accru après la ménopause, car elles ne craignent plus de tomber enceintes. De plus, c'est une période où les couples ont plus de liberté, car bien souvent les enfants ont grandi et ne vivent plus avec eux.

TRUC

Vous devrez peut-être apporter quelques modifications à votre vie sexuelle - par exemple, utiliser des lubrifiants -, mais votre sexualité restera tout à fait satisfaisante. Pour plus d'informations, lisez les Chapitres 3 et 16.

Les problèmes liés avec votre image corporelle

Je ne sais pas si c'est la faute de Madison Avenue (siège de l'industrie de la publicité), de la 7e avenue (siège de l'industrie de la mode) ou de Lake Shore Drive (siège de *Playboy*), mais les femmes modernes sont confrontées à plus d'une influence lorsqu'il s'agit de comparer leur corps à la silhouette idéale type.

Faire disparaître les balances

Un rapide coup d'oeil sur l'histoire de l'art ; contemplons les toutes premières statues faites par les hommes des cavernes, qui devaient apprécier les femmes bien enrobées. Tant mieux pour nos actuelles femmes voluptueuses, car nos sociétés mettent dorénavant les maigrichonnes sur un piédestal. Beaucoup de femmes voudraient perdre quelques kilos afin de ressembler à ces filles que l'on voit à la télévision ou sur les magazines. Même si elles n'oublient pas que leur corps ressemble plutôt à un Rubens, beaucoup de femmes m'écrivent pour me dire qu'elles ne peuvent pas faire l'amour avec leur mari parce qu'elles sont trop grosses.

Ce qu'elles ne disent pas, c'est que leurs partenaires doivent faire face à beaucoup de problèmes. Tout d'abord, elles n'osent pas se déshabiller devant eux, alors qu'ils sont mariés depuis 20 ans. N'allez pas me dire qu'ils les auraient supportées tout ce temps s'ils ne les avaient trouvées attirantes ! Après tout, les hommes n'ont pas tous envie de s'étendre sur une femme qui n'a que la peau et les os. Ces femmes se trouvent tellement peu séduisantes qu'elles s'empoisonnent la vie constamment.

TRUC

Les femmes qui souffrent de ce problème n'ont pas besoin d'aller consulter un sexologue, mais plûtot un conseiller qui les aidera à avoir une meilleure image d'elles-mêmes. Quelquefois, il suffit de les rassurer sur le fait que leur mari les trouve attirantes. Pour d'autres femmes, la tâche est plus difficile. A l'extrême, on trouvera des femmes qui sont anorexiques ou boulimiques, à tel point que même épaisses comme une gaufrette, elles voudront encore perdre du poids.

Belle à tout âge

En vieillissant, certaines femmes éprouvent un sentiment d'"imperfection". Avec l'âge, le corps change - certaines parties s'affaissent, des rides apparaissent, et elles ressemblent de moins en moins à leur photo de mariage. Sommes-nous moins séduisantes pour les autres hommes ? Probablement. Sommes-nous moins attirantes pour notre compagnon ? C'est une autre histoire.

L'attirance que notre partenaire a pour nous n'est pas seulement fondée sur l'apparence. Une vie de souvenirs et d'expériences partagés vaut bien mieux qu'un peu de maquillage, surtout lorsque ce compagnon ne peut plus entrer dans le smoking qu'il portait à son mariage !

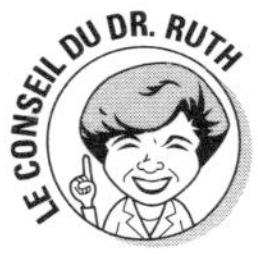

Personne n'est parfait, pourtant nous pouvons avoir une vie sexuelle harmonieuse ; peut-être même plus harmonieuse que celle des garçons et des filles des magazines.

Le sexe après une mastectomie

Une femme sur neuf, aux Etats-Unis, développe un cancer du sein, et beaucoup subiront une mastectomie (ablation totale d'un sein). Bien entendu, la survie est la priorité de cette opération, mais les sensations sexuelles ne doivent pas, pour autant, être oubliées.

La poitrine est considérée comme le symbole de la féminité et de l'attirance, et est une source de plaisir sexuel pour l'homme. Une femme qui perd un sein - ou les deux - a bien souvent une énorme angoisse d'être rejetée. Certaines femmes ont recours à la chirurgie esthétique. Bien que la poitrine semble parfaite sous des vêtements, le toucher et l'apparence des seins sont altérés, et la peur d'être rejetée s'installe.

Un autre facteur à prendre en compte est que beaucoup de femmes pensent ne subir qu'une ablation partielle du sein et se réveillent après l'opération avec une mastectomie. Dans de tels cas, il faut absolument faire appel à un conseiller postopératoire. Votre médecin ou votre assistante sociale vous conseillera sur les personnes à rencontrer ; beaucoup d'hôpitaux offrent des séances de groupe.

Le conseiller devra aider la patiente ayant subi une mastectomie à vivre sa sexualité positivement, afin d'éviter ce sentiment de peur de n'être plus désirable.

Le mari ou le compagnon devra prendre part à ces séances, et redonner physiquement confiance à sa partenaire, particulièrement dans sa façon de la toucher, de l'embrasser et de l'étreindre. Cette peur du rejet amène beaucoup de femmes à refuser l'acte sexuel après une mastectomie, et leur partenaire peut également se retenir de peur qu'elles ne soient pas prêtes physiquement.

Communiquer est quelque chose de fondamental après une mastectomie, et le conseiller peut vous aider à instaurer le dialogue. Certains conseillers pensent que le mari doit être présent dès le début, assister aux changements vestimentaires de sa femme durant son séjour à l'hôpital, afin que celle-ci sente que son apparence ne le rebute pas.

Les réunions de groupe avec des femmes ayant déjà subi des mastectomies peuvent être très utiles aux femmes n'ayant pas de partenaire, ainsi qu'à celles qui sont traumatisées d'avoir perdu un ou deux seins (voir Annexe A).

Certaines femmes ont des sentiments analogues après avoir subi une hystérectomie. Discutez-en avec votre médecin. Un traitement hormonal peut aider, de même qu'un conseiller vous redonnera une image positive de votre corps.

Chapitre 24
Le sexe et la loi

Dans ce chapitre

La loi et son droit de regard.

L'avenir de la société.

La protection des enfants.

La légalisation de la prostitution.

Redéfinir le viol.

Se protéger des maladies.

Sauvegarder l'avortement.

Ce livre est supposé vous aider à avoir une meilleure vie sexuelle, n'est-ce pas ? Alors, pourquoi y avoir consacré un chapitre sur le sexe et la loi ? Parce qu'il y a plus de 400 000 avocats dans ce pays, et j'aimerais bien qu'ils achètent tous mon livre !

Allons, je plaisante ! En fait, si les moments pendant lesquels nous avons une activité sexuelle sont les plus privés de notre vie, ils tombent pourtant sous le coup de la loi. Durant ces dernières décennies, les lois relatives au sexe ont été terriblement oubliées et, pour certaines d'entre elles, totalement supprimées des manuels. Ces libertés si durement gagnées ne dureront que si nous prenons conscience qu'elles existent et si nous oeuvrons pour qu'elles nous protègent.

La société dans la chambre

Les lois qui régissent les conduites sexuelles et que nous retrouvons couramment dans les livres, comme celles qui existent depuis la nuit des temps, sont tout d'abord fondées sur l'éthique. Les gens ont appliqué ces codes chaque fois qu'ils décidaient de ce qui était bien et de ce qui était mal. Parce qu'un enfant met longtemps avant de devenir adulte et être indépendant, il était vital, pour la survie de l'humanité, qu'il grandisse dans un environnement lui permettant d'être éduqué. Les femmes s'occupaient toujours des enfants - à la maison, dans les cavernes, sous la tente, dans les châteaux ou dans les cases -, la fonction des hommes étant de chasser pour se nourrir et de les protéger des prédateurs, qu'ils soient bipèdes ou quadrupèdes !

Une femme et son enfant, sans un mari pour les protéger, devaient probablement être voués à une fin rapide. Nos sociétés n'ont pas pu tolérer cela. C'est ainsi que se sont développés des codes de bonne conduite, où un homme et une femme devaient s'engager l'un l'autre, avant de faire l'amour et de procréer. Ces engagements furent adoptés par beaucoup de sociétés, soit au travers d'une justice tribale, soit par les textes légaux que nous connaissons aujourd'hui.

Ces textes ont été établis depuis des centaines d'années, et devaient certainement être encore en vigueur lorsque j'étais jeune. Mais aux Etats-Unis comme dans beaucoup d'autres pays occidentaux, toutes ces années de tradition se sont effondrées.

Grâce à l'invention du planning familial et de la pilule contraceptive - ou autre forme de contraception - le sexe et la grossesse ne sont pas forcément liés, et laissent les gens libres de vivre comme ils l'entendent. Certaines lois qui régissent les conduites sexuelles sont toujours dans les livres, mais elles font, pour la plupart, partie des vestiges du passé.

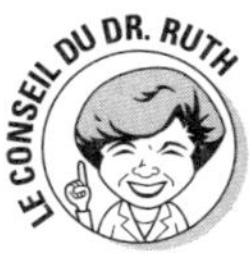

Je pense que certaines lois individuelles sont toujours pertinentes, et j'aimerais les étudier afin qu'elles nous éclairent sur notre vie sexuelle.

Les lois contre les abus d'enfants

Nous n'avons plus absolument besoin d'un père et d'une mère pour élever un enfant - comme en témoignent ces milliers d'enfants vivant seuls avec une mère qui essaie de survivre tant bien que mal dans nos sociétés actuelles. Mais nos enfants ont besoin d'être protégés contre les dommages que les adultes peuvent leur faire subir. Nous lisons dans nos journaux des articles sur des enfants brulés, frappés, abandonnés, mais la forme d'agression la plus fréquence reste l'abus sexuel.

Je suis mère, et je ne peux m'expliquer pourquoi un adulte souhaite avoir un rapport sexuel avec un enfant. Je peux éventuellement comprendre lorsqu'il s'agit d'un adolescent, considéré comme un enfant selon la loi, mais qui peut être sexuellement bien développé (comme le personnage fictif de Lolita, qui dégage une telle sexualité envers Humbert sans être consciente des conséquences que cela peut avoir).

Même les Lolita ont besoin d'être protégées par la loi. Ne parlons pas des tout-petits, ces innocents qui souffrent d'abus sexuels. Cela me rend malade. Nous avons besoin de les protéger, n'est-ce pas ? Qui, d'après vous, pourrait remettre en question de telles lois ?

La North American Man Boy Love Association, mais oui ! Cette organisation, appelée NAMBLA, essaie de faire abroger les lois de façon que des hommes puissent, librement, avoir des rapports sexuels avec des petits garçons. La NAMBLA estime que ces pratiques sont discréditées car la société les perçoit comme des tabous. Ils expliquent que les jeunes garçons ne se plaignent pas et ne sont pas apeurés.

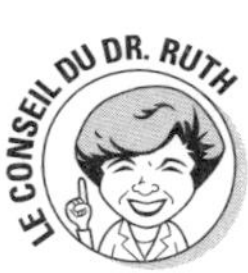

Pour moi, c'est une énormité ! Il y a toujours des gens qui se plaignent du nombre de lois, et qui pensent que le gouvernement ferait mieux de les limiter à des problèmes de dépense nationale ou de constructions routières. Ils rejettent l'idée que le gouvernement puisse avoir un rôle à jouer dans nos comportements sexuels. Vous devez certainement être d'accord avec cela si vous faites partie de la NAMBLA ! Plus de 99 % des gens pensent que ces hommes sont des malades, et pourtant, ils existent. C'est pour cela que nous avons besoin de lois pour protéger les enfants de ce que nous pouvons leur faire subir dans l'intimité de nos maisons.

L'âge du consentement

Pendant que j'écris ce livre, un professeur de 33 ans, vivant à New York, est recherché par le FBI pour être sorti avec l'une de ses élèves, âgée seulement de 15 ans. Le couple a enfreint un bon nombre de lois, en particulier celle d'être sorti des frontières de l'Etat du New Jersey. En fait, je voudrais parler d'un texte de loi bien spécifique, qui régit les relations sexuelles entre un adulte et un mineur - même lorsque le mineur est consentant - et que l'on appelle le "viol statutaire".

L'âge du consentement - celui à partir duquel une personne peut, librement, avoir des relations sexuelles avec un partenaire plus âgé - a changé au fil des années. En Angleterre, entre le XVIe et le XVIIIe siècle, l'âge du consentement était fixé à 10 ans. Puis il passa à 16, comme c'est le cas maintenant aux Etats-Unis. Mais l'âge du consentement peut différer selon les Etats américains, et s'échelonne entre 12 et 18 ans.

L'âge du consentement n'a rien à voir avec l'âge à partir duquel une personne peut réellement avoir un rapport sexuel. Cela fixe uniquement l'âge à partir duquel une jeune personne peut avoir des relations avec un adulte. Si l'on considère que les jeunes ont, dans la plupart des cas, des relations sexuelles avec une autre personne de leur âge, l'âge de la première expérience peut être très variable.

L'âge légal pour le mariage

Contrairement à l'âge du consentement, l'âge légal définit quand une personne peut se marier sans le consentement de ses parents, ce qui, aux Etats-Unis, peut varier d'un Etat à l'autre. Dans certaines parties du monde, comme en Amérique latine, en Afrique ou en Asie, les mariages précoces pour les filles, peu après la puberté, sont encouragés.

Si l'on étudie l'histoire des peuples, on s'aperçoit que les parents décidaient pour la fille et la mariaient souvent à un homme beaucoup plus âgé qu'elle, en échange d'un soutien politique ou d'un bien quelconque. Ces pratiques sont encore en vigueur dans certains pays. Il se trouve que je connais bien Camélia Sadate, la fille de l'ancien président égyptien, Anovar al-Sadate. Eh bien son père l'avait mariée, alors qu'elle n'avait que 13 ans, à un homme bien plus âgé qu'elle.

Qu'est-ce qui est le pire ? Etre mariée de force à 13 ans ou tomber amoureux à 33 ans d'une gamine de 15 ans et être obligé de fuguer avec elle ? Je vous laisse cogiter là-dessus. Quelle que soit votre réponse, vous trouverez certainement que nos sociétés ont une grande responsabilité en ce qui concerne les problèmes qui lient les enfants au sexe.

L'inceste : violer la confiance

Il existe des lois depuis les temps bibliques, dont les textes se rapportent à l'interdiction de l'inceste. On parle d'inceste lorsque deux personnes de proche parenté ont des rapports sexuels. Là encore, les exemples concrets ont fait jurisprudence. On avait noté que lorsqu'une grossesse résultait d'un rapport sexuel incestueux, l'enfant était bien souvent physiquement ou psychologiquement anormal.

Maintenant, bien que les parents craignent plutôt les abus sexuels de personnes extérieures à leur famille, la majorité des abus ont lieu dans la sphère familiale. (D'autres types d'abus sur des enfants, tels que la sodomie ou les attouchements, ne sont pas considérés comme incestueux car aucune grossesse n'en découle.)

Lorsque les enfants sont maltraités par une personne de leur famille, les conséquences sont bien plus désastreuses que lorsqu'ils sont maltraités par un étranger, car le rapport de confiance entre un adulte protecteur et l'enfant est détruit. Bien souvent, les membres de la famille ne se rendent compte de rien, et l'enfant se sent encore plus abandonné.

En tant qu'adulte, nous devons assurer le bien-être de nos enfants. Les abus sexuels ont des effets graves sur eux ; même s'ils n'apparaissent pas tout de suite, ils se révéleront plus tard. Les enfants doivent être protégés. La majorité des gens qui pratiquent des abus sexuels en étaient eux-mêmes victimes lorsqu'ils étaient jeunes. C'est donc un cercle vicieux qu'il faut absolument rompre.

Education sexuelle : faire passer le message

Si les parents sont en droit de donner ou de refuser leur consentement au mariage de leurs enfants, ont-ils également le droit de les empêcher de suivre des cours d'éducation sexuelle à l'école ? Certains (comme moi !) les préconisent dès l'école primaire, d'autres ont peur que leurs enfants ne deviennent des obsédés sexuels...

Dans des pays européens - comme la Suède - où l'éducation sexuelle existe, non seulement les enfants ne sont pas des maniaques du sexe, mais on note le pourcentage de grossesses chez les adolescentes et des MST est peu élevé. (Contrairement aux Etats-Unis où la politique éducative varie d'un Etat à l'autre.) En Suède, l'éducation sexuelle débute à l'école primaire, dès l'âge de 7 ans. Aux Philippines, ce programme n'est dispensé qu'à partir du collège. En France, en Allemagne et en Chine, l'éducation sexuelle fait également partie des programmes scolaires.

Dans la plupart des Etats américains, les parents peuvent demander, par écrit, à ce que leurs enfants n'assistent pas à ces cours. Même s'ils ne sont pas d'accord, je ne pense pas que les parents écrivent souvent, car cela les obligeraient à dispenser, eux-mêmes, les cours d'éducation sexuelle à leurs enfants.

D'un autre côté, je rejoins tout à fait le tribunal de Floride, qui a condamné un couple pour "débauche", car les parents n'avaient pas trouvé mieux que de montrer à leur fils de 14 ans comment on faisait un bébé !

Je comprends les personnes religieuses qui ne souhaitent pas aborder ce sujet. Elles n'empêchent pas leurs enfants d'apprendre que les bébés ne naissent pas dans les choux, mais désirent donner, en plus de cette éducation, un message moral et religieux. C'est d'ailleurs un sujet qui m'intéresse, puisque j'ai écrit un livre qui s'intitule : *Le sexe et la moralité*.

Nous n'avons pas le droit, aux Etats-Unis, de parler de religion dans les écoles publiques, et la plupart des professeurs abordent le sujet de l'éducation sexuelle, sans parler du bien et du mal. Je crois que c'est dommage. On apprend l'arithmétique à nos enfants alors qu'ils ont tous une calculatrice dans leur cartable. Je pense qu'il faut leur apprendre non seulement la partie "mécanique" des rapports sexuels, mais aussi que la morale fait partie intégrante d'une conduite sexuelle saine. D'ailleurs, je crois qu'il est possible d'aborder ces deux sujets sans faire référence à une religion particulière.

Viol : un sujet dont on parle de plus en plus

La loi définit le viol comme étant le rapport sexuel d'un homme et d'une femme - qui n'est pas la sienne-, sans consentement. Les viols sont souvent des actes violents. Même si la force n'est pas utilisée, la femme se sent tellement en danger qu'elle se laisse violer.

Il n'y a aucun doute sur le fait que le viol est illégal et que les violeurs doivent être poursuivis. Sur ce sujet, je rejoins l'avis de l'opinion publique.

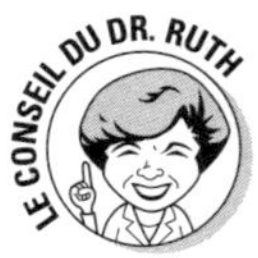

Naturellement, je suis contre les viols sous toutes leurs formes, y compris le harcèlement sexuel. Bien entendu, si une femme se déshabille et saute dans le lit d'un homme qu'elle connaît, elle se doute des risques qu'elle encoure. Maintenant, si elle ne connaît pas très bien cet homme et qu'elle tente de lui expliquer qu'elle ne fait que plaisanter, je pense que l'incompréhension sera complète, surtout si les deux personnes sont en état d'ivresse.

Mon conseil à toutes les femmes voulant éviter d'être violées est : attention où vous mettez les pieds et sachez ce que vous faites. Ne buvez pas et affichez clairement vos intentions avant qu'il ne soit trop tard. Si vous êtes un homme sous l'effet d'une forte excitation, peut-être aurez-vous du mal à vous contrôler. Cela n'a rien à voir avec les textes de loi, mais avec la nature humaine.

Même dans les cas criminels où le violeur et sa victime ne se connaissent pas, il est très difficile de définir s'il y a eu effectivement viol. Quelquefois, il y a seulement présomption, parce que la femme n'a pas eu l'air de se débattre vraiment, ce qui voudrait dire qu'elle était consentente. Maintenant, aux Etats-Unis, on admet qu'une femme n'ait pas voulu se défendre par peur de risquer sa vie, et l'homme peut donc être condamné pour viol. Mais cette accusation peut être lourde pour un homme accusé à tort.

Comme si le sujet n'était pas assez complexe comme cela, on a ajouté une nouvelle perversion : le viol marital. Jusqu'à maintenant, on considérait que le mariage était une carte blanche donnée par l'épouse à son mari, et qu'il pouvait donc avoir des rapports sexuels avec sa femme lorsqu'il le voulait. Mais, de plus en plus, nos sociétés considèrent que les deux parties doivent être consententes, et qu'il peut donc y avoir, non seulement des abus maritaux, mais également des viols. Si la loi les punit différemment selon les Etats, nous avons fait d'énormes progrès pour protéger les femmes de maris abusifs.

La loi et la contraception

Si je suis devenue sexologue, c'est en grande partie parce que j'ai travaillé pour une association du planning familial : Planned Parenthood. Lorsqu'une femme venait me poser des questions sur le sexe, j'étais totalement incapable d'y répondre. L'heure était donc venue pour moi d'en savoir un peu plus sur le sujet. J'ai une admiration sans bornes pour Margaret Sanger, fondatrice de cette association de planning familial, ainsi que pour toutes les personnes qui se sont battues pour que la contraception devienne légale aux Etats-Unis.

C'est vrai. Jusqu'en 1965, les méthodes contraceptives étaient illégales dans la plupart des Etats américains. Dans un cas porté devant la Cour suprême (les époux Griswold contre l'Etat du Connecticut), celle-ci déposa une loi ordonnant aux Etats de ne pas s'immiscer dans la décision des couples de ne pas avoir d'enfants. (Cela ne s'appliquait pas aux couples non mariés, jusqu'à l'arrêt de la Cour suprême en 1972 - cas Eisenstadt contre Baird.) Aujourd'hui, vous pouvez vous rendre à la pharmacie - ou même dans certains supermarchés - et prendre dans les rayons une boîte de préservatifs ou du spermicide (voir Chapitre 7 pour en savoir plus sur les méthodes contraceptives). Même si certains ne sont pas d'accord avec moi, je considère cela comme un immense progrès.

Les contraceptifs sont en vente libre dans la plupart des pays européens (sauf en Irlande) et du tiers-monde. Si leur usage est quelquefois controversé dans les pays en voie de développement, il existe encore des régions où ils sont interdits, ainsi que toute information relative à la contraception.

La loi contre la propagation des MST

Avec la propagation des maladies sexuellement transmissibles, dont les conséquences peuvent être si graves, la justice a fini par mettre en place des textes susceptibles de protéger les personnes. Je vous ai déjà dit à plusieurs reprises dans cet ouvrage d'exercer votre sexualité en toute sécurité ; cependant, sur le plan légal, ce n'est pas assez. Les tribunaux américains ont déposé un texte obligeant les personnes porteuses d'une MST de le signaler à tout partenaire potentiel, afin que ce dernier décide s'il prend le risque - ou non - d'avoir un rapport sexuel. En fait, plus de la moitié des Etats américains considèrent criminel le fait qu'une personne porteuse du VIH ait des rapports sexuels.

A côté du SIDA, l'herpès a été le premier incriminé dans des cas juridiques, et certaines célébrités ont dû verser des millions de dollars de dommages et intérêts pour avoir transmis cette maladie incurable. Rien ne dit que, dans le futur, les tribunaux ne vont pas étendre leur surveillance à d'autres maladies. Donc, si vous êtes porteur d'une MST, vous devez dire la vérité ou alors ce que vous cachez pourra être retourné contre vous.

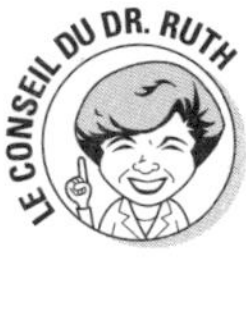

Le meilleur conseil que je puisse vous donner est d'être franc et honnête. Vous pourrez perdre quelques partenaires en agissant ainsi, mais au moins vous serez épargné des poursuites de fautes commises dans le passé.

Avortement : une sauvegarde légale

Un autre sujet fertile en désagréments est l'avortement. L'avortement est l'interruption volontaire de grossesse, avant la naissance naturelle de l'enfant. Jusqu'à la décision de la Cour suprême, en 1973, dans l'affaire Roe contre Wade, les avortements étaient illégaux aux Etats-Unis - bien que les femmes n'aient jamais cessé d'avorter. Les femmes les plus riches se rendaient dans des pays dans lesquels cette pratique était légale. Certaines femmes des milieux aisés pouvaient, moyennant finances, demander à un médecin de pratiquer un avortement illégal. Les femmes les plus démunies, quant à elles, se tournaient vers des avorteurs non médecins pour la plupart, et beaucoup d'entre elles en mouraient.

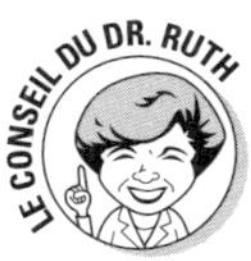

Je n'aime pas l'idée d'avorter. En tant que mère, cela va à l'encontre de mes instincts ; en tant que femme croyante, cela est contraire aux principes de ma foi. Bien sûr, trop de femmes mouraient avant que l'avortement ne soit légalisé, et cela est pire que tout. Maintenant, si j'avais un voeu à formuler, ce serait que plus aucune femme n'ait recours à l'avortement. Oh, je sais que ce voeu n'est pas près de se réaliser, car nous devons encore attendre pour trouver un moyen de contraception parfait. Non seulement certaines personnes ne savent pas encore très bien utiliser les méthodes contraceptives actuelles, mais nous ne sommes pas sûrs d'être capables d'éradiquer les viols et les incestes. Dans ce monde imparfait, je crois que l'avortement doit rester légal.

Je vais vous raconter une histoire qui m'est arrivée un soir lors d'une de mes émissions de radio. Une femme m'appelle et me dit qu'elle a déjà subi trois avortements. Je lui demande si elle continue à avoir des aventures ; elle me répond oui. Je lui demande si elle utilise une méthode contraceptive : elle me répond non... et je lui raccroche au nez !

Bien que je sois d'accord pour recourir à l'avortement en cas de problèmes de contraception ou de viol - comme je l'ai dit à mes auditeurs -, je suis totalement contre comme moyen de contraception. L'avortement n'est pas un acte à prendre à la légère. C'est une liberté que nous avons, mais nous ne devons pas en abuser.

Puisque je parle de l'avortement et de la loi, la RU486, pilule inventée en France et qui déclenche l'avortement, n'est toujours pas autorisée aux Etats-Unis. Vous voyez, les Américains ont accordé une certaine dose de liberté, mais pas une liberté totale.

La loi et l'homosexualité

Les hommes ayant fondé la NAMBLA (cette association qui prône le droit pour les hommes d'avoir des relations sexuelles avec des petits garçons), sont des pédérastes, type d'homosexuels préférant séduire des jeunes garçons plutôt que des adultes. Bien que la plupart des homosexuels ne soient pas des pédérastes, l'opinion publique les blâme de la même façon, alors que leurs conduites sexuelles ne se portent que vers des personnes consentantes. Vous trouvez cela juste ?

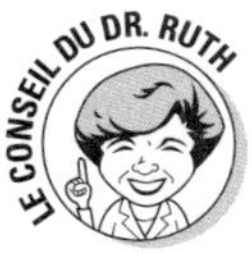

Avant que les hétérosexuels ne répondent à cette question, j'aimerais leur en poser d'autres. Est-ce vous vous sentez coupable lorsqu'un homme hétérosexuel séduit des jeunes filles ? Que pensez-vous des hétérosexuels père de famille, oncle ou frère qui commettent un inceste avec une petite fille de leur famille ? Est-ce que cela peut être comparé à la relation sexuelle que vous partagez avec une personne adulte, hétérosexuelle et consentante ? Non, on est bien d'accord ? Alors, pourquoi les Etats s'intéressent-ils tant à ce que font, derrière des portes bien closes, les hommes homosexuels ou les femmes lesbiennes ?

Actuellement, les lois ne sont pas promulguées contre les homosexuels eux-mêmes, mais contre leurs pratiques sexuelles. Chez les homosexuels, les rapports vaginaux sont impossibles. Les tribunaux reprochent principalement aux homosexuels l'acte sexuel oral ou anal (appelé sodomie) et qui est totalement illégal. La manière dont ces textes sont écrits fait qu'un couple hétérosexuel pratiquant un acte illégal peut être condamné au même titre qu'un couple homosexuel.

Ce n'est pas tellement les textes de loi qui ont touché les homosexuels, mais la façon de les mettre en vigueur. Si vous avouez avoir des moeurs homosexuelles, vous avouez également enfreindre la loi contre la sodomie. Et si la police décide de vous poursuivre, votre chambre va devenir un lieu d'enquête et d'investigation...

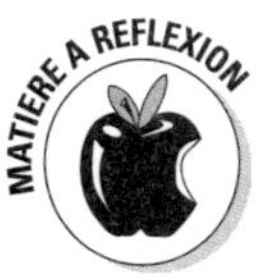

Certaines cultures ne condamnent pas l'homosexualité. Il est bien connu qu'elle faisait partie de la culture de la Grèce antique, mais bien d'autres pays à travers les âges lui ont également permis de se développer. On peut dire que les Etats-Unis, en cette fin de XXe siècle, en font partie. Historiquement, être homosexuel pouvait signifier la mort, comme ce fut le cas notamment sous le régime nazi.

Prostitution : bientôt une légalisation ?

La prostitution est connue comme le plus vieux métier du monde. Dans l'ancien temps, chez les Juifs, les Grecs ou les Romains, c'était une profession, un moyen légal de gagner sa vie. Dans certains pays européens, cela demeure légal et on compte approximativement 2 millions de prostituées exerçant leur métier aux Etats-Unis. D'un autre côté, la prostitution illégale fleurit dans beaucoup d'endroits d'Asie et d'Europe de l'Est. Est-ce que cela a un sens, lorsque l'on voit son développement, de continuer à considérer la prostitution comme illégale ?

A mon avis, la prostitution devrait être légale sur tout le territoire des Etats-Unis, et pas seulement au Nevada. J'étais déjà de cet avis avant l'invasion du SIDA, j'y crois encore plus maintenant.

Les prostitué(e)s peuvent être les principaux propagateurs des maladies sexuellement transmissibles. Lorsque la crainte la plus grande était d'attraper la syphilis, qui se soigne, ce n'était pas très grave. Mais maintenant, c'est un vrai problème, car le SIDA ne se soigne pas. Nous n'avons pas été capables de mettre un frein à la prostitution, et je ne pense pas que nous puissions le faire demain.

Quelles possibilités avons-nous ?

- La première est de continuer à voir la prostitution fleurir un peu partout, et le SIDA se propager.
- La seconde est de légaliser la prostitution, la contrôler, être sûrs que les prostitué(e)s sont en bonne santé, essayer de les éloigner des drogues afin qu'ils ne partagent pas les mêmes seringues et être certains que leur(s) partenaire(s) utilise(nt) des préservatifs.

Un grand nombre de prostitué(e)s commencent très jeunes, alors qu'ils sont encore mineurs. Ils se font souvent "avoir" en entrant dans la prostitution, et deviennent souvent, en même temps, dépendants des drogues. Je ne sais pas si cet état de choses disparaîtrait, en supposant que la prostitution devienne légale ; en tous les cas, il y aurait certainement moins de victimes. De plus, l'ouverture des maisons closes permettrait d'interdire la prostitution des mineurs.

J'admets que, même si la prostitution était légalisée, les prostitué(e)s ne seraient pas tous en bonne santé, et qu'une certaine prostitution illégale existerait toujours. En d'autres termes, nous ne serions pas capables d'endiguer la progression du SIDA dans la population des prostitué(e)s. Mais si nous ne pouvons pas la stopper, nous pourrions peut-être la réduire de moitié. Ce serait déjà mieux que rien, n'est-ce pas ?

Pornographie : érotisme ou obscénité ?

Je ne peux pas aborder ce sujet sans définir ce qu'est la pornographie, et ce n'est pas chose facile car, dans une certaine mesure, la pornographie est dans le regard du spectateur. Pour mieux cerner le mot "pornographie", j'ai besoin d'utiliser deux autres termes qui m'aideront à faire des comparaisons. Le premier est "érotique". Pour moi, toute oeuvre d'art - livre, poème, peinture, photographie, film ou vidéo - dont un élément est lié à la sexualité est érotique. J'ai d'ailleurs inséré dans mon livre *L'art de la stimulation*, des reproductions de peinture qui me semblaient terriblement érotiques, bien que les personnages soient habillés. Donc vous voyez que la définition est très large.

Maintenant, certaines choses sont plus érotiques que d'autres : présentées de façon plus ostentatoire, tout ayant été fait avec l'intention de stimuler la sexualité. C'est ce que j'appellerais la "pornographie". Maintenant, si un support - quel qu'il soit - dépasse les bornes, qu'il soit brutal, réellement choquant ou qu'il enfreigne les lois, alors je le qualifierais d'"obscène".

Bizarrement, certaines photographies sembleront érotiques à certains, pornographiques à d'autres, et carrément obscènes à d'autres encore, ce qui fait que ces définitions n'entrent pas dans un cadre bien défini. Les tribunaux américains ont décidé que ce serait à la communauté de décider, mais cette décision est aussi difficile à prendre pour un grand nombre de personnes que pour quelques individus.

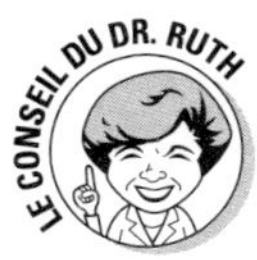

Je considère comme étant obscène tout ce qui associe le sexe à la violence, aux enfants ou aux animaux, et les gouvernements devraient y mettre fin. Maintenant, leur demander d'interdire les films où deux individus ont un rapport sexuel, oral ou anal, me semble difficile.

Laissez-moi rapidement ajouter que ce genre de produits ne doivent être mis qu'entre les mains des adultes. Je n'aime pas voir la couverture de certains magazines (qui en laissent voir beaucoup), devant un kiosque où les enfants peuvent les voir en passant. Et lorsqu'un magasin de vidéo désire stocker des films X, qu'il le fasse plutôt derrière une porte que sur une étagère, à la vue de tous.

Certaines personnes déplorent que tous ces supports existent, car elles pensent que les hommes seront amenés à concrétiser les images perçues. Je ne suis pas d'accord. Dans les pays où la pornographie est autorisée, comme au Danemark ou en Allemagne, le nombre de viols n'a pas augmenté. Je dirais même qu'il a baissé, car les femmes hésitent moins à en faire la déclaration.

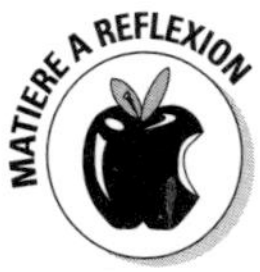

Tout le monde a besoin d'une "soupape" sexuelle. Dans un monde parfait, cela pourrait prendre la forme d'une épouse. Mais beaucoup de personnes, pour diverses raisons, ne peuvent trouver ni partenaires occasionnels, ni relations durables. Ce n'est pas une surprise si leurs frustrations sexuelles se répercutent sur autrui. Donner une soupape à ce trop-plein d'énergie sexuelle - l'érotisme ou la masturbation -, permet à ces personnes de mieux se contrôler.

Certaines féministes pensent que la pornographie tend à faire de la femme un objet sexuel, qu'elle la dévalorise et qu'elle l'abaisse. Il n'y a aucun doute que certaines images ou certaines paroles dévalorisent l'image de la femme, et je les qualifierais plutôt d'obscènes. Je ne pense pas que la pornographie, en elle-même, abaisse les femmes de manière significative. Si l'on observe bien ce qui s'est passé dans cette fin de XXe siècle, on notera que le déploiement du féminisme s'est fait en même temps que celui de la pornographie. Je ne veux pas dire qu'il y ait une corrélation entre les deux, mais, si les sociétés nous privaient de l'une de nos libertés - celle de la pornographie, en l'occurrence -, cela pourrait entraîner la suppression du féminisme également.

Il est vrai, toutefois, que l'érotisme a ses inconvénients :

- Certaines femmes jouant dans ces films ou posant pour des photographies sont exploitées. Peut-être doivent-elles se fournir en drogue, ou ont-elles un enfant à nourrir ? Bien que ces femmes méritent notre sympathie, je ne sais pas quel genre de métier elles feraient si demain l'industrie du sexe était balayée.
- Certains hommes deviennent dépendants de l'érotisme. Ils abandonnent leurs femmes pour des vidéos, ou ne se marient pas car ils ne s'arrachent jamais de leurs magazines. Devons-nous, dans nos sociétés, supprimer ce genre de supports afin que quelques individus n'en deviennent pas totalement tributaires ?

LE CONSEIL DU DR. RUTH

Mon opinion, dans ce cas, est de ne pas priver la majorité pour "sauver" la minorité. Si vous n'êtes pas d'accord avec moi, tant mieux ! C'est ce qui fait de l'Amérique un grand pays.

Adultère : tromper la loi

L'adultère est commis lorsque au moins l'une des deux personnes ayant un rapport sexuel est mariée avec quelqu'un d'autre. Les lois ont toujours banni cette pratique. Au XIXe siècle, une nouvelle de Nathaniel Hawthrone, intitulée *The Scarlet Letter* (la lettre écarlate), raconte comment on épinglait, sur les robes des femmes adultères, un "A" rouge pour les punir. De nos jours, certains Etats continuent d'appliquer des lois contre l'adultère. Cette pratique a été bannie, car il était de bon ton, dans les familles aisées, d'être certains que l'héritage allait bien être transmis à un enfant légitime.

Que l'adultère soit ou non aujourd'hui considéré comme un acte criminel, il peut avoir des conséquences négatives dans un mariage. C'est certainement la première cause de divorce. Je ne suis pas de ces personnes qui disent que les mariages durent toute une vie, mais je crois qu'il est préférable de rompre ses liens avant d'avoir une aventure avec une autre personne. Après tout, en vous mariant, vous avez fait serment de fidélité. Mais je sais bien que, loi ou non, l'adultère existera toujours. Les gens tombent parfois amoureux, et il est souvent plus facile de tricher que de se séparer.

Chapitre 25

Veillez à la sécurité des enfants

Dans ce chapitre

Jouer au docteur.

Répondre aux questions concernant le sexe.

Comprendre l'importance de l'intimité.

Gardez vos enfants à l'abri des étrangers.

Parler du sexe aux adolescents.

Protéger les enfants contre les films X et autres pornographies.

Lorsque j'étais jeune, je vivais dans un orphelinat en Suisse, et l'une des mes fonctions était de prendre soin des enfants. Plus tard, j'ai travaillé dans un jardin d'enfants, à Paris, et j'étais donc entourée d'enfants toute la journée.

J'ai beaucoup appris en étudiant ma propre famille. Je suis mère de deux enfants et une fois grand-mère. Inutile de vous dire que j'adore les enfants, et que leur sécurité est ma plus grande priorité.

Bien que je sois tout à fait capable de vous dire comment apprendre à un enfant à traverser, ou comment lacer ses chaussures afin qu'il ne tombe pas, je ne pense pas que vous ayez acheté mon livre pour ça. Je me trompe ? C'est pour cela que, dans ce chapitre, je préfère vous expliquer comment préserver vos enfants des risques sexuels.

Un amusement bien anodin

Laissez-moi commencer par évoquer une situation à laquelle beaucoup de parents doivent faire face, et qui les embarrasse, bien qu'elle n'entraîne aucun risque pour l'enfant. Même si les enfants ne sont pas capables d'avoir des rapports sexuels, leurs organes sexuels sont, pour eux, source de plaisir. Certains parents pensent que si leurs enfants jouent au docteur avec les enfants voisins ou s'ils se touchent les organes génitaux, il y a matière à s'inquiéter. Rien ne peut être plus faux.

Si les enfants se touchent, c'est qu'ils éprouvent du plaisir, tout comme vous lorsque vous vous touchez vos organes génitaux ou les faites toucher par quelqu'un d'autre. Il est donc naturel qu'un enfant veuille connaître ces sensations et les reproduire. Vous ne pouvez pas empêcher un enfant dans le ventre de sa mère de le faire, pas plus que vous ne pouvez dire qu'il s'agit là d'une conduite immorale ; alors, pourquoi les en empêcher après leur naissance ?

Comme nos sociétés considèrent le sexe comme étant une chose totalement privée, on dit souvent aux enfants de ne pas se toucher en public. Bien sûr, ils peuvent le comprendre, au même titre que ne pas mettre les doigts dans le nez en public. Mais, en leur disant de ne pas se toucher en public, vous devez les rassurer sur le fait qu'il est normal qu'ils aient envie de toucher leur corps. Si vous leur interdisez de le faire sans les rassurer en contrepartie, ils vont penser que ce qu'ils font est mal, ce qui peut entraîner des problèmes dans leur vie sexuelle future. Le Chapitre 19 reprend ce sujet en détail.

TRUC

Vous devez toujours utiliser le nom exact des différentes parties du corps de votre enfant, et non des sobriquets, car en grandissant, il ne comprendra pas les personnes qui utilisent d'autres appellations.

Donner des explications

Souvenez-vous que s'il est important de préserver vos enfants de tout abus sexuel (sujet que je reprends plus loin dans ce chapitre), il est de votre responsabilité de leur donner une image positive de leur sexe. Si votre enfant vous pose des questions restées sans réponses, cela l'affectera dans sa conduite sexuelle toute sa vie.

LE CONSEIL DU DR. RUTH

Si vos enfants ont honte de leurs corps, s'ils se sentent coupables lorsqu'ils se touchent, ces sentiments ne vont pas s'envoler tout seuls. Si vous n'êtes pas très ouverts, il vous sera difficile pour vous de l'être avec vos enfants. Mais faites cet effort, il sera payant pour l'avenir. Vous voulez certainement que vos enfants aient des traits de caractère positifs, et vous serez certainement d'accord avec moi sur le fait que leur transmettre une inhibition sexuelle ne fait pas partie de vos objectifs.

Pas besoin d'ordonnance pour jouer au docteur

Bien que beaucoup de parents achètent à leurs enfants une panoplie de docteur, la plupart d'entre eux ne le font pas pour anticiper ce que la visite du docteur signifie réellement. Exposer les parties du corps normalement habillées et même les toucher lorsqu'ils jouent au docteur - jeu connu également sous l'expression "je te montre les miennes si tu me montres les tiennes"- sont des pratiques courantes chez les enfants.

En fait, c'est quelque chose que la plupart des enfants font, car ils sont naturellement curieux du corps de l'autre.

Dans des circonstances normales, les enfants ne le ressentent pas mal. Si vous découvrez que vos enfants se sont engagés dans cette activité, vous devez leur dire d'arrêter. Non pas parce que ce n'est pas bien, mais parce que vous ne voulez pas que les autres parents dans le voisinage pensent que vous êtes en train de créer une clinique illégale du sexe dans votre sous-sol ! Ne le leur dites pas sur un ton colérique comme s'ils avaient fait quelque chose de mal. Dites-leur simplement qu'ils doivent respecter l'intimité de l'autre et qu'ils ne doivent plus jouer à ce genre de jeu.

Bien qu'il soit normal que les enfants expérimentent leur corps au travers des jeux, je dois vous donner quelques mots d'avertissement :

- Soyez sûr qu'un enfant plus grand ne prenne pas part à ce jeu. Cela pourrait en modifier la dynamique, surtout si cet enfant est proche de la puberté.

- Surveillez avec quelle fréquence ce jeu revient. Dans la plupart des cas, ce jeu n'est pas régulier, contrairement à d'autres. Quelquefois, il s'agit toujours du même enfant qui réclame ce jeu encore et encore.

- Tout jeune enfant qui semble obsédé par les sujets sexuels doit avoir un problème. Peut être est-il victime d'abus sexuels dans sa famille, ou bien ses parents abordent-ils trop souvent ce sujet avec lui ; en tout cas, veillez à ce que cela n'ait pas de répercussions négatives sur votre propre enfant.

- La conséquence de ces jeux - particulièrement lorsqu'une petite fille voit son frère nu - sera peut-être que cette petite fille aura l'impression que quelque chose lui manque. En l'occurrence un pénis. Encore une fois, n'en faites pas un drame et expliquez-lui que les garçons et les filles sont différents. Dites-lui qu'elle est faite pour devenir maman un jour et que c'est très bien ainsi.

Répondre aux questions des enfants

Si vous êtes parents ou si vous vivez entourés d'enfants, il vous arrivera un jour d'avoir à répondre à une question sur le sexe. Beaucoup de parents paniquent à ce moment. Ils pensent tout de suite qu'ils vont devoir tout expliquer et ne s'y sentent pas prêts.

Un premier conseil : relaxez-vous. Dans la plupart des cas, l'enfant attend une réponse simple. Vous devez y répondre honnêtement, en ne donnant qu'une partie de l'information à chaque fois ; puis voyez si l'enfant est satisfait. Si les enfants sont trop jeunes, ils ne sont pas prêts à entendre toute votre histoire sur Adam et Eve. Ne vous pressez donc pas et soyez attentifs à ce que l'enfant veut réellement savoir.

ETUDE DE CAS

Le jeune Jimmy

Jimmy avait cinq ans et allait à l'école depuis deux mois. Un jour, en rentrant à la maison, il demanda à sa mère : "Il y a une fille dans ma classe, Kim, qui m'a dit qu'elle était différente de moi. Pourquoi ?".

La mère de Jimmy se dit que la question qu'elle redoutait tant était arrivée. Elle lui demanda de s'asseoir et passa dix minutes à lui expliquer la différence entre une fille et un garçon. Quant elle eut fini, elle poussa un soupir de soulagement, espérant avoir répondu à sa question. Elle lui demanda s'il y avait autre chose qu'il voulait savoir. "Oui Maman. Kim m'a dit qu'elle était chinoise. Qu'est-ce que ça veut dire ?"

Comme vous le voyez, la maman de Jimmy aurait pu éviter toute cette explication si elle avait posé quelques questions à son fils auparavant. Jimmy se fichait certainement de savoir quelle était la différence entre les filles et les garçons, car sa question était tout autre. D'ailleurs, je ne suis pas certaine qu'il ait écouté les explications de sa mère avec beaucoup d'attention.

TRUC

Un jour, votre enfant vous posera une question relative au sexe, alors soyez-y préparé. Je ne saurais trop vous conseiller d'acheter un livre expliquant le sexe aux enfants, de manière à le sortir en temps voulu. Vous serez ainsi préparé pour répondre à tous les sujets qu'il veut ou qu'il doit connaître.

Notez que j'ai dit "qu'il doit connaître". Je ne voulais pas parler particulièrement du sexe, du moins pas pour l'instant. Quelquefois, votre enfant peut entendre, de la bouche d'autres enfants, certaines choses qui peuvent l'effrayer. Il faut que vous soyez prêt, à ce moment-là, à lui donner une explication détaillée afin qu'il comprenne qu'il n'y a rien d'effrayant. Avoir un livre comme support vous facilitera la tâche et vous évitera, vous et votre enfant, d'être embarrassés. Il est préférable que vous lisiez les explications qui vous gênent, plutôt que de bafouiller. De plus, le livre aura certainement des images ou des dessins qui vous aideront.

Lorsque la leçon est terminée, laissez le livre sorti de manière que votre enfant puisse le consulter tout seul. J'ai écrit un livre pour les 8/12 ans, qui s'intitule "Dr Ruth parle aux enfants". La première chose que j'explique aux enfants est qu'ils peuvent prendre ce livre dans leur chambre et le regarder quand ils le veulent. Tout comme nous avons besoin d'intimité dans notre vie sexuelle, les enfants doivent pouvoir rester seuls pour lire ce livre. Respecter leur intimité est important.

L'intimité corporelle

Expliquez aux enfants ce qu'est exactement l'intimité n'est pas chose facile. Il faut qu'ils comprennent que cette intimité doit être respectée à la maison, mais également en dehors, particulièrement lorsqu'ils sont chez des étrangers. Attention, ne les effrayez pas, mais soyez sûr qu'ils comprennent bien que, sauf s'ils se rendent chez le docteur, personne ne doit toucher les parties les plus intimes de leurs corps. Malheureusement, les abus sexuels existent et nous devons apprendre à nos enfants à être vigilants.

Si vous écoutez les médias, les enfants molestés ont toujours l'air d'être passifs. J'ai lu des études où il est dit qu'environ 40 % des enfants subissent des abus de toutes sortes. Laissez-moi commencer en disant : "Calmez-vous !" Bien sûr, il existe des enfants molestés, et vous faites tout votre possible pour que cela n'arrive pas aux vôtres, mais le bon sens et mon expérience de sexologue prouvent que cela n'est pas aussi simple.

Les enfants donnent parfois certaines réponses pour faire plaisir aux adultes, et je ne suis pas sûre qu'il existe d'études scientifiques assez valables pour connaître réellement le nombre d'enfants abusés, bien que le pendule commence à se balancer dans la bonne direction pour les identifier. Aujourd'hui, on est arrivé à un tel point que si une petite fille tombe et se met à pleurer, le père d'un autre enfant n'osera pas la relever de peur d'être accusé d'abus. Nous devons donc assainir la situation, car la paranoïa n'est pas bonne pour notre santé mentale.

Quels sont les signes d'un éventuel abus sexuel ?

Bien que je pense que le pourcentage soit plus faible que celui avancé, les abus sexuels sur les enfants existent, et nous devons, parents ou tuteurs, être vigilants afin de les éviter. Un rapport issu du Conseil d'éducation et d'information sexuelle des Etats-Unis (Sexuality Information and Education Council of the United States), dont je fais partie, donne certaines lignes de conduite que j'aimerais vous soumettre. Ces différents points vous permettront de savoir si l'enfant dont vous avez la responsabilité subit des abus sexuels.

- L'enfant donne à la sexualité une importance plus grande qu'à d'autres sujets, et ses connaissances en sont plus précises que celles des petits camarades qui l'entourent. Les questions que l'enfant pose sur la sexualité ne doivent pas être plus fréquentes que celles concernant les autres sujets. Il doit y avoir un équilibre.

- L'enfant porte un trop grand intérêt à la sexualité ou est plus engagé dans des conduites sexuelles que dans des jeux avec des amis ou d'autres activités de son âge.

- L'enfant a des comportements à connotation sexuelle avec d'autres enfants plus grands ou plus petits que lui. La plupart des enfants se conduisent ainsi, mais avec d'autres enfants du même age. En général, plus la différence d'âge est grande, plus les craintes sont confirmées.

- L'enfant demande à des enfants qu'il connaît peu, ou à des enfants qui ne s'y intéressent pas, d'avoir des activités sexuelles. Par contre, des jeux sexuels naturels et sains peuvent exister entre l'enfant et ses camarades.

- L'enfant (ou un groupe d'enfants) soudoie ou force, physiquement ou psychologiquement, un ou plusieurs enfants à s'engager dans une conduite sexuelle.

- L'enfant a des idées fausses ou confuses en ce qui concerne le droit d'autrui. Il peut dire : "Elle me l'a demandé" ou "J'ai le droit de le toucher si je veux."

- L'enfant essaie de manipuler d'autres enfants ou des adultes pour les amener à lui toucher les parties génitales ; ou bien essai de se faire mal ou de faire mal aux parties génitales des autres.

- L'enfant continue à avoir un comportement sexuel en présence d'adultes, même lorsque ces derniers disent "non", ou l'enfant semble ne pas comprendre qu'il ne doit pas faire certaines choses en public.

- L'enfant semble anxieux, tendu, en colère ou apeuré lorsqu'un sujet sexuel est évoqué devant lui.

- L'enfant présente certains troubles comportementaux lors de sa toilette : il urine à l'extérieur des toilettes, il utilise trop de papier toilette, bourre la cuvette des toilettes de papier jusqu'à ce qu'elle déborde, sent ou vole des sous-vêtements.

- Sur les dessins de l'enfant, les parties génitales ont une taille importante.

- L'enfant a un contact oral ou génital avec des animaux.

- L'enfant a mal, présente des sécrétions vaginales ou des érections continuelles.

Si votre enfant présente l'un de ces signes, vous devez consulter un spécialiste - après en avoir parlé à votre pédiatre - , afin de savoir s'il y a un problème ou non. N'essayez pas de faire face à cette situation vous-mêmes. Un spécialiste aura déjà bien du mal à connaître la vérité, alors que tous vos efforts n'auront pour résultat que d'effrayer l'enfant et vous ne saurez jamais si quelque chose ne va pas.

Un voyeur accidentel

Je ne veux pas vous alarmer sur le fait que votre enfant peut, accidentellement, vous voir en train de faire l'amour. C'est quelque chose qui arrive à bien des couples, et si vous n'en faites pas un drame, l'enfant ne réalisera même pas ce qui se passe et aucune conséquence n'en découlera.

Le danger vient des enfants qui font cela intentionnellement, ce qui n'est pas normal pour leur âge. Si vous laissez votre enfant regarder un film d'horreur, il fera certainement des cauchemars. De la même façon, si vous laissez voir à votre enfant que l'on peut avoir une grande satisfaction sexuelle, il le ressentira comme un cauchemar qui, au lieu de l'apeurer, affectera gravement sa libido.

Il est important également qu'un enfant sache que sa mère et son père s'aiment. Si vous prenez l'habitude de vous embrasser ou de vous enlacer devant lui, il ne trouverait rien de bizarre, si, un jour, il lui arrivait de vous surprendre en train de faire l'amour.

Encore une fois, bien qu'il ne soit pas dramatique qu'un enfant vous surprenne en plein acte, vous pouvez vous en protéger pour une somme dérisoire : achetez un crochet de porte. Pensez à vous enfermer lorsque vous faites l'amour, cela vous évitera bien des embarras.

Protéger vos enfants des médias

Un rapport du Conseil d'éducation et d'information sexuelle des Etats-Unis, qui dépeint les signes d'éventuel abus sexuel chez les enfants, explique également que les professionnels, c'est-à-dire les conseillers et les enseignants, trouvent que ceux-ci ont des conduites bien plus sexuelles qu'auparavant. La raison en est simple : les enfants d'aujourd'hui voient trop de sexe dans les médias.

En tant qu'adulte, vous êtes certainement ravi que la télévision se soit ouverte à ce genre de programme ou que vous puissiez louer des cassettes X pour les visionner tranquillement chez vous. Or, ces changements sont de terribles stimulateurs pour les enfants. Il leur suffit de regarder avec vous un opéra à la guimauve pour qu'aussitôt l'innocence - dont ils ont tant besoin - s'envole. Les enfants imitent les comportements des adultes, et si ces comportements sont liés au sexe, ils les copieront également. Parce que les enfants ont des sentiments sexuels en eux, ces conduites peuvent avoir des conséquences directes comme entraîner l'enfant à jouer, de manière régulière, avec ses organes sexuels.

En laissant les enfants regarder régulièrement des programmes sexuels, vous les mettez en état de faiblesse si une personne essaie d'en tirer avantage. Si un enfant voit, à la télévision, des gens avoir des relations intimes - je ne désigne ici rien de plus que toutes les scènes que l'on voit régulièrement -, il trouvera normal de faire la même chose avec autrui et cela ne l'effrayera pas.

Que ce soit à la télévision ou ailleurs, vous pouvez prendre des mesures pour protéger votre enfant, principalement en étant très vigilants sur le choix des programmes qu'il regarde.

- Gardez toute vidéo inappropriée hors de portée des enfants. Ne les laissez pas avec les autres cassettes. Faites la même chose avec les autres supports érotiques, tels que les livres ou les magazines.

- Lorsque vous allez louer une cassette, observez bien les avertissements qui y sont portés. Si les enfants veulent vous faire prendre ce genre de cassette, montrez-leur les indications d'interdiction figurant sur la boite et ne cédez pas. Autrement, il vous sera très difficile de revenir en arrière.

- La plupart des chaînes câblées offrent la possibilité d'un verrouillage de certains programmes. Appelez-les et demandez-leur la marche à suivre.

- Les enfants ne doivent pas trop regarder la télévision, particulièrement le soir lorsque les programmes sont destinés aux adultes. Si vous avez un enfant qui ne dort pas beaucoup, la dernière chose que vous devez faire est de le mettre au lit avec vous et de le laisser regarder la télévision. Non seulement cela ne lui donnera pas de bonnes habitudes de sommeil, mais cela peut, en plus, lui apporter trop de stimulations.

- Essayez d'éviter à vos enfants de regarder les informations. Bien souvent, les nouvelles ne sont guère appropriées pour les enfants. De plus, les reportages étant courts, vous n'aurez peut-être pas le temps de réaliser qu'il faudrait les interrompre.

- Si vous utilisez les services d'une baby-sitter, donnez-lui des instructions précises quant aux programmes que vos enfants peuvent ou ne peuvent pas voir. Informez-en vos enfants, puis demandez-leur par la suite s'ils ont obéi à vos ordres. Les jeunes enfants ne mentent pas en ce qui concerne ce genre de choses.

- Si vous avez des enfants d'âges très différents, vérifiez que les plus grands n'entraînent pas les petits à regarder des programmes interdits.

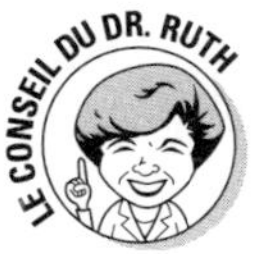

Je sais comme il est facile pour une baby-sitter de mettre les enfants devant la télévision, particulièrement de nos jours lorsque les deux parents travaillent. Je ne dis pas de ne pas le faire, mais d'être attentifs aux programmes choisis. C'est particulièrement recommandé pour les enfants qui "ont les clefs de la maison" et qui rentrent seuls de l'école. La tentation, pour eux, est alors grande de regarder ce qui leur est interdit.

Protéger les enfants contre la Cyberpornographie : les bonnes et les mauvaises nouvelles

Les enfants sont certainement beaucoup plus débrouillards que nous devant un ordinateur ; c'est la mauvaise nouvelle. La bonne nouvelle est que, récemment, les sociétés qui commercialisent les programmes réservés aux adultes - même ceux d'Internet - offrent aux parents des outils de contrôle de ces programmes. Avec des degrés variables, ils vous permettent d'aller de programme en programme, sans craindre que votre enfant ne les trouve.

Eduquez vos enfants

Comme toujours, c'est le bon sens qui prévaut ; expliquez à vos enfants que les précautions qu'ils doivent prendre quand ils sont dans la rue (voir plus loin dans ce chapitre "Parler à des étrangers"), sont identiques à celles à appliquer en informatique. Le Centre national pour les enfants exploités et disparus édite une excellente brochure "La Sécurité des enfants sur les autoroutes de l'information", dans laquelle on trouve les conseils suivants :

- Donnez une ligne de conduite à votre enfant sur la manière de se servir de l'ordinateur ; discutez-en avec lui.
- Ne laissez pas votre enfant y donner des informations personnelles telles que : adresse, téléphone, école.
- Ne laissez pas votre enfant programmer des rendez-vous avec d'autres utilisateurs ou envoyer sa photographie.
- Dites à vos enfants de vous prévenir immédiatement si quelqu'un leur envoie un message qu'ils n'aiment pas.

Contrôler l'accès des enfants

Permettre aux adultes d'entrer dans une multitude de programmes tout en protégeant les enfants est, heureusement, une priorité des sociétés informatiques et des utilisateurs. Les sociétés de services, y compris Internet, ont mis au point plusieurs systèmes pour éviter aux esprits enfantins curieux d'accéder à certains programmes. Deux sociétés de services informatiques, American Online et Prodigy, essaient d'offrir des programmes ciblés pour toute la famille ou les adultes. Les responsables de CompuServe ont indiqué qu'ils allaient resserrer les contrôles dans l'avenir.

American Online (AOL)

Leurs programmes sont certainement les seuls à apporter aux parents une entière sécurité, puisque l'accès pour les adultes est totalement séparé de celui des enfants. Ces verrouillages interdisent aux enfants l'accès aux boîtes aux lettres, aux serveurs pour dialoguer en direct et à certains nouveaux programmes d'Internet (voir le Chapitre 20 pour en savoir plus sur les ordinateurs et autres supports). AOL apporte également des contrôles supplémentaires pour la World Wide Web.

Pour en savoir plus sur les contrôles parentaux, utilisez les fonctions clavier d'AOL, sélectionnez Membres et cliquez sur Contrôle parental.

Prodigy

Prodigy offre aux parents un contrôle sous la forme d'une fonction "On/Off". Chaque personne de la famille peut se brancher sur un accès séparé.

CompuServe

Au moment où j'écris ce livre, CompuServe n'a pas encore de service pour un contrôle parental. Toutefois, vous pouvez leur demander que certains programmes soient inaccessibles.

Adult Bulletin Board Systems (BBBs)

Il faut prouver son âge pour avoir accès à BBS. Couramment, on demande un permis de conduire ou autre preuve, à adresser par fax. Ces programmes étant sous la forme de logiciels, l'accès en est très restreint.

Parler à des étrangers

Les parents doivent faire deux recommandations à leurs enfants. La première est comment se comporter avec des étrangers ; la seconde concerne le sexe. Il n'est pas facile de faire identifier à vos enfants les dangers susceptibles de venir d'un étranger sans les effrayer au point qu'ils ne veuillent plus vous quitter.

Je vous suggère de faire passer le message à petites doses, en le répétant souvent. Les enfants ne peuvent pas recevoir trop d'informations en même temps, et il est préférable de répéter plusieurs fois la même chose afin qu'ils l'assimilent bien. De plus, les messages doivent être différents selon l'âge de l'enfant. Si vous dites à un enfant de cinq ans de ne pas accepter de bonbons d'une personne étrangère, il faut expliquer à des enfants plus grands qu'il peut s'agir de bonbons, de services quels qu'ils soient, d'argent ou de propositions pour les raccompagner à la maison.

Dites aux enfants de prévenir un adulte

S'il est important de dire à un enfant ce qu'il ne faut pas faire, il est également important de lui apprendre ce qu'il faut faire lorsqu'un étranger l'aborde, et en particulier courir et prévenir immédiatement un adulte. Il est plus facile pour un enfant de comprendre ce qu'il ne doit pas faire que ce qu'il doit faire. Dans la majorité des cas d'abus sexuels, les enfants oublient ces recommandations et, même si jamais ils ne supposent qu'ils font quelque chose de mal, ils vont essayer de vous le cacher.

Si vous voulez vraiment que votre enfant vous dise tout, il faut que vous lui expliquiez qu'il ne sera pas puni s'il raconte ce qui s'est passé. Le message n'étant pas facile à faire passer, n'hésitez pas à le répéter plusieurs fois à votre enfant jusqu'à ce qu'il l'ait bien assimilé.

Lorsqu'un enfant vous explique ce qui lui est arrivé, il est très important que vous ne réagissiez pas violemment. L'enfant sentira que quelque chose ne va pas et le dialogue risque d'être rompu à un moment où vous avez besoin d'en savoir plus. Donc, essayez de rester calme pendant que vous lui demandez des explications.

S'organiser avec les autres parents

Il vaut mieux s'organiser en réseau de parents AVANT qu'un problème n'arrive. Je vous le répète, ce n'est pas un sujet qui doive vous rendre hystérique parce qu'il n'y a pas de malade sexuel derrière chaque buisson, mais il est préférable d'être préparé au cas où cela arriverait.

L'organisation à mettre en place est très simple. Lors d'une réunion, chacun accepte de surveiller les enfants des autres et vous établissez une liste avec les noms et les numéros de téléphone des parents présents. L'aspect le plus important de cette organisation est qu'il permet à un parent du quartier de vérifier si quelque chose lui paraît bizarre, sans avoir à attendre votre permission. Bien sûr, on vous téléphonera peut-être pour vous dire que votre enfant fait trop de bruit dans la rue, mais cela peut permettre d'éviter des incidents, même mineurs.

Un autre débat : l'éducation sexuelle des plus grands enfants

Dans ce chapitre, j'ai surtout parlé de l'éducation sexuelle des tout-petits, mais le dialogue "entre quatre yeux" est plus difficile avec les plus grands. Beaucoup de parents laissent tomber et espèrent que tout ira bien, ce qui n'est pas très prudent avec le SIDA qui court. Bien sûr, votre enfant recevra des informations sur le SIDA et autres sujets concernant la sexualité au collège, mais est-ce suffisant ?

A mon avis, la sexualité doit être expliquée à la fois à la maison et au collège, avec une complémentarité des deux structures. Les professeurs sont certainement plus capables que vous, parce que c'est leur métier et qu'ils ont des supports pour le faire, de donner une éducation sexuelle à vos enfants. Par contre, le message moral, qui est très important, doit être soulevé par les parents.

Je pense que les établissements scolaires devraient prévenir les parents qu'il va y avoir des cours d'éducation sexuelle, en leur adressant un questionnaire à remplir et à retourner signé. Ce courrier pourrait demander aux parents de poser des questions à leurs enfants, afin de savoir si le cours a bien été compris. Cela permettrait aux parents d'instaurer le dialogue et d'ajouter certains principes moraux. Les deux parents doivent être présents et la discussion devra garder une tonalité sereine, ce qui n'est pas toujours facile avec les adolescents.

Savoir ne signifie pas faire

La plus grande inquiétude des parents est que leurs enfants puissent passer à l'acte, puisqu'ils ont reçu suffisamment d'informations sur le sexe et les bonnes méthodes pour le pratiquer en toute sécurité. Ces craintes sont sans fondement si vous prenez la situation en main Si vous prévenez l'adolescent, en termes clairs et fermes, que vous n'approuvez pas les rapports sexuels précoces, il comprendra bien le message.

Si vous n'adhérez pas à cette idée, pensez à certains exemples. Les pères apprennent quelquefois à leurs fils à boxer, en se protégeant d'un bras tout en donnant des coups avec l'autre. Cela ne signifie pas qu'ils souhaitent que leur enfant aille se battre avec le fils du voisin, mais qu'ils veulent simplement le préparer. Si une mère donne une certaine somme d'argent à sa fille pour lui permettre de prendre un taxi au cas où le garçon avec lequel elle a rendez-vous deviendrait trop entreprenant, ce n'est pas parce qu'elle le désire que cela se passera ainsi.

Je ne crois pas beaucoup aux pourcentages - aussi n'en donnerais-je pas - mais je sais que beaucoup d'adolescents ont des rapports sexuels. En conséquence, il est beaucoup plus risqué de laisser votre enfant dans la nature sans être vraiment sûr qu'il se protège bien, que de lui donner des informations précises sur le sexe, même si cela constitue pour lui votre feu vert.

Je ne crois pas à l'information qui fait peur, parce que je sais que cela ne marche pas. Durant la seconde guerre mondiale, on diffusait aux soldats un film sur les risques des maladies vénériennes, qui était censé les effrayer ; vous pensez que cela a marché ? Non. Lorsqu'un soldat avait la possibilité d'aller voir une prostituée, il oubliait totalement le film.

La libido est très forte, et si deux jeunes personnes tombent amoureuses, il y a de grandes chances pour que cela finisse au lit. Vous pouvez ralentir le processus, mais si cela doit arriver, cela arrivera. Vous ne pouvez pas être présent constamment. C'est pourquoi votre travail de parents consiste à être certains que votre enfant pratique une sexualité protégée.

Donner ou ne pas donner de préservatifs

Certains parents prennent leur rôle tellement au sérieux qu'ils laissent en bonne place, dans la maison, des préservatifs. Cela s'applique plutôt aux garçons. Seulement, peu de parents résistent à la tentation de les compter de temps en temps ; vous feriez mieux d'accepter que votre enfant ait une vie sexuelle si vous avez adopté cette politique.

Si vous vous connaissez assez pour savoir que vous allez mettre votre nez dans les affaires de vos enfants, notamment en ce qui concerne les préservatifs, alors ne jouez pas au pharmacien. Les préservatifs sont faciles à acheter de nos jours, contrairement à la confiance de vos enfants. Si votre enfant pense que vous laissez les préservatifs en bonne place uniquement pour pouvoir les compter, vos rapports avec lui seront sérieusement compromis.

Les autres messages que vous ne voulez pas donner

Vous communiquez avec votre enfant sur bien des sujets, et vos dialogues ont toujours un certain effet, même si vous ne vous en rendez pas compte. Laissez-moi vous donner quelques exemples :

Papa et Debbie

Lorsque Debbie était petite, elle était toujours assise à cheval sur son père, lui prodiguant des baisers et des caresses, et il adorait cela. Puis, lorsqu'elle commença à devenir une petite femme, lorsque sa poitrine se développa, son père renonça à tous ces signes d'affection. Il décida que cela n'était plus approprié et la considéra comme une femme, plutôt que comme une petite fille.

Debbie en fut très peinée. Elle ne pouvait pas comprendre pourquoi son père agissait de la sorte. Elle avait l'impression d'avoir fait quelque chose de mal, et pour oublier cela, elle chercha quelqu'un qui lui donnerait autant de bonheur que l'avait fait son père. C'est ainsi qu'elle se trouva rapidement un petit ami pour satisfaire ce besoin.

Certaines filles réagissent de la même façon que Debbie lorsque leurs pères les repoussent pendant la puberté. D'autres pensent que leurs nouveaux corps, laids et inattirants, sont la raison de ce rejet et s'enferment dans leur coquille. Aucune de ces réactions n'est bonne, et les pères doivent être très vigilants en ce qui concerne l'attitude qu'ils prennent avec leurs filles.

Quant au cas de Billy, il met en lumière comment les parents peuvent violer l'intimité de leurs enfants.

Papa et Billy

Le père de Billy n'avait pas beaucoup d'aventures lorsqu'il était à l'université. Il finit par se marier avec la première fille sérieuse qu'il rencontra, et ce fut la seule femme avec laquelle il eut des rapports sexuels. Bien qu'il aimait sa femme, il regrettait souvent de ne pas avoir vécu davantage.

Billy et son père étaient très proches ; ils faisaient du sport ensemble et allaient voir des matches. Lorsque Billy commença à sortir, son père partagea viscéralement ses aventures. Il admirait les filles avec lesquelles Billy sortait, et ne manquait pas de l'encourager à coucher avec, en lui disant : "Mon fils, elle doit être terrible au lit ! ".

Billy n'aurait peut-être pas eu de rapports sexuels avec ses premières petites amies, mais puisque son père le lui disait, il pensait qu'il devait le faire. Puis, il lui en voulut. Leur complicité commença à s'émousser. Billy ne voulait plus que son père sache qu'il avait un rendez-vous et organisait ses sorties loin de la maison familiale.

Les parents peuvent faire beaucoup d'erreurs, mais ils ne réalisent pas comme cela peut être grave lorsqu'il s'agit de sexualité.

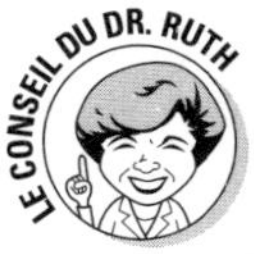

Souvenez-vous. Si le sexe nous fait devenir parents, cela ne fait pas de nous des experts. Vous pouvez apprendre à être de meilleurs parents et cela vaut vraiment le coup de faire un effort.

Sixième partie

La série des dix commandements

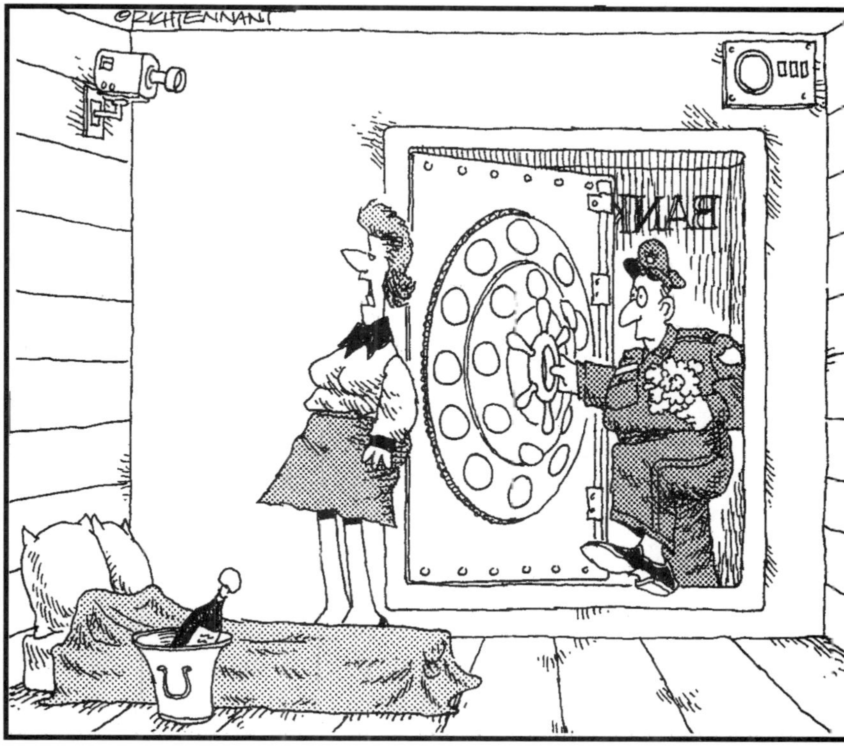

Oh, une minute Arthur. Lorsque je t'ai dit qu'il fallait avoir une sexualité protégée, je ne t'ai pas donné le feu vert !

Dans cette partie...

Dans la tradition juive, le chiffre 18, qui représente la vie, est considéré comme porte-chance. Mais mon bon ami John Kilcullen d'IDG Book semble préférer le chiffre 10. Peut-être cela le fait-il penser à Bo Derek. Vous savez, j'aime aussi beaucoup ce film parce Dudley Moore est petite, comme moi. Tout cela dépend de quel point de vue on se place. Et s'il y a une chose que j'aimerais que vous reteniez dans ce livre, c'est de toujours regarder vers le côté ensoleillé de la vie. A votre santé !

Chapitre 26

Dix trucs idiots auxquels les gens croient

Dans ce chapitre

Je suis encore vierge à 18 ans ; je suis un perdant.
Vous ne devez pas attendre trop longtemps avant de concrétiser.
Plus vous avez de conquêtes, plus vous avez de plaisir.
Je suis hétérosexuel. Je ne peux donc pas avoir le SIDA.
L'herbe est toujours plus verte dans la chambre du voisin.
Faire l'amour va tout arrranger.
Un bon amant doit être un livre ouvert.
Vous devez toujours comparer vos partenaires.
Je ne peux pas devenir meilleur amant.
Les amants sont comme des siamois.
Je suis trop vieux pour faire l'amour.

Le secret pour être un bon objet sexuel est de connaître le B.A. BA de la sexualité. Et si vous voulez passer brillamment votre examen, il va falloir que vous fassiez un petit peu de ménage en balayant ce qui se cache dans les recoins de votre cerveau : les mythes et les légendes (encore eux).

Beaucoup de personnes croient encore à certaines idioties concernant le sexe, donc ne soyez pas surpris si certaines d'entre elles traînent dans vos méninges. Le plus difficile est de les oublier. Cela ne suffit pas de dire que vous ne croyez plus en ces mensonges ; il faut que vous restiez vigilant pour être sûr qu'ils ne reviennent pas dans votre esprit. Vous êtes peut-être habitué à avoir certaines convictions du genre "Je ne peux pas devenir un meilleur amant", mais vous allez devoir rejeter cette idée chaque fois qu'elle vous viendra à l'esprit. Tout le monde peut devenir meilleur amant. Il suffit d'y travailler.

Si je n'ai pas fait l'amour avant 18 ans, je suis un perdant

Lorsque vous avez 85 ans et que vous vous penchez sur votre passé, l'âge de votre première expérience sexuelle n'a absolument aucune importance. Vous vous en fichez, et les autres aussi. Mais pour beaucoup de jeunes de 18, 22 ou 25 ans qui sont toujours vierges, le poids de ce statut sexuel devient de plus en plus lourd à porter d'heure en heure. Quelquefois, ils ont le sentiment que leur virginité est inscrite sur leur front et que tout leur monde se moque d'eux.

Si vous faites partie de ceux-là, n'en faites pas une fixation. Si vous vous sentez frustrés sexuellement, il n'y a aucun mal à se masturber. Soyez content de parvenir à vous gratifier d'un orgasme plutôt que d'avoir un partenaire qui n'y arrivera peut-être pas.

Par contre, si vous vous sentez seul, trouver un partenaire est un but à atteindre. Lorsque vous l'aurez trouvé, les relations sexuelles pourront réellement faire partie de votre vie. Mais vous pouvez également être très heureux sans avoir de relations sexuelles jusqu'au mariage. C'est à vous d'en décider.

TRUC

Beaucoup de personnes ont des relations sexuelles précoces. Comme cela engendre souvent bien des difficultés, elles n'apprennent jamais à être de bons amants et leurs vies sexuelles sont rarement épanouies. Alors, au lieu de vous ruer sur le sexe parce que vous avez un certain âge, apprenez plutôt à donner à vos sentiments le temps de mûrir et de se développer. Il vaut donc mieux savoir attendre pour avoir une relation sexuelle harmonieuse avec quelqu'un.

Plus j'ai de conquêtes, plus j'ai de plaisir

Je ne suis pas de celles qui vous diront de ne pas concrétiser dès le premier soir. Dans certains cas, la magie entre deux êtres est si forte, tout est si parfait qu'il serait dommage de passer à côté. Si vous faites attention à bien vous protéger et si vous êtes tout à fait conscient des risques que vous prenez, vous vous permettrez cela peut-être une fois ou deux.

Mais certaines personnes en font un style de vie et considèrent que la diversité apporte du piquant à leur existence. Ils ne recherchent pas une relation, mais une pléiade de partenaires. Pour eux, ce n'est pas la qualité, mais la quantité qui compte.

LE CONSEIL DU DR. RUTH

Tout ce que je peux vous dire si vous êtes de ceux qui pensez que plus de sexe est préférable à une bonne relation, c'est que votre attitude est idiote, complètement idiote.

Dans les années 1990, avec l'épidémie du SIDA et autres maladies sexuellement transmissibles, si vous multipliez les risques en multipliant les partenaires, vous cherchez les ennuis. Il n'y a pas de sexualité sûre, seulement des relations protégées. Bien que vous n'ayiez peut-être pas contracté de MST la première fois, ni la deuxième, ni même la troisième, n'oubliez pas que vous augmentez chaque fois les risques, en particulier parce que ces partenaires ont des conduites à risques. Donc, si vous collectionnez les rencontres d'un soir, vous allez finir par être perdant.

De plus, si vous êtes une femme et que, par accident, vous vous retrouviez enceinte ? Quelle aide pensez-vous avoir de quelqu'un de vous ne connaissez pratiquement pas ?

Mis à part les risques, les rencontres d'un soir n'apportent pas le meilleur du plaisir sexuel. Ce qui rend le sexe à deux plus agréable que la masturbation, ce sont les sentiments partagés, un certain romantisme du moment. Vous ne trouverez rien de tout cela avec un partenaire occasionnel.

Et puis, il y a le lendemain matin. Y en aura-t-il d'autres ou était-ce l'affaire d'une nuit ? Si vous avez envie de revoir vos partenaires et qu'ils ne le désirent pas, vous allez avoir un terrible sentiment de rejet. Et si c'est le contraire, aurez-vous vraiment envie de recommencer cette expérience ?

Avoir un défilé dans votre lit ne vous apportera jamais autant de satisfaction que toutes les émotions que deux personnes partagent en faisant l'amour.

Etre hétérosexuel protège du SIDA

Aux USA, la communauté gay a été la première touchée par le virus du SIDA et beaucoup refusent d'admettre qu'ils peuvent contracter cette maladie mortelle. Ils pensent pouvoir avoir des relations sexuelles non protégées, sans en subir de conséquences. Vous croyez cela ? C'est totalement faux.

En Afrique, où le SIDA s'est largement développé, c'est principalement une maladie d'hétérosexuels. Et l'augmentation considérable de cas de SIDA que l'on note dans les pays occidentaux concerne principalement les hétérosexuels et non les homosexuels. Le nombre d'hétérosexuels touchés par le SIDA s'accroît de jour en jour, et les risques sont maintenant dirigés vers ces personnes.

Vos préférences sexuelles ne vous immunisent pas contre cette maladie mortelle. D'ailleurs, actuellement, rien ne vous immunise. Vous devez donc vous protéger, toujours et toujours. (Le Chapitre 21 reprend en détail les maladies sexuellement transmissibles, ainsi que le SIDA. Si vous vous sentez coupable de ne pas avoir lu ce chapitre, je ne saurais trop insister pour que vous le fassiez.)

Croire que le SIDA ne peut arriver qu'à un homosexuel est une erreur qui peut vous coûter la vie.

L'herbe est toujours plus verte dans la chambre du voisin

Certains pensent avoir tort de rester fidèles aux liens du mariage. Dès qu'ils ont une aventure, ils croient que l'herbe est plus verte dans le champ d'à côté. Bien que l'ennui sexuel ne devrait pas exister dans votre vie, cessez de voir tout en vert lorsque vous regardez par-dessus la clôture du voisin.

Les médias fourmillent de sujets sur le sexe. A la télévision, dans les journaux ou les magazines, on a l'impression de savoir exactement ce qui se passe sous la couverture des autres, du moins, si l'on croit à tous ces articles dont la conclusion est souvent tirée d'études de toutes sortes. Si vous comparez ce qui se passe réellement dans votre chambre avec ce que l'on vous raconte dans les articles, ce qui vous paraissait jusque-là satisfaisant va vous sembler totalement insuffisant.

Ne prenez donc pas toutes ces informations au pied de la lettre. Lorsque les gens répondent à ce genre de questionnaires, vous pensez réellement qu'ils sont honnêtes et qu'ils disent la vérité ? Et vous, que feriez-vous ? Vous n'exagéreriez pas un petit peu ?

Selon moi, la majorité des gens exagèrent. Lorsque vous lisez combien de fois les gens font l'amour, ou combien ils ont eu de partenaires, ou toute autre statistique du même genre, et que vous comparez tout cela à votre vie, il y a quelque chose qui cloche ! Par contre, si on dégonfle un peu les chiffres, vous pouvez tenir la comparaison n'est-ce pas ?

Cessez donc de vous intéresser à ce qui se passe ailleurs et concentrez-vous plutôt pour profiter pleinement de ce que vous avez déjà. La plupart des gens, j'en suis convaincue, peuvent avoir une vie sexuelle meilleure. Seulement, il ne faut pas le faire dans un esprit de compétition, mais pour vous faire plaisir.

Faire l'amour arrange tout

Le sexe n'est pas un traitement pour les relations qui s'étiolent. Cela peut sembler bizarre à certains, surtout aux femmes. Une femme peut avoir une relation avec quelqu'un qui la maltraite, et, au lieu de prendre la fuite, accepter de continuer et de faire l'amour avec lui. Pourquoi ? Parce qu'elle pense qu'il a terriblement besoin d'amour et espère qu'il va se transformer en chat ronronnant après. Quelquefois, les deux partenaires ont du plaisir dans ce genre de relation ; quelquefois, un seul. Mais le sexe n'est pas le moyen de sauvegarder une relation, même si vous en tirez du plaisir.

C'est vraiment mettre la charrue avant les boeufs. Vous devez travailler sur votre relation, la construire et en faire quelque chose d'agréable à partager - avant d'y ajouter l'ingrédient final : le sexe.

Le sexe est la chantilly que vous mettez sur votre glace. Sans la glace, la chantilly vous paraîtra fade. Mais une fois mélangée aux autres ingrédients, elle est absolument délicieuse.

Le sexe par lui-même ne peut pas cacher les failles d'une relation ; alors, construisez les fondations d'abord, faites l'amour ensuite.

Un bon amant doit être un livre ouvert

Lorsque vous rencontrez quelqu'un pour la première fois, vous essayez certainement de vous montrer sous votre meilleur jour. Si vous avez des boutons, vous les cachez sous de la crème. Si votre haleine n'est pas fraîche, vous sucez un bonbon à la menthe. Si vous avez l'air d'un paysan, vous mettrez votre plus beau costume.

Si les deux partenaires jouent le jeu, vous allez peu à peu laisser tomber ces supercheries pour vous montrer tel que vous êtes. D'autres aspects de votre personnalité n'ont rien à voir avec le sexe, mais il est tout de même important que votre partenaire les connaissent.

Ce processus est vital pour construire une relation durable, bien que, quelquefois, il soit préférable de se taire.

- Si vous aimez une personne dont le nez est trop long, ce n'est pas la peine de le lui répéter constamment.
- Si vous fantasmez en faisant l'amour et pensez que vous êtes dans les bras de Sharon Stone ou de Julio Iglesias, ce n'est pas, non plus, la peine de le dire. Cela ne fera rien d'autre que de lui faire de la peine.
- Et si vous avez toujours rêvé de faire l'amour sur la piste d'un cirque alors que votre partenaire est pudique, n'insistez pas. Si vous le faites, cela vous minimisera à ses yeux.

Oui, vous devez être honnête avec votre partenaire, particulièrement si vous êtes marié(e) avec lui ou elle. Mais l'honnêteté n'est pas souhaitable si elle provoque de la peine chez l'autre.

Comparer les partenaires sexuels

Je peux comprendre que l'on compare certaines choses. Si vous comparez deux restaurants et que vous en préférez un, c'est à celui-là que vous retournerez. C'est la même chose en ce qui concerne différents lieux de vacances, ou si vous devez vous décider entre deux paires de chaussures.

Mais comparer vos partenaires, je veux dire sexuellement, peut mener à des situations périlleuses. Je ne parle pas de comparer deux personnes entre lesquelles vous devez choisir. Je veux dire que lorsque l'on a développé une relation avec quelqu'un, chacun aime partager la compagnie de l'autre, et à la fin on devient amants. Là, si vous comparez comment votre partenaire fait l'amour par rapport à un autre partenaire, vous êtes mal parti !

Les émotions sexuelles sont à la fois puissantes et fragiles. Par exemple, si un homme se demande s'il va parvenir à l'érection ou non, il risque fort de ne pas y arriver. Et si une femme se demande "quand est-ce que je vais avoir un orgasme ?", elle risque également de ne jamais y arriver.

Vous êtes certain que vos sentiments sexuels se situent entre la ceinture et les genoux, mais en fait ils sont quelque part entre vos deux oreilles. Et il est très facile de laisser vagabonder votre esprit sur autre chose que sur ce que vous faites.

Donc, si vous commencez à faire des comparaisons - même si votre nouveau partenaire se révèle être un meilleur amant - le fait que votre esprit soit distrait par autre chose vous empêche de profiter du plaisir du moment.

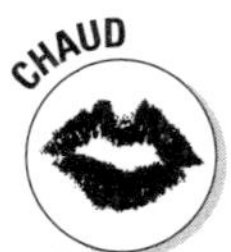

Alors laissez tomber vos comparaisons et concentrez-vous sur ce qui arrive à votre corps ici et maintenant.

Je ne peux pas devenir un meilleur amant

Si vous lisez la bibliographie d'une personne célèbre - un athlète, un acteur, un grand artiste - vous vous rendez compte qu'il a travaillé dur pour en arriver là. Bien sûr, le talent entre en ligne de compte dans la réussite, mais chaque effort vous aide à devenir encore meilleur.

C'est exactement la même chose en ce qui concerne le sexe. Tout le monde peut devenir un meilleur partenaire. La plupart des difficultés rencontrées sont facilement aplanies. On me pose très souvent des questions sur ces deux problèmes :

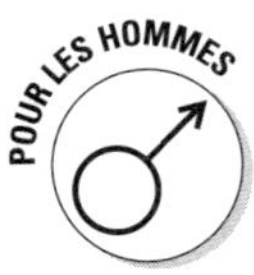

- Beaucoup d'hommes me demandent quoi faire car ils souffrent d'éjaculation précoce. Je leur réponds qu'il s'agit d'un manque de connaissance de leur corps et que ce problème est tout à fait réversible. Il est d'ailleurs bien plus facile de résoudre ce problème avec l'aide de sa partenaire (voir Chapitre 21 pour plus d'informations sur l'éjaculation précoce).

POUR LES FEMMES

- Parmi les femmes, le problème qui revient le plus souvent est l'incapacité d'atteindre l'orgasme. Là encore, la majorité des femmes souffrant de ce problème sont préorgasmiques, ce qui signifie qu'elles peuvent apprendre à atteindre l'orgasme et doivent en parler avec leur partenaire (voir Chapitre 22 pour plus d'informations sur les femmes préorgasmiques).

Le vieux dicton "Ne jamais dire jamais" s'applique également au sexe.

Les amants sont comme deux siamois

Il aime le chocolat ; elle aime la vanille. Elle adore le poisson ; lui, les hamburgers. Elle aime l'opéra ; il s'endort dans son fauteuil. Bien sûr, votre partenaire et vous avez certainement des points communs, mais pas en tout. Et il n'y a aucune raison qu'il en soit autrement.

Il en va de même pour le sexe. Bien que je sois certaine que vous aimez atteindre l'orgasme tous les deux, le temps nécessaire pour y parvenir peut varier et les méthodes pour y arriver peuvent vous plaire ou vous déplaire.

Si vous acceptez le fait d'être différents, si vous acceptez également les compromis, alors vous n'aurez aucune difficulté à vous adapter l'un à l'autre. Une des choses que vous devez apprendre est comment satisfaire votre partenaire lorsque vous ne voulez pas atteindre l'orgasme. Ce n'est pas bien sorcier à apprendre et cela permettra à votre relation de se consolider.

TRUC

C'est en ayant des idées irréalistes que vous attirez les ennuis. Alors, n'espérez pas que votre partenaire devienne votre frère siamois. Vous n en serez que plus heureux.

Je suis trop vieux pour faire l'amour

Nous savons que nos facultés s'affaiblissent avec l'âge, mais bien des gens n'en laissent pas tomber pour autant le sexe.

Lorsque votre vue baisse, cessez-vous de regarder la télévision ou de lire ? N'allez-vous pas plutôt consulter un ophtalmologiste pour avoir de nouvelles lunettes, ou un autre traitement ? Si vous devenez un peu dur d'oreille, allez-vous constamment dire "quoi ?" ou allez-vous porter un appareil auditif ? Si vous avez des difficultés à marcher, vous allez peut-être subir une opération de la hanche, ou vous servir d'une canne ? Si vos organes sexuels s'affaiblissent, allez-vous laissez tomber ?

Le fonctionnement sexuel décline avec l'âge, mais ne disparaît pas totalement. En vieillissant, vous traversez certaines étapes qui sont différentes chez les hommes et chez les femmes. Les hommes perdent leurs érections psychogéniques et ont besoin de l'aide de leur partenaire pour stimuler leur pénis. Les femmes cessent de produire des sécrétions lubrifiantes mais peuvent suivre des traitements (vous retrouverez ces changements au Chapitre 16).

Porter des lunettes ne change en rien le plaisir de lire un livre. En ce qui concerne le sexe, il suffit d'y apporter quelques changements en fonction de votre âge. Quoi qu'il en soit, vous ne devez jamais renoncer à cet aspect de votre vie, qui est susceptible de vous apporter du plaisir.

CHAUD

Conservez des relations sexuelles tant que vous en êtes capable physiquement, et la vie vaudra d'être vécue.

Chapitre 27

Dix trucs pour avoir une sexualité mieux protégée

Dans ce chapitre

Apprendre à dire non.

Limiter le nombre de vos partenaires.

Ne vous fiez pas uniquement à votre instinct.

Ne vous laissez pas aller en présence d'étrangers.

Faites le premier pas vers une sexualité protégée.

Utiliser des préservatifs.

Apprenez à vous connaître d'abord.

Ne vous engagez pas dans des conduites à risques.

N'oubliez pas les MST.

Ne prenez rien à la légère.

Il n'existe aucune garantie absolue de pratiquer une sexualité totalement protégée, mais vous pouvez avoir des relations plus sûres en suivant les conseils donnés par certains experts.

Si vous ne pouvez pas vous souvenir de ces dix points, alors notez-les sur votre poignet chaque fois que vous allez faire l'amour. Faites-le jusqu'à ce que - enfin - cela entre dans vos méninges.

Apprendre à dire non

Personne n'est mort de frustration sexuelle. On ne peut pas en dire autant en ce qui concerne les maladies sexuellement transmissibles.

Ce n'est pas parce que vous n'avez pas fait l'amour depuis longtemps que vous devez vous jeter sur le premier venu. Moins vous connaissez votre partenaire, plus vous avez de chances d'être contaminé par une maladie. Apprenez donc à dire non à des partenaires de passage.

ATTENTION

Bien sûr, vous pouvez vous protéger, mais souvenez-vous qu'aucune méthode n'est efficace à 100 %. Si vous considérez qu'il s'agit de votre vie, cela vaut la peine d'y réfléchir, non ?

Limitez le nombre de vos partenaires

Vous avez déjà vu au cirque le numéro des clowns dans la petite voiture ? La voiture arrive sur la piste et semble ne pouvoir contenir qu'un passager. Qu'est-ce qu'il en sort ? 25 clowns, avec d'énormes chaussures et tout le reste ! C'est exactement l'image que vous devez avoir en tête lorsque vous voyez un partenaire potentiel. Plus une personne a eu de partenaires sexuels, plus grand est le nombre de problèmes que vous risquez d'avoir.

Lorsque vous allez au lit avec quelqu'un, vous n'êtes pas seulement deux. Cachés sous les couvertures, il y a les partenaires de votre partenaire, et ainsi de suite. Oh ! Bien sûr, vous ne les voyez pas dans la nuit avec leurs gros nez rouges. Seulement, tous les virus qu'ils ont pu déposer bien au chaud, dans le corps nu qui est si près du vôtre, vont peut-être trouver le chemin de votre organisme.

MATIÈRE À RÉFLEXION

Pour un virus, vous n'êtes rien de plus qu'un hôte, une parfaite cachette pour se reproduire et se multiplier. S'ils arrivent à vous détruire, c'est que leur conscience est moins bonne que leur développement !

Ne vous fiez pas à vos instincts

Certaines personnes sont l'honnêteté même ; cela "ressort" sur leur visage. Vous savez que si vous leur prêtez votre voiture, ils vous la rendront dans le même état. Que faire s'ils ont une double personnalité et qu'ils disparaissent avec votre voiture ? Vous avez cru en votre instinct et vous vous êtes trompé !

Le danger qui consiste à croire en son instinct lorsqu'il s'agit de maladies sexuellement transmissibles, c'est que certaines personnes paraissent tout à fait saines, mais ne le sont pas. Certaines maladies sexuellement transmissibles n'entraînent aucun symptôme ; lorsqu'une personne vous dit qu'elle est saine, et vous donne l'impression d'être honnête, elle est honnête. Votre infaillible instinct va donc avoir quelques difficultés à s'y retrouver, surtout lorsque l'honnêteté de votre partenaire ne vaut pas un clou ! Il porte en lui une face cachée qu'il ne soupçonne même pas. Il est certain de ne pas pouvoir vous infecter et pourtant...

Lorsqu'il s'agit de maladies sexuellement transmissibles, il vaut mieux être sage que désolé. Au lieu de suivre vos instincts, placez votre confiance dans la pratique des méthodes protégées. A la longue, vous ne le regretterez pas !

Ne vous laissez pas aller en présence d'étrangers

Je recommande quelquefois de boire un ou deux verres de vin pour faciliter le "laisser-aller" et avoir de meilleures relations sexuelles. Je ne le fais que lorsqu'il s'agit d'un couple. Dans certaines situations, l'abus d'alcool ou de drogues peut être dangereux.

Certaines personnes n'auraient jamais eu de rapports sexuels et n'auraient jamais dit "oui" si elles avaient été sobres. Bien sûr, si vous êtes au pub avec quelques amis et que vous buviez trop de bière, le risque que cela se termine en orgie est très faible. Mais si vous vous rendez chez quelqu'un que vous connaissez à peine ainsi que ses invités, ne buvez pas trop car vous pourriez le regretter.

Vous pouvez très bien vous retrouver dans une chambre, déshabillé, avec une personne qui partage votre intimité. Dans de telles circonstances, vous ne penserez pas à avoir des rapports protégés, dans la mesure où vous êtes encore capable de penser ! C'est la même chose pour la personne qui est avec vous.

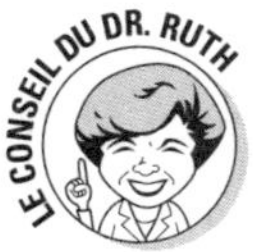

Pour pratiquer une sexualité préservée, il faut être responsable. Et pour être responsable, il faut que votre esprit garde toutes ses facultés. Alors, si vous voulez garder vos esprits, commandez des boissons douces ou des bières sans alcool. Tout le monde comprendra que vous voulez rester sobre.

Faire le premier pas pour une sexualité protégée

Si vous avez rendez-vous et que cette relation semble prendre tournure, alors n'hésitez pas à parler des méthodes de protection. C'est un sujet qu'il vaut mieux aborder rapidement.

Bien sûr, si vous êtes déjà déshabillé, c'est un peu tard ! J'espère que vous aurez eu une discussion avant d'en arriver là. Si vous avez insisté pour que votre partenaire subisse un test de dépistage du SIDA, comptez alors six mois avant d'avoir un rapport sexuel. C'est pourquoi plus vite vous mettez le sujet sur le tapis, plus vite vous pourrez faire l'amour (voir Chapitre 6).

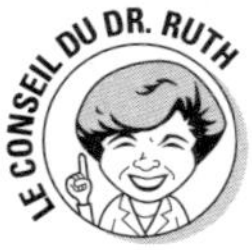

Je suis certaine que les traits de caractère de votre partenaire comptent beaucoup pour vous, comme son honnêteté ou sa gentillesse. Ajoutez donc à cette liste un petit historique sexuel, et vous améliorerez encore votre protection !

Utiliser des préservatifs

Les préservatifs n'offrent pas de garantie totale contre les maladies sexuellement transmissibles. Mal placés, ils peuvent fuir. Quelquefois, ils se déchirent. Certains virus, notamment celui de l'hépatite B, passent au travers du latex. Mais comparé à des rapports sexuels sans aucune protection, cela ressemble au mur de brique que les trois petits cochons construisent pour se protéger du loup !

Vous n'avez aucune excuse pour ne pas utiliser de préservatif. Les hommes ne perdent pas leur capacité à atteindre l'orgasme lorsqu'ils mettent un préservatif. Les rapports sexuels sont peut-être plus plaisants sans préservatif, je ne peux le nier, mais il vaut mieux faire l'amour avec un préservatif que de ne pas faire l'amour du tout. En ce qui concerne les conduites protégées, il n'y a aucune exception à la règle.

Pour pouvoir utiliser un préservatif, il faut que vous en ayez. Les jeunes gens en ont bien souvent dans leur portefeuille, en cas d'urgence. Mais n'oubliez pas qu'un préservatif s'altère avec le temps et la chaleur. Vérifiez bien que le vôtre est toujours bon. De nos jours, il n'y a pas que les garçons qui ont des préservatifs. Les femmes aussi. Elles veulent se protéger à la fois des grossesses non désirées et des maladies sexuellement transmissibles.

Mieux connaître votre partenaire avant de passer à l'acte

Certaines personnes sont complètement paranoïaques en ce qui concerne le sexe, et je ne leur en veux pas de prendre toutes sortes de précautions. D'autres, par contre, n'y pensent même pas ! Il suffit qu'ils se sentent bien, que les étoiles brillent dans le ciel ; si la magie opère, tant pis pour les préservatifs s'ils n'en ont pas. On peut comprendre ce genre d'individus. Cela fait partie de la nature humaine. Personne n'est parfait et nous succombons tous à la tentation, que ce soit un clair de lune ou un litre de glace Häagen-Dazs, mais on ne peut pas non plus les excuser.

C'est pour cela que la meilleure façon de pratiquer une sexualité protégée est, d'abord, de bien connaître votre partenaire. Lorsque vous rencontrez quelqu'un à plusieurs reprises, le dialogue s'instaure, il vous raconte sa vie, ses aventures, vous le connaissez mieux. Il vous est plus facile de savoir si une relation à deux peut s'installer (en utilisant un préservatif, bien entendu) et d'envisager de construire l'avenir.

Malheureusement, certaines personnes mentent et infectent chaque jour des victimes innocentes. Même un contrat de mariage ne garantit pas contre les maladies sexuellement transmissibles. Il n'y a pas de garantie absolue dans la vie, et nous devons faire des choix dont nous ne connaissons pas toujours les retombées. Nous ne pouvons pas laisser l'ignorance parasiter nos existences. Il faut bien souvent franchir le pas. En prenant toutes les précautions utiles, les chances de succès en seront accrues.

Ne vous engagez pas dans des conduites à risques

Le risque d'attraper le VIH est plus important durant un rapport anal que dans les autres types de rapports. Le sexe oral non protégé, c'est dangereux. Faire l'amour avec une personne rencontrée au bar ou au sauna, c'est dangereux. Faire partie d'un réseau n'est pas sans risque. Une femme volage n'oeuvre pas pour la promotion de la santé. Quant à partager des seringues et aiguilles, c'est partager le VIH.

Nombreux sont ceux qui ne réalisent même pas pratiquer des conduites à risques, car ils sont naturellement attirés par ce genre de danger. Ils semblent vouloir affronter le destin, et parfois ils perdent.

Au moment où vous vous engagez dans une conduite à risques, vous sentez le frisson vous envahir. Si vous êtes mourant à l'hôpital, l'angoisse n'aura rien de réjouissant. Par contre, vous vous souviendrez toute votre vie, avec un délicieux frisson, d'un cauchemar que vous aurez fait.

- Si vous ne pouvez pas vous empêcher d'aller dans un bar gay ou dans un sauna, masturbez-vous en regardant les autres, mais ne faites rien de risqué.
- Si vous ne pouvez résister à la tentation de ce que vous voyez dans un club de rencontres, alors choisissez-vous un partenaire et n'ayez de rapports sexuels avec personne d'autre.
- Si vous êtes dépendant d'une drogue, allez tout de suite chercher de l'aide.

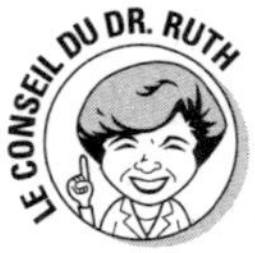

Vous pouvez trouver la volonté de ne pas avoir de conduite à risques, je le sais. Si vous n'y arrivez pas tout seul, demandez de l'aide.

N'oubliez pas les autres maladies sexuellement transmissibles

Bien que le SIDA ait rempli toutes les pages des magazines, il ne représente qu'une maladie sexuellement transmissible. Il en existe beaucoup d'autres, dont certaines sont connues depuis des siècles (voir Chapitre 21).

Certains pensent que Christophe Colomb a ramené la syphilis en Espagne, à son retour du Nouveau Monde. Quelle que soit la méthode par laquelle elle s'est propagée, elle demeura longtemps une terrible maladie qui fit des ravages avant que l'on en découvre le traitement.

Certaines formes de syphilis ou de gonorrhée sont devenues résistantes aux doses normales d'antibiotiques, et ces maladies sont loin d'être insignifiantes. L'hépatite B est plus contagieuse que bien des maladies sexuellement transmissibles ; heureusement, on peut maintenant se faire vacciner. Il n'y a pas de vaccin contre l'herpès, pas plus qu'il n'en existe de traitement. En général, le partenaire d'une personne ayant de l'herpès finit par l'attraper également. D'autres maladies sexuellement transmissibles, comme l'infection à chlamydia, font rage dans notre pays et aucune de ces maladies ne montre de signes de disparition.

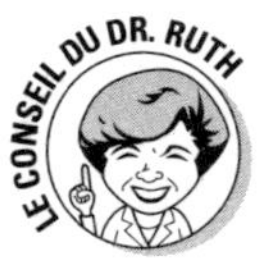

Bien que vous puissiez fréquenter quelqu'un qui ne semble pas être porteur du SIDA - ce qui est peut-être le cas -, cela ne signifie pas que vous soyez à l'abri d'une maladie sexuellement transmissible. Considérez que vous êtes entouré d'un périmètre de guerre. Alors faites attention. S'il vous plaît.

Ne faites rien à la légère

Si la raison principale de vos relations sexuelles est de faire un bébé, alors en effet, il n'y a pas d'autre moyen. Mais si ce n'est pas le but, si vous recherchez du plaisir et non une progéniture, vous avez beaucoup d'autres façons d'obtenir de la satisfaction sans pour autant prendre les risques encourus lors d'un rapport sexuel.

Ce qui rend les rapports sexuels dangereux, ce sont les échanges de sécrétions, qui peuvent contenir des virus de toutes sortes. Or, les orgasmes ne dépendent pas de ces échanges de sécrétions.

CHAUD

Les doigts et les mains sont terriblement agiles et peuvent donner beaucoup de plaisir. (Le sexe oral, bien que plus sûr que les rapports sexuels, ne peut pas être considéré comme complètement protégé à cause des échanges de secrétions.) Si vous êtes imaginatif, vous pouvez même utiliser votre gros orteil ! Un homme peut frotter son pénis contre la poitrine de sa partenaire et un vibromasseur peut donner de formidables orgasmes sans laisser passer une goutte de sécrétions.

N'oubliez jamais que ces pratiques existent ; elles vous permettront d'avoir une satisfaction sexuelle sans en supporter les conséquences !

Chapitre 28

Dix choses sur le sexe que les femmes voudraient que les hommes sachent

Dans ce chapitre

La galanterie n'a pas encore disparu.

Oui, les apparences comptent.

On ne précipite pas l'amour.

Le clitoris n'est pas un mini pénis.

Les femmes ont besoin de faire durer le plaisir.

Scabreux ne veut pas dire sexy.

Regards qui s'égarent = moins de sexe.

Il y a ceux qui sont chauds comme des lapins, et ceux qui sont rapides comme des lapins.

Changer les couches, ça c'est sexy.

Ce n'est pas parce que vous ne pouvez pas le faire que vous n'allez rien faire.

Je suis toujours étonnée d'entendre les hommes répéter qu'ils veulent entretenir des relations sexuelles avec les femmes, mais que beaucoup, parmi eux, ne se donnent pas la peine de chercher à savoir comment l'on s'y prend pour bien faire l'amour à une femme. Alors, si vous êtes de ceux qui se plaignent qu'ils n'en n'ont jamais assez, lisez les conseils qui suivent très attentivement. Je sais que vous rechignez souvent à demander de l'assistance, mais si vous ne savez plus aimer tendrement et affectueusement, alors lisez ce qui suit en gardant l'esprit ouvert et en acceptant de vous laisser guider pour pouvoir accéder aux hautes sphères de l'amour.

La galanterie n'a pas encore disparu

En dehors d'une poignée de femmes ultra-féministes qui se sentent insultées si un homme leur tient la porte ou se découvre en les croisant dans l'ascenseur, je crois que la plupart des femmes apprécient toujours d'être traitées comme des dames. Bien que cela soit vrai pour une inconnue qui se contentera de récompenser vos efforts par un large sourire, cela s'applique plus particulièrement à la femme avec qui vous partagez une relation et dont les récompenses auront une tout autre importance.

Porter des fleurs à une femme, lui offrir des chocolats, l'inviter à dîner dehors, l'appeler dans la journée, tous ces petits riens sont très importants, non pas pour ce qu'ils coûtent en argent, mais parce qu'ils montrent que vous vous souciez d'elle, que vous pensez à elle et que vous lui accordez de l'importance.

Je sais que certains parmi vous ont appris à être galants, mais le coeur n'y est pas toujours. Vous avez un objectif en tête (l'amener dans votre lit), et ça ne va pas plus loin. Si vous êtes de ces hommes-là, c'est que vous ne cherchez pas à entretenir une véritable relation, mais seulement à avoir une conquête de plus à votre actif. Et même si vous êtes fier de ces conquêtes, vous en viendrez un jour à réaliser quelle vie solitaire vous avez menée.

Les gestes vides ne sont pas des gestes galants et ils ne vous feront pas atteindre le rang de galant-homme. Il ne suffit pas de montrer que l'on porte de l'attention, il faut aussi être sincère.

Oui, les apparences comptent

Bien que beaucoup d'hommes se préoccupent de leur cheveux (souvent parce qu'ils savent qu'on ne garde pas ses cheveux éternellement), pour ce qui est du reste, il n'est pas rare qu'ils se montrent assez négligents. Si vous devez porter le costume et la cravate toute la journée, je comprends que vous mourriez d'envie de vous changer dès que vous rentrez chez vous. Si la femme travaille, elle n'est pas moins avide d'enlever ses talons et de mettre une tenue plus confortable. Mais si vous mettez toujours le même tee-shirt rayé et le même jean taché, les femmes finissent par se lasser.

En tant qu'homme, vous n'ignorez probablement pas l'allure qu'ont les femmes autour de vous, qu'il s'agisse de votre compagne ou d'une autre femme. Il est vrai que vous devez accorder plus d' attention à la longueur de sa jupe qu'à la couleur de ses chaussures et de son sac à main, mais vous ne pouvez pas prétendre que vous ne faites jamais attention à la manière dont s'habillent les femmes. Et bien que la plupart des femmes soignent leur look pour plaire à leur partenaire, beaucoup d'hommes ne leur retournent pas cette faveur.

Vous êtes peut-être de ceux qui ne se trouvent pas sexy, mais vous avez forcément un côté sexy (et en particulier pour votre partenaire), alors exploitez-le.

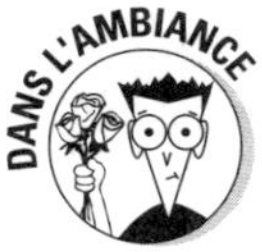

Si vous vous lamentez parce que votre femme ne vous accorde pas suffisamment ses faveurs, quelque chose me dit que vous aurez plus de succès si vous vous habillez comme Casanova plutôt que comme le lieutenant Colombo.

On ne précipite pas l'amour

C'est un fait que les hommes sont excités beaucoup plus vite que les femmes.

On pourrait chercher à savoir pourquoi, mais cela n'aurait pas de sens, car le problème resterait le même. Les femmes ont besoin de temps pour se préparer à faire l'amour, et je ne parle pas seulement des préliminaires qui ont lieu lorsqu'on est déjà déshabillé dans le lit (ou dans le jacuzzi ou sur le sol de la cuisine).

Ce que les femmes voudraient que les hommes comprennent, c'est que, s'ils veulent faire l'amour, ils doivent d'abord se montrer romantiques. Cela n'a pas besoin d'être compliqué. Bien sûr, dîner dans le meilleur restaurant de la ville serait formidable, mais ce qu'il faut, c'est simplement une occasion de discuter tranquillement, d'oublier les soucis de la journée, afin que la femme soit d'humeur à faire l'amour. Alors, même quand vous n'y tenez plus, les garçons, il vous faut apprendre à être plus patient.

Si vous êtes comme la plupart des hommes, vous étiez tout à fait capable d'accorder ce temps précieux à votre partenaire avant de vous marier ou d'emménager ensemble. Vous appeliez à l'avance, preniez rendez-vous, sortiez au restaurant, vous l'emmeniez faire de longues marches et vous vous regardiez dans les yeux. Au bout du compte, elle a commencé à se sentir prête à faire l'amour avec vous. Cependant, si elle pensait que votre relation avait encore besoin d'être renforcée, il se peut qu'elle ait dit non, mais cela ne signifie pas nécessairement qu'elle ne pensait pas oui. (J'en entends parmi vous qui s'insurgent : "Vous voulez dire qu'elle était prête, mais qu'elle a tout de même dit non ?" Effectivement, mais elle savait que si elle acceptait trop vite, vous auriez déjà été en train de courir après une autre fille le lendemain même, alors quel choix avait-elle ? Et le fait qu'elle se sente prête ne veut pas dire qu'elle était sûre que ce fut le bon moment.)

Vous devez apprendre que l'on ne doit pas cesser d'être attentif lorsque la relation est "acquise". Il faut continuer à être romantique, et même si ce n'est pas à chaque fois, il faut que cela soit suffisamment souvent pour montrer à votre partenaire qu'elle compte vraiment.

Le clitoris n'est pas un mini-pénis

Bien qu'il paraisse évident que l'homme et la femme sont constitués différemment, beaucoup d'hommes s'imaginent que le clitoris n'est qu'un mini-pénis. Ils savent que si la femme touche leur pénis, il se durcit, et que si elle le stimule un peu plus, ils auront un orgasme. Et ils pensent que le clitoris fonctionne de la même manière. Ils ont bien compris qu'il permettait à la femme d'avoir un orgasme, mais ils n'ont pas réalisé qu'il était beaucoup plus délicat qu'un pénis. Il y a beaucoup de femmes qui ne supportent pas qu'on touche leur clitoris directement, car elles trouvent que c'est douloureux. Elles ont seulement besoin qu'on leur touche et qu'on leur caresse la région autour du clitoris, afin d'être suffisamment stimulées, sans que cela leur fasse mal. Alors, les garçons doivent garder en mémoire la chose suivante : ce n'est pas parce que le clitoris de la femme grossit lorsqu'on le stimule qu'il faut le prendre pour un pénis.

Il y a des hommes qui commettent la même erreur avec les seins. Ils les pétrissent comme de la pâte, oubliant qu'ils sont très sensibles, et mêmes fragiles. Enfin, votre compagne apprécierait également que vous fassiez plus attention à vos coudes et à vos genoux et que vous vous efforciez de ne pas lui tirer les cheveux. Vous ne voulez pas finir chauves tous les deux, n'est-ce pas ?

Ainsi, pour la plupart des femmes, l'amour brutal n'est pas très excitant. Si vous voulez que votre partenaire ait des orgasmes en faisant l'amour avec vous, consacrez-vous à elle un peu plus tendrement, et vous aurez beaucoup plus de succès.

Les femmes ont besoin de faire durer le plaisir

Les femmes ont plusieurs regrets à formuler sur la manière dont les hommes leur font l'amour, mais il en est un qui revient souvent et qui concerne les hommes qui s'endorment trop vite juste après l'amour. Les femmes mettent plus de temps à être sexuellement excitées, et il leur faut également plus de temps pour reprendre leurs esprits (voir le Chapitre 14). Si vous lui tournez le dos pour vous endormir aussitôt (ou si vous vous levez pour rentrer chez vous, ou aller voir la fin du match de foot à la télé), elle va se sentir abandonnée. Et ce n'est pas la bonne manière de conclure un acte sexuel.

Je ne vous demande pas de faire durer le moment qui suit l'acte sexuel aussi longtemps que vous avez fait durer les préliminaires, mais avouez que, si un copain vous appelle juste quand vous venez de faire l'amour pour vous proposer des places au premier rang pour un match qui a lieu une heure après, vous n'allez pas répondre que vous êtes trop fatigué. N'est-ce pas ? Alors est-ce-que vous ne pouvez pas consacrer dix minutes de plus à votre femme ? (Je vous donne la réponse, c'est oui.)

L'avantage de faire durer ainsi l'acte sexuel, c'est que l'émotion durera jusqu'au lendemain, devenant le point de départ des préliminaires de la prochaine fois où vous ferez l'amour. Et cette fois-là, ne me dites pas que vous serez fatigué !

Scabreux ne veut pas dire sexy

On me pose toutes sortes de questions dans le courrier qui m'est adressé, et il y a une question qui revient souvent de la part des femmes : elles veulent savoir pourquoi les hommes leur demandent toujours de prendre part à des activités scabreuses. Ce que réclament le plus souvent les hommes, c'est de regarder leur femme faire l'amour avec une autre femme. Certains veulent simplement regarder et d'autres veulent participer. Il y en a pour qui c'est égal que ce soit un homme ou une femme, mais qui veulent juste vivre une relation à trois. Et il y a aussi des hommes qui veulent faire des échanges de partenaires entre amis ou aller dans des clubs où l'on peut faire l'amour à plusieurs.

Je ne suis pas en train de dire que les femmes ne sont jamais celles qui proposent ce type de relations. Il y en a, et parfois, ce sont leurs maris qui sont plus timides qu'elles. Mais la plupart du temps, c'est vous, les hommes, qui avez ces envies sexuelles hors du commun.

Vos femmes cherchent à comprendre pourquoi, et je ne peux pas leur donner de réponse satisfaisante. Peut-être que vous avez une imagination plus débordante ou que vous avez regardé trop de films pornos. Mais quelle que soit la raison, vos femmes refusent souvent de participer. Ca leur suffit de faire l'amour avec celui qu'elles aiment, elles n'ont pas besoin de spectateur ou de partenaire supplémentaire.

Je suis tout à fait pour les fantasmes et je ne vous dirai jamais de ne plus en avoir. Si vous voulez demander à votre femme ou à votre petite amie de réaliser avec vous un de ces fantasmes, faites-le donc. Mais si elle refuse, n'essayez pas de l'obliger. Contentez-vous plutôt d'imaginer tout ce qui vous plaît et qui vous fait tourner la tête lorsque vous êtes avec elle, car si vous insistez trop, vous allez finir par la dégoûter, et au lieu de relations sexuelles scabreuses, vous n'aurez plus de relations sexuelles du tout.

Regards qui s'égarent = moins de sexe

Les hommes aiment regarder les femmes, et en général, ça ne dérange pas les femmes qu'on les regarde. Mais il y a un temps pour tout. Si vous croisez une belle fille et que vous fixez votre regard sur elle la langue pendante alors que vous êtes en compagnie de votre petite amie ou de votre femme, elle ne va pas tellement apprécier. Elle va se mettre en colère contre vous, vous allez vous chamailler, et pendant les quelques heures qui vont suivre, vous avez peu de chances de vous rapprocher dans une étreinte passionnée...

Les femmes ont besoin d'attention et elles en attendent d'autant plus de la part de celui avec qui elles partagent une relation sexuelle. (Dans certaines circonstances, comme lorsque vous conduisez la voiture ou que vous remettez le bac à glaçons dans le frigidaire, vous êtes dispensé.) Les femmes ne trouvent pas cela très sexy d'avoir à se battre pour attirer votre attention, c'est-à-dire d'être sans arrêt en compétition contre les matchs de foot à la télé, les courses de voitures qui passent sous vos fenêtres, et pire que tout, contre les jolies filles que vous croisez dans la rue.

Votre bien-aimée veut pouvoir se dire que vous la considérez comme la femme la plus désirable sur terre. Est-ce qu'elle peut se dire une chose pareille quand vous êtes occupé à observer la silhouette d'une autre femme ? Certainement pas. Alors, si vous vous prenez pour un macho, ne croyez pas que vous ayez besoin de regarder les autres filles. Les vrais machos veulent du sexe, ils ne veulent pas seulement en rêver, et reluquer toutes les filles ne vous donnera pas satisfaction.

Il y a ceux qui sont chauds comme des lapins, et ceux qui sont rapides comme des lapins

J'en viens au plus croustilleux. Il semble évident que si la femme met du temps à être suffisamment excitée pour avoir un orgasme et que l'homme ne peux pas "se retenir" (c'est-à-dire qu'il ne peut pas soutenir son érection), les deux partenaires vont avoir des petits problèmes.

INFO SANTÉ

Ejaculation précoce est le nom technique que l'on donne à ce problème particulier, mais il n'y a vraiment pas de quoi s'inquiéter si vous êtes de ceux que l'on appelle éjaculateurs précoces, car cela se soigne.

Si vous vous demandez si vous appartenez à cette catégorie, vous n'avez pas besoin de vous chronométrer. Je ne définis pas les éjaculateurs précoces selon un temps bien précis qui doit s'écouler avant qu'ils éjaculent. La seule question que vous devez vous poser, c'est de savoir si vous êtes satisfait de vos performances. Si vous aimeriez durer plus longtemps, mais que vous n'y arrivez pas, alors vous pouvez vous entraîner à faire les petits exercices que j'indique dans le Chapitre 22. Et si vous êtes rapide comme un lapin, mais que cela ne dérange pas plus votre partenaire que vous, car vous savez faire des choses avec votre gros orteil comme seul un chimpanzé pourrait le faire, alors vous n'avez pas non plus à vous en soucier.

On me demande souvent pourquoi les hommes ont ce problème, et la réponse est qu'on n'en sait rien. Mais puisqu'on peut y remédier, ce n'est pas vraiment un problème, n'est-ce-pas ?

Changer les couches, ça c'est sexy

Combien de papas parmi vous changent, ou ont déjà changé, des couches ? Quelle que soit votre réponse, je suis sûre que vous n'avez jamais considéré que c'était sexy. Dieu merci, je ne suis pas en train de dire que la vision du derrière nu d'un bébé vous donne d'autres envies que de remercier les dieux pour une telle perfection, mais si vous n'avez jamais réalisé à quel point il peut être important dans votre vie sexuelle de changer les couches du bébé, c'est que vous ne méritez encore pas le titre d'*amant de rêve*.

Les mamans changent des millions de couches. Mais ce n'est pas parce qu'elles le font que ça rend la tâche plus agréable. Il y a trop de papas qui s'imaginent que puisque maman le fait tout le temps (même si elle travaille à temps plein en dehors de la maison), c'est que ça lui plaît. Mais croyez-moi, il n'y a pas beaucoup de gens qui doivent aimer faire ce boulot-là. Bien sûr, les petits bébés sont adorables, mais changer leurs couches est tout de même une tâche qui casse les pieds à tout le monde.

Alors, quand papa propose de le faire (*proposer* est un mot clé, et qui doit être accompagné d'un sourire), ça fait très plaisir à maman. Ca lui fait tellement plaisir, qu'un peu plus tard dans la nuit, elle s'en souviendra encore et saura vous en remercier.

Bien entendu, cela s'applique à toutes les tâches qui retombent toujours sur la mère (faire la vaisselle, s'occuper du linge, faire la poussière...). Ne le faites pas seulement parce que vous attendez quelque chose ; mais si vous êtes volontaire pour faire quelques corvées, je vous garantis que vous serez récompensés.

Ce n'est pas parce que vous ne pouvez pas le faire que vous n'allez rien faire

C'est à ces messieurs plus âgés que je m'adresse. Je sais que vous ne réalisez pas toujours les mêmes performances qu'auparavant. Cela ne veut pas dire que c'est terminé pour vous ; ce n'est même sûrement pas le cas, mais vous avez besoin de plus de temps pour être prêt à faire l'amour. Si je vous dis que vous n'avez pas besoin d'avoir une érection pour satisfaire votre femme, c'est une lapalissade, et pourtant, beaucoup d'entre vous ne veulent pas l'admettre, ou ne l'ont simplement jamais réalisé.

Très souvent, si la femme "a envie", mais que ce n'est pas le cas de son mari, il va soit l'ignorer, soit essayer d'obtenir une érection. Puis, s'apercevant qu'il ne peut pas, il laissera tomber toute idée de faire l'amour à sa femme. Mais personne n'a jamais dit qu'il fallait une érection pour faire l'amour. Il y a mille manières de faire plaisir à votre femme. Vous pouvez lui procurer des orgasmes fabuleux avec vos doigts, votre langue ou un vibrateur.

Ne soyez pas égoïste. Ce n'est pas parce que vous n'avez pas envie que votre femme doit être frustrée. Et souvenez-vous que les bonnes intentions sont toujours récompensées. Ainsi, la prochaine fois que vous voudrez un peu plus d'aide de sa part pour parvenir à obtenir une érection, l'attention que vous lui avez porté lorsqu'elle en avait besoin jouera en votre faveur.

Chapitre 29

Dix choses que les hommes voudraient que les femmes sachent

Dans ce chapitre

Essayez de ne pas l'induire en erreur.
Ça fait vraiment mal.
Parfois, c'est bien de gaspiller l'électricité.
Le travail d'équipe est important.
Il ne faut pas se sentir menacée par la playmate de *Playboy.*
Si je ne peux plus regarder les femmes, je suis un homme mort.
Si tu m'aimais vraiment, tu...
On ne gagne pas le coeur d'un homme en lui préparant ses repas.
Pour l'homme, le sexe et l'amour sont deux choses distinctes.
Plus il prends de l'âge, plus il a besoin de votre aide.

S'il y a encore des femmes parmi vous qui s'imaginent que l'on gagne le coeur d'un homme en lui préparant à manger, c'est que vous avez encore beaucoup à apprendre. Entre les fast-foods, les pizzerias et les traiteurs, les hommes peuvent tout à fait se nourrir tout seuls. Mais ils ne sont pas fous au point de s'occuper tout seuls de leurs autres besoins (et je ne parle pas de recoudre ses boutons).

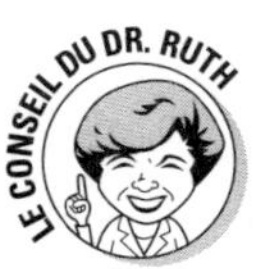

Ce n'est pas parce que l'appareil génital de l'homme est visible de l'extérieur que ce n'est pas délicat de s'en occuper. Et si vous pouvez laisser un mécanicien s'occuper de votre voiture, je ne pense pas que vous vouliez laisser à quelqu'un d'autre que vous le soin de s'occuper de "l'entretien" (bricoler les cylindres, graisser les rouages, soulever les pistons) de votre homme, alors soyez bien attentive aux conseils qui suivent si vous voulez obtenir le meilleur de votre relation.

Essayez de ne pas l'induire en erreur

Il suffit parfois de peu pour mettre un homme en état d'excitation. Et si vous ne faites pas attention, vous allez le provoquer accidentellement. Et tant que femme, il vous faut un peu de temps pour que le désir monte, mais un homme peut avoir une érection sans que vous ayez eu le temps de dire ouf ! Et étant donné la rapidité de ses réflexes, il n'est pas bien difficile de l'induire en erreur en faisant certains gestes dont vous n'avez même pas conscience.

Imaginez un jour où il fait très chaud, vous rentrez chez vous et vous avez eu un trajet très fatigant. Vous pensez à tout, sauf à faire l'amour. Vous avez chaud et vous vous sentez engoncée dans vos vêtements, alors sans y penser, vous enlevez vos chaussures, faites descendre votre jupe et glisser vos collants. Ah, ça va mieux ! Votre partenaire, qui est rentré cinq minutes avant vous, était en train de décapsuler une canette de bière et a assisté à la scène. Il n'a pas l'impression d'avoir vu quelqu'un se mettre à l'aise, mais d'avoir vu quelqu'un faire un strip-tease... et juste dans son salon, rien de moins ! Il a peut-être l'habitude de vous voir vous déshabiller dans votre chambre sans que cela l'excite (ou peut-être que ça l'excite aussi, on ne sait jamais), mais de voir soudainement ce corps nu là où il s'y attendait le moins va définitivement le mettre en émoi.

Il est maintenant chaud comme un lapin et vous restez de glace. Il commence à gesticuler ; vous voyez son regard et vous pensez : "Qu'est-ce qu'il a, il est fou ?" Vous le repoussez et vous vous dirigez vers la douche. Si vous avez vraiment un problème de communication, une fois que le jet de la douche vous aura bien rafraîchie, vous allez commencer à "y" penser vous aussi, et une fois séchée, vous sortez à peine enveloppée dans une petite serviette pour voir sa réaction. Mais comme il vient juste de se faire rejeter, il se dit que s'il commence à vous toucher, il va se faire taper sur les doigts, alors il joue les durs et vous demande : "Qu'est-ce qu'on mange ce soir?", ce qui vous rend furieuse.

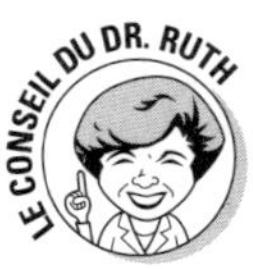

Ce type de méprise est très fréquent chez les couples. Vous ne pouvez pas toujours les empêcher, mais ça aide si vous savez ce qui est susceptible de les provoquer. Vous trouvez que ce n'est pas juste de ne pas pouvoir se déshabiller dans son propre salon ? Je ne m'inquiéterais pas trop de cette petite atteinte à votre liberté. Bientôt, vous aurez des enfants et vous serez bien contents de pouvoir faire l'amour à minuit sous la couette.

Ca fait vraiment mal

On dit avoir les *boules bleues*. Je ne sais pas si les testicules de l'homme changent réellement de couleur, mais il est parfaitement vrai qu'elles puissent faire très mal à cause du besoin de se soulager sexuellement. La douleur n'est pas si terrible au point d'en être insupportable, et s'il n'y a personne par là, tout ce qu'il lui reste à faire, c'est de se masturber pour se soulager. Mais il ne se moque pas de vous quand il dit qu'il a mal.

Ca fait une deuxième bonne raison de ne pas l'induire en erreur. Je ne fais pas allusion aux érections instantanées qu'un homme aura rien qu'en voyant votre anatomie, mais de celles qui durent plus longtemps et qui remuent vraiment ses hormones. Si vous excitez un homme à ce point, puis que vous changez d'avis, il va être frustré. Les hommes n'aiment pas que les femmes jouent avec eux, car il n'y a pas que leur ego qui en souffre, mais aussi leurs testicules.

Puisque j'en suis à parler de douleur et de testicules, faites très attention aux bijoux de famille (même si vous ne vous voulez pas qu'ils fassent partie de votre famille). Les testicules sont très sensibles, et si vous les manipulez trop brutalement ou si vous les cognez accidentellement, là, c'est très très douloureux. Alors, à moins d'avoir affaire à un violeur (dans quel cas ne vous gênez pas, et tapez là où ça fait le plus mal), soyez douce avec lui.

Parfois, c'est bien de gaspiller l'électricité

Comme le prouve le succès de magazine comme *Playboy,* les hommes sont facilement excités par ce qu'ils voient. Si vous n'avez aucune envie de vous rouler dans la paille, je vous conseille de ne pas vous forcer, mais au moment de faire l'amour, vous feriez très plaisir à votre partenaire en acceptant de changer un peu vos habitudes. Je sais que vous aimez vous câliner au chaud, et que le désir montera plus vite si vous êtes dans le noir sous une couverture tirée jusqu'au menton, mais pour le bonheur de votre homme, que diriez-vous de laisser la lumière allumée de temps en temps ?

Je ne vous dis pas de remplir votre chambre de miroirs, pas même au plafond, car je comprends que vous soyez désireuse de pouvoir regarder votre belle-mère droit dans les yeux la prochaine fois qu'elle viendra à la maison. Mais s'il fait assez chaud dans la chambre pour ne pas attraper la chair de poule, offrez à votre partenaire le stimuli visuel dont il a besoin.

Le travail d'équipe est important

Beaucoup de femmes parmi vous ne veulent pas entendre parler de sport. Vous ne supportez pas de voir votre homme passer son dimanche après-midi à regarder des gens courir après un ballon puis s'embrasser ou se taper dessus. Je ne vais pas vous demander de devenir une inconditionnelle du sport (bien que certaines femmes aient appris à rejoindre leur mari devant la télé ou dans les gradins, et adorent ça), mais je pense que vous pouvez tirer quelques leçons du sport pour votre vie sexuelle.

Pour vous, la communication verbale est très importante. Vous ressentez le besoin de parler avec la personne qui compte le plus dans votre vie. Etant donné qu'en général les hommes ne parlent pas autant (surtout les costauds un peu renfermés), ils semblent ne pas communiquer entre eux. Mais beaucoup préfèrent tisser des liens non pas en parlant, mais en ayant une activité en commun, comme dans une équipe. Ayant eux-mêmes fait du sport quand ils étaient plus jeunes et ayant appris les bénéfices du travail d'équipe, ils trouvent un grand intérêt à regarder du sport à la télévision.

En quoi cela concerne-t-il votre vie amoureuse ? Plus vous travaillerez en équipe dans votre vie sexuelle, plus vous communiquerez et plus vous serez heureux. Alors ne restez pas allongée là à attendre qu'il fasse tout le travail.

La chose la plus simple que vous pouvez faire, c'est de prendre l'initiative de faire l'amour si c'est une tâche que vous avez l'habitude de lui laisser.

- Achetez quelques gadgets coquins et des dessous affriolants et présentez-les lui un soir.
- Proposez-lui d'adopter à l'avance une stratégie sexuelle pour votre prochaine nuit d'amour. Vous prévoirez l'heure, les positions et le lieu.
- Achetez une tenue d'équipe, deux tee-shirts assortis par exemple, ce sera votre signal secret (si vous le portez tous les deux), pour dire que l'après-midi ou la nuit sera réservée à faire l'amour.

Participez activement dans vos relations sexuelles, et vous marquerez des points qui vous placeront très haut dans son estime.

Il ne faut pas se sentir menacée par la playmate de Playboy

Personnellement, j'aime bien les articles de *Playboy,* mais je sais que, même s'ils remportaient le prix Pullitzer, beaucoup de femmes ne voudraient pas voir ce magazine chez elles (ou n'importe quel autre magazine montrant des créatures nubiles en tenue d'Eve). Ces femmes se sentent menacées par ces photos, car elles n'ont pas les mêmes mensurations avantageuses et qu'elles refusent de se raser les poils du pubis en forme de V parfait.

Je ne veux obliger personne à faire quelque chose qui mette mal à l'aise ou qui soit ressenti comme une menace, et c'est donc à vous de décider si ces magazines ont leur place dans votre chambre ou non. Mais ce chapitre est destiné à vous les femmes, pour vous faire savoir ce que les hommes ressentent et je serais bien peu zélée d'omettre cette plainte assez courante de leur part, dans le simple but de préserver vos sentiments.

Et vous savez, en réalité, *Playboy* est tout le contraire d'une menace. Peu d'hommes ont l'occasion de rencontrer ce type de filles et encore moins de se glisser dans un lit avec l'une d'elles. Si votre homme est excité en lisant (ou en reluquant, si vous préférez) ces photos, il ne va pas pour autant se précipiter dans la rue pour chercher ces créatures. Non, au lieu de ça, il va se tourner vers vous. Il sait que vous ne ressemblez pas à une page détachable de magazine, mais il vous aime pour toutes vos qualités, l'une d'elle étant peut-être que vous ne ressemblez précisément pas à une page détachable avec qui il serait sûrement très intimidé de se mettre au lit, de peur de ne pas être à la hauteur.

Encore une chose. Est-ce que ça ne vous tourne jamais la tête de lire des romans d'amour ? Est-ce que ça ne vous émoustille pas de regarder un mélo à la télé ? Ou un film avec Mel Gibson? Et si votre mari vous disait qu'il ne voulait plus jamais voir de romans d'amour sur votre table de nuit, vous trouveriez ça juste ? C'est vrai que*Playboy* sollicite plus directement vos instincts sexuels, et que vous ne voudriez pas trouver vos enfants le nez dedans, mais si votre mari reste discret, je sais qu'il saura apprécier votre tolérance (si ce n'est votre compréhension) sur le choix de ses lectures.

Si je ne peux plus regarder les femmes, je suis un homme mort

Dans les conseils que j'adresse aux hommes, j'explique que les femmes détestent voir leur partenaire reluquer les passantes en leur présence. Et même s'il est vrai que les hommes devraient contrôler leur regards quand ils sont en compagnie de leur bien-aimée, cela ne veut pas dire qu'ils ne devraient pas regarder du tout.

Les hommes regarderont toujours les autres femmes ; on ne les en empêchera pas. Mais, tout comme je conseille un peu de discrétion aux hommes, je conseille aux femmes de ne pas en faire tout un plat lorsque les regards de leur homme s'égarent, à moins qu'il ne soit vraiment odieux avec ça. Souvenez-vous que si votre homme arrête de regarder les autres femmes, c'est qu'il a probablement arrêté de vous regarder vous aussi. Cela peut vouloir dire qu'il ne s'intéresse plus du tout au sexe, et ce n'est certainement pas enviable.

Nous savons aussi que toutes les femmes regardent les hommes, même si elles recherchent plus souvent un regard doux qu'un beau gabarit (cependant, beaucoup de femmes disent regarder autant au-dessous de la ceinture qu'au-dessus). Sachant que ce ne sont pas seulement des regards qui font l'union solide d'un couple, il n'y a rien de si terrible à regarder aussi ce qui se passe autour. Ce qu'il faut pour que les deux partenaires du couple soient heureux, ce n'est pas de se mettre des oeillères, mais de faire preuve d'un peu de convenance.

Si tu m'aimais vraiment, tu...

Ce titre n'est pas très explicite. C'est juste que je n'ai pas osé vous dire directement de quoi j'allai vous parler ici. La plupart d'entre vous peuvent deviner à quoi je fais allusion, et je suis sûre que vous êtes nombreuses à rendre votre partenaire heureux en pratiquant cet art particulier.

Oui, vous l'avez compris, je vais vous parler de la fellation : le rapport bucco-génital pratiqué sur l'homme.

Bien que je parle ici à la place des hommes, je veux jouer franc, et dire très clairement que je ne veux absolument pas qu'une femme se force à faire quelque chose qui la dégoûte. Mais avant de passer à mon conseil suivant, demandez-vous si c'est si dégoûtant que ça. Je ne dis pas que vous devez nécessairement avaler son sperme, mais est-ce si terrible que ça d'embrasser et de lécher son pénis ?

Si vous êtes préoccupée par des questions d'hygiène, vous pouvez prendre un gant et lui nettoyer le pénis. Il n'y verra pas d'inconvénient, tant que vous n'utilisez pas de l'eau froide !

Je crois réellement que les hommes qui réclament cet acte sexuel ne voient pas là quelque chose de dégradant pour la femme. Ils le demandent simplement parce qu'ils aiment les sensations que ça leur procure. Et peut-être que vous aussi, vous aimez aussi qu'on vous le fasse. Même si cela ne devient pas un passage obligé de votre répertoire sexuel, vous pourriez au moins le gâter pour son anniversaire, ou marquer les décennies...

On ne gagne pas le coeur d'un homme en lui préparant ses repas

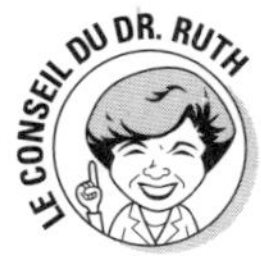

Je ne sais pas qui a dit que l'on gagnait le coeur d'un homme en lui préparant ses repas, mais faites donc un sondage pour savoir si c'est vrai. A moins de poser la question à des pensionnaires dans une maison de retraite, je ne pense pas que beaucoup d'hommes vous répondront que c'est ce qu'ils pensent. Et je ne suis pas sûre que même nos pensionnaires seraient tous d'accord.

Les hommes aiment manger, mais s'il y a une chose qu'ils devraient assumer tout seuls, c'est bien la nourriture. Après quelque années, ou après quelques enfants, il y a des femmes qui semble abandonner le sexe. Certaines se disent que tant qu'elles offrent de bons petits plats à leurs maris et qu'elles repassent éventuellement leurs chemises, il n'ont rien d'autre à attendre d'elles.

Cela peut fonctionner un certain temps, puis il aura une nouvelle secrétaire ou des congrès à l'étranger, ou simplement, il regardera différemment la femme du voisin, et soudain, toute son attention se portera ailleurs.

Vous n'avez pas besoin d'y penser tout le temps, mais vous ne devriez vraiment pas vous désintéresser complètement du sexe. En prenant de l'âge, les besoins de l'homme sont moins fréquents, mais ils sont toujours là. Si vous avez perdu votre appétit sexuel pour une raison ou pour une autre, ne prétendez pas que c'est parce que vous êtes une femme. Cela ne veut rien dire. La perte d'appétit sexuel est presque toujours due à une cause bien précise, alors consultez un spécialiste qui pourra vous aider à résoudre ce problème.

Pour l'homme, le sexe et l'amour sont deux choses distinctes

Je ne veux pas fournir d'excuses aux hommes qui trompent leurs femmes, et en particulier par les temps qui courent où un homme qui s'égare peut attraper une maladie mortelle et la transmettre à sa femme innocente. Mais en matière de sexe, les hommes et les femmes ne réagissent pas toujours de la même manière. La plupart des femmes ont besoin que leurs émotions soient sollicitées pour pouvoir être excitées, alors que la plupart des hommes peuvent avoir une relation sexuelle sans que l'émotion y soit mêlée.

C'est ce qui explique que les femmes prostituées soient toujours assez rapides, alors que les *gigolos* (les hommes prostitués pour femmes) font souvent durer l'acte plus longtemps.

LE CONSEIL DU DR. RUTH

La raison pour laquelle il est important que vous sachiez cela est que si vous deviez surprendre un jour votre mari faisant l'amour avec une autre femme, il ne faudrait pas mettre un terme à une relation de longue date sans avoir bien considéré la chose. Si cela vous semble vraiment n'être qu'une histoire de sexe, et si vous vous aimez tous les deux, votre mariage n'est peut-être pas perdu. Je ne suis certainement pas en train de vous dire qu'il faut rester collée à un homme qui répète sans cesse l'incident. Mais il y a des fois où vous gagnerez à pardonner et à oublier (bien que l'on n'oublie jamais complètement).

En matière de sexe, ne pensez pas que votre partenaire réagit exactement comme vous, ce serait une erreur. Mais si, après avoir bien réfléchi, vous décidez que vous devez le quitter même pour un seul faux pas, je ne vous découragerai pas. Tout ce que je vous conseille, c'est de ne pas prendre cette décision sous le coup de la colère.

Plus il prend de l'âge, plus il a besoin de votre aide

Tous les hommes ne sont pas conscients qu'un jour ou l'autre ils vont perdre leur faculté à avoir des érections psychogènes (c'est-à-dire une érection qui vient d'elle-même), et pourtant, c'est un fait. Cela n'annonce pas la fin de votre vie amoureuse, mais cela signifie que dorénavant, votre compagnon a besoin d'autant de préliminaires que vous.

Certaines parmi vous vont peut-être décider que c'est le moment de se venger de tous les préliminaires qu'il ne vous a pas accordé, mais je vous conseille de ne pas jouer à ce petit jeu. Lorsque ces changements surviennent chez un homme, ça le rend assez nerveux. Les premières fois qu'il remarque que son pénis reste tout mou dans des situations où il avait l'habitude de le voir se dresser tout seul, cela peut même lui faire assez peur. Alors soyez indulgente avec lui et ne compliquez pas la situation.

CHAUD

Lorsqu'un homme ne peut plus avoir d'érections spontanées, il désire encore plus que vous pratiquiez la fellation, et si vous ne l'avez jamais fait avant, c'est le moment d'y penser. Il y a au moins un aspect positif à ce que votre compagnon ait pris de l'âge, c'est qu'il a probablement plus de contrôle sur ses éjaculations qu'auparavant, et il y a très peu de chances qu'il ne sache pas s'empêcher d'avoir un orgasme dans votre bouche. Pour beaucoup de femmes, ne plus avoir de craintes de ce côté-là leur permet de se réconcilier avec la fellation.

Si votre homme a ce type de difficultés, il faut vraiment que vous lisiez le Chapitre 22 sur les problèmes que peuvent rencontrer les hommes, pour comprendre ce qui se passe et savoir comment vous pouvez l'aider.

Chapitre 30

Dix trucs pour être de grands amants

Dans ce chapitre

Ne faites pas l'amour dès votre premier rendez-vous.

Mettez-vous dans l'ambiance dès que possible.

Allez au-devant de ses désirs.

Adieu la routine.

Résolvez vos problèmes.

Utilisez votre sens du toucher.

Apprenez à embrasser.

Arriver à satisfaire votre partenaire lorsque vous n'avez pas envie de faire l'amour.

Apprenez à vous adapter aux circonstances.

Tout le monde peut vous apprendre à faire l'amour, mais moi, Dr Ruth, je ne veux pas que vous soyez n'importe quel amant, mais le meilleur. Je veux que vous et votre partenaire partagiez des moments terrrrrrrribles, alors apprenez à rouler les r et suivez mes conseils.

Ne faites pas l'amour dès votre premier rendez-vous

Le sexe est quelque chose de terrible, n'est-ce pas ?

Vous pouvez penser qu'il n'existe rien de tel, et que vous voulez faire l'amour le plus souvent possible et le plus tôt possible. Mais le sexe n'est pas un jouet d'enfant ; c'est un acte sérieux partagé par deux adultes responsables. Un grand amant intègre le sexe dans une relation globale, mais ne le fait jamais avec quelqu'un qu'il connaît à peine.

Céder à la tentation de faire l'amour avant de vraiment se connaître ne peut engendrer que des problèmes. L'un des plus sérieux est d'attraper une maladie sexuellement transmissible. Mais, même si vous y échappez, vous n'aurez pas une relation extraordinaire.

Dans la vie, plus vous passez de temps, d'énergie, d'efforts, d'intensité à faire quelque chose, plus vous en êtes récompensé. Si vous savez attendre et développer votre relation avec une personne qui vous attire, si vous consacrez votre énergie à mieux la connaître, l'admirer, la respecter, l'aimer - alors, vos relations sexuelles seront à la hauteur.

Plantez le décor dès que possible

Quelle idée reçue que de penser qu'une relation sexuelle spontanée est la meilleure ! Dans la plupart des cas, c'est l'inverse qui se produit. Je ne veux pas dire que cela ne puisse pas être satisfaisant - ça l'est quelquefois -, mais il est rare que deux personnes soient dans le même "état" sexuel en même temps, sans s'y être préparées.

C'est en partie dû au fait qu'il faut plus de temps à une femme pour être excitée. Plus elle sera préparée à cette rencontre, plus son excitation sera grande. C'est la raison pour laquelle il ne faut pas se précipiter. Plus vous investirez de temps à préparer votre soirée, ou votre matinée, à l'entourer de romantisme, plus vos rapports sexuels seront harmonieux.

Vous avez même intérêt à lui faire envoyer des fleurs, plutôt que de les lui apporter vous-même ; elle aura tout le temps d'y penser et cela fera fonctionner sa libido. (Si vous voulez en savoir plus sur les fleurs et l'humeur de votre partenaire, retournez au Chapitre 11.)

Prêtez un maximum d'attention à votre partenaire dès que vous franchissez sa porte, et pas seulement lorsque vous êtes au lit. Passez du temps à la caresser et à masser son corps avant d'atteindre son clitoris. Commencez assez tôt pour qu'elle n'ait pas l'impression que vous devez vous endormir ou rentrer chez vous juste après l'orgasme !

Vous les filles, si vous savez que vous voulez faire l'amour avec lui, ne soyez pas timides ! Dites-lui que votre réponse est "oui" dès que vous en êtes sûres. De cette façon, il aura du temps à consacrer aux préliminaires, sans se demander si ses avances vont être refusées ou non.

Ne mégotez pas sur les préliminaires... ni sur les prolongations ! En vous mettant dans l'ambiance le plus tôt possible, vous prouverez que vous êtes vraiment un merveilleux amant.

Allez au-devant de ses désirs

J'espère que vous n'êtes pas de ceux qui croient que le sexe est un acte égoïste. Ce n'est pas parce que personne d'autre ne peut ressentir le même orgasme que vous, que votre partenaire ne partage pas votre plaisir, et vous le sien. Si vous voulez avoir de terribles orgasmes - ceux qui font battre le coeur, coupent la respiration et écartent les doigts de pied -, vous devez travailler en équipe, et donner autant que l'autre vous donne.

Pour donner plus, vous devez savoir ce que désire l'autre : plus de préliminaires, certaines caresses autour de l'anus, les sensations du sexe oral, peut-être des centaines de petits baisers. Quoi que ce soit, c'est votre boulot de savoir ce qui satisfait le plus votre partenaire. Et s'il en fait de même, voilà une équipe qui aura les meilleurs orgasmes et les meilleurs rapports sexuels possibles.

Pour être le meilleur partenaire, il faut demander et dire ce que l'on aime. Vous vous êtes déshabillé, alors enlevez également les coquillages qui cachent votre Psyché. Le sexe n'est pas un acte privé, c'est un acte partagé - et plus vous partagez, plus vous aurez à partager.

Vous protéger, vous et votre partenaire

Le sexe n'a jamais été sans risques. Les grossesses non désirées sont lourdes de conséquences, aussi bien sur le plan de la santé que sur la façon dont la société les considère. Avec la venue du SIDA, les risques sont devenus extrêmes. Si vous ne faites pas attention, si vous agissez de manière irresponsable, que vous soyez un homme ou une femme, vous pouvez y laisser votre vie.

Si vous pensez, à tort, que le fait de se protéger éloigne tout accès au plaisir par absence de spontanéité parce que vous mettez une barrière de caoutchouc entre vous et votre partenaire, vous avez certainement des rapports sexuels peu flamboyants.

Je vous l'ai déjà dit : notre principal organe sexuel ne se situe pas entre les jambes, mais entre nos deux oreilles - c'est le cerveau. Si votre cerveau redoute que la conséquence de vos relations sexuelles soit de tomber enceinte ou d'attraper une MST, cela ne va pas vous simplifier les choses. Ce genre d'angoisses empêchent bien des hommes d'avoir des érections, bien des femmes d'atteindre l'orgasme et peut restreindre le plaisir de tout un chacun.

Une relation protégée est non seulement moins dangereuse, mais aussi plus plaisante. Alors si vous voulez être le meilleur amant possible, ayez une conduite responsable !

Non à la routine

Lorsque vous avez une relation sexuelle, 10, 20 ou 100 fois, vous allez d'abord connaître une certaine excitation liée à la nouveauté de cette rencontre. Mais après un certain temps, la nouveauté va commencer à s'estomper.

Pour les uns, l'habitude apporte un certain degré de confort susceptible de procurer aux relations sexuelles davantage de plaisir, alors que pour d'autres, cela l'atténue. Au lieu d'anticiper certaines caresses, ils vont les redouter. Ils n'auront plus envie de faire l'amour, vont commencer à l'éviter, et ce sera la fin, non seulement de la relation sexuelle, mais de la vie de couple.

Mettez de la variété dans vos valises :

- Changer de positions.
- Faire l'amour à d'autres heures.
- Faire l'amour à d'autres endroits.
- Aller vite, alors que d'habitude vous prenez votre temps.
- Ou, au contraire, tenir le plus longtemps possible.

Même si vous conservez certaines habitudes qui vous plaisent, apportez un peu de fantaisie à vos rapports sexuels. Cela vous procurera du plaisir, et si vous essayez de nouvelles choses, vous apprécierez encore plus les anciennes. Peut-être trouverez-vous que ces nouvelles habitudes vous apportent encore plus de satisfaction que ce que vous avez connu auparavant.

TRUC

Mettez ces changements au point avec votre partenaire. Quelquefois, les surprises sont agréables, mais elles peuvent aussi choquer l'autre et affecter son désir. Prenez votre temps pour discuter des nouvelles idées que vous avez, et faites-le en dehors de la chambre. Si vous avez besoin d'aide pour trouver de nouvelles idées, regardez dans un livre (peut-être celui-ci), visionnez une cassette, discutez des nouvelles positions que vous aimeriez apprendre et amusez-vous à les essayer. Ne forcez pas l'autre à faire quelque chose dont il n'a pas envie, mais ne répondez pas trop vite par la négative.

Pensez à votre vie sexuelle comme à quelque chose que vous devez construire en équipe. Vous ne pouvez rien construire sans de solides fondations - et une fois qu'elles sont établies, si vous voulez atteindre les plus hauts degrés, vous devez vous impliquer pour y parvenir.

Résoudre vos problèmes

Personne n'est né grand amant. Tout le monde doit y travailler pour le devenir, hommes, femmes... et vous-même !

Il peut arriver que vous ayez un problème qui vous pose quelques difficultés. Peut-être êtes-vous un éjaculateur précoce ? Peut-être êtes-vous une femme qui a du mal à avoir une satisfaction sexuelle ?

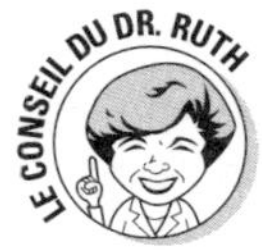

Quel que soit votre problème, qu'il soit important ou non, ne l'ignorez pas et n'espérez pas qu'il disparaisse de lui-même. Ne souffrez pas toute votre vie pour rien. Dans la plupart des cas, vous pouvez demander de l'aide (voir Annexe A).

Pour certains problèmes, vous trouverez la solution dans ce livre ; vous pourrez y travailler seul ou avec votre partenaire. Si ce n'est pas possible, soit parce que vous avez essayé et que cela n'a pas marché, soit parce que c'est trop grave, prenez un rendez-vous avec un spécialiste. Et ne remettez pas cette décision à demain. Faites-le tout de suite !

Lorsqu'il s'agit d'un problème physique, comme une rage de dents ou le besoin de se faire faire une nouvelle paire de lunettes, vous ne perdez certainement pas une minute pour demander de l'aide. Mais si le problème est de nature sexuelle, vous êtes souvent trop embarrassé pour en parler. Je peux vous dire, moi qui pratique la sexologie depuis plus de 20 ans, que les sexologues entendent beaucoup de choses. Le sexe est un sujet sur lequel nous pouvons parler pendant des heures, et on ne vous considère pas bizarrement parce que vous avez des problèmes sexuels.

Si vous avez peur que les consultations vous ruinent, soyez rassuré. Les techniques que nous utilisons sont à court terme. Il vous suffira d'une ou deux séances pour que votre problème soit résolu, et cela en vaut bien l'investissement.

Vous n'avez aucune excuse pour laisser les problèmes sexuels envahir, non seulement votre vie, mais probablement aussi celle de votre partenaire. Grâce aux pionniers de la thérapie sexuelle, nous avons les solutions dont vous avez besoin. Alors, décrochez votre téléphone et prenez rendez-vous.

Utilisez votre sens du toucher

Des expériences ont été faites sur des bébés singes qu'on a laissés seuls dans une cage, et très souvent ces bébés sont devenus fous. Le fait de leur donner une poupée de chiffon qu'ils pouvaient caresser a quelquefois suffi à les sortir de leur confinement. Vous n'êtes pas un singe, mais vous et votre partenaire avez le même besoin d'être touchés.

CHAUD

Ce besoin d'être touché peut être satisfait lors des rapports sexuels. Vous devez vous toucher mutuellement chaque jour, plusieurs fois par jour, et cela sans penser au sexe. Vous devez vous étreindre. Vous toucher les mains. Vous frotter les épaules. Vous laver l'un l'autre. Toutes ces caresses vous rapprocheront l'un de l'autre, et lorsque viendra le temps d'avoir un rapport sexuel, celui-ci n'en sera que meilleur.

TRUC

Ne limitez pas ces caresses aux mains. Vous pouvez également utiliser les pieds, et découvrir combien ils sont sensibles. Couchez-vous sur votre partenaire et découvrez son corps avec le vôtre. Mettez vos joues l'une contre l'autre. N'ayez pas peur de vous explorer. Vous pouvez établir une carte de vos corps respectifs, en reprenant les endroits où vous aimez le plus être touché, et utilisez-la pour avoir les meilleurs rapports sexuels possibles (voir Chapitre 11).

Apprenez à embrasser

Vous avez peu- être remarqué que, dans les autres chapitres, je ne fais pas mention de lèvres qui se touchent. C'est parce qu'elles méritent un paragraphe entier.

Les sensations engendrées par un baiser peuvent être si intenses, si bonnes, que certaines personnes s'embrassent pendant des heures. Beaucoup de personnes ont un plaisir centré autour de cette zone d'oralité. Bien que j'interdise le chewing-gum dans mes salles de classe, je dois reconnaître que le genre humain a des sensations spéciales autour des zones orales.

ATTENTION

En fait, embrasser est un art. Oh ! il y a des moments où la passion est si forte que vous voudriez vous mordre, mais votre tension est si grande que ces baisers pourraient tout compromettre. Bien que beaucoup apprécient le "French kiss" (le baiser profond), certains ne l'aiment pas. Ne forcez pas votre partenaire à le pratiquer, cela pourrait casser l'ambiance.

LE CONSEIL DU DR. RUTH

Le baiser représente un registre important de la sexualité, qui ne doit pas être négligé. On peut embrasser n'importe quand et n'importe où. Alors, allez-y !

Satisfaire votre partenaire lorsque vous n'avez pas envie de faire l'amour

Vous connaissez le proverbe : "Si je l'ai dit une fois, je l'ai dit cent fois !" Eh bien, s'il y a une chose que j'ai dite cent fois, c'est que les deux partenaires d'une relation ne sont pas des siamois. Chacun a un appétit sexuel différent, et aucun couple n'est parfaitement assorti. Il y en a toujours un qui veut plus de sexe que l'autre. Avec les années, les rôles peuvent s'inverser, et s'inverser encore.

Qu'est-ce que l'on peut faire ? Aider l'autre, c'est tout. Vous êtes supposés vous aimer, OK ? Ce n'est pas parce que vous n'êtes pas d'humeur à atteindre l'orgasme qu'il faut laisser tomber votre partenaire. Aucune loi ne vous oblige à avoir un orgasme en même temps.

Il est vrai que certaines femmes "font semblant". Cela n'a pas d'importance d'avoir un orgasme une autre fois. Mais cela ne sert à rien de faire semblant. Vous pouvez tout simplement, par amour pour votre partenaire, l'aider à atteindre l'orgasme. Si vous êtes une femme, vous n'avez qu'à vous allonger. Si vous êtes un homme et que vous ne vouliez pas avoir d'érection, utilisez un vibromasseur, votre doigt ou votre langue.

Ne laissez pas votre partenaire être sexuellement frustré parce que vos appétits sexuels sont différents. Souvenez-vous que la règle d'or s'applique aussi bien au sexe qu'aux autres aspects de votre vie.

Apprenez à vous adapter aux circonstances

Lorsque vous prenez du poids, laissez-vous votre pantalon déboutonné ou allez-vous en acheter un autre ? Lorsque vos bras ne sont plus assez longs pour vous permettre de lire votre journal, vous arrêtez-vous de lire ou mettez-vous des lunettes ?

Avec les années, le corps change et certains de ces changements affectent la façon dont vous faites l'amour. Vous pouvez refuser de vous adapter, en disant : "Si je ne peux plus faire l'amour comme j'en ai l'habitude, alors je laisse tomber." Vous allez ainsi grossir les rangs de tous ceux qui refusent l'un des plus beaux cadeaux de la vie. C'est aussi ridicule que de porter votre pantalon aux genoux ou d'arrêter de lire. Vous pouvez continuer à avoir une vie sexuelle harmonieuse, voire très harmonieuse jusqu'à 90 ans, mais pour cela il faut que vous acceptiez quelques changements.

En vieillissant, les hommes perdent la possibilité d'avoir des érections psychogéniques. Cela signifie qu'ils ne peuvent plus avoir d'érections seulement en pensant à quelque chose de sexy, et qu'ils ont besoin d'une stimulation physique. Cela vous embête vraiment de demander à votre femme de chouchouter votre pénis ? Au lieu d'être effondré, prenez cela du bon côté et profiter pleinement des préliminaires.

Les femmes ménopausées n'ont plus les mêmes sécrétions qu'auparavant, et les rapports sexuels peuvent devenir douloureux. Ce n'est pas une calamité. Les pharmaciens vendent de très bons produits lubrifiants qui rendront les rapports sexuels aussi agréables qu'avant.

LE CONSEIL DU DR. RUTH

Qu'importe la manière dont le temps vous affecte, de toute façon le corps change. Au lieu de laisser ces changements avoir un impact négatif sur votre vie sexuelle, apprenez à vous adapter et profitez-en pleinement toute votre vie.

Annexe A
Entrez dans mon bureau

Dans ce chapitre

Une visite chez un sexologue.

Thérapie psychosexuelle.

Comment choisir votre sexologue.

Je ne cesse de le dire dans ce livre, quel que soit le problème sexuel qui vous préoccupe, n'hésitez pas à aller consulter un sexologue. Vous n'avez même pas besoin d'y amener votre partenaire, sauf si vous faites partie de ces couples qui fonctionnent mieux lorsque les deux partenaires sont conseillés.

Vous vous demandez certainement ce qui se cache sous une séance chez un sexologue. Nous savons très bien que la peur de l'inconnu empêche bien des gens de prendre rendez-vous avec nous. J'espère qu'à la fin de ce chapitre, chacun sera capable de prendre son téléphone et de demander un rendez-vous.

Se mettre à nu pour un examen du "statut sexuel"

Lorsqu'il s'agit de sexe, l'embarras est toujours de mise. Si je vous dis d'aller voir un médecin, vous ne serez pas choqué si vous devez vous déshabiller un peu, voire complètement. En fait, cela ne vous ennuie pas car vous savez que les médecins sont habitués à voir des corps nus.

MATIERE A REFLEXION

Lorsque vous rendez visite à un sexologue, on ne vous demande jamais d'enlever vos vêtements - enfin, pas avec un sexologue digne de ce nom. Si jamais cela arrivait - et si le sexologue n'est pas un médecin - une seule chose à faire : prendre la porte.

Par contre, le sexologue va vous poser des questions sur des sujets très intimes, à propos desquels vous n'avez jamais parlé à personne. De la même façon que les médecins sont habitués à voir des gens nus, les sexologues sont habitués à entendre des choses très intimes. Alors soyez franc, acceptez de ne rien cacher si vous voulez que la thérapie soit efficace.

INFO SANTÉ

Ces questionnaires sont appelés *examen du statut sexuel*, et permettent au sexologue de découvrir ce qui ne va pas, à l'aide de différentes questions, dont certaines, faisant référence au passé, vous paraîtront sans importance.

Pour comprendre pourquoi ces questions sont vitales pour le succès de l'examen, permettez-moi de retourner sur le terrain familier des examens médicaux. Vous allez voir un médecin car vous avez un problème avec une fonction physiologique, et il vous annonce que ce problème n'est que le symptôme de quelque chose d'autre qu'il doit traiter en premier. Par exemple, vous allez consulter car vous avez des problèmes respiratoires, et, après examen, le médecin vous annonce que cela n'a rien à voir avec vos poumons. Vous avez, en fait, les artères bouchées. C'est la même chose en sexologie, et le sexologue va donc vous poser beaucoup de questions.

Un exemple type est le couple qui vient me consulter car l'homme se plaint de ne pas faire l'amour assez souvent, tous les deux étant certains que la femme n'a pas assez d'appétit sexuel. Très souvent, je découvre que le problème n'a rien de sexuel, mais que sa partenaire est fâchée avec lui pour une toute autre raison, comme ne pas l'aider aux tâches ménagères s'ils travaillent tous les deux. Tant que le problème n'est pas résolu, la vie sexuelle du couple ne s'améliorera pas.

Je sais qu'il est ennuyeux de répondre à tant de questions, mais si vous avez réussi à vous déshabiller devant un médecin pour vous soigner, rien ne peut vous empêcher d'aller voir un sexologue. Une fois que vous aurez commencé, vous vous rendrez compte qu'il n'est pas si difficile de répondre ouvertement et honnêtement, parce que le sexologue qui est en face de vous va pouvoir vous aider.

Prenez un ticket. Un à la fois s'il vous plaît...

Lorsqu'un couple vient me voir, je les consulte d'abord séparément. De cette façon, j'entends les deux versions du problème, aucune ne détenant l'entière vérité. En opérant ainsi, je réussis à mieux cerner où se situe le problème.

Durant la première séance, après avoir vu chaque partenaire séparément, je les reçois ensemble. Nous essayons que chacun comprenne l'autre. Il arrive que les séances suivantes soient en couple ou individuelles ; cela dépend des cas.

Je ne suis pas médecin

Comme vous le savez certainement, je réponds à beaucoup de questions, à la radio, à la télévision ou dans les journaux. J'insiste toujours sur le fait que je ne suis pas docteur en médecine. Cela implique que je ne puisse pas répondre à certaines questions, parce qu'elles sont de nature médicale. Toutefois, lorsqu'un patient vient me voir, et bien que je ne puisse pas répondre moi-même à certaines questions médicales, j'ai pourtant besoin, pour le soigner, d'en connaître la réponse.

Donc, en plus de la première éthique des sexologues - ne pas vous faire déshabiller -, j'ajouterai : éliminer les problèmes physiques. Chaque fois que je suis confrontée à un problème physique : impossibilité pour un homme d'avoir une érection, douleur pour une femme lors des rapports sexuels, ma première réaction est de les adresser chez un médecin pour un bilan de santé. Même si je suis pratiquement certaine que le problème est psychologique, il est de ma responsabilité de contrôler qu'il n'y a pas de problème organique.

Pourquoi ne pas essayer de résoudre le problème psychologique d'abord ? La raison principale en est que certaines maladies - telles qu'une tumeur - ne peuvent pas attendre et que leur issue pourrait être fatale. L'autre raison est que je peux me tromper, et qu'il existe réellement un problème organique ; alors pourquoi perdre son énergie à traiter un problème psychologique lorsque le mal est ailleurs ?

Le médecin m'informe de tout problème organique existant, ainsi que du traitement adapté. Dès que le client a un bon bilan de santé, je peux commencer à appliquer les techniques de conduites thérapeutiques, ce qui signifie : changer de comportement.

Le sexe est naturel

Le principe de base de toute thérapie sexuelle est de dire qu'une réponse sexuelle est un processus normal, comme éternuer. Ce n'est pas quelque chose que l'on doive apprendre. Si vous avez un problème avec une fonction sexuelle, ma première pensée est que quelque chose vous empêche de l'exercer naturellement.

En parlant avec vous de vos problèmes, j'arrive à identifier ce qui ne va pas, ce qui me permet de diminuer vos angoisses. Le premier pas important est de vous ramener à votre condition naturelle, ce que nous appelons "donner la permission", que ce soit partager un plaisir sexuel - en ayant un orgasme par exemple - ou ne pas vous engager dans une activité sexuelle.

Les sexologues donnent des devoirs à la maison

Vous savez ce que je préfère dans ce métier ? Donner des devoirs à mes patients. Lorsqu'ils m'ont raconté leurs problèmes et que je les ai identifiés, il faut passer à l'action. Cette action n'a pas lieu dans mon bureau, mais dans l'intimité de leur maison.

Lorsque j'ai vu plusieurs patients dans la journée, je peux repenser à eux le soir et m'imaginer ce qu'ils font en fonction de mes instructions. C'est le côté plaisant de mon métier - en quelque sorte ma récompense de les avoir aidés !

Devoir n°1 : La méthode départ-arrêt

La majorité des problèmes que les gens m'exposent sont liés à une méconnaissance sexuelle. L'un ou les deux partenaires n'ont aucune connaissance de base de leur sexualité. Par exemple, si un homme a des problèmes d'éjaculation précoce, il est incapable de reconnaître les sensations anticipatoires, ce que j'appelle point de non-retour, et il ne peut s'empêcher d'avoir un orgasme et d'éjaculer (voir Chapitre 22).

INFO SANTÉ

Pour se soigner, cet homme doit apprendre à reconnaître le moment où il va éjaculer. Comment faire ? En s'entraînant à arriver à ce point et en s'arrêtant. S'il a une partenaire, je demande à celle-ci de passer la nuit avec lui et d'appliquer la technique du "départ-arrêt". Elle doit l'exciter à l'aide de ses mains ou de sa langue (en principe, j'interdis les rapports sexuels durant cet exercice), il lui signale le moment où il arrive à l'orgasme, et elle s'arrête. Plus le couple s'entraîne à cet exercice, plus l'homme sera capable de reconnaître certaines sensations et pourra s'arrêter par lui-même (je décris cet exercice en détail au Chapitre 22).

Vous voyez que je ne suis pas mesquine, puisque je laisse cet homme avoir un orgasme tout de suite après la première séance ; il lui est simplement interdit de l'atteindre lors d'un rapport sexuel. La raison en est que je ne veux pas qu'il subisse la pression de vouloir bien faire, puisque c'est le problème qui le préoccupe. En lui interdisant tout rapport sexuel, je lui retire une certaine tension et il repérera le point de non-retour beaucoup plus facilement. Eventuellement, après plusieurs séances sans rapports sexuels, j'autoriserai le couple à faire un essai.

Devoir n°2 : Exercices de "toucher"

La méthode départ-arrêt, telle que je la décris plus haut, est certainement l'un des devoirs que je donne le plus fréquemment. Une autre série d'exercices, que je nommerai "exercices de toucher", consiste à apprendre au couple comment se toucher l'un l'autre. Masters et Johnson ont développé cette technique, qui est très importante car elle aide à réduire l'anxiété et développer la communication.

Les exercices de toucher sont très simples. Le couple se déshabille, et chaque partenaire, l'un après l'autre, touche l'autre. Ahah, allez-vous dire, ce sont des préliminaires...! Faux, c'est justement le contraire. La personne qui touche ne le fait pas pour faire plaisir à son ou sa partenaire, mais pour *se* faire plaisir. Le but est de faire découvrir à celui qui touche, les sensations qui en découlent. La personne touchée reste calme, sauf si quelque chose la gêne, auquel cas cette personne est autorisée à dire : "cela me chatouille", par exemple.

Au début, les partenaires sont supposés ne pas toucher les parties érogènes, les parties génitales, la poitrine, et ne le font que petit à petit.

Ai-je besoin d'un partenaire ?

Vous n'avez pas besoin d'un partenaire pour rendre visite à un sexologue. Beaucoup de personnes viennent me voir parce qu'ils ont rompu leur relation amoureuse, et ils ne veulent pas que les mêmes choses se produisent lors d'une nouvelle rencontre. Dans ces cas, les exercices seront, bien sûr, différents, mais je peux tout de même les aider.

Ces personnes me téléphonent toujours lorsqu'elles ont trouvé un nouveau partenaire. Je leur fais un petit discours encourageant et leur demande de me tenir au courant. Quelquefois elles ont besoin de venir me voir avec leur nouveau partenaire, mais, parce qu'elles y sont préparées - qu'elles connaissent leur problème et n'ont aucune intention de le laisser envahir leur vie - je suis tout à fait capable de les aider dans leur nouvelle relation.

Utiliser une thérapie psychosexuelle

J'ai travaillé avec le Dr. Helen Singer Kaplan au New York Hospital-Cornell University Medical School, et sa méthode va un peu plus loin que celle décrite précédemment. Certaines personnes ont des problèmes plus profonds qui les empêchent d'accéder au plaisir sexuel.

INFO SANTÉ

Dans ce cas, nous devons regarder en arrière dans la vie de notre patient, afin de savoir ce qui a provoqué son incapacité à avoir une vie sexuelle normale. Ce peut être quelque chose qui lui est arrivé lorsqu'il était enfant, y compris dans sa relation avec ses parents, ou cela peut être lié à sa relation avec son épouse. Quoi qu'il en soit, dès que le patient et le sexologue ont trouvé l'origine du problème, celui-ci pourra être résolu. En ce qui me concerne, si je trouve que le trouble est trop important, je préfère envoyer mon patient voir un psychothérapeute.

Que penser d'un "substitut sexuel" ?

Un "substitut sexuel" est une personne qui aide les gens à régler leur problème sexuel en ayant un rapport sexuel avec eux. Ce "substitut" s'informe auprès du sexologue de la nature du problème et de ce qu'il doit faire, puis il lui rend des comptes en retour. Les "substituts" sont surtout utiles aux personnes qui n'ont pas de partenaires. Etant donné qu'ils sont payés pour faire l'amour avec les gens, cette profession a toujours été illégale, mais comme les résultats obtenus sont parfois excellents, beaucoup de sexologues ont continué à utiliser leurs services.

Avec l'apparition du SIDA, les sexologues ont cessé de faire appel à eux, pour ne pas faire courir de risques à leurs patients. Etant donné qu'ils ont de nombreux partenaires, les "substituts" sont trop exposés aux maladies.

Certaines personnes vendent encore leurs services de "relais-tiers", dans des journaux tels que *The Village Voice*, mais sans faire référence à un sexologue ; il est donc difficile de faire la différence entre quelqu'un voulant vous aider dans vos problèmes sexuels, et la prostitution. Quel que soit le cas, je vous conseille vivement de ne pas faire cette expérience. Faire l'amour avec quelqu'un qui a tant de partenaires est beaucoup trop risqué. Un bon sexologue sera capable de vous aider, quel que soit votre problème, sans faire appel à une tierce personne.

Trouver un sexologue

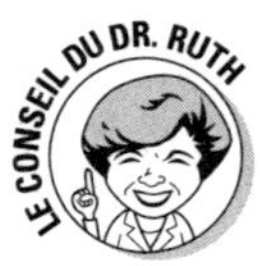

Beaucoup de gens pensent que, parce que je suis une sexologue réputée, je connais tous les sexologues du pays. La vérité est que, bien que je connaisse certains sexologues, je ne recommande que ceux que je connais vraiment. Moi, seule, ne peut ni traquer ni contrôler ce que font tous les sexologues. Je ne veux pas prendre la responsabilité d'envoyer quelqu'un chez un sexologue qui m'a parlé au cours d'un congrès ou d'une émission.

"Mais, si je ne peux pas avoir rendez-vous avec le Dr Ruth, vers qui me tourner ?"

Merci d'avoir posé la question. Voici les deux réponses que je donne habituellement :

- Commencez par appeler le plus grand hôpital des environs. Les meilleurs sont souvent ceux qui ont une école. Ils vous donneront la liste de leurs spécialistes, dont celle des sexologues. Ils pourront également vous dire s'ils ont entendu parler de l'un ou l'autre particulièrement. Si l'hôpital vous conseille un sexologue, vous devrez en demander le tarif et vous renseigner à propos d'une éventuelle indemnisation.

- Une autre manière de trouver un sexologue est de demander à l'American Association of Sex Educators, Counselors and Therapists (or AASECT). Leur adresse est 435 N. Michigan Avenue, suite 1717, Chicago IL 60611-4067. Si vous leur écrivez, ou si vous les appelez au 312-644-0828, demandez-leur de vous recommander des sexologues homologués AASECT. Ceux qu'ils vous recommanderont auront suivi les études nécessaires.

Choisir un sexologue

Si vous devez choisir parmi différents sexologues, je voudrais vous conseiller d'en voir quelques-uns avant. Chaque sexologue a un style différent et vous devez aller vers celui qui vous inspire le plus confiance.

Des sexologues se sont spécialisés dans certains dysfonctionnements. Par exemple, je ne traite pas les sadomasochistes, qui aiment faire et avoir mal au cours des rapports sexuels. Lorsque des gens ont ce problème, je les envoie vers un collègue spécialisé. Je ne peux pas m'occuper de toutes les sortes de dysfonctionnements sexuels, tant chez les hétérosexuels que chez les homosexuels.

Si vous rendez visite à un sexologue, ou autre thérapeute ou conseiller en la matière, et que vous ayez le sentiment qu'il ne vous aide pas, n'hésitez pas à aller en consulter un autre. Cela ne veut pas dire que le sexologue n'est pas compétent, mais vos personnalités ne "collent" peut-être pas. Quelle qu'en soit la cause, vous n'avez pas à souffrir d'une mauvaise expérience. Les sexologues ont aidé des millions de personnes - et vous pouvez être aidé également - car vous n'avez pas plus de problèmes que ceux qui ont été aidés. Ne laissez pas tomber.

Index

R

S

T

U

V

W

Z

SYBEX dans le monde entier

SYBEX dans le monde entier

FRANCE
SYBEX
Services administratif et éditorial
Immeuble le Polaris
76, ave Pierre Brossolette
92247 Malakoff cedex
Tél. : 01 55 58 40 00
Fax : 01 49 65 04 74
Minitel : 3615 SYBEX
(2,23 F/mn)
http://www@sybex.fr

Support technique
Tél. : 01 55 58 40 10
e-mail : technique@sybex.fr

Administration des ventes
DIFF-EDIT
96 bd du Montparnasse
75680 Paris cedex 14
Tél. : 01 44 10 75 75
Fax : 01 44 10 75 80

SYBEX DANS LE MONDE

ETATS-UNIS
SYBEX Inc.
1151 Marina Village Parkway
Alameda, CA 94501, U.S.A.
Tél. : 1 510 523 82 33
Fax : 1 510 523 23 73
http://www.sybex.com
email : info@sybex.com

ALLEMAGNE
SYBEX VERLAG GmbH
Erkrather Str. 345-349
40231 Düsseldorf, Germany
Tél. : 49 211 97 390
Fax : 49 211 97 39 199
http://www.sybex.de
email : verkauf@sybex.de

PAYS-BAS
SYBEX Uitgeverij BV
Postbus 3177
3760 DD Soest, Netherlands
Tél. : 31 35 602 7625
Fax : 31 35 602 6556
http://www.sybex.de
email : sybex@sybex.nl

GRANDE BRETAGNE
SYBEX International Corp.
1-3 Canfield Place
London NW6 3BT
Tél. : 44 0171 604 3769
Fax : 44 0171 604 4105
email : ukinfo@sybex.co.uk

DISTRIBUTEURS ÉTRANGERS

BELGIQUE
PRESSES DE BELGIQUE
117, boulevard de l'Europe
B-1301 Wavre
Tél. : 32 10 42 03 20
Fax : 32 10 41 20 24

SUISSE
OLF
ZI3 Corminboeuf
CH-1701 Fribourg
Tél. : 41 26 467 51 11
Fax : 41 26 467 54 66

CANADA
QUEBEC-LIVRES
2185 autoroute des Laurentides
Laval - Québec H7S IZ6
Tél. : 1 450 687 1210
Fax : 1 450 687 1331

SYBEX EST PRÉSENT ÉGALEMENT DANS CES PAYS

Algérie
Côte d'Ivoire
Cameroun
Espagne
Israël
Liban
Maroc
Portugal
Sénégal
Tunisie
et également dans
les DOM-TOM.